内 容 简 介

本书系《协和手术要点难点及对策丛书》之一，全书共 14 章。内容包括口腔颌面外科各主要手术，按照适应证、禁忌证、术前准备、手术要点难点及对策、术后监测与处理、术后常见并发症的预防与处理的顺序予以介绍，最后对该手术的临床效果给出评价。临床上，外科医生的主要"武器"是手术，而手术成功的关键在于手术难点的解决，同样的手术，难点处理好了就成功了大半。本书作者均有着丰富的手术经验，且来自于全国，所介绍的手术方式及技巧也来源于临床经验的总结。全书紧密结合临床工作实际，重点介绍手术要点、难点及处理对策，具有权威性高、实用性强、内容丰富、重点突出、图文并茂的特点，可供各级医院口腔颌面外科低年资医师和具有一定手术经验的中高年资医师参考使用。

图书在版编目（CIP）数据

口腔颌面外科手术要点难点及对策 / 陈莉莉，赵继志主编. —北京：龙门书局，2018.3

（协和手术要点难点及对策丛书 / 赵玉沛，王国斌主编）

"十二五"国家重点图书出版规划项目 国家出版基金项目

ISBN 978-7-5088-4571-5

Ⅰ.①口… Ⅱ.①陈… ②赵… Ⅲ.①口腔颌面部疾病－口腔外科手术 Ⅳ.① R782.05

中国版本图书馆CIP数据核字(2018)第047711号

责任编辑：董 林 咸东桂 张 晨 / 责任校对：韩 杨
责任印制：肖 兴 / 封面设计：黄华斌

科学出版社 龍門書局 出版

北京东黄城根北街16号

邮政编码：100717

http://www.sciencep.com

北京汇瑞嘉合文化发展有限公司 印刷

科学出版社发行 各地新华书店经销

*

2018年3月第 一 版 开本：787×1092 1/16

2018年3月第一次印刷 印张：31 1/4

字数：740 000

定价：228.00元

（如有印装质量问题，我社负责调换）

国家出版基金项目
NATIONAL PUBLICATION FOUNDATION

"十二五"国家重点图书出版规划项目

协和手术要点难点及对策 丛书

总主编／赵玉沛 王国斌

口腔颌面外科手术
要点难点及对策

主编 陈莉莉 赵继志

科学出版社
龙门书局
北京

《协和手术要点难点及对策丛书》编委会

李毅清　华中科技大学同济医学院附属协和医院

李子禹　北京大学肿瘤医院

刘　勇　华中科技大学同济医学院附属协和医院

刘昌伟　北京协和医院

刘存东　南方医科大学第三附属医院

刘国辉　华中科技大学同济医学院附属协和医院

刘金钢　中国医科大学附属盛京医院

路来金　吉林大学白求恩第一医院

苗　齐　北京协和医院

乔　杰　北京大学第三医院

秦新裕　复旦大学附属中山医院

桑新亭　北京协和医院

邵新中　河北医科大学第三医院

沈建雄　北京协和医院

孙家明　华中科技大学同济医学院附属协和医院

孙益红　复旦大学附属中山医院

汤绍涛　华中科技大学同济医学院附属协和医院

陶凯雄　华中科技大学同济医学院附属协和医院

田　文　北京积水潭医院

王　硕　首都医科大学附属北京天坛医院

王春友　华中科技大学同济医学院附属协和医院

王国斌　华中科技大学同济医学院附属协和医院

王建军　华中科技大学同济医学院附属协和医院

王任直　北京协和医院

王锡山　哈尔滨医科大学附属第二医院

王晓军　北京协和医院

王泽华　华中科技大学同济医学院附属协和医院

卫洪波　中山大学附属第三医院

夏家红　华中科技大学同济医学院附属协和医院

向　阳　北京协和医院

徐文东　复旦大学附属华山医院

许伟华　华中科技大学同济医学院附属协和医院

杨　操　华中科技大学同济医学院附属协和医院

杨述华　华中科技大学同济医学院附属协和医院

姚礼庆　复旦大学附属中山医院

余可谊　北京协和医院

余佩武　第三军医大学西南医院

曾甫清　华中科技大学同济医学院附属协和医院

张　旭　中国人民解放军总医院

张保中　北京协和医院

张美芬　北京协和医院

张明昌　华中科技大学同济医学院附属协和医院

张顺华　北京协和医院

张太平　北京协和医院

张忠涛　首都医科大学附属北京友谊医院

章小平　华中科技大学同济医学院附属协和医院

赵洪洋　华中科技大学同济医学院附属协和医院

赵继志　北京协和医院

赵玉沛　北京协和医院

郑启昌　华中科技大学同济医学院附属协和医院

钟　勇　北京协和医院

朱精强　四川大学华西医院

总编写秘书　舒晓刚

《口腔颌面外科手术要点难点及对策》
编写人员

主　编　陈莉莉　赵继志

副主编　贾玉林　周　炼　杨　成

编　者（按姓氏汉语拼音排序）

陈莉莉　华中科技大学同济医学院附属协和医院口腔科

程　波　华中科技大学同济医学院附属协和医院口腔科

耿金欢　华中科技大学同济医学院附属协和医院口腔科

郭丰源　华中科技大学同济医学院附属协和医院口腔科

韩传火　华中科技大学同济医学院附属协和医院口腔科

贾　俊　武汉大学口腔医学院口腔颌面外科

贾玉林　华中科技大学同济医学院附属协和医院口腔科

刘　冰　武汉大学口腔医学院口腔颌面外科

刘嘉锋　华中科技大学同济医学院附属协和医院整形外科

沈振宇　华中科技大学同济医学院附属协和医院口腔科

孙　玮　华中科技大学同济医学院附属协和医院口腔科

孙国文　南京大学医学院附属口腔医院口腔颌面外科

孙迎曙　华中科技大学同济医学院附属协和医院口腔科

杨　成　华中科技大学同济医学院附属协和医院口腔科

张　韬　北京协和医院口腔科

张　贞　华中科技大学同济医学院附属协和医院口腔科

周　炼　北京协和医院口腔科

赵继志　北京协和医院口腔科

朱钧一　华中科技大学同济医学院附属协和医院口腔科

《协和手术要点难点及对策丛书》序

庄子曰："技进乎艺，艺进乎道。"外科医生追求的不仅是技术，更是艺术，进而达到游刃有余、出神入化"道"的最高境界。手术操作是外科的重要组成部分之一，是外科医生必不可少的基本功，外科技术也被称为天使的艺术。如果把一台手术比喻成一个战场，那么手术中的难点和要点则是战场中的制高点；也是外科医生作为指挥者面临最大的挑战和机遇；同时也是赢得这场战争的关键。

手术的成功要有精准的策略作为指导，同时也离不开术者及其团队充分的术前准备，对手术要点、难点的精确把握，以及对手术技术的娴熟运用。外科医生需要在手术前对患者的病情有全面细致的了解，根据患者病情制定适合患者的详细手术治疗策略，在术前就必须在一定程度上预见可能在术中遇到的困难，并抓住主要矛盾，确定手术需要解决的关键问题。在保证患者生命安全的前提下，通过手术使患者最大获益，延长生存期，提升生活质量。在医疗理论和技术迅猛发展的今天，随着外科理论研究的不断深入，手术技术、手术器械、手术方式等均在不断发展；同时随着精准医疗理念的提出，针对不同患者进行不同的手术策略制定、手术要点分析及手术难点预测，将会成为外科手术的发展趋势，并能从更大程度上使患者获益。

百年协和，薪火相传。北京协和医院与华中科技大学同济医学院附属协和医院都是拥有百年或近百年历史的大型国家卫计委委属（管）医院，在百年历史的长河中涌现出了大量星光熠熠的外科大师。在长期的外科实践当中，积累了丰富的临床经验，如何对其进行传承和发扬光大是当代外科医生的责任与义务。本丛书的作者都是学科精英，同时也是全国外科领域的翘楚，他们同国内其他名家一道，编纂了本大型丛书，旨在分享与交流对手术的独到见解。

众所周知，外科学涉及脏器众多，疾病谱复杂，手术方式极为繁多，加之患者病情各不相同，手术方式也存在着诸多差异。在外科临床实践中，准确掌握各种手术方式的要点、全面熟悉可能出现的各种难点、充分了解手术策略的制定、尽可能规避手术发生危险、提高手术安全性、减少术后并发症、努力提高手术治疗效果并改善患者预后，是每一位外科医师需要不断学习并提高的重要内容。古人云："操千曲而后晓声，观千剑而后识器。"只有博览众家之长，才能达到"端州石工巧如神，踏天磨刀割紫云"的自如境界。

"不兴其艺，不能乐学。"如何在浩瀚如海的医学书籍中寻找到自己心目中的经典是读者的一大困惑。编者在丛书设计上也是独具匠心，丛书共分为 20 个分册，包括胃肠外科、肝胆外科、胰腺外科、乳腺甲状腺外科、血管外科、心外科、胸外科、神经外科、泌尿外科、创伤骨科、关节外科、脊柱外科、手外科、整形美容外科、小儿外科、器官移植、妇产科、眼科、耳鼻咽喉 - 头颈外科及口腔颌面外科。内容涵盖常见病症和疑难病症的手术治疗要点、难点，以及手术策略的制定方法。本丛书不同于其他外科手术学参考书，其内容均来源于临床医师的经验总结：在常规手术方式的基础上，结合不同患者的具体情况，详述各种手术方式的要点和危险点，并介绍控制和回避风险的技巧，对于特殊病情的手术策略制定亦有详尽的描述。丛书内容丰富，图文并茂，展示了具体手术中的各种操作要点、难点及对策：针对不同病情选择不同策略；运用循证医学思维介绍不同的要点及难点；既充分体现了精准医疗的理念，也充分体现了现代外科手术的先进水平。

"荆岫之玉，必含纤瑕，骊龙之珠，亦有微隙"。虽本书编者夙夜匪懈、殚精竭思，但囿于知识和经验的不足，缺陷和错误在所难免，还望读者不吝赐教，以便再版时改进。

中国科学院院士　北京协和医院院长
赵玉沛
华中科技大学同济医学院附属协和医院院长
王国斌
2016 年 9 月

前　言

　　外科手术是治疗疾病的一种主要手段。手术是技巧，也是艺术。作为一名合格的口腔颌面外科医生，既要掌握一般的外科基础和相关的学科知识，又要高度重视手术指征、术前准备、手术中的要点难点及术后处理等一系列过程，才能获得理想的治疗效果。我们编写本书的目的就是帮助低年资医师尽快掌握手术要点，中高年资医师熟悉手术难点的处理，在面对千差万别的手术和各种突发情况时，做到从容应对，并选择最佳方法加以解决，为提高手术及治疗水平打下坚实基础。

　　本书从实用的角度出发，密切结合临床实践，力求图文并茂地阐述口腔颌面外科专业范围内各种常用手术的操作及进行手术时必备的相关知识。在叙述各手术时按照适应证，禁忌证，术前准备，手术要点、难点及对策，术后监测与处理，术后常见并发症的预防与处理及临床效果评价依次编写，便于读者理解和掌握。在编写过程中我们参考借鉴了相关的手术学书籍、教科书及中英文文献等，以尽量达到科学性强、实用性强的目的。

　　本书的参编者主要为中青年口腔颌面外科医师，他们具有高学历，并经历过临床实践的严格培训，有着较为丰富的临床经验。在编写过程中，我们得到了编者们所在院校各级领导的大力支持，众多同志协助整理文字，在此，一并表示衷心的感谢。

　　由于我们的水平和时间有限，本书难免有不足之处，诚挚地欢迎读者和同道提出意见和批评。

华中科技大学同济医学院附属协和医院口腔医学中心主任

陈莉莉

北京协和医院口腔科主任

赵继志

2017 年 7 月

目　　录

第一章　牙及牙槽外科

第一节　常规牙拔除术

拔牙术 (exodontics) 是口腔颌面外科最常见和最基本的手术。通过拔除病源牙，治疗某些全身或局部性疾病。但是在拔牙过程中也可能因手术创伤导致疼痛、出血、肿胀和精神紧张、血压升高，甚至诱发心脑血管等疾病的发生。因此，口腔颌面外科医师应在掌握口腔颌面外科专业知识的同时，全面掌握、熟悉其他的临床医学知识，从整体出发，全面考虑，正确掌握拔牙适应证和禁忌证，熟练掌握操作技术，防止各种局部及全身并发症的发生。拔牙术是最古老的口腔医疗技术之一，有着悠久的历史，但却绝非是一种简单的手术。现代拔牙术的理念：标准化、规范化、微创化、人性化。

一、适应证

牙拔除术的适应证是相对的。随着口腔医学的发展，口腔治疗设备和技术的提高，口腔微生物学和药物学的进展，口腔材料和口腔修复手段的不断改进，拔牙适应证正在不断变化，过去很多认为应当拔除的患牙现已可以治疗、修复并保留下来。必须强调，口腔医师的责任首先是保存患牙，最大限度地保持其功能和美观；决定是否拔除患牙要慎重。

1. 牙体病损　牙体组织大面积龋坏或严重破坏者、用现有的修复手段已无法恢复和利用，可拔除。

2. 根尖周病　根尖周病变不能用根管治疗、根尖切除等方法治愈者。

3. 牙周病　晚期牙周病，牙周骨组织支持大部分丧失，采用常规和牙周手术治疗已无法取得患牙的稳固和功能者。

4. 牙外伤　冠根折应根据断面位于龈下的位置、松动度、牙周组织状况、固定条件等综合考虑是否拔除；根中 1/3 折断一般为拔牙适应证。根尖 1/3 折断可经治疗后观察。脱位或半脱位的牙，如牙体组织基本完整，均应复位保留。

5. 错位牙　影响功能、美观，造成邻近组织病变或邻牙龋坏，不能用正畸等方法恢复正常位置则均可考虑拔除。

6. 多生牙　多生牙常会引起正常牙的萌出障碍或错位，造成错𬌗畸形，常为拔牙适应证。

7.埋伏牙、阻生牙　引起邻牙牙根吸收、冠周炎、牙列不齐、邻牙龋坏均应拔除。

8.滞留乳牙　影响恒牙萌出者应当拔除。对应恒牙先天性缺失，可暂观察。

9.治疗需要　因正畸治疗需要进行减数的牙；因义齿修复需要拔除的牙；良性肿瘤累及的牙，可能影响治疗效果者均为拔牙适应证。恶性肿瘤放疗前，为减少放射性颌骨骨髓炎的发生，在放疗前应拔除患牙。

10.病灶牙　引起颌骨骨髓炎、牙源性上颌窦炎等局部病变的病灶牙为拔除适应证。内科疾病的病灶感染学说认为，在极少数情况下，口腔内患牙的局部病变可能会成为远隔组织、器官疾病的致病因素，可能引发亚急性心内膜炎、某些肾炎、虹膜睫状体炎、视神经炎、视网膜炎等，在相关医师的要求下可考虑拔除。

11.骨折　颌骨骨折线上的牙或牙槽突骨折所累及的牙，应根据医师丰富的临床经验，决定是否拔除。

二、术前评估与禁忌证

作为外科手术，牙拔除术同样需要在手术前对患者口腔颌面部局部病况、全身状况、既往病史等相关情况进行充分了解掌握，对各种可能发生的问题和处理考虑周全，才能安全、稳妥地完成手术。

拔牙术前评估所要达到的目的，是明确患牙该不该拔、能不能拔、什么时候拔、如何拔、需要采取哪些辅助治疗和监测。

为了使术前评估客观、全面、有效，对患者病史的询问应足够重视；对患牙与牙颌系统及患牙与全身系统这两种局部与整体的关系有清醒的认识。

（一）术前检查与评估

1.对于符合拔牙适应证的患者，详细地询问病史是对其全身状况进行判断的开始，在关注患牙局部症状的同时，必须对可能影响拔牙手术实施及预后的各种系统性疾病作出深入的了解。对患有全身系统性疾病的患者，既要了解所患疾病的类型，更要掌握所患疾病的病程和病期、疾病目前的控制水平，以便确定在当前情况下是否进行手术。同时对系统疾病的发病前驱症状（如心绞痛发作时的疼痛部位和方式）、应急药物的使用进行记录，以提前预防术中、术后可能发生的情况，及时有效地采取调控措施。对于全身系统性疾病治疗的日常用药应特别注意是否使用可能对手术产生影响的药物，如抗凝剂等。

基本的体格检查是必需的，血压、脉率等重要生命体征应当记录。必要时应做心电图、B超、血液生化检查。

美国麻醉医师协会（American Society of Anesthesiologists，ASA）根据具体病情、病理生理特点、手术性质和要求，对患者的全身情况和麻醉耐受能力等提出比较全面的评估和分级：

第1级：患者的心、肺、肝、肾和中枢神经系统，功能正常，发育、营养良好，能耐受麻醉和手术。

第2级：患者的心、肺、肝、肾等实质器官虽然有轻度病变，但代偿健全，对一般麻醉和手术的耐受仍无大碍。

第 3 级：患者的心、肺、肝、肾等实质器官病变严重，功能受损，虽在代偿范围内，但对施行麻醉和手术仍有顾虑。

第 4 级：患者的心、肺、肝、肾等实质器官病变严重，功能代偿不全，威胁着生命安全，实行麻醉和手术均有危险。

第 5 级：患者的病情危重，随时有死亡的威胁，麻醉和手术异常危险。如系紧急手术，则在评定级后加 E，以资区别。

2. 对口腔情况做全面细致检查，然后再检查将要拔除的牙。在对牙颌系统检查时应当注意口腔黏膜的情况，对牙龈、舌体、口底等区域的溃疡或新生物要有足够的警惕；除此之外，还应注意颞下颌关节、邻牙状况。对将要拔除的牙要判断牙体组织的破坏程度、牙周组织状态、有无瘘管、是否存在增生物。对松动牙的检查要审慎，避免简单判定为牙周病而漏诊颌骨内病变。对所拔患牙的检查将决定手术的路径、器械的选择、技术手法的运用。

3. 拔牙术前常需做 X 线片检查。X 线片除用于判断牙根的情况、根周病变、牙槽骨密度外，也是了解患牙与周围重要解剖结构、邻牙相互关系的主要手段。锥形束 CT (cone-beam CT，CBCT) 能够更好地显示颌骨、牙槽突、牙及周围病变和重要解剖结构的关系，从三维的各种断面反映局部的细节，成为极具临床价值的检查手段。

（二）拔牙禁忌证

1. 心脏病

(1) 有近期心肌梗死病史者：主张在经治疗好转后 6 个月，临床症状及心电图变化皆已稳定后方可考虑拔牙。疼痛、恐惧、紧张等可诱使再次发生心梗，极为危险。如必须拔牙，需经专科医师全面检查并密切合作。

(2) 近期心绞痛频繁发作。

(3) 心功能 3~4 级或有端坐呼吸、发绀、颈静脉怒张、下肢水肿等症状。

(4) 心脏病合并高血压，血压 ≥ 180/110mmHg，应先治疗其高血压后拔牙。

(5) 有三度房室传导阻滞、双束支阻滞、阿斯综合征史者。

2. 高血压　收缩压高于 160mmHg，或舒张压高于 100mmHg 时，应先行治疗高血压，待血压降至 180/100mmHg 后再行牙拔除术。

3. 造血系统疾病

(1) 贫血：血红蛋白在 80g/L 以上一般可拔牙。

(2) 白细胞减少症和粒细胞缺乏症：如中性粒细胞在 $(2.0 \times 10^9 \sim 2.5 \times 10^9)$/L，或白细胞总数在 4.0×10^9/L 以上，患者可耐受拔牙及手术。

(3) 白血病：急性白血病为拔牙的禁忌证。多数慢性粒细胞白血病患者经治疗而处于稳定期者，如必须拔牙，应与专科医师合作，并预防感染及出血。

(4) 恶性淋巴瘤：恶性淋巴瘤必须拔牙时应与有关专家配合，在治疗有效、病情稳定后方可进行。

(5) 出血性疾病

1) 原发性血小板减少性紫癜：拔牙应选择血小板计数在 $50 \times 10^9/L$ 以上进行，并应注意预防出血，手术时注意止血。拔牙或手术最好在血小板计数高于 $100 \times 10^9/L$ 时进行。必要时行专科会诊检查，与专科医师合作拔牙。

2) 血友病：血友病如必须拔牙时，应补充凝血因子Ⅷ。当凝血因子Ⅷ的浓度提高到正常的 30% 时，可进行拔牙或小手术。拔牙时应力求减少创伤，拔牙后拉拢缝合牙龈，缩小创口，拔牙创内填塞止血药物。

4. 糖尿病　拔牙时，血糖以控制在 8.88mmol/L(160mg/dl) 以下为宜。

5. 甲状腺功能亢进　拔牙应在本病控制后，静息脉搏在 100 次 / 分以下，基础代谢率在 +20% 以下方可进行。

6. 肾疾病　各类急性肾病均应暂缓拔牙。如处于肾功能代偿期，即内生肌酐清除率＞50%，血肌酐＜ 133μmol/L(1.5mg/dl)，临床无症状，则拔牙无问题。

7. 肝炎　急性肝炎期间应暂缓拔牙。肝硬化病患者如处于肝功能代偿期，肝功能检查在正常范围内或仅有轻度异常，拔牙为非禁忌证，但应注意出血的可能性。

8. 妊娠　在怀孕的第 4~6 个月，进行拔牙或手术较为安全。

9. 月经期　月经期拔牙，有可能发生代偿性出血，一般认为应暂缓拔牙。但必要时，简单的拔牙仍可进行，但要防止出血。

10. 急性炎症期　应根据炎症的性质、炎症发展阶段、细菌毒性、手术难易程度 (创伤大小)、全身健康情况等决定。

11. 恶性肿瘤　一般认为，在放疗后 3 ~ 5 年内不应拔牙，否则可引起放射性骨坏死。

12. 长期抗凝药物治疗　如停药，待凝血酶原恢复至接近正常时可拔牙。

13. 长期肾上腺皮质激素治疗　在拔牙前应与专科医生合作，术前迅速加大皮质激素用量，并需注意减少创伤、消除患者顾虑及恐惧、保证无痛及预防感染。

14. 神经精神疾患　主要为合作问题。

三、术前准备

术前准备就是依据手术目的制订计划，在手术前对患者的身体状态作出必要的调整，对手术人员、手术器械、手术场地进行必要的准备和检查，对手术野进行必要的清洁和预备，以保证手术安全顺利地完成。

（一）患者的准备

术前心理准备的目的是：增强患者对治疗的信心，取得与医师的配合；减少情绪波动对生理功能的影响，使手术顺利平稳地完成。为达到调整患者心理状态的目的，首先应与患者进行良好的沟通。通过适当的解释、安慰性的语言，取得患者的信赖；避免使用刺激性的字眼。对于严重恐惧的患者可以使用放松、分散注意力、呼吸放松疗法等椅旁调整缓解方法。目前国际上在牙科治疗中已广泛采用镇静术 (sedation)，获得了良好的效果，如图 1-1-1。

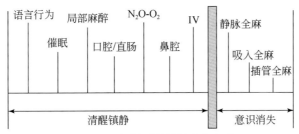

图 1-1-1 征服牙科畏惧症的方法

在术前谈话中应向患者和家属说明手术的必要性,局麻下可能出现的术中感受,如何配合医师,术中及术后可能出现的问题和并发症,以及术后注意事项,使患者对手术有充分的了解和信心。对复杂、困难的牙拔除术应与患者及家属签署手术知情同意书。

术前对于有全身系统疾病的患者应当在内科医师的参与下对所患疾病进行适当的调控,使全身状态为手术应激奠定较好基础。手术开始前还可以合理地选用短效药物,对血压、心律进行临时性调整。为防止一过性菌血症可能造成的并发症,术前可给予一定量的抗菌药物。

(二)手术医师的准备

手术医师首先应当对患者的病情、患牙情况有全面细致地掌握,制订恰当的手术预案。对于各项准备工作进行认真的审查。以冷静、平和、自信的心态去迎接手术。

手术医师应当穿好手术衣,戴好手术帽和口罩。按照标准方法使用洗手液和流动水洗手。

(三)患者的体位

调整椅位,对好光源,使患者位置舒适,手术野暴露清楚,便于手术操作。患者取半坐位。拔除上颌牙齿时,患者头部应稍后仰,使张口时上颌牙的平面约与地面成45°,患者的上颌与术者的肩部约在同一水平,便于上臂用力,避免疲劳。拔除下颌牙时,应使患者大张口时下颌牙的平面与地面平行,下颌与术者的肘关节在同一高度或下颌略低。术者通常立于患者的右前方,如反握牙钳或是用牙挺拔右下后牙等情况,术者也可立于患者的右后方。

(四)手术区准备

口腔是多种致病微生物和非致病微生物驻留的环境,但绝不能因此而放弃无菌原则。应尽可能减少口腔里的细菌量,更不能发生医源性感染。在术前准备时,最好先完成牙周龈上洁治术;口腔冲洗或含漱是有效减少细菌量的方法,较为复杂的口腔手术应使用1%活力碘消毒口周和面部皮肤,然后用无菌孔巾遮盖面部。拔牙术区使用0.5%活力碘消毒。

(五)器械准备

根据患牙位于牙列中的位置、牙冠大小、牙根的数目和形态、牙体组织的破坏程度、周围骨质状况选择合理、适用、效率高的拔牙器械,牙龈分离器和刮匙也是必备器械。同时根据手术步骤的需要准备相应的辅助器械,如手术刀、骨膜剥离器、牵引拉钩、骨凿、持针器、手术剪、缝针缝线、涡轮机、吸引器等。

四、拔牙器械

常规拔牙器械包括：牙钳、牙挺、刮匙、牙龈分离器、镊子、探针、口镜、局麻用注射器，主要用于常规拔牙方法对简单牙及牙根的拔除。

（一）牙钳

牙钳 (forceps) 是牙拔除术所使用的最基本器械，也是造成创伤最小的拔牙器械，因此牙钳应作为牙拔除术的首选器械。通常某种特定形态的牙钳适合用于拔出某个特定位置的牙，熟练掌握各类牙钳的特点后可按照牙钳的结构结合自己的临床经验，根据所拔患牙情况选择牙钳。

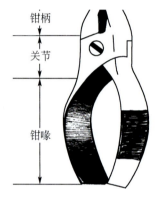

图 1-1-2　牙钳的结构

1. 牙钳的结构　各种牙钳的基本设计结构是相同的，即由钳柄、关节、钳喙构成。如图 1-1-2 所示。

2. 牙钳的类型

（1）按形态可分为直钳钱、反角式钳、刺枪式钳和直角鹰嘴式钳。

（2）按钳喙形态可分为对称型和非对称型。对称型即通用型；非对称型是为拔上颌磨牙设计的，左右各一，特点是颊侧前缘中部有一角形突起，以伸入上颌磨牙两颊根分歧处更紧密地夹持磨牙。

（3）牙钳按牙位置分为下前牙钳（图 1-1-3A）、下前磨牙钳（图 1-1-3B）、上前牙钳（图 1-1-3C）、下磨牙钳（图 1-1-3D）、上前磨牙钳（图 1-1-3E）、上磨牙钳等（图 1-1-3F）。

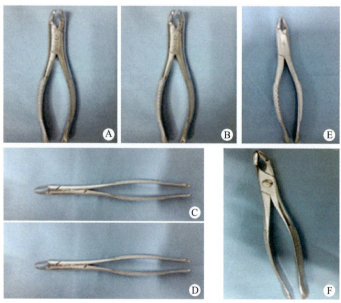

图 1-1-3　上下颌各类牙钳

A. 下前牙钳；B. 下前磨牙钳；C. 上前牙钳；D. 下磨牙钳；E. 上前磨牙钳；F. 上磨牙钳

3.牙钳的使用

(1) 手握的姿势：可分为正握法和反握法。正握法：牙钳的握持一般多为右手握钳，将钳柄置于手掌，以示指和中指把握一侧钳柄，另一侧钳柄紧贴掌心，而拇指按于关节上，无名指与小指伸入两钳柄之间，以便分开钳柄。在钳住牙冠后，将无名指和小指退出两钳柄之间，与示指和中指同居一侧再紧握钳柄，如图 1-1-4。反握法：与正握法的区别是右手拇指位于钳柄末端一侧。反握法夹持及摇动力度较大，多用于拔除牢固的牙，如图 1-1-5。

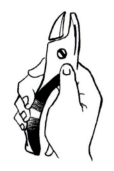

图 1-1-4　上颌牙钳的握持

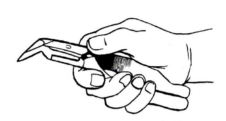

图 1-1-5　下颌牙钳的握持

(2) 牙钳的安放：一般应与牙的长轴平行，尽量向根方紧紧夹持住牙，以防断根及伤及邻牙，钳喙与牙呈面的接触，不是点或线的接触，合理使用摇动、扭转、牵引三种作用力，并结合钳喙向牙根方的楔力，如图 1-1-6。

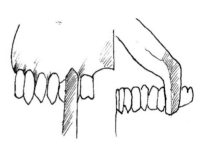

图 1-1-6　牙钳的安放

(二) 牙挺

牙挺 (elevator) 主要用于挺松患牙，是拔牙主要的器械。对牢固的或无法直接夹持的患牙，牙挺常成为首选使用的器械。牙挺对牙槽突的创伤较大，术中要与牙钳配合使用。

1.牙挺的构成　牙挺由刃、柄、杆三部分组成。

2.牙挺的分类

(1) 直挺：可用于各类牙齿拔除术，主要起着断裂牙周膜、挺松牙根的作用。操作时，要把牙挺的喙插入牙根与槽骨之间的间隙内，以牙槽嵴为支点，通过旋转和向根尖部楔的力量，使牙周膜纤维断裂和牙根向上移动，如图 1-1-7。

(2) 根挺：挺喙较细长，左、右侧方向成对，挺杆成角弯曲，主要用于挺松残根或较长的断根，如图 1-1-7。

(3) 根尖挺：挺喙较根挺的喙更薄、小而锐利。有左、右呈对的、弯曲的挺杠及直的根尖挺三把，组合为一套。临床上主要用于根尖部断根拔除，如图 1-1-7。

(4) 三角挺：又称弯挺，也是左、右呈对，挺喙为内凹状的三角形。喙部较坚厚，主要用于拔除下颌磨牙的断根或去除牙槽纵隔等，如图 1-1-8。

(5) 巴氏挺：挺喙为内凹，而且成角弯曲的牙挺，左、右呈对，主要用于拔除上颌第三磨牙，如图 1-1-9。

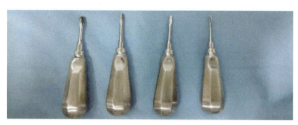

图 1-1-7　不同型号牙挺

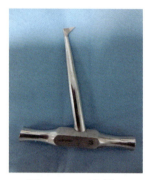

图 1-1-8　三角挺

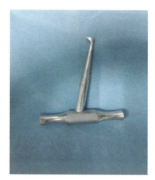

图 1-1-9　巴氏挺

3. 牙挺挺松牙根的原理　主要是依据杠杆、轮轴和楔三种力量来设计的。临床工作中最常用的是直挺。

4. 牙挺的使用　牙挺的握法有两种：以掌握持和以指握持。掌握法所产生的力量较大；指握法的感觉更加敏锐。牙挺握持方法为柄握于右手掌心，示指头部接近喙部固定于杆上，

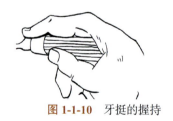

图 1-1-10　牙挺的握持

喙刃面向牙挺体，如图 1-1-10。或以右手拇指及第三、四、五掌指握持牙挺柄部，以右手示指把持牙挺杆部保持方向，柄提供保护。分水平插入法和垂直插入法。

5. 使用时应掌握以下要点

(1) 正确选用支点：牙挺多半插入于牙的近中颊侧间隙 (因牙根多半弯向远中且近中易操作，而舌侧插入不便)，并缓慢转动推进至牙根与牙槽骨之间。初学者常插入牙龈与牙槽骨之间，形成损伤，分离牙龈。断根与阻生齿不能插入时，可适当凿去牙周骨质 (多根牙可去除牙槽中隔骨) 或用骨锤轻击牙挺进入。腭根可用舌侧作支点。

(2) 应用力学原理控制力量及撬动方向：直挺插入牙槽后向牙𬌗面远中方向撬动，利用杠杆原理使牙脱出。弯挺以旋转力向舌、𬌗面转动，利用轮轴原理使牙脱出牙槽。根尖挺轻巧用力插入牙槽内，利用楔力原理，根尖向用力的反方向脱出。

在实际操作中经常两种原理结合应用。拔除下颌智齿时可用挺举和旋转结合。取根时楔力原理与轮轴原理相结合，也常插入牙槽后再挺举。根端肥大时则需凿去一定骨质方能挺出，取根尖时如用力过猛、过大，对下颌可造成下齿槽神经损伤；对上颌则可造成上颌窦穿通，

因此应注意控制力量。阻生牙与邻牙靠近时，要考虑劈冠取骨后再使用牙挺，以免损伤邻牙。

(3) 左手的辅助作用：操作中左手需起固定颌骨和保护邻近组织的作用。在拔除下颌牙时可将拇指按住牙列或要拔除之牙，其余四指托住下颌缘。在撬动下颌智齿时，用示指、拇指夹持智齿，拇指头部紧靠牙挺杆，可防止牙挺滑脱，并可防止牙齿撬出后坠入咽喉。拔除上颌牙时以左手拇指、示指夹持牙列颊、腭侧，有利于固定及保护邻近组织。

6. 牙挺使用时的注意事项　使用牙挺时可伤及邻牙甚至将邻牙挺松。在拔除下颌阻生第三磨牙时，有发生意外骨折的可能。如保护或使用不当，挺易突然滑脱，刺伤软组织，或用挺时位置不当，将牙根推入上颌窦或下颌管；或穿过舌侧骨板，将牙根推入咽旁间隙等。故使用时，必须遵循下列原则：

(1) 绝不能以邻牙作支点，除非邻牙亦需同时拔除。

(2) 除拔除阻生牙或颊侧需去骨外，龈缘水平处的颊侧骨板一般不应作为支点。

(3) 龈缘水平处的舌侧骨板，也不应作为支点。

(4) 操作中应注意保护。必须以手指保护，以防牙挺滑脱伤及邻近组织。

(5) 用力必须有控制，不得使用暴力，挺刃的用力方向必须准确。

(三) 牙龈分离器

牙龈分离器 (periosteal elevator) 作为专用的分离牙龈器械，用于分离紧贴牙颈部的牙龈组织，应为拔牙必备。

(四) 刮匙

刮匙 (periapical curette) 主要用于探查及搔刮牙槽窝内碎片、残渣、肉芽肿或囊肿。刮匙有弯刮匙 (图 1-1-11)、直刮匙 (图 1-1-12) 两种，常用弯刮匙。以下情况不宜使用刮匙：有急性炎症如根尖炎时；化脓时；乳牙拔除后，以免伤及恒牙胚。

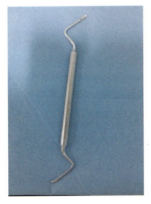

图 1-1-11　弯刮匙

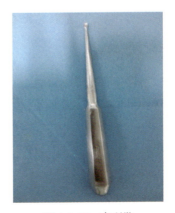

图 1-1-12　直刮匙

（五）拔牙器械的改进

微创拔牙新技术、新理念的提出，并已有系列旨在减少创伤的拔牙器械出现，此类拔牙器械最常见的形态是以原有牙挺为雏形，其挺刃部分薄且有锐利刃端；宽度为适应不同直径的牙根而成系列，并有不同的弯角；其握持手柄部分更符合人体工学要求，握持舒适，易于操控，并最大限度地发挥杠杆省力作用。这类拔牙器械在使用时的要点是依据所拔牙根的外弧面选择一个或系列器械，从不同方位渐次将挺刃手法楔入根面与牙槽骨之间，离断牙周纤维，稍扩大根周间隙，最终使牙脱离牙槽窝。操作必须遵循循序渐进、逐步扩展、稳定的支点和妥善保护的原则。

无痛拔牙技术应用计算机控制无痛麻醉注射仪，如图 1-1-13，在拔牙过程中根据患者自觉疼痛程度调节镇痛效果，在患者基本没有痛感的状态下去除骨组织、分割牙齿，拔除患牙。

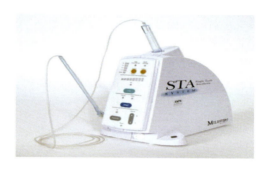

图 1-1-13　无痛麻醉注射仪

（六）其他器械

1. 口镜 (mouse mirror)　用于反映所需部位影像、聚集光线及牵拉口角。
2. 镊子 (college pliers)　用于夹取棉球、纱布及牙槽窝内已脱位的残根。
3. 探针 (explorers)　用于麻醉效果的检查，并可替代牙龈分离器，如图 1-1-14。
4. 分根钳　用于多根牙的分根。
5. 局麻注射器 (irrigation syringes)　包括一次性注射器和金属注射器，如图 1-1-15。

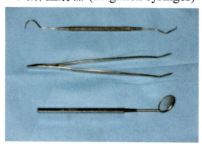

图 1-1-14　托盘三件套

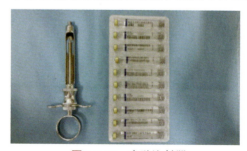

图 1-1-15　麻醉注射器

在采用外科拔牙方法拔除复杂牙、阻生牙及埋伏多生牙时，除需要常用拔牙器械外，还需以下器械：

(1) 辅助器械：颊部拉钩 (minnesota retractor)，用于牵拉颊部并保护翻开的黏骨膜瓣。咬合垫 (bite block)，用于长时间大张口或张口度小及张口受限的患者，拉舌咬合垫除具有一般咬合垫的功能外，还具有保护舌体组织、充分暴露术区的作用。金属吸唾器 (surgical suction)，用于吸出血液、唾液、冲洗液，为术者提供清晰的术野，如图 1-1-16。有时也可用于牵拉颊部，并可吸除牙槽窝内松动的断根。

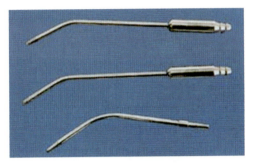

图 1-1-16　金属吸唾器

(2) 切开组织的器械：手术刀柄 (scalpel handle) 及刀片 (scalpel blade)，用于切开被拔患牙表面覆盖的软组织或翻瓣显露术区时需切开的黏骨膜组织，如图 1-1-17。执刀方法一般有四种：执弓式、抓持式、执笔式、反挑式。在复杂牙拔除中，常用执笔式，使用 11 号或 12 号刀片配置三号刀柄。

(3) 分离黏骨膜的器械：骨膜剥离器 (seldin retractor)，用于拔牙时将黏骨膜瓣 (包括牙龈组织) 翻离骨组织，如图 1-1-18。注意翻瓣时应从骨膜下将黏膜骨膜一同翻起，此外，还可用于牵拉和保护黏骨膜瓣。

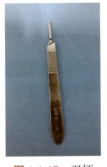

图 1-1-17　刀柄

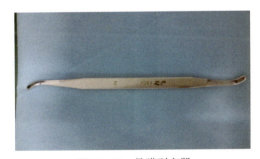

图 1-1-18　骨膜剥离器

(4) 去骨器械：骨凿 (图 1-1-19) 与骨锤 (图 1-1-20)，骨凿由柄和刃组成，刃可分为单面、双面及弧形。在复杂牙拔除术中需要与骨锤配合使用，主要用于劈冠和去骨，骨锤与骨凿联合使用能提供短暂而较强的外力。骨钳，有直头、弯头等多种样式，主要用于咬除多余骨质，修整骨面。骨锉，以双头骨锉最为常用，主要用于锉平骨面。骨锉只能单方向运动，不可来回拉锉。高速仰角手机 (hand piece) 及切割钻 (surgery bur)，可用于拔牙时去骨、增隙、切割牙齿和分根。可以避免由骨锤、骨凿产生的对颌骨的撞击，减轻双侧颞下颌关节的负荷及患者的恐惧感。

(5) 缝合器械：缝合线 (sutures)(图 1-1-21)、持针器 (needle holder)(图 1-1-22) 及血管钳（curved）(图 1-1-23)，用于拔牙术后的缝合，以利于减小创面，一般采用圆针 1 号丝线缝合，另外还可选用可吸收缝合线。线剪 (suture scissors)，用于剪断缝合线。

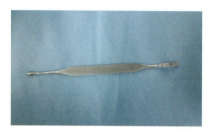

图 1-1-19　骨凿

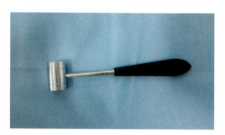

图 1-1-20　骨锤

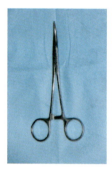

图 1-1-21　针线

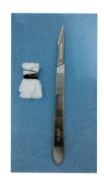

图 1-1-22　持针器

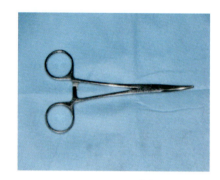

图 1-1-23　血管钳

五、拔牙方法及基本步骤

在完成术前各项准备工作后，根据所拔患牙的位置和难易程度，选择适宜的麻醉方法进行麻醉，麻醉起效前要严密观察患者的反应，不可离去；经检查，确认麻醉起效，认真核对应拔患牙的牙位后，按以下步骤进行。

（一）分离牙龈

用牙龈分离器从龈沟插入，将附着于牙颈周围的龈组织分离，以免拔牙时造成牙龈撕裂。持笔式握牙龈分离器，自牙的近中或远中紧贴牙面插入龈沟，直达牙槽突顶，沿龈钩分离至牙的另一侧。先完成唇 (颊) 和舌侧，再分离邻面。

（二）挺松牙根

用牙挺插入牙根和牙槽骨之间，牙挺的凹槽对着牙根面，左手保护邻近牙齿，右手持牙挺，以牙槽骨为支点，利用杠杆作用和转动力量，从近中或远中部位逐渐挺松牙齿。

（三）安放牙钳

合理地选择适用的牙钳，张开钳喙，沿牙面插入已被完全分离的龈沟间隙内，推进至牙颈部外形高点以下，尽量向根方推入，保持钳喙与牙长轴平行一致，夹紧患牙必须再次核对牙位。

（四）拔除患牙

将牙钳喙准确放置于患牙的唇舌侧或颊舌侧，使钳喙沿牙齿长轴方向缓慢摇动，随着牙齿松动度增大，用力向外牵引拔出。通过摇动、扭转和牵引力量使牙向阻力最小的方向脱位。拔除后应检查牙根是否完整。

单根牙牙根呈锥形者，可以稍加旋转力量拔出；单根牙牙根呈扁平状者和多根牙，应避免旋转力，并宜顺着牙根弯曲的方向拔出，否则易折断牙根。

（五）拔牙后检查及拔牙创处理

牙拔除后，首先检查牙根是否完整，数目是否符合该牙的解剖规律，如发现有残缺，视情况而进一步处理。检查牙龈有无撕裂，明显撕裂者应予缝合，避免术后出血。检查牙槽骨有无骨折，折断骨片大部有骨膜附着者应予复位，基本游离者则取出。用刮匙刮净牙槽窝内的牙结石、碎牙片、碎骨片、肉芽组织和异物，搔刮创面使渗血充盈牙槽窝，然后用手指按压颊（唇）舌侧牙龈使其复位。较大的拔牙创，尚须缝合牙龈。最后用消毒纱条或棉卷覆盖伤口，嘱患者将纱条轻咬 0.5~1h 至不再出血时，即可吐出。

（六）拔牙后注意事项

注意纱条不能长时间留置口内，以免拔牙创感染。拔牙后 24h 内不可刷牙或漱口，拔牙当日应进软食，食物不宜过热，避免患侧咀嚼，勿用舌舐创口，更不可反复吸吮，这样做的目的是保护对拔牙创愈合至关重要的血凝块，以保证伤口愈合，防止术后出血。拔牙当天口内有少量血液渗出，唾液内带有血丝，属正常现象。嘱患者不要惊慌，不能用手指触摸伤口。如拔牙后有大量鲜血流出，应及时复诊。麻醉作用消失后伤口可感到疼痛，必要时可服用止痛药物。如术后 2 ~ 3d 再次出现疼痛并逐渐加重，可能发生了继发感染，应复诊检查，做相应的处理。拔牙后一般可以不给予抗生素药物。如果是急性炎症期拔牙，或复杂牙及阻生牙拔除，可在术前术后给予抗生素预防感染。复杂牙拔除后可有肿胀、疼痛、开口困难、吞咽疼痛等，可予以冰敷、消炎、止痛处理。如有缝合线，嘱患者在术后 7d 左右来复诊时拆除缝线。

六、各类牙的拔除

（一）上颌中切牙

上颌中切牙牙根为单根，近似圆锥形，牙根较直，根端圆钝，根的横切面近于圆形，唇侧的牙槽骨壁较薄。拔除步骤：向唇、腭侧摇动，向远中及近中扭转，一定程度松动后做直线牵引即可拔出，如图1-1-24。

（二）上颌侧切牙

上颌侧切牙解剖形态与中切牙相似，但牙根的近远中面稍扁平，根稍细，根尖微弯向远中，唇侧骨板较厚。拔除方法基本与中切牙相同，但扭转的角度较小，牵引的方向宜向下前并稍向近中，以防根尖折断。

（三）上颌尖牙

上颌尖牙牙根呈圆锥形，单根，近远中面略扁平，根粗而长，一般较直，也有根尖1/3弯向远中者。根的横切面为三角形。唇侧骨板薄。方法基本与中切牙相同，但应加强向唇腭侧，特别是向唇侧的摇动，最后向唇侧牵引拔出，如图1-1-25。

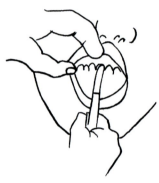

<table>
<tr><td>图 1-1-24　上颌中切牙拔除术</td></tr>
</table>

图 1-1-24　上颌中切牙拔除术

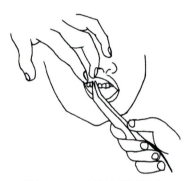

图 1-1-25　上颌尖牙拔除术

（四）上颌前磨牙

上颌第一前磨牙为扁根，单根多见，有时为双根；有的则在根尖部分为颊、腭两根。近远中径较短，近远中面都有较明显的发育沟，致切面呈哑铃形。根尖周骨质较厚，颊侧骨板较薄，拔除时先向颊侧后向腭侧摇动，逐渐加大向颊侧的摇动力量，并与向颊侧远中牵引力结合，将其拔除。不能用扭转力量。上颌第二前磨牙多为单根，扁平，可稍弯向远中，拔除方法与第一前磨牙相同，如图1-1-26。

（五）上颌第一、第二磨牙

上颌第一磨牙为三根，根分叉大，牙槽骨板都较厚。上颌第二磨牙亦为三根，但牙根较细，分叉小，颊侧骨板较薄。拔除时，一般应先用牙挺挺松后，先向颊后向腭侧反复摇松，待牙松动到一定程度，再向阻力小的方向，一般为向下、向颊侧方向牵引即可拔除（图1-1-27）。

（六）上颌第三磨牙

上颌第三磨牙牙冠较第一、第二磨牙小，牙根变异较大，多数是三根融合，略呈圆锥形，并向远中弯曲，此牙周围骨质较疏松，且较薄。应向颊、腭侧摇松后，再向下向颊侧并向远中牵引，即可拔除，也可用牙挺向下后方挺出。

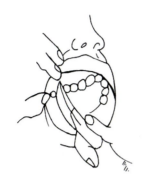

图 1-1-26 上颌前磨牙拔除术

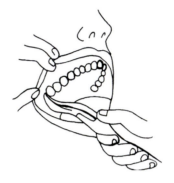

图 1-1-27 上颌磨牙拔除术

（七）下颌切牙

下颌切牙牙冠窄小，牙根扁平，近远中径小，多为直根，牙槽骨壁唇侧较薄。拔牙时向唇舌向摇动，以向唇侧为主；松动后向唇侧上前方牵引，不能扭转。牵引时，应用左手拇指控制牙钳，防止碰伤对殆牙，如图 1-1-28。

（八）下颌尖牙

下颌尖牙单根，粗而长，根端有时稍向远中弯曲，牙根横切面似三角形，尖向舌侧，唇侧牙槽壁较薄。用力方向为唇舌向摇动，先向唇侧，后向舌侧反复摇动，主要向唇侧。可稍加扭转力，最后向上、向唇侧牵引，如图 1-1-29。

015

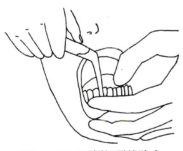

图 1-1-28 下颌切牙拔除术

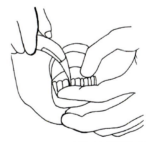

图 1-1-29 下颌尖牙拔除术

（九）下颌前磨牙

下颌第一、第二前磨牙解剖形态相似；均为锥形单根牙，牙根细长。有时略向远中弯曲。根的颊舌径较大，牙根横切面为扁圆形。牙槽骨壁均较厚，骨质弹性较上颌小。钳拔时主要为颊舌向摇动，稍可扭转，最后向上、向颊侧、向远中拔除，如图 1-1-30。

（十）下颌第一磨牙

下颌第一磨牙多为彼此平行的近、远中两根。颊舌径都较大，切面呈扁圆形，略弯向远中。

有的为三根，即远中根分为远中颊根及远中舌根二根。拔除时，对牢固的牙先用牙挺挺松，然后用颊舌向的摇动力量，最后向上、向颊侧拔出。有时舌侧骨板薄，术中应注意感知，此时可向舌侧加大力量，并向舌侧牵引脱位，见图1-1-31。

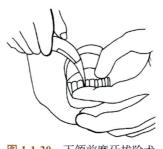

图 1-1-30　下颌前磨牙拔除术

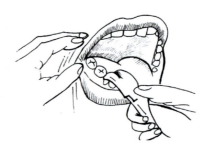

图 1-1-31　下颌磨牙拔除术

（十一）下颌第二磨牙

下颌第二磨牙多为两根，但根较小，分叉也较小。有时两根融合。拔牙的方法与下颌第一磨牙相同。

（十二）下颌第三磨牙

下颌第三磨牙变异较大，拔除的难易程度不一。正常萌出者拔除较易，方法同下颌第一、第二磨牙。

第二节　外科拔牙术

外科拔牙术是指拔牙前需要切开软组织、翻瓣、去骨和（或）分割牙齿，然后再进行拔牙的外科技术。只有因各种原因在常规拔牙术不能完成的情况下，才使用外科拔牙术。

一、适应证

1. 牙冠的情况　如牙冠比较脆，非常容易被夹碎。
2. 牙周骨质的状况　如牙周骨质增生，患牙可能与牙周骨质发生粘连。
3. 牙根的情况　如牙根异常，牙根肥大、牙根弯曲、牙根分叉过大和过细、过长的牙根等。

二、拔牙步骤

（一）组织瓣的设计

设计原则：组织瓣基部一定要宽于游离部，以保证充足的血供，松弛切口应距患牙有一定距离，以免因为去骨导致切口处失去骨的支持，从而使软组织瓣凹陷，导致延期愈合。

设计组织瓣时应避免切开的部位：①骨隆突上、牙龈乳头处和唇侧上下牙龈正中，是因为这些部位切开后容易引起伤口紧张、裂开；②切口越过前庭沟，易引起出血；③颏孔区，容易损伤颏神经；④后牙区腭侧，容易损伤腭大神经束；⑤后牙区舌侧，容易损伤舌神经。

（二）切开软组织

行直达骨面的牙龈、黏膜、黏膜下层和骨膜的全层切开。常用的组织瓣有两种。

(1) 袋形瓣：是外科拔牙术中最常用的组织瓣。从患牙后面一颗牙开始沿牙冠的唇颊侧牙龈沟向前切开扩展至患牙前两个牙位，直接切到骨面。牙龈乳头保留在组织瓣上面。这种组织瓣可以很好地显露牙冠部分，提供较好的手术视野，方便器械的应用，方便去骨、分根。如果需要的话，还可以很方便地增加松弛切口，使组织瓣变为三角瓣或矩形瓣，如图1-2-1。

(2) 三角瓣：在袋形瓣的近中末端（患牙前一个牙位）增加松弛切口，向前庭沟方向斜向前切开，使组织瓣的游离端比瓣的基底部窄。切口起点在牙齿长轴切点上，如图1-2-2。

(3) 矩形瓣：应用较少，主要应用于拔除与上颌窦邻近的上颌磨牙断根。在牙龈沟切口的近中和远中末端各增加一个松弛切口，如图1-2-3。

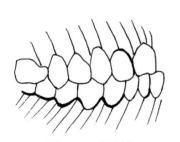 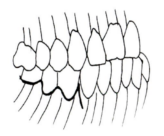 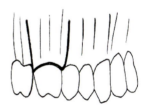

图 1-2-1　袋形瓣　　　　图 1-2-2　三角瓣　　　　图 1-2-3　矩形瓣

（三）翻瓣

用薄而锐的分离器从切口前端插入，置于骨膜与牙槽骨面之间，沿着切口向后扩展，将牙龈和黏骨膜完整地从牙槽骨面掀起，为确保全层分离，分离器要始终放在组织瓣与骨面之间。如果分离过程中遇到困难而不能全层分离时，可用刀片再进行切开。分离牙龈乳头时，将分离器放置在牙龈与牙槽骨之间，转动分离器即可将牙龈乳头分离。

（四）分根和（或）去骨

最好采用分根法，它可使多根牙变成单根牙，然后将各部分分别拔出。如果需要的话还可以采用去骨法，但是要注意多保留骨质，并尽量做到不要暴露或伤及邻牙牙根。使用骨钻去骨时，必须注意充分局部冷却，防止出现骨烧灼。用骨凿去骨，选用单斜面凿，用锤击凿时，应该先向患者解释。去骨时，上颌要避免损伤鼻底和上颌窦壁，下颌防止损伤下颌管和颏孔；防止滑脱，用凿去骨时，凿应有良好的支撑；保护关节，左手托起下颌下缘，作为支撑与固定。

（五）拔除患牙

用牙钳或牙挺，采用缓慢、持续的力量拔除患牙。

（六）清理术区

尽量清理掉所有的碎裂牙片和骨片，组织瓣复位后用手指触诊检查是否有锐利的骨缘或骨尖，如果有的话，要用修骨钳或骨锉将锐利的骨缘或骨尖磨光。术后用大量生理盐水冲洗伤口，特别注意冲洗组织瓣下方和蒂部，然后将组织瓣复位后缝合。

（七）组织瓣的缝合

1.袋形瓣的缝合　复位组织瓣后，缝合牙龈乳头，缝针首先从颊侧牙龈乳头底部穿过，随后从牙龈对应部位穿出后打结。

2.三角瓣的缝合　首先应缝合游离处的龈乳头，以便于准确对位。

3.连续缝合　用于多颗牙同时拔除后，可节约操作时间，因为打结数少，患者感觉更加舒适。可分为常规连续缝合和打结连续缝合。

(1)常规连续缝合：先间断缝合第一个龈乳头后打结，剪掉较短的一侧线头，保留较长一侧的线头，将邻近的龈乳头复位后缝合而不打结，用相同的方法继续进行生育龈乳头的缝合，直到最后一个龈乳头缝完后才打结。

(2)打结连续缝合：先间断缝合第一个龈乳头后打结，剪掉较短的一侧线头，缝针穿过邻近的舌侧龈乳头，扭转后端松弛的缝线，将缝针从扭转的线圈中穿过，拉紧缝线形成锁结，继续锁结缝合直至最后一个结，利用末端双股线将结打死。

三、外科拔牙术对各类牙的拔除

（一）单根牙的外科拔除

组织瓣翻到合适的位置后，观察是否需要去骨，如果需要的话，可以使用牙钳将颊侧骨板的小部分折断后将牙从折断的骨板处拔除，同时，还可以使用牙钻去骨。去骨的宽度应与牙根的近远中径相当，长度一般为根长的1/3~1/2。去骨量一定要刚好满足拔牙的要求，避免去骨过多。

（二）下颌磨牙的外科拔除

翻瓣以后用牙钻将牙齿分割成近远中根瓣，根分叉处去骨，以消除拔牙阻力，暴露手术野。先挺松、拔出近中根后再拔除远中根。去除近中根后，也可以使用三角挺挺出远中根。修整过锐的骨尖骨壁，冲洗伤口，组织瓣复位、缝合。

（三）上颌磨牙的外科拔除

翻瓣后，用牙钻水平去除牙冠，再将牙齿分割成腭、颊两部分，将颊侧部分再分割为近颊、远颊两瓣。要注意保证牙冠不进入上颌窦。随后用根钳或牙挺分别拔除颊侧近中根和远中根，最后拔除腭根。

(四)断根的拔除

翻瓣后从颊侧去骨，充分暴露断根，用根尖挺或直挺拔除断根。

(五)多颗牙同时拔除的技巧

先拔上颌牙：因为上颌骨骨质疏松，局部麻醉后往往起效很快，失效也快；如果先行下颌牙拔除，当进行上颌牙拔除时可能会将上颌牙的牙碎片、碎骨片等异物落入下颌牙拔牙创内，造成继发感染；尖牙由于牙根较长，应最后拔除；拔除上颌牙后应严密止血，为下颌牙拔除提供良好的手术视野；拔牙顺序应遵循由后向前，一个区域一个区域拔除；应选择性进行牙槽嵴的修整，去除过锐的骨嵴和骨尖，去除大的倒凹，去骨时应尽量保留骨的宽度和高度。缝合时不必完全覆盖拔牙创，拔除患者右下区域的患牙后，采用连续锁结缝合。

第三节　阻生牙拔除术

一、适应证

对于有症状或引起病变的阻生下颌第三磨牙均主张拔除，包括：

1. 下颌阻生第三磨牙反复引起冠周炎者。
2. 下颌阻生第三磨牙本身有龋坏，或引起第二磨牙龋坏。
3. 引起第二磨牙和第三磨牙之间食物嵌塞。
4. 因压迫导致第二磨牙牙根或远中骨吸收。
5. 已引起牙源性囊肿或肿瘤。
6. 因正畸需要保证正畸治疗的效果。
7. 可能为颞下颌关节紊乱病诱因的下颌阻生第三磨牙。
8. 因完全骨阻生而被疑为某些原因不明的神经痛病因者，或可疑为病灶牙者，亦应拔除。

二、禁忌证

禁忌证同本章"第一节　常规牙拔除术"。下列情况可考虑保留下颌第三磨牙：

1. 正位萌出达邻牙平面，经切除远中覆盖的龈片后，可暴露远中牙冠面，并可与对牙建立正常咬合关系者。
2. 当第二磨牙已缺失或因病损无法保留时，如下颌阻生第三磨牙近中倾斜角度不超过

45°，可保留做修复的基牙，避免游离端缺失。

3.邻牙龋坏可治疗，但因牙间骨质吸收过多，拔除阻生第三磨牙后邻牙可能松动者，可同时姑且保留阻生第三磨牙和第二磨牙。

4.完全埋伏于骨内，与邻牙牙周无相通，无压迫神经引起疼痛症状者，可暂时保留。

5.第三磨牙根尖未形成，下颌其他磨牙因病损无法保留时，可将其拔出后移植于其他磨牙处。

6.第二磨牙拔除后，如下颌第三磨牙牙根未完全形成，可以自行前移替代第二磨牙，与上颌磨牙建立咬合，如配合正畸治疗，可建立良好的关系。

7.8~10岁的儿童第一恒磨牙龋坏无法保留，如第三磨牙非颊舌位，最好是前倾位，拔除第一磨牙后的间隙可能因第二、三磨牙的自然调整而消失，配合正畸治疗，可获得更好的关系。

三、手术要点、难点及对策

口外检查、注意颊部有无红肿，如有应触诊其软硬程度。检查下颌下及颈部有无肿大的淋巴结。检查下唇有无麻木或感觉异常。口内检查：检查患者有无张口困难。检查第三磨牙区及磨牙后区，注意第三磨牙阻生情况及有无炎症。必要时对全口牙及口腔黏膜等做检查。X线检查：常规拍摄第三磨牙根尖片。注意阻生位置、牙囊间隙、下颌管情况及其与第三磨牙牙根的关系等。

拔除步骤：

1.消毒铺巾　要按照全无菌手术的要求进行消毒，用碘酊对手术局部、口内黏膜和口唇周围三处消毒后铺口巾。

2.麻醉　通常行下牙槽神经、舌神经、颊神经一次阻滞麻醉，为减少术中出血，保证术野的清晰，利于手术操作，应在第三磨牙的颊侧近中、颊侧远中角及远中三点注射含血管收缩剂的阿替卡因肾上腺素。

3.切开及翻瓣　高位阻生牙拔除一般不需翻瓣，低位阻生者应切开覆盖的软组织并翻瓣。一般采用角形切口，其近中颊侧切口自邻牙的远中或近中颊面轴角处，与龈缘成45°，向前下不超过移行沟底，远中切口从远中龈缘正中斜向后外方约1cm处切开，再从近中切口沿第三磨牙颊侧龈沟向远中切开，与远中切口相连，形成梯形接口，如图1-3-1A。

切口长度以翻瓣后能适当暴露颊侧和远中的骨面为宜。远中切口应在下颌支外斜线的舌侧，颊侧切口从远中切口的末端向下，切至前庭沟上缘处。远中切口勿过分偏向舌侧。切开时应直达骨面，做黏骨膜全层切开。翻瓣时，由远中切口的前端开始，向下掀起颊侧黏膜骨膜瓣。

4.去骨　翻瓣后决定应去除的骨量及所在部位。如𬌗面、颊侧及远中皆有骨质覆盖，需去骨直至牙颈部以下，去骨量取决于牙在骨内的深度、倾斜情况及根的形态等。一般垂直阻生去骨要达牙各面外形高点以下，水平和近中阻生颊侧为劈开分牙，应达近中颊沟之下，远中至牙颈部以下。去骨最好用涡轮机或其他外科动力系统，用钻针去骨速度快，震动小。

使用骨凿去骨，应在第二磨牙的远中颊侧骨皮质凿一纵向切痕，形成应力中断线，防止去骨线沿骨纹理前移。将冠部骨阻力解除后，可根据牙根情况或将牙劈开，或再去除部分骨质，以解除根部骨阻力，如图 1-3-1B。

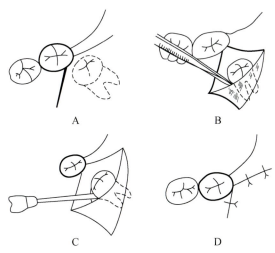

图 1-3-1 下颌阻生第三磨牙拔除术基本步骤

A. 切口；B. 翻瓣去骨；C. 挺出阻生牙；D. 缝合

5. 分牙 是解除邻牙阻力和骨阻力，使牙一部分一部分脱出的有效方法。分牙有劈冠和分根两种方法。劈冠即冠切，可分为冠横切、冠纵切和冠斜切。分根也就是根切，有根纵切和根横切。常用的劈开方法有正中劈开（纵劈）和近中劈开（斜劈）。正中劈开的劈开线与牙长轴一致，但持凿方向应比预计劈开线稍直立，正中劈开将牙一分为二，在解除邻牙阻力的同时，减小了根部阻力。劈开后应用薄挺先挺出远中冠及牙根，后挺出近中冠及牙根，如图 1-3-1C。劈开时如将牙的远中冠劈去，可试用窄而薄的双面凿从髓室底部将牙根分开，再分别去除。

6. 增隙 是指将骨凿紧贴根面凿入，利用松质骨的可压缩性，扩大牙周间隙，解除根周骨阻力的方法。增隙法是锤凿拔牙的重要手段。使用圆凿（峨眉凿）凿入根长的 1/2 或 2/3 即可，注意不要太深，以免损伤下颌管。水平位或近中位阻生的牙远中骨覆盖较薄，不需要凿除，通过增隙法可非常容易地将该处骨质推开解除阻力，术后只需将其压回复位即可。

7. 拔出阻生牙 解除邻牙阻力，一定程度上解除骨阻力之后，根据临床情况，选择合适的牙挺插入牙周间隙，将患牙挺松或基本挺出，最后使用牙钳使牙完全脱位。用牙挺时要注意保护邻牙，完成保护动作的手指要接触邻牙、第三磨牙，感知两牙的松动度，同时要抵压于舌侧，控制舌侧骨板的扩开幅度，避免舌侧骨板骨折及牙移位。牙拔除亦可使用牛角钳和冲出法，牙的最终脱位一般用牙钳完成，以减少牙挺滑脱和牙被误吸、误吞的可能，使用分牙法拔出的牙，要将牙体组织的其他部分取出并拼对检查是否完整。如果缺损较大，应仔细检查拔牙创，取出残片。

8. 拔牙创处理 要认真清理产生的碎片和碎屑，用刮匙搔刮第二磨牙远中根面腐骨、肉芽组织和息肉等，但也不可过度搔刮牙槽窝伤及下牙槽神经，以及避免损伤残留牙槽骨壁上的牙周膜而影响愈合。在垂直阻生牙的远中，水平阻生或近中阻生牙冠部的下方常有肉芽组织，X线片显示为月牙形的低密度区。如探查为松软脆弱、易出血的炎性肉芽组织，要刮除；如已形成较致密的纤维结缔组织，探查有韧性感，则对愈合有利，不必刮除。低位阻生牙的牙冠常有牙囊包绕，拔牙后多与牙龈相连，为防止形成残余囊肿，应将其去除。对扩大的牙槽窝应压迫复位，锐利的骨边缘应加以修整，避免刺激黏膜而产生疼痛。大部游离的折断骨片应取出，骨膜附着多的骨片要予以复位。要避免过多的唾液进入拔牙窝与血液混合，唾液和血液混合后会形成质量不佳的血凝块，影响拔牙创的愈合。封闭拔牙窝前，用生理盐水冲洗，去除各种残渣、碎屑，以棉球擦干，使血液充满牙槽窝。

9. 缝合　缝合的目的是使组织复位，也有利于愈合，防止术后出血，缩小拔牙创，避免食物进入，以保护血凝块。缝合不宜过于严密，通常第二磨牙远中、切口转折处可以不缝，这样既可以达到缝合的目的，又可使伤口内的出血和反应性产物得以引流，减轻术后周围软组织的肿胀，减少血肿的形成。缝合时先缝近中再缝远中。近中颊侧切口的缝合不便操作，应斜向夹针，使针与切口呈垂直交叉，先从切口近中末端翻瓣侧膜龈联合稍下位置刺入，使针按其弧度贴骨面自然顺畅推进，不可强行使针穿出而造成牙龈撕裂。针前部穿出后，如继续推进困难，可以用持针器夹住针前段拔出，再缝向切口远中侧。线结也不要过紧，以免撕脱。一般近中颊侧切口缝合一针即可。将颊舌侧黏骨膜瓣和近远中黏骨膜瓣复位后，从近中切口向远中切口，使用圆针可吸收线3-0或4-0对位缝合，如图1-3-1D。

10. 压迫止血　缝合完成后压迫止血方法同一般牙拔除术，为预防干槽症可放入碘仿海绵1~2块。

11. 消炎止痛　复杂的阻生第三磨牙拔除后常伴有肿胀、疼痛、开口受限及吞咽疼痛，术后可予冷敷，并给予消炎、止痛药物、加压包扎1~2d，可减轻术后肿胀。

四、各类下颌阻生第三磨牙（智齿）的拔除方法

1. 垂直阻生智齿拔除术　如图1-3-2。

多数垂直位阻生智齿可用挺出法拔除，我们常用后推旋挺的方法。后推：以牙根挺插入阻生牙颊侧近中牙槽嵴处，向下楔入冠颈深面，以能利用牙槽嵴为支点及不影响第三步的撬力为度。后推的目的是增加阻生牙与另一邻牙的纵向间隙，消除邻牙阻力。旋挺：用宽喙牙挺从阻生牙颊侧牙周间隙插入，旋转楔入一定深度再向舌侧施旋转力，此步的目的是增加阻生牙颊舌向的横向间隙，消除颊侧骨或根部阻力。后推旋挺：继续用宽喙牙挺，从第一步牙槽嵴间隙插入，并以此为支点施推力，撬力和逆时针旋转力使阻生牙脱位。软组织阻力较大时，远中切开面龈片。冠部骨阻力较大的低位垂直阻生牙，很少将牙冠全部包埋，骨阻力多在牙冠远中边缘或远中颊侧角。需切开翻瓣，将骨覆盖凿除至冠周最突点以下，再用挺出法拔除。根部骨阻力较大的高位或低位垂直阻生牙，必须切开翻瓣后用去骨法拔除。为避免盲目去骨、减小创伤、缩短手术时间，可按以下层次：凿骨、增隙、挺出。

对于根部骨阻力很大的高位垂直阻生牙，经用上述方法牙齿已挺松，但不能继续挺出或拔出者，可再用牛角钳试拔。因牛角钳脱位力量很大，当术者用力握钳作颊舌向摇动并

努力向上提起牙钳时，常能将阻力很大的牙齿拔除。但用牛角钳者应为二根牙、多根牙或合并根之根尖有深沟者，才能钳住牙根最有效做功。此外，在用牛角钳拔牙过程中，应尽量防止钳喙向智齿与邻牙间滑动，以免撞击损伤邻牙。

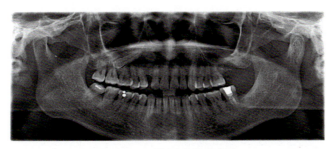

图 1-3-2　下颌垂直阻生智齿

如牙齿已松动而用牛角钳仍不能拔除者，再可试用冲击法，即将冲出器放于颊侧牙颈部向舌侧锤击冲出器，利用舌侧骨板的可让性，常能将牙齿向舌侧冲出而舌侧骨板常不会折断。应注意如牙齿未松动或松动度很小者，不宜使用冲击法，以免折断舌侧骨板。同时，采用此法要求术者有丰富的经验，以防因为用力不当而使脱位牙齿进入口底或间隙。

2. 近中阻生智齿拔除术　如图 1-3-3。

高位，邻牙阻力和根阻力不大时，多可直接挺出。其牙冠近中面与骨面之间常有新月形（无炎性骨吸收）或三角形（常有炎性骨吸收）间隙，对于插放牙挺有利，以此间隙为用挺支点。选用宽牙挺从颊侧近中插入冠下间隙，向近中和远中交替转动牙挺，即可挺出。

此外，也可使用劈开法。劈开法顺利进行的条件是，牙冠颊侧发育沟清楚者容易劈开，根分叉较高者，适于从正中劈开，去除牙冠和牙颈部骨阻力后容易劈开，青年患者比年长患者容易劈开，劈开凿不宜太宽、太厚，应用刀状凿，从髓室底劈开牙根时宜用窄直凿，放凿部位、持凿方法、锤击方法和锤击力度均应讲究。对于冠部颊侧发育沟不清、牙根形态不合适、骨埋伏较深、年长患者，以及有根周粘连及已挺松的牙齿，均不适于采用劈开法。劈开法有近中劈开法、正中劈开法和舌侧骨板劈开法。舌侧骨板劈开法的理论依据是，下颌阻生第三磨牙的舌侧骨板比颊侧骨板薄且突出，骨纹理的方向及牙槽骨舌侧隆突的存在，更易于用骨凿将舌侧骨板劈开，使牙向舌侧脱位，可以免除颊侧大量去骨，能缩短手术时间和减少创伤。其拔除适应证为低位向舌侧偏斜的阻生牙，尤其是低位水平位或低位远倾位阻生牙。

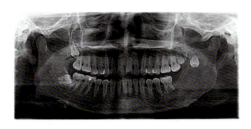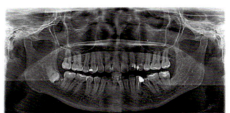

图 1-3-3　下颌近中阻生智齿

3. 水平阻生智齿拔除术　如图 1-3-4。

(1) 挺出法：高位水平阻生牙之根部阻力不大者，少数可以用挺出法直接拔除。劈开法：冠正中劈开者，在远中半牙齿挺出后，近中半牙齿有时抵触于邻牙远中牙颈部很难取出，此时可用纵劈法取出下半部牙齿，选用窄凿，利用舌侧骨板可让性，先将舌侧小部分牙冠纵向劈开取出，再用同法依次将其余牙冠分块劈除，最后再将剩余之近中牙根挺出。

(2) 去骨法：低位水平阻生牙，或根部骨阻力大，而不能用劈开法者，则必须用去骨法，清楚暴露牙冠后再劈冠或横断冠根部，最后再挺出牙齿。

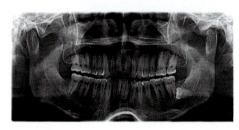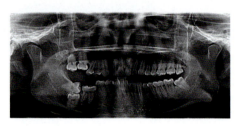

图 1-3-4　下颌水平阻生智齿

4. 舌向阻生智齿拔除术

(1) 挺出法：适用于舌向阻生牙，其向舌侧倾斜度不大者（45°以下），常用挺出法拔除。冲出法：舌向阻生牙其向舌侧倾斜度较大者，即 45°以上，或为舌向水平位，虽有时冠上面骨覆盖较多，但因舌侧骨板常缺失或较低，用冲出法容易将牙齿向舌侧冲出。将冲出器置于颊侧牙颈部，与牙面约成 15°，然后用锤敲击，将牙冲出。应注意向舌侧冲出时，如软组织有阻力，应充分切开、松解，否则整个牙齿可能因冲击而移位于舌侧软组织内。

(2) 去骨法：低位舌向阻生牙，其冠部骨覆盖较多而舌侧骨板又无缺失者，则需用去骨法去除骨阻力以后再行拔出。

第四节　上颌阻生第三磨牙拔除术

一、适应证

1. 牙本身龋坏。

2. 与邻牙间有食物嵌塞。

3. 无对颌牙且下垂。

4. 部分萌出，反复产生冠周炎。

5. 咬颊或摩擦颊黏膜。

6. 有囊肿形成。

7. 妨碍下颌冠突运动。

8. 压迫第二磨牙，产生龋坏或疼痛。

9.妨碍义齿的制作及戴入。

10.完全埋于骨内且无症状者可不予拔除。

二、禁忌证

禁忌证同本章"第一节　常规牙拔除术"。

三、手术要点、难点及对策

上颌阻生智齿阻生垂直位占63%，远中位占25%，近中位占12%，其他位置极少，并且颊侧错位即颊向阻生，或二者均有的情况甚为常见，加之上颌结节的骨质疏松，易于挺出。

患者取半开口位，以便拉开颊部更好暴露，多选用近、远中角形切口，翻黏骨膜瓣，去除冠部骨质，主要是颊侧骨质及面骨质，以能插入牙挺、远中面高点暴露为度。牙挺自近中颊角插入，将牙向颊侧、远中方向挺出，如图1-4-1C。如果需要缝合黏骨膜瓣的话，与下颌智齿相同，但注意颊黏膜薄弱，有时上颌阻生第三磨牙拔除后对于创面的缝合有一定技巧，笔者的经验是万不可缝合得过于严密，缝合时应留出能引流渗出物的空隙，如图1-4-1D。如上颌阻生牙为近中前倾并有完全腭侧错位，应从腭侧做切口（图1-4-1A），翻开黏骨膜瓣（图1-4-1B），用涡轮钻或骨凿去骨，显露牙冠最大周径。

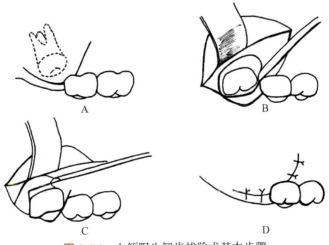

图 1-4-1　上颌阻生智齿拔除术基本步骤

A.切口；B.翻瓣去骨；C.挺出阻生牙；D.缝合

完全埋伏的上颌智齿的拔除比较困难，首先要患者保持良好的张口，翻瓣要充分。去骨时要轻柔有效，避免暴力去骨使上颌结节损伤，去除牙冠表面覆盖的骨质后可嘱患者适当减小张口，充分牵拉颊部组织，获得良好视野和操作空间，在充分暴露牙冠后，即可轻松挺出牙齿，术中应尽量保护上颌第二磨牙。

同时，术前需仔细读片，了解阻生牙与上颌窦的关系、与邻牙牙根的距离、牙本身牙根的变异弯曲情况。同时，手术区狭窄，直视困难，操作空间小，拔牙时要耐心细致，操作仔细、轻柔，严禁暴力敲击操作，以防将牙齿误推入上颌窦。

(一)阻生尖牙拔除术

阻生尖牙拔除术，如图 1-4-2。

尖牙，特别是上颌恒尖牙的埋伏阻生在临床上较常见。尖牙对牙和牙颌系统的功能和美观甚为重要，故对其拔除应持慎重态度。术前应与口腔正畸医师商讨。但是若对阻生尖牙不作处理，可能会导致相邻牙的拥挤、错位或牙根吸收，还能成为感染病灶。因此，埋伏阻生尖牙的处理非常重要，临床上常常需要拔除埋伏的阻生尖牙。

拔除方法：拔除上颌阻生尖牙前，必须通过临床检查结合 X 线定位投照，确定其位置。上颌尖牙多错位于腭侧，应充分了解与邻牙(侧切牙和第一前磨牙)的相邻关系，注意与鼻底及上颌窦的关系。

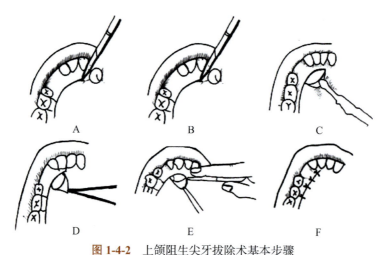

图 1-4-2 上颌阻生尖牙拔除术基本步骤

A. 切口；B. 翻瓣；C. 去骨；D. 挺出阻生牙；E. 清创牙槽窝；F. 缝合

Ⅰ类阻生尖牙拔除的切口自中切牙至第二前磨牙的远中腭侧龈缘，并沿腭中线向后延约 1.5cm；双侧阻生可将双侧第二前磨牙之间腭侧的龈缘切开；如阻生位置高可距龈缘约 5mm 切开。翻瓣后去骨暴露牙冠或牙体，用牙钳或牙挺拔出；水平位可将牙在牙颈部横断或分段截断，而后分别挺出。

Ⅱ类阻生尖牙采用唇侧梯形或弧形切口暴露，参照上述方法拔除。

Ⅲ类阻生尖牙手术入路应选择在牙冠所在的一侧，暴露牙冠挺松后用牙钳试拔，如不成功，可将牙冠截除，试冲出牙根，或再由另一侧切开进入，取出牙根。

(二)阻生上颌前牙拔除术

上颌前牙的埋伏阻生是口腔科临床中较为常见的疾病之一。上颌前牙埋伏阻生的处理，应尽可能促进其萌出，以恢复和保持牙列的完整和建立良好的咬合关系及咀嚼功能为主要原则。如果采用外科助萌和正畸联合的方法无法解决上述问题，也应及时拔除，再辅以矫治和牙列修复。

　　埋伏阻生的上颌前牙的拔除手术多在局麻下进行，当患儿较小，手术复杂时也可以在全麻下进行。麻醉一定要准确有效，尽量使整个手术过程无痛感，可在术区周围用含肾上腺素的麻醉药或盐水，减少术中出血。手术的切口及方法，因阻生牙的位置与邻牙的关系而定。尽量减少邻牙及邻近组织的损伤，必要时可采用劈冠、去骨等方法。临床经验不丰富的医师最容易出现的问题就是术前影像学判断失误。常见的是阻生牙牙根在唇侧，牙冠在腭侧，手术切口在唇侧就无法顺利取出。埋伏牙牙冠在唇侧，牙未倒置，以唇侧切口为宜。上颌前牙区埋伏牙的拔除通常以腭侧切口较常用，手术切口应避免损伤切牙乳头及鼻腭神经血管。若阻生牙位于中线一侧，则只需在患侧距龈缘2mm做牙龈切口，向后翻起黏骨膜瓣，若多个埋伏牙分别位于切牙孔两侧可做"M"形切口，向后翻瓣，避开切牙乳头。位于中切牙间的阻生牙，可在唇侧做切口，自唇侧拔除，如图1-4-3。术中应将牙囊一并摘除，以免发生囊肿，切口严密缝合，防止继发出血。

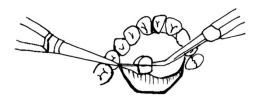

图 1-4-3 上颌前部额外牙拔除术

第五节　微创拔牙术

一、下颌骨下缘

　　对于靠近下颌骨下缘和后内的阻生牙，大多数可通过口内入路并用去骨法凿去覆盖于阻生牙的下颌骨的骨质，这样可以很好地暴露并拔除患牙。若阻生牙特别靠近下颌骨下缘或后内并且根的形态复杂或牙齿的周围有病变需同时清除就必须选择口外入路，此切口比治疗下颌骨骨折的口外切口小很多并应沿皮纹方向切开。拔牙时要尽量保留骨组织并避免下颌角骨折的发生，同时警惕勿损伤下牙槽神经，如图1-5-1。

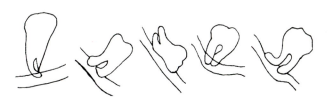

图 1-5-1 下颌第三磨牙与下颌管的关系

二、上颌骨和颞间隙

有时阻生牙的拔除需经上颌骨后上方，翼上颌间隙、颞间隙或颞下窝入路，进入这些解剖结构非常困难，并且由于是盲探操作，极易损伤重要的神经血管，发生大出血，必要时需结扎血管并输血。如果患者没有症状可以长期观察而不需要手术，如果患者有精神上的负担考虑到阻生牙将来有可能发生的并发症而坚决要求治疗或已经出现感染、下颌骨活动受限、纤维化、牙冠紧闭时可给予拔除。拔出前首先要准确定位，行全景片检查，最好拍摄锥形束 CT(cone-beam CT，CBCT)，术前应用抗生素，并在手术室全麻下拔除。

三、鼻底和上颌窦

阻生牙位于鼻底时可从上颌前牙区前庭沟进入，仔细剥离到前鼻嵴上方，暴露鼻底，拔除阻生牙。经前庭沟用骨凿或涡轮钻去除上颌窦前壁的骨壁，保护并掀起窦黏膜，此时拔除位于上颌窦的阻生牙。

四、与综合征和唇腭裂相关的阻生牙

颅面综合征可并发乳牙或恒牙的阻生，引起感染、囊肿、新生物。颅骨锁骨发育不良综合征伴有骨骼异常和多发阻生牙，为常染色体显性遗传。颌面部的表现是乳牙滞留、恒牙不萌出、额外牙阻生。这些阻生牙与囊肿的形成有关。过去是用活动义齿修复缺牙，现在的方法是拔除乳牙去掉阻挡的牙槽骨，暴露阻生牙使其萌出。但因保留的牙槽嵴少，有时需骨移植来重建。种植体的出现大大地提高了治疗效果并减少了骨移植。唇腭裂患者常有牙槽突裂，可引起尖牙阻生，侧切牙的发育不全或畸形也可引起尖牙阻生。如果尖牙牙根未完全形成即进行骨移植可使其阻生，而通过外科与正畸的联合应用可使其萌出。

五、正颌外科中的阻生牙处理

在进行 LeFort 骨切开术时，如手术区有阻生牙阻挡，一般要在骨切开前 6~12 个月拔除，这样可使骨和软组织愈合良好，有助于正颌外科手术的进行。如果在术中拔除阻生牙，由于去骨可使上颌骨很难获得准确的垂直高度。当阻生牙位于骨切开线以上时，骨切开后很容易拔除该阻生牙。如果阻生牙位于面中份和颅底时这种方法要慎用。在下颌升支罕见有阻生牙，可根据牙具体位置，选择经口内下颌支垂直骨切开拔除阻生牙。

六、神经移位术

如果阻生牙位于下牙槽神经周围，为了避免在拔除阻生牙时损伤神经干，可运用神经移位术。手术最好在全麻下进行，全景片定位下牙槽神经管，用小圆钻移去神经管外侧的骨壁，暴露下牙槽神经，当神经游离出足够的长度时就可把神经轻轻地抽出，然后挺松和拔除患牙。在去骨快接近神经管时，要相当小心，防止损伤下牙槽动脉。在去骨过程中运用一种特殊的神经保护器防止神经损伤，术后神经会有不同程度的麻痹，一般几周或几月就可恢复。术前应向患者告知有可能发生感觉异常、迟钝或丧失，不进行神经移位术而拔牙对神经的损伤要明显大于此方法。如果神经在术中切断，必须立即进行神经的显微外科吻合术。

（一）微创拔牙在埋伏阻生牙中的应用

常规的阻生牙的拔除手术创伤大、手术时间长、术后恢复慢、患者痛苦大、术后颞下颌关节区疼痛、张口受限和出现干槽症等较为常见。微创拔牙技术不但尽量保存骨组织，减少周围软硬组织的损伤，而且与传统拔牙相比，微创拔牙为即刻种植和延期种植创造了良好的条件，而且大大减轻了患者拔牙时的不适感觉，消除其紧张、恐惧的心理。

1. 微创拔牙器械

(1) 高速涡轮钻及其改良技术：目前拔牙所用的涡轮机是高速气动涡轮机，如图 1-5-2，转速在 30 万 r/min 以上，切削效率高，震动小，可以减轻患者拔牙时的不适感，消除紧张、恐惧心理。涡轮机法离不开凿劈法，部分情况下两者需结合使用，所以整个手术过程中患者仍要承受锤子敲击的不适，但结合微创拔牙刀这个缺点可以忽略。135°反角冲击式气动手机和外科专用切割钻在微创拔牙中常用于下颌阻生智齿的拔除，该机头较短粗、力量大、机头与机柄角度为钝角，适合多方向切割要求。能够更适合于阻生智齿的小切口和少量去骨，对牙齿进行分割，省力、振动小、创伤小；喷水系统的改良，没有雾化气体的作用，使视野清楚，减少牙体残屑、骨碎片进入咽部，避免术后皮下气肿等并发症；避免了锤凿震动对颞下颌关节产生损伤；并且缩短了原手术时间的 30%～40%；而且能消除患者对锤、凿的恐惧心理。但是因为也是气动涡轮原理，所以还是属于高速涡轮钻范围内。拔牙时采用长钻针，高速仰角外科专用涡轮机头，理想的操作角度，喷水冲刷可使术区降温，减少出血；四手操作吸唾，视野清楚，便于操作。分割牙齿时用裂钻，去骨时用小球钻。对于机头和钻针，严格遵循一人一用一消毒的原则，管道系统消毒一定要达到严格无菌，以尽可能避免医源性交叉感染。术中注意保护牙齿周围的软组织，同时做好医护人员的防护工作。

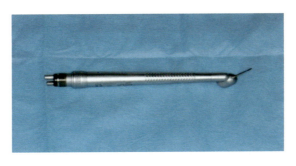

图 1-5-2　反角冲击式气动涡轮机

029

(2) 微创拔牙挺：微创拔牙挺由七把不同刃端设计的器械组成，刃薄而坚固，如图 1-5-3。拔牙时应将工具刃端沿牙长轴方向插入牙周间隙，使用持续轻巧的楔力和轻微的旋转动作就可以让刃端进入约 2/3 的牙槽窝，薄而锋利的刃端就会切断牙周韧带并压缩牙槽骨，从而使牙齿缓缓地的从牙槽窝向外移动，切记不可锤打微创拔牙挺。

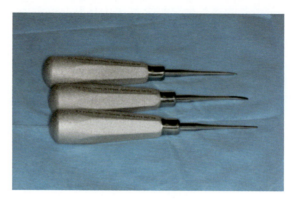

图 1-5-3　微创拔牙挺

(3) 种植机：用种植机拔除阻生智齿的手术是在单独的门诊手术室进行的，其转速低，产热少，去骨量相对精确；并且有无菌生理盐水冷却，所以对骨组织的热创伤小，术后以滑行瓣覆盖拔牙创并缝合，从而明显缩短创口愈合时间，减少出血及干槽症发生的可能，如图 1-5-4。

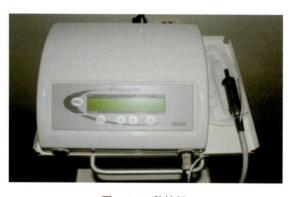

图 1-5-4　种植机

(4) 水激光：水激光源自美国，它将激光技术用于口腔临床治疗，如图 1-5-5。水激光与传统治疗方法相比具有明显优势。水激光可用于口腔骨组织的切割、骨成形术、骨切除术等。激光能量、蒸馏水和空气同时作用于病损组织，并由空气加压，水珠喷洒，阻止激光的热能产生，起到冷却、无痛作用。其安全、无痛和舒适的治疗过程，可大大消除患者恐惧心理，适用于各年龄段成人和儿童。

(5) 超声骨刀：超声骨刀是基于微创外科手术对精确性和安全性的需要而出现的，可最大限度地避免损伤神经、血管和软组织，如图 1-5-6。超声骨刀用于埋伏阻生智齿拔除术，特别是上下颌埋伏较深、距上颌窦或下牙槽神经管较近的智齿拔除，可避免损伤上颌窦黏膜和下牙槽神经管内的神经及血管，减少术中术后并发症的产生。缺点是切割速度较慢。乔峰等研究将超声骨刀结合涡轮钻使用拔除下颌阻生智齿，发挥涡轮钻高效切割及超声骨刀骨损伤小的优点，达到既高效又微创的目的。

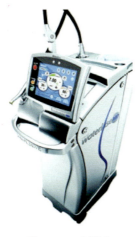

图 1-5-5 水激光

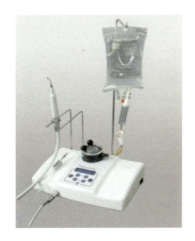

图 1-5-6 超声骨刀

(6) 内镜：内镜使得手术视野清晰并放大、照明充足。Jin-woo Kim 等研究表明，较传统方法，内镜下牙槽外科手术出现并发症的概率较小。

(7) 金属吸唾器：根据牙槽窝的大小，吸头的不同粗细程度，用于吸除血液、唾液、冲洗液、牙齿残片、碎骨渣及松动断根。

(8) 颊部拉钩：颊部拉钩代替了口镜作为牵拉工具，可以更好地暴露术野，更好地保护软组织，减少术者的疲劳。

(9) 橡胶咬合垫：橡胶咬合垫可置于患者健侧的磨牙区，使患者减少主动过度张口时对颞颌关节和颌肌群的劳损，同时也方便了医生的口内操作。

(10) 明胶海绵：明胶海绵具有稳定血凝块、保护创口、防止食物残渣进入拔牙创的作用，在拔牙创填塞明胶海绵可以有效减轻术后疼痛，减少并发症发生。

(11) 骨粉：由于中位或低位阻生智齿容易造成第二磨牙远中牙槽骨吸收甚至消失。在阻生智齿拔除时，可将开窗去骨的骨或人造骨粉植于第二磨牙远中根部。

(12) 其他微创拔牙器械，如图 1-5-7。

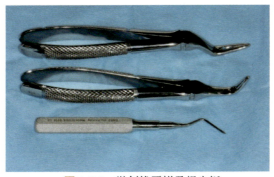

图 1-5-7 微创拔牙钳及根尖挺

2. 微创拔牙注意事项　微创拔牙的步骤和方法与传统拔牙基本相似，无大的出入，按常规拔牙方法采用微创拔牙器械即可拔出患牙。微创拔牙时应注意以下几点：

(1) 切开翻瓣：选择切口，要求是获得良好的手术视野和入路，便于医师去骨和进行牙齿切割，避免不必要的软组织和硬组织损伤。切开切口时，一定要切到骨面，将黏骨膜全层切开。在翻瓣过程中，使用骨膜分离器代替牙龈分离器，颊拉钩代替口镜，从切口的前端开始翻瓣，确保组织瓣全层分离，不能造成组织瓣的撕裂或穿通；使用颊拉钩时，用左手除拇指外的四指将手柄握住，这样可以避免术者手指疲劳。手术时，将颊拉钩头部始终紧紧抵住黏骨膜瓣与手术区间的骨面，始终置于颊黏膜、组织瓣和术区之间，避免前后滑动，保证软组织远离术区，以免使用切割工具时损伤软组织。

(2) 去骨：在去骨分牙的过程中，135°仰角冲击式气动手机和外科专用切割钻针是不可缺少的工具。拔牙过程中，去骨是不得已而为之的，应尽量保护骨组织，追求去骨量的最小化。

一般来说，只需将覆盖牙冠𬌗面的骨质去除，暴露牙冠，在患牙的颊侧和远中骨壁磨出深的沟槽即可；切割钻针的方向应与牙体的长轴平行，深度可达根分叉，注意不可过深以避免损伤下颌管等解剖结构。对于前牙区埋伏阻生牙或埋伏尖牙的拔除，术前最好拍摄CT片以确定牙齿位置及毗邻结构。若埋伏牙是正位阻生，仅将牙冠表面骨质去除，在牙冠两侧磨出沟槽即可；若埋伏牙是倒置阻生则去骨量较大，应暴露至牙中部，为下一步分牙作准备。去骨时，一定要避开邻牙牙根及上颌窦等重要结构。拔除骨埋伏断根时，一般从颊侧去骨，暴露断根的一半即可。总之，去骨多少要视情况而定，术前要充分判断骨阻力的大小，设计最合理的去骨方案。另外要注意的是，首次去骨不要太多，可以在分牙过程中根据需要再进行适当去骨。

(3) 分牙：当患牙骨阻力较大、牙齿体积较大或根分叉较大时，需要先进行分牙，将牙齿分块拔除。不同类型的牙齿，分牙方法也是不同的。

1) 上颌第一、第二死髓磨牙：上颌第一、第二磨牙有3个根(近颊根、远颊根、腭根)，一般根分叉较大，在没有牙槽骨吸收时，很难整体拔除，这时就要进行分牙。可以以"Y"形从𬌗面将牙齿分成近颊根、远颊根、腭根3个部分。使用冲击式气动手机及外科专用切割钻沿"Y"形将牙齿磨出沟槽，沟槽深至根分叉。然后将牙挺插入沟槽底部，利用牙挺的旋转力将牙齿分开后分别拔除。在磨出沟槽时太浅会造成牙挺分牙时牙冠折断，太深会造成深部牙槽骨甚至上颌窦底的损伤。

2) 下颌第一、第二死髓磨牙：下颌第一、第二磨牙有2个根(近中根、远中根)，拔除时需将牙齿沿颊舌侧从中间将牙齿分成近、远中两个部分，然后将近、远中部分分别拔除。

3) 断根：拔牙时，由于牙根形状及毗邻结构的个体差异及变异很大，有时会引起断根。单根牙发生断根较少，若发生则较难拔除。多根牙的断根，可以按单根牙断根的拔除方法拔除，也可将牙根间隔去除后，利用已拔除牙根的牙槽窝使用三角挺将断根向𬌗向挺出。

4) 前牙区埋伏多生牙及埋伏尖牙：多数前牙区埋伏多生牙及埋伏尖牙不需分牙即可拔除，若阻力较大可在牙颈部磨出沟槽，沟槽深度为牙齿直径的2/3，将牙挺伸入沟槽内将牙分为牙冠和牙根两个部分后再分别拔除。如果牙冠仍有阻力，则可沿长轴方向将牙冠磨开，分成两个部分再分块取出。牙根部分也可沿长轴方向分牙，然后分块取出。对于倒置阻生、牙根较长的牙齿，可将牙分成三个部分，牙中段若阻力不大，可直接挺出，若阻力较大，也可将其分段后逐个挺出。将牙中间部分拔除后，留出的空间即可使根尖部分向其方向脱位后拔除。由于牙冠部分直径较大，故需要将其从长轴方向分开后分块拔除。

5) 阻生第三磨牙：阻生第三磨牙由于阻生方向、阻生深度及根分叉形态的不同，其分牙策略也略有不同。

A. 中阻生：翻瓣后，如果可以暴露牙齿大部分冠，则不用去骨，仅在远中和颊侧磨出沟槽即可。若患牙为单根牙，可在牙冠最高点或靠近牙颈部处开始，用牙钻沿颊舌向进行分牙。分牙时，要保证牙钻在牙齿范围内进行切割，牙钻方向尽量向近中倾斜，可以保证分牙后，牙齿近中部分成为上宽下窄的形状，以解除远中阻力。将牙挺插入磨出的裂隙内，用扭转力将牙齿分成近中和远中两个部分。如果近中部分邻牙阻力仍较大，则可用钻从中间将近中部分分成颊、舌两个部分，这时就可以利用颊、舌侧空间，将牙齿的近中部分分别从颊舌侧挺出。近中部分去除后，远中部分阻力基本就会解除。如仍有部分阻力，可将牙齿中段进一步切割，分块拔除。

若患牙为根分叉较大的双根牙，可以在牙殆面正中开始，沿颊、舌向与牙体长轴方向平行进行切割，深度要达到根分叉处，将牙齿分成近中根和远中根两个部分。利用远中增隙将远中冠根同时拔除，近中被邻牙阻挡的部分可以利用远中的空间进行脱位、拔除。如近中部分阻力较大，则可将近中部分根冠分离，分别拔除。若患牙为多根牙，先将牙齿分割为近中冠及远中根两个部分，将近中冠拔除后，远中根部分要根据根分叉的形态继续分割，分别拔除。总之，拔除近中阻生牙齿的主要技巧就是解除近中邻牙的阻力，只要想办法将牙齿的近中部分拔除，远中部分的拔除相对简单。

B. 远中阻生：远中阻生的牙齿主要是因为远中下颌支骨质的阻挡，所以重点是解除远中阻力。如患牙为单根牙，可从殆面正中或偏近中处沿颊舌向向远中牙颈部磨开，将牙分为近中冠根部及远中冠；如患牙为多根牙，在分牙时一定要考虑将牙根分成多个单根，否则由于视野的限制，拔除难度会加大。

C. 垂直阻生：因近中邻牙的阻力无法完全去除，故可先将远中部分去除，再利用远中空间，将近中部分向远中脱位、拔除。

D. 水平阻生：可将牙齿分成三个部分。如中段阻力不大可直接挺出，如仍有阻力可将中段纵行切割，再分块去除。利用所创造的空间，将近中牙冠部分向远中空间挺出。远中牙根分别挺出。

（二）埋伏阻生牙外科助萌和正畸导萌的方法

随着固定矫治器和直接粘接技术的发展，以及患者和家属的要求，多学科联合治疗，部分埋伏阻生牙可以得到保留。颌面外科医师在处理这方面问题前，请正畸科医师会诊是必需的治疗前程序。

1. 横切助萌术　该法即根据牙齿萌出的位置在牙槽脊顶做一横向切开，消除软组织阻力，一般埋伏牙均能自行萌出，无需术后正畸治疗，但要满足以下 3 个条件：埋伏牙为软组织阻力；埋伏牙生长方向正确，且具有一定的萌出潜力；牙弓内有足够的萌出间隙。

2.环切助萌术　适用于部分牙冠已穿出牙槽骨骨壁，唇侧或腭侧黏膜有明显触及突起的埋伏阻生牙。术中在明显突起的牙槽嵴黏膜上，环形切除覆盖在埋伏牙牙尖或切缘上的黏膜，直接开窗暴露至少 2/3 牙冠。如果牙冠显露较好，可同时粘接托槽进行正畸导萌，且可随时调整托槽的位置，但矫治后会出现不同程度的牙周附着不足。

3.正畸导萌术　这个方法首先由 Mc Mride(1979) 提出，由于其适应证广，大多数硬组织或软组织阻生的埋伏牙都适用，且牙齿助萌迅速，排齐后牙周附着情况良好，在国外得到较为广泛的推广应用，是埋伏牙外科助萌的首选方法。

正畸导萌主要分为两个步骤：一是埋伏牙的暴露；二是托槽的粘贴。根据埋伏阻生牙牙冠的位置，选择唇侧或腭侧进入，在牙槽嵴顶做梯形切口，翻开黏骨膜瓣，达埋伏牙高度，去骨及部分囊壁暴露埋伏牙牙冠。充分止血后，酸蚀牙面，粘接带双股结扎丝的托槽，关闭创面，结扎丝从牙槽脊顶的切口或根据牵引方向的需要，从黏骨膜瓣中穿出，进行正畸牵引导萌。

第六节　复杂牙拔除术

一、适应证

1.无足够的可以钳夹的牙冠或没有相对健康的牙冠。

2.没有正常的牙根形态和结构，如明显根形态变异 (过分弯曲、粗大、过细、倒凹等) 或根较脆易折等。

3.简单拔牙可以因操作不当变成复杂拔牙 (如断根、将牙或根推入上颌窦或间隙等)。广义的复杂牙拔除不仅包括上述的内容，同时把严重错位牙、畸形牙、阻生牙、埋伏多生牙、一次性多牙拔除等都涵盖在内，对于复杂的全身因素或局部因素造成的拔牙治疗和操作困难，也可视为是复杂拔牙的一种。

二、禁忌证

禁忌证同本章"第一节　常规牙拔除术"。

三、手术要点、难点及对策

下面着重介绍牙根拔除术、埋伏多生牙拔除术、错位牙拔除术等。阻生牙拔除术见前，不赘述。

(一) 牙根拔除术

牙根拔除术是指将残根、断根取出的方法。残根是指牙冠已破坏，遗留在牙槽窝中时间较久的牙根，在根尖周和牙槽骨壁间，多存在慢性炎症及肉芽组织，根尖、牙周膜及牙槽骨壁均有程度不等的吸收。断根是指拔牙术中折断的牙根，拔除较为复杂。

1. 术中断根的原因

(1) 钳喙安放位置错误，或未与牙的长轴平行，或未夹住牙根而仅夹住了牙冠。

(2) 拔牙钳选择不当，钳喙不能紧密贴于牙面。

(3) 牙冠广泛破坏。

(4) 较大的充填物。

(5) 牙的脆性增大，如老年人的牙、死髓牙，皆易折断。

(6) 根外形变异，或有弯曲，或有牙槽骨增生，或有额外根。

(7) 根周骨质过度致密，或与牙根固连，或失去弹性而不能扩大。

(8) 用力不当，或用力时方向错误，或在不该使用旋转力时而用之，或使用暴力。

2. 牙根拔除术的手术原则　在临床工作中，原则上各种断根皆应在术中取根，但也必须全面考虑，如患者体质甚弱，而手术又很复杂时，亦可延期拔除；断根短小（指 5mm 以下），根周组织无明显病变，继续取根创伤过大，或可能引起神经损伤、上颌窦穿孔等并发症，可考虑不拔除，注意观察即可。

3. 注意事项　牙根拔除前应做仔细的检查分析。确定断根的数目、大小、部位、深浅、阻力，断根斜面情况及与周围组织的关系（如上颌窦、下颌管），应拍摄 X 线片，然后制订取根方案和准备器械。拔断根必须在看清断根的条件下进行，切忌盲目操作。因此，要求有良好的照明条件及良好的止血。且对可能发生的情况向患者解释清楚。

4. 牙根拔除方法　首先要了解每个牙的牙根数目和分布情况，拔除断根时应根据不同情况采取不同方法。

(1) 根钳拔除法：适用于高位残根；颈部折断的断根；折断部位低于牙槽嵴，但在去除少许牙槽骨壁后，仍能用根钳夹住的断根。尽可能夹住牙体，避免滑脱或将牙根夹碎。只有当牙根断面低于牙槽突过多，无法钳住时才配合使用牙挺或翻瓣去骨法，如图 1-6-1。

(2) 牙挺取根法：牙挺是牙根拔除术重要的器械之一，根挺的结构与一般牙挺相似，工作原理也等同拔牙术，但根尖挺挺刃更窄更薄，喙端为尖锐突起，在取根时，更有利于楔入。根的折断部位比较低，根钳无法夹住时，应使用牙挺将其挺出，如图 1-6-2 和图 1-6-3A、B。

035

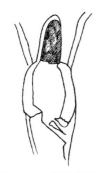

图 1-6-1　根钳拔除法

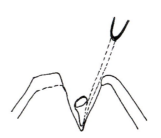

图 1-6-2　根尖挺取根法

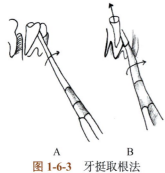

图 1-6-3　牙挺取根法

应选用能进入牙槽窝并能达一定深度的牙挺，挺刃的大小、宽窄应与牙根相适应。挺刃过宽不易插入根周间隙，还会增加创伤；挺刃过窄力量小，不能挺松较大的牙根。高位断根选择直牙挺；低位断根使用根挺；根尖 1/3 折断选用根尖挺；弯挺适用于后牙。支点应为牙槽间隔或腭侧骨板，由于上下前牙唇侧骨板薄，不可作为支点。如牙根断面是斜面，根挺应从斜面较高的一侧插入。插入后主要使用楔力及旋转力。

(3) 翻瓣去骨法：适合于任何用根钳和牙挺取根法无法拔出的牙根，详见外科拔牙术，如图 1-6-4。

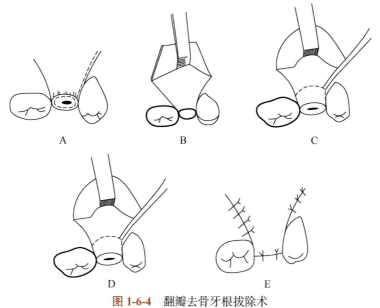

图 1-6-4　翻瓣去骨牙根拔除术

A. 切口；B. 翻瓣；C. 去骨；D. 挺出牙根；E. 缝合

(4) 进入上颌窦的牙根取出方法：上颌窦底与牙根的关系，间隔骨质厚；间隔骨质薄；无间隔骨质，窦底黏膜直接与牙根邻接。

牙根进入上颌窦的常见位置：多见于第一磨牙的腭根或第二磨牙的近中颊根，在牢固牙、死髓牙、根尖病变致窦底骨质缺如等情况下更容易发生。如上颌第一磨牙腭侧根尖折断时，在根尖周无病变时，可考虑保留于体内而不取出。

牙根进入上颌窦的三种情况：①牙根完全进入上颌窦。根挺阻力突然消失，牙槽窝内不见牙根，窝底有明显出血现象。探查时，器械可毫无阻力地深入上颌窦。鼻腔鼓气时，牙槽窝底冒气泡或同侧鼻腔有血，X 线检查时可见牙根位于上颌窦内。②牙根位于窦底黏膜下，未穿透窦底黏膜。牙槽窝内仍可见牙根，但已逸出牙槽窝外。X 线片见牙根已穿过牙槽窝底，但无较远转移。③窦底黏膜已穿破，但牙根黏附于窦底黏膜上。一般为有慢性炎症的较小断根。X 线片示牙根仍在窦底穿破处的边缘，并未远移。

取出方法：①翻瓣去骨法。在颊侧做一较大的梯形瓣，近中切口应考虑到做上颌窦前壁开窗的可能性，而应留有向前上延伸的余地。去除颊侧骨板至窦底水平，取腭根时应去除牙槽中隔，如牙根未完全进入窦腔内，此时通常可以直视下发现并取出。如在窦底水平未找到牙根，可向上去除窦前壁骨板，直至找到牙根，前壁开窗要尽量小。②冲洗法。上颌颌平面与地面平行，从窦上壁向后，再向下流向前方，经扩大的穿孔流入口腔；吸引器应有过滤装置；嘱患者勿乱吐或咽下；检查冲洗物及创口，牙根是否被冲出或已冲至穿孔附近，最后取出牙根。取出牙根后，窦底穿孔大者按口腔上颌窦瘘处理，穿孔小可与一般拔牙后处理相同，严密关闭口腔侧创口，予以抗生素；使用滴鼻剂，防止上颌窦感染；避免感冒，禁止游泳，擤鼻涕。③内镜技术。对于已经完全进入上颌窦内的断根，其可大大减小创伤。内镜取出符合微创外科的要求，可以减小创伤，特别是可以降低对牙槽嵴的破坏。

(二)埋伏多生牙的拔除

埋伏多生牙在口腔临床上较为常见，上颌多于下颌，前牙区多于后牙区。额外牙常发生于上颌前部腭侧，有的自然萌出，有的埋伏于骨内，倒置位占多数，男性多于女性，乳恒牙交替期多见。临床上，生长1~2个者多见，也有多个者，额外牙牙冠形态以锥形多见。多生牙发生的原因，一般认为是由牙板上分化的牙突发展而来。

1. 多生牙的处理原则

(1) 引起并发症的埋伏多生牙宜早期拔除。

(2) 术前应有 X 线影像学的诊断依据。

(3) 手术的复杂性和并发症应告知患者的家属。

(4) 手术进路的选择应不损伤邻牙牙根或牙胚。

(5) 术中应严格区别同时埋伏的正常牙，以防误拔。

2.拔除的适应证与时机选择　年龄较大的患者其多生牙可能已萌出并参与到恒牙列中，咬合关系尚好、稳固、无病变的额外牙，可保留；若影响牙列的外观，可用牙体美容技术修复；靠近恒牙牙根、引起牙列不齐、影响正畸治疗时邻近牙移动的埋伏多生牙原则上均应尽早拔除。

3. 多生牙的定位　多生牙的定位是决定手术成败的关键。X 线检查是必须进行的，不同的投照方式和技术所得到的信息可以从不同的方位确定额外牙在颌骨的位置。

4. 上颌前部埋伏多生牙拔除要点

(1) 麻醉：由于上颌前牙区位于中线，左右感觉神经有交叉；局部浸润麻醉难以达到完全的镇痛效果。必要时可采用双侧眶下孔阻滞麻醉加局部浸润麻醉才能达到完全无痛，对于埋伏较深、位置较高的额外牙，也可以采用眶下神经阻滞麻醉和鼻腭神经阻滞麻醉，儿童患者可以配合镇静术或全麻。

(2) 手术切口：手术切口选择在唇侧或腭侧要根据临床检查及 X 线诊断，确定埋伏额外牙的位置。位于邻牙唇侧的或邻牙牙根之间，可以选择牙槽突唇侧弧形切口或龈缘梯形接口。如位于邻牙腭侧，通常选用腭侧龈缘切口。对于埋伏位置较高、大部分位于邻牙根尖上方且偏腭侧的额外牙，唇侧入路可能比腭侧更容易暴露，更容易操作。

(3) 打开骨窗：除非对额外牙位置和深度有较高把握，建议初始开窗时选用骨凿，如用骨钻去骨，深度掌握易发生偏差，磨过牙骨界面时可造成进一步手术的困难。由于腭部前份为弓形，沿腭龈缘剥离即形成弧形，一般切口最长至上尖牙区可完全暴露腭侧术区，无需做附加切口，腭瓣术后因重力下垂，瓣下积液也不易贴合，以往用碘仿纱布加压，但在儿童患者易脱落。若采用大边距缝合，拉紧后可达到加压效果。

5.下颌前磨牙区埋伏多生牙拔除要点　这个区域的埋伏多生牙大多数位于前磨牙的根间或根尖下方的颊侧，高位埋伏时可应用龈缘的角形切口，低位埋伏时也可应用弧形切口，舌侧的埋伏多生牙则应该采用舌侧龈缘的角形切口。

因为埋伏牙靠近颏孔，术中去骨时要注意保护出颏孔的神经与血管，以免术后出现下唇麻木。埋伏较深的多生牙，为了减少术中的去骨量以防损伤前磨牙牙根，在去骨暴露 1/2 时可用平凿凿断或用钻分开多生牙后分块拔除。

6.上颌磨牙区埋伏多生牙拔除要点　临床上很少见，大多位于第二和第三磨牙的颊侧，可采用颊侧的角形切口，和上颌第三磨牙同时阻生时可一同拔除。

(三) 错位牙的拔除

错位牙是离开正常牙弓，不正常地长在牙列的唇侧、舌侧或腭侧的牙齿。常见的错位牙有上颌切牙、尖牙和前磨牙、下颌切牙及前磨牙。如果这类牙齿完全没有咬合功能并且有食物嵌塞，导致龋坏或刺激舌或颊部软组织，则应考虑拔除。

牙错位有以下几种：完全性舌、腭侧错位；完全性唇侧错位；不完全性错位；旋转错位。

拔除方法：主要是依靠垂直牵引的拔除力量，将牙齿拔除。这类牙齿大多没有咬合功能，它的牙槽骨不坚硬，大多容易拔除。可将牙钳钳喙固定于牙体近、远中面，先将患牙向近、远中向轻缓摇动数次，继之主要靠垂直牵引力量，直到患牙完全脱位。

各类错位牙拔除方法如下：

1.错位的上颌切牙和尖牙　向腭侧移位的切牙和向唇侧移位的尖牙都可以用上颌前牙钳来拔除。不过使用牙钳的时候，不能像拔正常牙那样在唇腭侧方向夹住牙齿，而是需要在远中和近中方向夹住牙齿。在拔牙的时候，也不能像拔正常牙那样向唇腭侧方向摇动牙齿，而需要使用旋转的力量，将牙周膜纤维剥离，使牙松动。牙钳旋转幅度不能大，以免损伤邻牙。

2.错位的上颌前磨牙　向腭侧移位的上颌前磨牙虽然可用正常上颌前磨牙牙钳在远中和近中方向将牙齿夹住，但由于上颌前磨牙的牙根形状为扁担或哑铃型，在向远中和近中方向摇动时容易断根，所以在拔牙的时候，需要将牙挺插在牙齿的近中侧和颊侧，以牙槽骨为支点，由近中侧和颊侧向远中侧和腭侧，将牙齿挺松并拔除。

3.错位的下颌切牙　向舌侧移位的下颌切牙不适合用牙挺，而需要用下颌前牙钳自远中和近中的方向将它夹住并拔除。在拔除时，可轻微地将牙摇松，主要依靠垂直方向向上用力将牙齿拔除。向舌侧移位的下颌切牙的牙根一般都很短小，大多不难拔除。但应该注意在向上用力拔除下颌切牙时，应绝对避免牙钳撞击上颌牙。

4.错位的下颌前磨牙　向舌侧移位的下颌前磨牙可用下颌前磨牙牙钳。从舌侧，在远中和近中方向夹住牙齿，而后拔除之。也可将牙挺插在牙齿的近中侧和远中侧，以牙槽骨为支点，由近中向远中侧或由远中向远中侧，将牙齿挺松并拔除。

（四）畸形牙的拔除

畸形牙是指形态、大小异常的牙齿。通常多见于上颌侧切牙及上颌第三磨牙。畸形的上颌侧切牙一般偏小，呈锥状、对称性，亦称为锥状侧切牙。畸形的上颌第三磨牙一般形态、大小均可能异常，注意畸形的上颌侧切牙由于处在牙列的前部，牵涉到美观，因此很少拔除，可采用全冠修复至适当大小。畸形上颌第三磨牙一般没有咬合作用，可能发生食物嵌塞、龋坏，常常需要拔除。

畸形上颌第三磨牙拔除术：上颌第三磨牙由于牙根的颊侧、远中的骨板较薄，可用上颌第三磨牙钳，从颊舌侧方向夹住牙齿，而后缓慢用力，注意应该向阻力小的方向稍加力，待牙周膜撕裂、牙齿松动后拔除之。如为多根牙，此时用牙钳拔除相对来讲较困难，可将牙挺插在牙齿的近中以牙槽骨为支点，由近中向远中缓慢施力，如牙齿仍无动度，可用圆骨凿增隙，再将牙挺插在牙齿的近中以牙槽骨为支点，由近中向远中缓慢施力，多半可将牙齿挺松并拔除。

（五）外伤折裂牙的拔除

单纯牙折可有不同程度的临床表现，牙冠折断者可有牙体缺损，髓腔暴露，或有折裂线存在。牙根折断则有牙松动、叩痛。

治疗原则：尽量保留患牙，酌情恢复外形和功能。治疗效果不佳，有可能形成慢性病灶的根折、纵折及伴有牙周疾患的折断牙，均应予以拔除。

在拔除有牙折的患牙时，应仔细检查牙折片，估计牙折线的方向与深度。如果牙折时牙冠部分与牙根完全分离而仅有牙根与骨组织相连，拔牙方法与拔除残根的方法相同。单根牙如果牙纵折的两部分牙折片均显示患牙未明显松动或移位，此时可将患牙牙折的两部分当作一个整体用牙钳拔除，拔除方法同普通牙拔除术。有时，牙折片显示牙纵折的一部分已明显松动或移位，而使用牙钳又不能牢固夹持整个患牙，则应先拔除松动的一部分牙折片，预留部分视情况，如可保留，给予根管治疗后全冠修复。

磨牙半切术是基于尽可能保存全部或部分磨牙的口腔治疗学原则而提出的，最先运用于牙周病的治疗。主要使用的工具包括普通的涡轮钻和金刚砂针，以及常规的牙髓治疗器械和拔牙器械。常规对拟保留的半侧磨牙进行一次性根管治疗，局麻下用高速涡轮钻分开磨牙的牙冠或磨除病变侧的牙冠，拔除病变一侧的磨牙牙根。操作时尽量避免对术区牙槽骨和对拟保留牙根的损伤。

（六）根骨粘连牙的拔除

根骨粘连是指由于经过牙髓治疗或其他原因引起牙齿失去活力，钙盐沉积在牙周膜内而造成牙骨质与牙槽骨的骨性结合。临床常见的需要拔除的根骨粘连牙多以残根或残冠的形式出现。典型的X线片显示牙周间隙模糊不清或无间隙。拔除方法视具体情况而定，可用翻瓣去骨增隙法和牙挺增隙法。翻瓣去骨增隙法较适用于根骨粘连牙根的拔除，术中推荐使用高速涡轮钻去骨，以减小创伤，减轻术后反应。常规在唇颊侧翻瓣，瓣的大小根据具体情况而定，去骨的范围以显露牙根1/2以上为宜，插入牙挺，增加间隙，快速将牙根拔除，如果牙根弯曲，可去除牙根周围的骨质。增隙法是采用圆骨凿或薄刃牙挺，用锤连续敲击，使牙根松动。手术者可以选择各种方法，但是对于较复杂的上颌第一磨牙、第二磨牙，建议以使用高速涡轮钻或电动钻去骨增隙法较为安全稳妥，手术时注意保护软组织瓣。

（七）老年人全口残留牙的一次性拔除

大多数老年人伴有不同程度的全身系统性疾患，在排除拔牙禁忌证以后，或者在系统性疾病基本控制的基础上，可给予一次性拔除口腔内不能保留的残留患牙。老年人全口残留牙一次性拔除的麻醉，可使用镇痛效果好的阿替卡因，但也要注意麻药的剂量。此时患者口内的牙齿多为半松动牙、残冠、残根，拔除方法同普通牙拔除术。如果邻牙数颗同时拔除，术中可使用牙挺以邻牙为支点，挺松后用牙钳一一拔除。拔牙后注意牙槽复位，由于拔牙创较大，应做缝合处理，以进一步减小创面，减少出血。拔牙后注意抗炎、补液、镇痛、止血、消肿处理，有条件者可给予术后留院观察或住院拔牙。

（八）放疗患者的牙拔除术

对于放射治疗前何时为合适的拔牙时间，主张尚不一致。一般认为在进行放射治疗前2周拔牙为宜，因为在拔牙2周后，拔牙创已初步愈合，放射治疗不会引起拔牙创感染。在放射治疗后，对治疗区域的患牙应持慎重态度，因照射部位的骨组织活力减弱，抵抗感染的能力降低。如拔除照射部位的牙，由于供血不足，可能引起放射性骨坏死，常需要做范围广的骨质切除。一般在放射治疗后3~5年应禁忌拔牙，必须进行拔牙时，术前、术后均应给予大剂量抗生素以控制感染。由于上颌骨放射性骨髓炎较少见，对上颌拔牙限制较少。

（九）囊肿波及牙的处理原则

对于产生根尖周囊肿的患牙，常可将病灶牙保存，做根管治疗。青少年发育期的含牙囊肿应尽量采用囊肿刮治术，使患牙能正位萌出，不应轻易拔除。良性肿瘤已侵犯牙，例如成釉细胞瘤或角化囊肿已侵犯牙根时，为彻底切除病变部位，应将患牙拔除。

保留患牙的根尖周囊肿摘除术：手术前患牙根管治疗，手术时常规消毒铺巾，于上下颌龈缘可做一梯形切口，切开黏骨膜，暴露囊肿区骨质，在其最薄弱处，用骨凿去除部分骨质暴露软组织囊壁。然后用刮匙或小的骨膜剥离器逐步将囊壁自骨壁上剥离。若涉及牙根，牙根之背侧不易刮尽。用石炭酸烧灼骨壁，酒精棉球中和，冲洗后对位缝合。必要时置橡皮片引流。

需拔除患牙的摘除术：对囊肿已严重波及牙齿，且牙明显松动无保留价值者直接拔除涉及的患牙，去除牙间隔，刮除囊壁。修整牙槽骨创面，直接缝合伤口。

巨大下颌骨囊肿加下颌骨切除术及骨植入体：大型或巨大型下颌骨囊肿已广泛破坏下颌体、下颌升支，甚至髁状突，囊肿刮治后必然出现下颌骨缺损、下颌骨折；同时被波及牙齿数目多，下颌下缘残留骨质薄弱，术后会造成下颌骨无法承受殆力及其他外力。因此，对该类型囊肿应做包括囊肿在内的下颌骨部分切除术及同期植入肋骨、髂骨或腓骨。

（十）急性炎症期患牙的拔除

急性炎症期拔牙，应注意以及几点：

1. 患者的体质　若是多病、年老、体弱者应慎重选择，体质健壮者为首选。

2. 炎症的深浅度　如牙周脓肿患者，一般患牙已松动，炎症范围大都局限在牙龈、牙周组织处，虽有脓肿，也属浅表性炎症，患牙容易拔除。拔牙后脓液即开放引流，术后应适量服用抗生素3d，炎症可很快消退，是急性炎症期拔牙的最佳适应者。

3. 使用抗生素　根据病源牙的部位及拔牙的难易度，选用不同的抗生素，牙周脓肿的患者拔牙比较容易，拔牙时间不长，可用口服类药物，如头孢氨苄500mg、静脉滴注，每日1次，用3d。必要时加抗厌氧菌类药物如甲硝唑、替硝唑等，同时给予止痛剂，必要时加镇静剂。

4. 急性炎症期拔牙麻醉选择　应尽可能选择远离炎症区的阻滞麻醉，以减少因局部浸润麻醉所致炎症扩散。

第七节　乳牙及年轻恒牙拔除术

儿童时期乳牙及年轻恒牙对建立正常的恒牙牙𬌗有重要作用，应尽可能避免乳牙的早失和年轻恒牙的缺失，然而因生理性替换及严重的牙体疾病或牙外伤等不能设法保留患牙的情况下，拔除乳牙和年轻恒牙也是必要的。儿童时期的拔牙指征与成人不尽相同，医师应严格地掌握拔牙适应证。

儿童的拔牙，单从技术层面而言，和成人相似甚至较成人简单，但是，由于儿童往往对注射麻醉、牙钳拔牙怀有恐惧感，因此医师应全面了解儿童的心理特征及生长发育特点，掌握儿童行为管理及疼痛控制的方法，以仔细轻巧和娴熟的技能、亲切的态度和语言消除儿童的恐惧，尽力使儿童无痛苦，顺利地完成拔牙手术。

一、乳牙拔除术

（一）适应证

1. 不能保留的患牙。

2. 牙冠破坏严重，或因龋已形成残冠、残根状，无法再修复。

3. 近生理性替换时的露髓牙，根管感染而根吸收1/3以上，不能进行根管治疗。

4. 根尖周炎的乳牙，根尖及根分叉骨质破坏范围广，炎症已涉及继承恒牙胚；乳牙的牙根因感染而吸收，乳牙松动明显；根尖外露。

5. 外伤近颈 1/2 折断，或在骨折线上不能治愈的乳牙。

6. 有病灶感染而不能彻底治愈。

7. 其他因特殊治疗需要而应拔除的乳牙，如放疗区域的患牙。

8. 因咬合诱导需拔除的乳牙。

9. 替换期的继承恒牙将萌出或已萌出，乳牙松动明显或已滞留的乳牙。

10. 影响继承恒牙萌出的乳牙。

11. 因正畸需要拔除的牙。

12. 多生牙。

13. 不能保留的新生牙。

14. 其他。

（二）禁忌证

1. 全身状况

(1) 血液病：血友病、白血病、贫血、血小板减少综合征等血液病的活动期时，应转请儿科医师治疗疾病，不能随意拔牙。

(2) 内分泌疾病：如艾迪生病、甲亢、糖尿病等，若不了解病情，未经药物治疗，匆匆拔牙易发生休克，糖尿病患者拔牙后血块凝固迟缓，拔牙创愈合缓慢，易感染。

(3) 患肾脏、心脏等疾病：有严重代谢障碍的心脏病患者，严禁拔牙，有肾炎病史的患者，拔牙前应检验肾功能后酌情处理。

(4) 急性感染，发热。

2. 局部因素

(1) 病灶牙局部根尖组织和牙槽骨有急性化脓性炎症。

(2) 同时伴有急性广泛性牙龈炎或严重口腔黏膜疾病。

（三）术前准备

1. 向患儿家长说明拔牙理由，取得合作。

2. 了解患儿全身状况，尤其是药物过敏史、全身系统疾病史等。

3. 对患儿进行抚慰，鼓励，解释。

4. 器械准备，准备好消毒的手术盘、口镜、镊子、探针、麻醉注射器、敷料、拔牙工具。注意避开患儿的视线，以免引起恐惧。

5. 必要时采用药物过敏试验。

6. 清洁、消毒口腔　用 1/5000 高锰酸钾溶液等漱口。

7. 麻醉　消毒进针区域黏膜，可采用浸润麻醉和传导阻滞麻醉，对极松动的乳牙行表面麻醉。

8. 拔牙的顺序　对儿童行拔牙术，原则上应避免涉及多个区段的同时拔牙，必要时应掌握的拔牙次序是：两侧都要拔牙时，先拔有症状的牙齿；同侧上下颌都要拔牙时，先拔下颌牙，再拔上颌牙。

（四）手术要点、难点及对策

拔牙方法与恒牙相似，但要全面了解乳牙的解剖形态。注意勿伤及继承恒牙胚，必要时可分成近远中片，分别拔除。应选用与牙齿牙颈部相适合的牙钳。

因儿童颌骨骨质疏松，乳牙形态小，阻力也较小，一般采用钳拔法，少数情况下使用牙挺。因其牙根常已发生不同程度的吸收而更易拔除。拔除时，可见牙根变短，呈锯齿状，有时甚至完全吸收而没有牙根，不要误认为牙根折断，但应注意不要遗漏残片，乳牙拔除后不要搔刮牙槽窝，以免损伤下方的恒牙胚。乳牙拔除后注意检查牙根有无折断，并与生理性吸收断面相鉴别。一般生理性吸收面粗糙，而根折断面较光滑。

拔除方法：上颌乳前牙牙根多为锥形唇舌向呈薄片状，宜适当转动，往牙槽窝外牵拉、脱位。下颌乳前牙与上颌相似，牙根较上颌乳切牙细小。上颌乳磨牙通常有3个牙根，牙挺由近中插入，牙钳颊舌向摆动拉出。下颌乳磨牙一般有2~3个根，与上颌乳磨牙相似，挺松后，用牙钳颊舌向摆动拔除。

（五）术后监测与处理

拔除乳牙后，由于根尖血管和牙周组织的撕裂，牙槽窝内有血液渗出，一般15~30min后出血停止，凝结成血块，血凝块有封闭创口、防止感染、促进创口正常愈合的作用，又可促进形成肉芽组织，因此保护好血凝块的存在对拔牙创愈合极为重要。拔牙后牙槽窝的愈合：拔牙后血液渗出→血块凝集血块收缩→表面凹陷2~4d，牙龈延伸→创面缩小全部覆盖→与口腔隔开，血块机化2~3周，10d左右血块脱落牙槽窝表面为新生肉芽、血管形成结缔组织 →粗纤维性骨→新的骨小梁。

拔牙后注意事项：嘱患儿30min后吐去压迫在创口的棉纱；2h内勿进食；近日勿使用患处咀嚼，勿用手指或异物触摸拔牙创，以防感染；麻醉区域因暂时性麻木，注意勿咬软组织，以免自伤性溃疡。

（六）拔牙的并发症

1.疼痛和出血 乳牙拔除后会出现一过性疼痛和出血，疼痛和组织创伤有关，一般会很快恢复，不需要特别处理，必要时可给予口服去痛片。创口内残留肉芽组织、牙槽骨局部的折裂、牙龈的损伤及稍大的血管破裂等，都可能引起拔牙后出血，其处理原则与成人拔牙后出血的处理类似，乳牙拔除后大出血很少，但一旦发生一定要排除系统性疾病的可能，确保正确和有效的处理。乳牙拔除后一般不会发生干槽症。

2.牙根折断 拔除乳牙时有可能发生牙根折断，如果发生牙根折断，对易取的可见残片应及时取出，对取出困难或勉强取出易损伤继承恒牙胚或可能造成更大损伤的残片，不强求挖取残片，不能盲目挖探乳牙牙槽窝，以免损伤下面的恒牙胚。

3.拔除的乳牙误入呼吸道 这是一类非常罕见的严重的拔牙并发症，一定要杜绝发生。这类情况多发生在不合作的幼儿，拔牙时可在患牙的舌侧或腭侧垫一纱布，防止拔出的牙齿滑脱被吸入呼吸道，一旦拔出的牙齿落入口腔中，应迅速用手或其他器械取出，或迅速翻转患儿体位，让其吐出。抓持幼儿的双下肢，使其头低脚高，另一只手拍打背部中央，直到异物吐出；另一个方法是，医生从后方搂住患儿的腰部，用大拇指的背部顶住患儿上腹部，间断地向上、向后，冲击性地推压，促使横膈肌压缩肺，产生气流，将进入气管的异物冲出。用上述方法无效时，应送医院呼吸科急救，在纤维支气管镜下取出异物。

二、年轻恒牙拔除术

原则上年轻恒牙患任何疾病均应积极治疗，予以保存。

（一）适应证

1. 患牙因龋坏等致牙冠严重缺损或成残冠残根状，牙髓感染，丧失咀嚼功能，无法以充填或冠修复等方法修复者。

2. 根尖周病变严重，骨质破坏范围大无法治愈者。

3. 外伤牙无法保留者。

4. 因正畸需要拔除的年轻恒牙。

（二）儿童第一恒磨牙的拔除

第一恒磨牙常因牙冠严重破坏而难以保留。即使根尖无明显病变,勉强修复保留并非恰当。因为常规修复并不能恢复牙冠应有的高度、牙𬌗关系及咀嚼功能。从牙列的形成及功能等方面考虑，可选择拔除损坏严重的第一恒磨牙，让第二恒磨牙移位替代第一恒磨牙，但是适应证的掌握非常重要。患儿年龄宜在 8~9 岁，第二恒磨牙尚未萌出，牙冠虽已形成而牙根尚未形成，牙胚位于第一恒磨牙颈线以下。如果第三恒磨牙先天缺失，则不宜采用此法。

如果患儿已经不适合上述替代法，应对第一恒磨牙尽量做暂时性的保守治疗，维持至第二恒磨牙萌出后再拔除第一恒磨牙，做义齿修复。

年轻恒牙时期，拔除第一恒磨牙并不困难，因为此时的牙槽骨并不坚硬，但此时患牙往往是处于残冠或者残根状态，牙钳喙缘难以钳住牙颈部，容易夹碎，这时可以使用分根技术，然后按单根分别拔除。上颌第一恒磨牙分根后即形成三个独立的锥形牙根，而下颌第一恒磨牙分根后即形成两个扁形牙根，这样就容易拔除。在使用牙挺时要注意尽量避免过多伤及骨质，也可使用一些微创器械，用手力离断牙周膜，扩大间隙，最终拔出牙根。在拔出第一恒磨牙时如果发生断根，应仔细评估断根情况，在第二恒磨牙未萌出时不能盲目探查第一恒磨牙远中根牙槽窝，以免损伤第二恒磨牙牙胚。

（三）前磨牙的拔除

前磨牙常因正畸减数的需要，或者因为严重的牙体牙髓病变而无法保留，需要考虑拔除。第一前磨牙是正畸减数时最多考虑的拔牙选择。上颌前磨牙是扁根，断面呈哑铃形，在根尖 1/3 或 1/2 处常常分为颊、腭两个较细的根，要特别注意防止该处牙根折断。拔除时钳喙尽量深入牙颈部，先向颊侧小幅度摇动，感到阻力后，转向腭侧，来回反复，逐渐增加幅度，同时向下、向颊侧远中用力牵引。拔除上颌前磨牙时不宜使用扭转力，以免断根。

下颌前磨牙是锥形单根牙，断面为扁圆形，有时根尖会向远中略弯，该区域颊侧骨壁较薄。拔牙时以颊舌向摇动，结合小幅度扭转，同时向上、向颊侧远中牵引。

第八节　牙槽外科手术

修复前外科是指为使义齿取得良好的固位和稳定，有效地行使咀嚼功能的外科技术。牙齿是口颌系统的重要组成部分，各种原因导致的牙缺失可对人体的咀嚼、消化、语言功能造成损害，影响容貌；有时还可能诱发精神心理障碍，必须进行适宜的修复。

义齿修复对口腔骨组织和软组织的要求应具备以下条件：骨组织有足够的软组织覆盖；无倒凹、无悬突、无锐利的嵴突或骨尖；唇颊舌侧有足够的深度；上下颌牙槽突关系良好；无妨碍义齿就位的肌纤维、系带、瘢痕、软组织皱襞或增生。为达到上述要求，手术可根据进行的时间不同而分为两组，即初期准备手术和二期准备手术。初期准备手术在拔牙时或拔牙后修复前进行，可分为矫正软组织缺陷和矫正骨组织缺陷两类。软组织准备手术包括系带修整术、瘢痕切除及重新准备牙槽突表面和新的软组织覆盖等手术。硬组织准备手术包括牙槽突修整术、骨隆突修整术、上颌结节修整术等。二期准备手术含矫正长期戴用义齿引起的牙槽突过度萎缩、瘢痕组织形成，手术也可分为软组织及硬组织准备手术两类，包括增生物的切除、瘢痕切除、唇颊沟加深、牙槽突增高等手术。

一、牙槽骨修整术

牙槽骨修整术适用于骨突骨嵴，唇颊侧多见，下颌第三磨牙也可见；倒凹，多见于上颌结节；上颌牙槽前突。手术时间为拔牙后 1 个月 (图 1-8-1)。

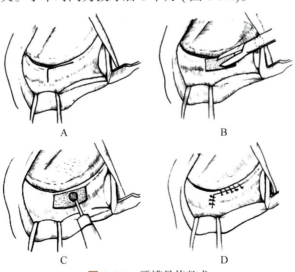

图 1-8-1　牙槽骨修整术
A."L"形切口；B.翻瓣；C.去骨；D.缝合

（一）适应证

1. 拔牙后牙槽骨吸收不全，上、下颌前部牙槽嵴的唇颊侧有尖锐的骨缘或隆起，用手指加压即有明显压痛，影响义齿戴入，应在拔牙 1 个月以后进行修整。

2. 上颌结节骨性倒凹、肥大或突出等均需修整平坦，以利于义齿佩戴。

3. 上、下牙槽骨前突，下颌牙槽嵴之间距离过小，影响义齿戴入或排牙、固位等。

4. 即刻义齿修复的需要，应于拔牙的同时修整牙槽嵴。

（二）术前准备

术前认真检查其需要修整的区域，1 个区域或 2 个区域者可一期完成修复术。若为上下颌多区域者，可酌情分次进行手术。术前漱口，保持口腔清洁，准备好手术器械。

（三）手术要点、难点及对策

1. 麻醉。

2. 切口　可为弧形、"L"形、梯形，弧形切口凸面应朝向牙槽嵴顶，"L"形、梯形切口蒂在唇颊沟处，附加切口斜向外侧，牙槽嵴顶上的横切口应偏向唇颊侧，切口长度应大于骨尖 0.5cm，切透骨膜。

3. 翻瓣　用骨膜分离器，做附加切口，勿超过唇颊沟。

4. 去骨　咬骨钳去除骨尖，使用钳的侧面，骨锉挫平，大而致密骨、骨隆突及肥大上颌结节用骨凿去骨，紧贴骨面，逐层去骨。注意避免产生新的骨尖和骨嵴、尽可能保持牙槽嵴的宽度和高度，控制去估量、上颌结节修整时应注意两侧对称性并避免与上颌窦相通，骨锉挫平骨面，方向为后向前，要有支点。

5. 缝合　间断缝合。术后酌情应用抗生素和镇痛药，注意口腔卫生，嘱患者 7d 后拆线。

二、骨隆突修整术

骨隆突好发部位位于下颌第一、第二前磨牙的舌侧——下颌隆突处，其次为硬腭正中腭隆突。患者多无自觉症状，一般无需处理；义齿修复需要，则需进行骨隆突修整术。舌侧做弧形切口、翻瓣、去除隆突适用于下颌，做双梯形切口适用于上颌（图 1-8-2）。

（一）适应证

骨隆突为局限的骨性突起，多无自觉症状，一般无需处理。骨隆突大者妨碍义齿固位、妨碍舌运动，以及引起表面溃疡或不适合均需手术修整。

（二）术前准备

腭隆突术前应拍 X 线片，以检查鼻腔底骨质厚度，观察其与鼻腔之间的关系，避免因手术而造成口腔鼻腔瘘。下颌隆突术应拍下颌前部横断颌片或下颌骨尖牙位片，了解隆突骨质密度、厚度及与牙的关系。

（三）手术要点、难点及对策

腭隆突修整术（图 1-8-2）：

1. 在骨隆突部位做"X"形切口。

2. 沿切口切开腭黏骨膜，向两侧翻起黏骨膜瓣，充分暴露骨突起，用骨凿去除骨隆突，骨凿斜面应贴骨面，与腭骨水平板平面水平一致。误凿除过深以避免穿透鼻腔或上颌窦腔。

3. 去骨后粗糙的骨面以骨锉修整，冲洗伤口，将黏骨膜瓣复位，修剪多余软组织后缝合。伤口用碘仿纱条压迫带上腭护板或两侧前磨牙之间栓结固定敷料。

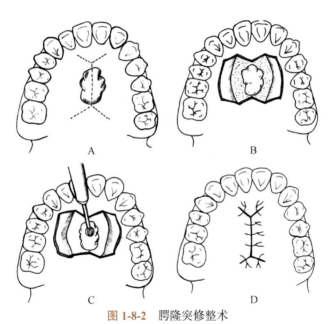

图 1-8-2　腭隆突修整术

A."X"形切口；B.翻起黏骨膜瓣；C.去骨；D.缝合

（孙迎曙）

参 考 文 献

胡开进 . 2010. 标准拔牙手术图谱 . 北京：人民卫生出版社 .

黄元丁，夏辉，李晓东，等 . 2011. 碧兰浸润麻醉与利多卡因阻滞麻醉在下颌阻生齿微创拔牙术中的临床对照研究 . 华西口腔医学杂志，29(3): 268-271.

孔娟，秦晓中，任晓旭，等 . 2013. CBCT 在埋伏阻生牙诊断及治疗中的临床应用 . 临床口腔医学杂，29(3): 160，161.

李志进，郭家平，石咏梅，等 . 2013. 锥形束 CT 在诊治阻生牙所致邻牙牙根外吸收中的应用 . 华西口腔医学杂志，31(6): 588-591.

刘利军, 戴永刚, 阿依努尔·肉斯垣, 等 . 2014. CBCT 在口腔颌面外科复杂牙拔除定位中的应用 . 新疆医学 , 44(2): 36-38.

王磊, 阮征, 张劲娥, 等 . 2014. CBCT 在诊治埋伏阻生牙中的应用 . 口腔颌面外科杂志 , 24(4): 308-310.

吴煜农 . 2007. 复杂牙拔除技术 . 南京 : 江苏科学技术出版社 .

张志愿 . 2013. 口腔颌面外科 . 7 版 . 北京 : 人民卫生出版社 .

第二章　口腔颌面部感染手术

第一节　智齿冠周炎与冠周脓肿切开引流术

一、适应证

1. 冠周脓肿波及磨牙后区、舌腭弓等，有较明显的开口困难，不能咀嚼食物，并有吞咽困难和疼痛。
2. 局部有明显压痛，挤压龈袋可溢出脓液。
3. 患牙局部牙龈黏膜有明显肿胀、压痛、波动感。
4. 有全身症状，如体温升高等。血常规检查有白细胞计数升高等。

二、术前准备

1. 应用抗生素控制炎症。
2. 保持口腔清洁，用含漱剂含漱，每天 3 次。
3. 行脓培养及药敏试验以确定更有效的抗生素。

三、手术要点、难点及对策

1. 麻醉及体位　局部浸润麻醉或下牙槽神经、舌神经及颊长神经阻滞麻醉或脓肿表面麻醉。坐位，开口时下颌牙拾平面与地平面平行。
2. 如果冠周脓肿位于颊侧骨膜下，应在龈颊沟脓肿波动最明显处做切口，切口与牙槽嵴平行 (图 2-1-1)，不宜在外斜线外做切口，以免损伤颊神经。如果脓肿位于磨牙后区一般应顺牙槽嵴正中切开，不应过于偏向颊侧或舌侧，以免损伤颊神经或舌神经。
3. 切开脓肿直达骨膜，并用止血钳分离将脓肿间隔打开以利于排脓 (图 2-1-2)。
4. 充分排脓后用生理盐水或抗生素做脓腔冲洗，然后放置引流条 / 引流管并固定引流装置 (图 2-1-3、图 2-1-4)；若脓腔范围较大时，在做脓肿切开时，可根据脓肿范围大小调整切口大小，但是在放置引流条的时候可以根据需要适当做创口的部分缝合。

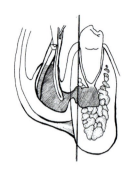
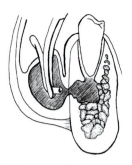
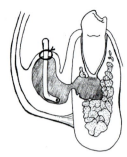

图 2-1-1　切开　　　图 2-1-2　打开间隔　　　图 2-1-3　放置引流　　　图 2-1-4　固定引流物

四、术后监测与处理

1. 术后继续口服或注射抗生素控制炎症。

2. 术后给予含漱剂漱口，尤其是在进食之后使用漱口液，以保持口腔清洁。

3. 术后 24h 过氧化氢溶液及生理盐水交替冲洗脓腔，更换引流条或引流管。

4. 对位置正常能够萌出的智齿，在炎症消退后可做龈瓣切除。

5. 反复出现炎症，不能正常萌出者应在炎症消退后拔除。

五、术后常见并发症的预防与处理

1. 术中出血通常局部压迫止血即可，若是较为明显的活动出血，可予以电凝或结扎止血。

2. 切口的位置尽量位于脓肿的最低位，以利于脓液的自然流出；脓肿切开必须切透黏骨膜，充分引流。

3. 进行分离的时候，需注意切排区域存在的血管及神经的位置及走行，防止损伤血管及神经。

4. 在行分离时，减少损伤脓腔壁，以避免感染的再次扩散。

第二节　牙槽脓肿切开引流术

一、适应证

1. 位于牙槽突颊侧或舌（腭）侧的牙源性感染已形成黏骨膜下的脓肿。

2. 局部有明显压痛，挤压龈袋可溢出脓液。

3. 患牙局部牙龈黏膜有明显肿胀、压痛、波动感。

二、术前准备

1. 抗生素控制炎症。
2. 漱口剂清洁口腔。
3. 拍根尖片或咬殆片确认病灶牙。
4. 行脓培养及药敏试验以确定更有效的抗生素。

三、手术要点、难点及对策

1. 麻醉及体位：局部浸润麻醉或相关神经的阻滞麻醉或脓肿表面麻醉。坐位，开口时下颌牙殆平面与地平面平行。
2. 唇颊侧及舌侧脓肿，于脓肿最明显处做与牙列平行的切口。如脓肿位于腭侧，可做平行于龈缘的切口。位于腭侧的牙槽脓肿，应选择腭侧与上颌牙槽缘平行的切口。
3. 切开黏骨膜达骨面，用止血钳分离，充分排脓。
4. 用生理盐水或抗生素液作脓腔冲洗，放置引流条。

四、术后监测与处理

1. 继续抗感染治疗。
2. 术后 24h 冲洗脓腔更换引流条。
3. 用含漱剂漱口，注意保持口腔卫生清洁。
4. 急性炎症控制后，对病源牙进行治疗或拔除。

五、术后常见并发症的预防与处理

术中出血通常局部压迫止血即可，若为较明显的活动出血，可予以电凝或结扎止血。

第三节 眶下间隙脓肿切开引流术

一、适应证

1. 局部疼痛加重，呈波动性跳痛。
2. 肿胀波及眶下缘，下达上颌骨牙槽突，触诊呈凹陷性水肿，有波动感。
3. 急性化脓性炎症，经抗生素治疗无效，且同时出现明显的全身中毒症状者。

二、术前准备

1. 使用抗生素控制炎症。
2. 保持口腔清洁，用漱口水含漱，每天 3 次。
3. 拍根尖片或咬殆片确认病灶牙。
4. 行脓培养及药敏试验以确定更有效的抗生素。

三、手术要点、难点及对策

1. 麻醉及体位：局部浸润麻醉。坐位，头稍后仰或半卧位，头偏向健侧。
2. 切口：一般多取口内上颌前牙或前磨牙区的口腔前庭黏膜皱褶处，做一横行切口 (图 2-3-1)，切开黏骨膜直达骨面；如脓肿表浅，达皮下时，可于脓肿下缘皮肤上做与皮纹方向一致的切口。
3. 用血管钳沿骨面向尖牙窝方向分离至脓腔 (图 2-3-2)，使脓液充分引流。
4. 用生理盐水或抗生素液冲洗脓腔，放置引流条。
5. 如果脓肿已达到表情肌皮下，可在眶下缘下方的皮肤上，做与眼轮匝肌纤维方向一致的弧形切口。

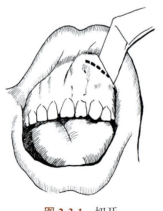 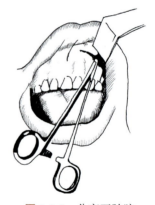

图 2-3-1　切开　　　　　　　图 2-3-2　分离至脓腔

四、术后监测与处理

1. 继续给予抗生素抗感染治疗。
2. 口内切口者给予含漱剂漱口，保持口腔清洁。
3. 术后 24h 冲洗脓腔，更换引流条。
4. 急性炎症控制后，治疗或拔除病源牙。

五、术后常见并发症的预防与处理

1. 一般无严重手术意外。

2. 眶下间隙感染宜早期切开排脓，以防止引起眶内蜂窝织炎，沿静脉扩散入颅引起海绵窦血栓性静脉炎。

第四节　颊间隙脓肿切开引流术

一、适应证

1. 局部肿胀、疼痛进行性加重，呈波动性跳痛。

2. 如炎症位于颊肌与黏膜之间，下颌前庭沟变浅，甚至形成脓肿。如炎症位于颊肌与皮肤之间，颊部肿胀明显。触诊呈凹陷性水肿，有波动感。

3. 急性化脓性炎症，经抗生素治疗无效，且同时出现明确的全身中毒症状者。

4. 炎症已累及多间隙者。

二、术前准备

1. 应用抗生素控制炎症。

2. 保持口腔清洁，漱口剂含漱。

3. 行脓培养及药敏试验以确定更有效的抗生素。

4. 拍根尖片以确定病源牙。

三、手术要点、难点及对策

1. 麻醉及体位：局部浸润麻醉。口内切口，采取坐位，下颌咬合面与地平面平行。口外切口者，可采取平卧位或半卧位，头偏向健侧，肩略垫高。

2. 口内切开的部位在脓肿低位，口腔前庭黏膜转折处与龈缘平行的切口（图 2-4-1）。切开黏膜后，用止血钳向脓腔方向钝性分离，达脓腔后充分排脓，可用生理盐水或抗生素液冲洗脓腔，放置引流条引流。

3. 口外切口：适用于脓肿已穿破颊肌，位于皮下时。切口应在下颌骨下缘下 2cm 处，做平行于下颌骨下缘的皮肤切口（图 2-4-2），切开皮肤、皮下层，然后用血管钳向下颌骨下缘方向紧贴下颌骨面进入颊部脓腔，充分排脓，可用生理盐水或抗生素液冲洗脓腔，放置引流条。

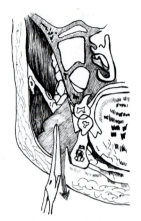

图 2-4-1　口内切口　　　　　　　　　图 2-4-2　口外切口

四、术后监测与处理

1. 继续抗生素控制炎症。

2. 口内切口者给予含漱剂漱口，保持口腔清洁。

3. 手术后 24h 冲洗脓腔，更换引流条。

4. 待炎症消退后，治疗或拔除病灶牙。

五、术后常见并发症的预防与处理

1. 一般无严重手术意外。

2. 切开引流时应按脓肿的部位决定由口内或口外做切口，切开引流时要注意避免损伤重要的解剖结构如面神经等。

3. 口内切口应在脓肿低位，以利于引流。

第五节　嚼肌间隙脓肿切开引流术

一、适应证

1. 局部疼痛加重，呈波动性跳痛。

2. 肿胀范围波及腮腺嚼肌区。触诊呈凹陷性水肿，局部有明显压痛。

3. 伴有严重的张口困难。

4. 深部穿刺有脓液抽出者。

5. 急性化脓性炎症，经抗生素治疗无效，且同时出现明显的全身中毒症状者。

二、术前准备

1. 应用大剂量抗生素控制炎症发展。
2. 保持口腔清洁，用含漱剂含漱，每天 3 次。
3. 行脓培养及药敏试验以确定更有效的抗生素。
4. 拍下颌骨正侧位片以了解病源牙及颌骨情况。

三、手术要点、难点及对策

1. 麻醉及体位：局部浸润麻醉。口内切口采取坐位，头正中位；口外切口采取平卧位，头偏向健侧。
2. 口内切口：适用于开口轻度受限者，临床应用较少。于翼下颌皱襞稍外侧纵行切开黏膜，切口长 2~3cm，用止血钳从下颌升支前缘，沿骨面向下颌角及升支外侧方向分离，进入嚼肌间隙，充分排出脓液，可用生理盐水或抗生素液冲洗脓腔，放置引流条。
3. 口外切口：系常用切口，多用于张口受限者，在下颌下缘下 1.5~2cm 处从下颌角后上方向下绕下颌角至颌下切开，长 2~3cm(图 2-5-1)；切开皮肤、皮下组织、颈阔肌，然后做钝性分离至下颌角下缘时，切开部分嚼肌附着和骨膜，用止血钳沿骨面向上分离，直达升支外侧骨面，进入嚼肌间隙脓腔 (图 2-5-2)，充分排脓后，生理盐水或抗生素液冲洗脓腔，放置引流条。

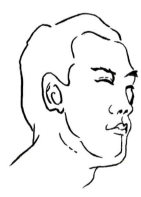

图 2-5-1   口外切口

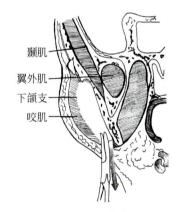

颞肌
翼外肌
下颌支
咬肌

图 2-5-2   分离

四、术后监测与处理

1. 继续抗生素控制炎症。
2. 口内切口者给予含漱剂漱口，保持口腔清洁。
3. 手术后 24h 冲洗脓腔，更换引流物。
4. 待急性炎症控制后，处理病灶牙。
5. 如伴有边缘性骨髓炎形成，需行死骨刮除术。

五、术后常见并发症的预防与处理

1. 术中如不慎损伤面动静脉分支导致出血，应予以妥善结扎止血。

2. 切口应避开面神经下颌缘支，切开皮肤、皮下组织、颈阔肌后向脓肿方向钝性分离。

3. 脓肿引流务必通畅，可使用引流管引流。

4. 若嚼肌间隙感染不能及时切开排脓或引流不通畅，可形成边缘性骨髓炎。在脓液减少后应早期施行死骨刮除术，术中除重点清除骨面死骨外，同时需清除嚼肌下骨膜面附着的死骨小碎块及坏死组织，以利于创口早期愈合。

第六节　翼颌间隙脓肿切开引流术

一、适应证

1. 出现张口困难，局部疼痛加重，咀嚼及吞咽时疼痛。

2. 口内可见翼下颌皱襞外侧黏膜水肿，炎症严重时患侧下颌支后缘内侧肿胀，触压有疼痛点。

3. 急性化脓性炎症，经抗生素治疗无效，且出现明显全身中毒症状者。

4. 穿刺有脓液抽出者。

5. 炎症已累及多间隙，影响吞咽甚至呼吸困难。

二、术前准备

1. 应用抗生素控制炎症。

2. 漱口剂漱口，保持口腔清洁。

3. 行脓培养及药敏试验以确定更有效的抗生素。

4. 拍下颌骨正侧位片以了解病源牙及颌骨情况。

5. 准备吸引器。

三、手术要点、难点及对策

1. 麻醉及体位　局部浸润麻醉。体位同嚼肌间隙脓肿切开，口外切口要求患者头部尽量偏向健侧，以充分暴露下颌角内侧。

2. 手术步骤

(1) 口内切口：较少采用，适用于开口基本正常的患者。切口位于下颌支前缘稍内侧，做一长 2~3cm 纵行切口 (图 2-6-1)；切开黏膜后用止血钳依次钝性分离黏膜下层、颊肌，达骨面后进入升支内侧翼颌间隙脓腔内，充分排脓，生理盐水或抗生素液冲洗脓腔，放置引流条。

(2) 口外切口：与嚼肌间隙脓肿一致 (图 2-6-2)。达下颌角时切开部分下颌角内侧翼内肌附着，用止血钳沿内侧骨面分离至翼颌间隙脓腔内，充分排脓，生理盐水或抗生素液冲洗脓腔，放置引流条。

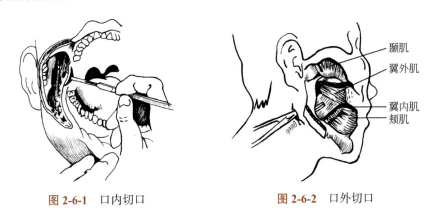

图 2-6-1　口内切口　　　　　　　图 2-6-2　口外切口

四、术后监测与处理

1. 应用抗生素控制炎症。
2. 口内切口者给予含漱剂漱口，保持口腔清洁。
3. 术后 24h 冲洗脓腔，更换引流物。
4. 急性炎症控制后，治疗或拔除病灶牙。

057

五、术后常见并发症的预防与处理

1. 术中如不慎损伤面动静脉分支导致出血，应予以妥善结扎止血。
2. 切口应避开面神经下颌缘支，切开皮肤、皮下组织、颈阔肌后向脓肿方向钝性分离。
3. 脓肿引流务必通畅，可使用引流管引流。
4. 采取口内切口时，下颌升支前缘是手术的解剖标志；口外切口应于下颌骨内侧切开部分翼内肌附着及骨膜，剥离翼内肌后进入间隙，方可达到彻底排出脓液的目的。

第七节　颞间隙脓肿切开引流术

一、适应证

1. 局部呈波动性跳痛，甚至有剧烈性头痛、恶心、呕吐者。

2. 局部肿胀波及腮腺咬肌、颊部、眶部、颞部，触压呈凹陷性水肿；穿刺有脓液。

3. 急性化脓性炎症，经抗生素治疗无效，且出现明显全身中毒症状者。

二、术前准备

1. 应用大剂量抗生素控制炎症发展。

2. 局部备皮。

3. 行脓培养及药敏试验以确定更有效的抗生素。

三、手术要点、难点及对策

1. 麻醉及体位　局部浸润麻醉。坐位或半卧位，头偏向健侧。

2. 手术步骤

(1) 颞浅间隙脓肿，在发际内做一个与颞肌纤维方向一致的直行切口即可，切开皮肤、皮下组织及颞筋膜，然后用止血钳分离直达脓腔，充分排脓，冲洗脓腔，放置引流条或引流管。

(2) 颞深间隙脓肿，在发际内做多个与肌纤维方向一致的切口（图 2-7-1），逐一分离至脓腔，充分排脓，冲洗脓腔，放置引流条或引流管引流。颞深间隙脓肿范围广泛，且疑有颞骨骨髓炎时，应沿颞肌附丽处做弧形切口（图 2-7-2）。切开皮肤、皮下组织、颞肌附丽，直达骨面。沿颞骨翻开肌瓣，充分排脓，冲洗脓腔，探查颞骨骨质情况，放置引流管或碘仿纱条引流。

(3) 如为颞间隙蜂窝织炎同时伴颞下间隙感染，为引流通畅，应增加颌下切口，分离颞间隙、翼颌间隙，放置引流管做上下贯通式引流，如图 2-7-3。

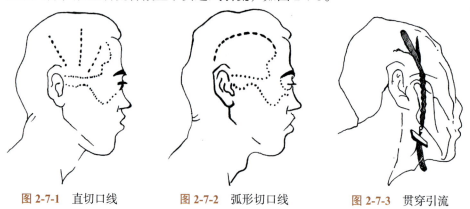

图 2-7-1　直切口线　　　　图 2-7-2　弧形切口线　　　　图 2-7-3　贯穿引流

四、术后监测与处理

1. 应用抗生素控制感染。

2. 术后 24h 冲洗脓腔，更换引流物。

3. 待炎症消退后，治疗或拔除病灶牙。

五、术后常见并发症的预防与处理

1. 术中若不慎损伤面动、静脉或颞浅动静脉分支导致出血，应予以妥善结扎出血。

2. 颞浅间隙脓肿临床检查可触及波动感，颞深间隙脓肿需要穿刺或临床辅助检查方能确诊。

3. 颞间隙脓肿需及时切开、充分引流；防止感染进一步加重，累及颞骨形成骨髓炎甚至通过骨缝或脑膜血管导致脑膜炎、脑脓肿等并发症。

4. 颞部和颌下做切口时应注意保护面神经分支，避免损伤。

第八节　颞下间隙脓肿切开引流术

一、适应证

1. 颞下间隙位置较深，早期局部症状不明显。上颌磨牙区或近上颌结节的颊侧黏膜皱折处有肿胀，压痛及张口受限。

2. 颌面部颧弓上下及下颌支后缘区有轻度肿胀、压痛。

3. 合并多间隙感染时，可出现相应区域的肿胀。

4. 当怀疑有脓肿形成时，应采取穿刺确诊，一旦确诊有脓立即切开引流。

二、术前准备

1. 应用抗生素控制炎症发展。

2. 局部备皮。

3. 行脓培养及药敏试验以确定更有效的抗生素。

三、手术要点、难点及对策

1. 麻醉及体位　局部浸润麻醉。坐位或仰卧位，头偏向健侧。

2. 手术步骤

(1) 口内切口：在上颌结节外侧口腔前庭黏膜转折处开口，切口长 2~3cm，以止血钳顺下颌升支喙突内侧与颞肌附丽向后上方分离进入脓腔，充分排脓，可用生理盐水或抗生素液冲洗，放置引流条。

(2) 口外切口可分两种：

1) 做颞部发际内垂直切口，长度约 3cm，切开皮肤、皮下组织至颞肌，分离颞肌，向颧弓内侧进入脓腔，充分排脓，放置引流管。

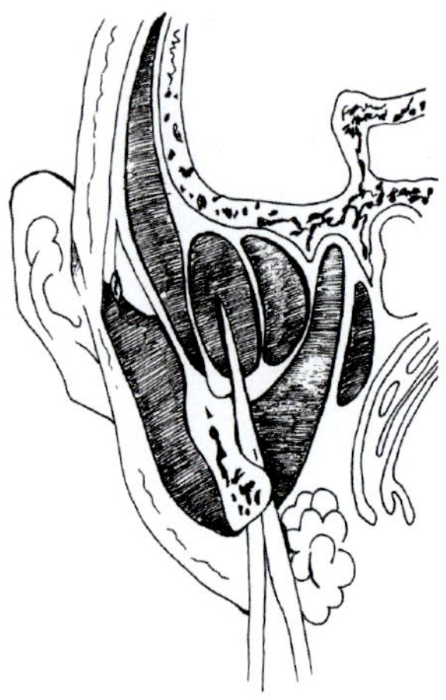

2) 口外颌下切口，同翼颌间隙切口 (图 2-8-1)，分离至下颌角后，从下颌升支后缘与翼内肌后缘之间进入脓腔排脓，充分排脓后放置引流管。

四、术后监测与处理

1. 继续抗生素控制炎症。
2. 术后 24h 冲洗脓腔，更换引流物。
3. 炎症消退后，治疗或拔除病灶牙。

五、术后常见并发症的预防与处理

同颞间隙脓肿切开。

图 2-8-1 下颌角区切口

第九节　舌下间隙脓肿切开引流术

一、适应证

1. 患侧舌下肉阜或舌沟肿胀疼痛加重，呈波动性跳痛，舌体抬高。
2. 舌运动受限，吞咽、进食、发音困难或出现上呼吸道梗阻症状。
3. 触诊有波动感，穿刺有脓性分泌物。
4. 炎症波及多个间隙，出现呼吸困难甚至窒息。

二、术前准备

1. 应用抗生素控制炎症发展。
2. 出现呼吸道梗阻的患者，应先行气管切开。
3. 应用漱口剂，保持口腔清洁。
4. 行脓培养及药敏试验以确定更有效的抗生素。

三、手术要点、难点及对策

1. 麻醉及体位　局部浸润麻醉或舌神经阻滞麻醉。口内切口采取坐位、患者略微低头；口外切口采取坐位或平卧位，头略向后仰。

2. 手术步骤

(1) 口内切口：于肿胀的舌下肉阜处或颌舌沟处，在下颌骨体内侧面做平行黏膜的切口 (图 2-9-1)，长 2~3cm，分离黏膜下组织至脓腔，充分排脓，用生理盐水或抗生素液冲洗，放置引流条。

(2) 口外切口：如脓肿位于口底后方或舌根部，或因患者张口受限不能行口内切口时，则采取口外切口。口外切口于口外颏下正中部做平行于下颌骨下缘或颌骨下缘的皮肤切口，切开皮肤及皮下组织，用止血钳分离口底肌肉后直达脓腔，充分排脓，用生理盐水或抗生素液冲洗，放置引流条或引流管引流。

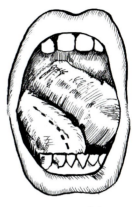

图 2-9-1　口内切口

四、术后监测与处理

1. 继续抗生素控制炎症，减轻组织水肿。
2. 静脉补液，保持电解质平衡。
3. 如吞咽困难，可行鼻饲。
4. 术后 24h 冲洗脓腔，更换引流管。
5. 气管切开者注意行气管切开常规护理。

五、术后常见并发症的预防与处理

1. 接受口内切口者，在钝性分离舌下区时，勿损伤颌下腺导管及其开口。
2. 舌下间隙脓肿切开时应注意避免损伤舌神经、舌部血管及下颌下腺导管。

第十节　颌下间隙脓肿切开引流术

一、适应证

1. 颌下区明显肿胀，呈波动性跳痛。
2. 局部疼痛加重，有压痛及波动感。
3. 穿刺有脓液者。
4. 炎症已累及多个间隙，出现呼吸或吞咽困难者，或同时有明显的全身中毒症状。

二、术前准备

1. 应用抗生素控制炎症发展。

2. 应用漱口剂，保持口腔清洁。

3. 行脓培养及药敏试验以确定更有效的抗生素。

三、手术要点、难点及对策

1. 麻醉及体位　局部浸润麻醉。卧位或坐位，头偏向健侧。

2. 手术步骤　在下颌骨下缘以下约 2cm 处做与下颌骨下缘平行的皮肤切口，长 3~5cm；切开皮肤、皮下组织，直达颈阔肌表面，再以止血钳分离颈阔肌后，进入脓腔，充分排脓，用生理盐水或抗生素液冲洗，放置引流物。

四、术后监测与处理

1. 继续抗生素控制炎症。

2. 静脉补液，保持电解质平衡。

3. 术后 24h 冲洗脓腔，更换引流管。

4. 待炎症控制后，治疗或拔除病灶牙。

五、术后常见并发症的预防与处理

1. 术中若不慎损伤面动、静脉分支导致出血，应妥善结扎止血。

2. 若颌下间隙脓肿为淋巴结炎所致，在切开引流时，必须分开形成脓肿的淋巴结被膜，方能达到引流的目的。

第十一节　咽旁间隙脓肿切开引流术

一、适应证

1. 吞咽或进食疼痛明显，伴有发声困难。

2. 炎症波及多个间隙，出现进食、吞咽、呼吸或语言困难。

3. 深部穿刺有脓液抽出者。

4. 急性化脓性炎症，经抗生素治疗无效，且同时出现明显的全身中毒症状者。

二、术前准备

1. 应用抗生素控制炎症发展。

2. 应用漱口剂，保持口腔清洁。

3. 行脓培养及药敏试验以确定更有效的抗生素。

4. 准备气管切开器械及吸引器械。

三、手术要点、难点及对策

1. 麻醉及体位　局部浸润麻醉。坐位或半卧位，头稍后仰。

2. 手术步骤

(1) 口内切口：适用于张口基本正常的患者，切口位于翼下颌皱襞稍内侧，做一纵行切口 (图 2-11-1)，切开黏膜，用血管钳沿翼内肌内侧做钝性分离直达脓腔，充分排脓，用生理盐水或抗生素液冲洗，放置引流条。

(2) 口外切口：适用于张口受限，无法行口内切开者。于下颌角后下 1.5~2cm 处，绕下颌角做一弧形切口，切开皮肤、皮下组织及颈阔肌，止血钳沿翼内肌内侧面向前、上、内钝性分离进入脓腔，充分排脓，用生理盐水或抗生素液冲洗，放置引流条。

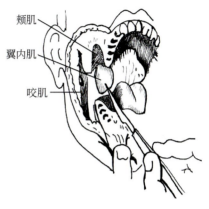

图 2-11-1　口内切口

四、术后监测与处理

1. 继续抗生素控制炎症，给予激素减轻组织水肿。

2. 静脉补液，保持电解质平衡。

3. 不能吞咽者给予鼻饲。

4. 术后 24h 冲洗脓腔，更换引流管。

5. 气管切开者注意行气管切开常规护理。

6. 注意保持呼吸道通畅。

五、术后常见并发症的预防与处理

1. 选择口内切口时，黏膜切口不宜过深，以防损伤大血管和神经。

2. 在切开引流时，应注意防止脓液误吸而导致窒息，应注意加强吸引。

3. 脓液引流应尽可能通畅，防止感染向颅内或纵隔扩散。

第十二节　口底蜂窝织炎切开引流术

一、适应证

1. 炎症扩散至双侧颌下、舌下及颏下间隙，呈弥漫性口底肿胀。
2. 因口底肿胀，舌体被抬高、僵硬、运动受限，呼吸困难不能平卧者。
3. 有明显全身中毒症状或已并发败血症，甚至休克者。
4. 腐败坏死性感染，局部明显肿胀，呈凹陷性水肿，有波动感或有捻发音。

二、术前准备

1. 给予大剂量抗生素及激素控制炎症，并注意保持电解质平衡。
2. 静脉补液、吸氧，必要时输血。
3. 行脓培养及药敏试验以确定更有效的抗生素。
4. 有呼吸困难或窒息者，及早做气管切开。
5. 密切观察患者的呼吸、脉搏及血压等生命体征。

三、手术要点、难点及对策

1. 麻醉及体位　局部浸润麻醉。坐位头后仰或仰卧位双肩垫高。

2. 手术步骤　在双侧颌下及颏下部相当于双侧下颌角至舌骨平面，做与下颌骨下缘平行的广泛横行切口，并行颏下正中辅助切口，整个切口呈倒 "T" 形（图 2-12-1）；广泛切开后，止血钳充分分离口底肌肉，使口底各个间隙中的脓液得到充分的引流；一旦脓肿波及颈部及胸前区，皮下有捻发音，应顺皮纹做多个切口；然后用 3% 过氧化氢液反复冲洗，留置引流物。

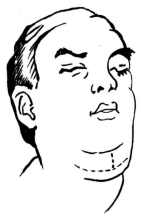

图 2-12-1　"T" 形切口

四、术后监测与处理

1. 严密观察患者的呼吸、脉搏、血压及体温变化。
2. 积极合理应用抗生素，重点针对厌氧菌或腐败坏死性细菌。
3. 静脉补液，相应支持治疗保持水、电解质平衡。
4. 术后 24h 冲洗脓腔，更换引流管。
5. 行脓培养选用有效的抗生素。
6. 气管切开者注意行气管切开常规护理。
7. 厌氧菌感染，辅以高压氧治疗。

五、术后常见并发症的预防与处理

1. 术后必须密切关注病情的进展，及时切开排脓、减压，是预防呼吸道阻塞的重要措施。

2. 切开引流后需配合有效的抗生素及对症支持治疗。

3. 口底蜂窝织炎宜做广泛性切开，尽可能使创口敞开，改变厌氧环境并充分引流。

第十三节　颌骨骨髓炎死骨摘除术

一、上颌骨骨髓炎死骨摘除术

（一）适应证

1. 经药物治疗、拔牙或切开引流后，仍遗留经久不愈的慢性瘘管，或瘘管内的骨面粗糙，或已有活动的死骨。

2. X 线检查发现颌骨有明显破坏或有死骨形成，并与周围正常骨组织有明显的分界。

3. 婴幼儿上颌骨骨髓炎经抗感染治疗转入慢性期，已形成局限性死骨不能由瘘口排出者。

4. 放疗后颌骨骨质裸露形成骨髓炎创口长期不愈者。

（二）术前准备

1. 术前给予抗生素治疗。

2. 术前进行口腔清洁及冲洗。

3. 若患者已有病理性骨折或术中可能因摘除死骨而造成骨折者，应备好固位夹板或颌间固定装置，防止骨折片移位，影响咬合功能及骨愈合。

4. 对病变广泛或手术时间较长、失血较多者，应做好输血输液准备。

（三）手术要点、难点及对策

1. 麻醉及体位　病变范围较小的患者，可于局麻下手术；病变范围大、小儿或多次手术复发的患者宜采用全麻手术。患者仰卧位垫肩。

2. 手术步骤　切口：位于上颌牙槽或颌骨体的死骨，在口内病变区牙槽缘，做与之平行、梯形或弧形的黏骨膜瓣切口（图 2-13-1）；如在面部已形成瘘管或病变接近眶缘，可在瘘管处，眶下缘或外侧缘做皮肤切口。沿设计的切口切开黏骨膜或皮肤，逐层分离至骨面，显露病变区（图 2-13-2），摘除游离的死骨（图 2-13-3），刮除肉芽组织，直至骨面光滑为止。同时用咬骨钳、骨锉修整不规则的锐利骨缘（图 2-13-4）。如病变波及上颌窦时，应同时行上颌窦根治术。冲洗创面，留置引流条，缝合创口（图 2-13-5）。

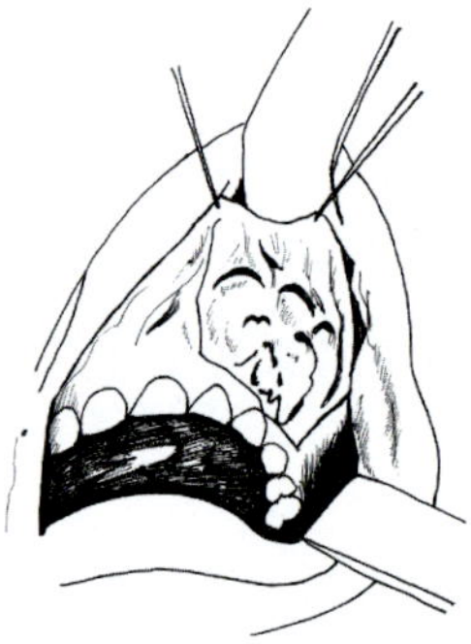

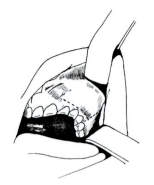
图 2-13-1　梯形切口

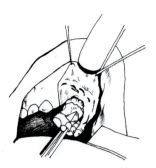
图 2-13-2　暴露病变区

图 2-13-3　摘除死骨

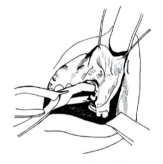
图 2-13-4　修整创缘

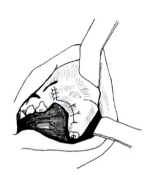
图 2-13-5　缝合创口

（四）术后监测与处理

1. 术后用抗生素控制感染。

2. 进流食或软食，保持口腔清洁。

3. 可在术后 48h 后取出引流条。

4. 一般在术后 5~7d 拆除引流条。

5. 如颌骨缺损过多影响外观及功能，可考虑二期植骨修复。

6. 术后给予理疗或热敷，促进愈合。

（五）术后常见并发症的预防与处理

1. 儿童患者手术需注意勿损伤健康牙胚。

2. 死骨摘除后应仔细检查有无死骨残留，可以用等渗盐水或 3% 过氧化氢溶液反复冲洗创腔。

二、下颌骨骨髓炎死骨摘除术

（一）适应证

1. 经药物治疗、拔牙或切开引流后，仍遗留经久不愈的慢性瘘管，或瘘管内骨面粗糙，或已有活动的死骨。

2.X 线检查发现颌骨有明显破坏或有死骨形成，并与周围正常骨组织分界明显。

3. 婴幼儿上颌骨骨髓炎经抗感染治疗后转入慢性期，已形成局限性死骨不能由瘘口排出者。

4. 放疗后颌骨骨质裸露形成骨髓炎创口长期不愈者。

（二）术前准备

1. 术前给予抗生素治疗。

2. 术前进行口腔清洁及冲洗。

3. 若患者已有病理性骨折或术中可能因摘除死骨而造成骨折，应备好固位夹板或颌间固定装置，防止骨折片移位，影响咬合功能及骨愈合。

4. 对病变广泛或手术时间较长、失血较多者，应做好输血输液准备。

5. 对可能发生术后舌后坠，出现窒息的患者，做好气管切开的准备。

（三）手术要点、难点及对策

1. 麻醉及体位 病变范围较小的患者，可于局麻下手术；病变范围大、小儿或多次手术复发的患者宜采用全麻手术。仰卧位，患侧垫肩，头偏向健侧。

2. 手术步骤

(1) 口内切口：对于牙槽突部位的死骨和局限的颌骨体部死骨，可从口内相应的牙龈处做与牙槽突平行的切口或梯形切口。

(2) 口外切口：如病变位于下颌骨体下部时，应在病变处下颌骨下缘下 2cm 处做与下颌缘平行的相应长度切口（图 2-13-6）；如病变位于升支部，则切口应从下颌支后缘起，绕下颌角，沿下颌下缘下约 2cm，做与之平行的切口；髁状突的死骨可采取耳前切口。沿切口切开皮肤、皮下组织及颈阔肌后，在嚼肌前缘下颌下缘下方，分离结扎颌外动静脉（图 2-13-7），注意保护面神经下颌缘支及腮腺下极。沿下颌角及下颌下缘切断嚼肌附着，然后沿骨面剥离组织瓣暴露死骨（图 2-13-8），摘除死骨（图 2-13-9），刮除肉芽（图 2-13-10），冲洗创面，留置引流条（图 2-13-11），分层缝合骨膜、肌肉、皮肤。

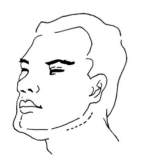

图 2-13-6 下颌下切口

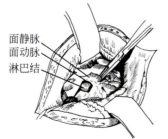

图 2-13-7 结扎动静脉

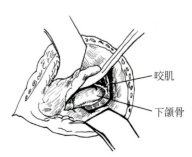

图 2-13-8 暴露病变区

067

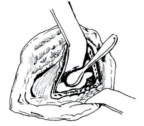

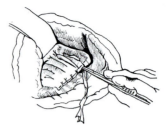

图 2-13-9　摘除死骨　　　　图 2-13-10　刮除肉芽　　　　图 2-13-11　放置引流

（四）术后监测与处理

1. 术后用抗生素控制感染。

2. 进流食或软食，保持口腔清洁。

3. 可在术后 48h 后取出引流条。

4. 一般在术后 5~7d 拆除引流条。

5. 如颌骨缺损过多影响外观及功能，可考虑二期植骨修复。

6. 术后给予理疗或热敷，促进愈合。

7. 若因颌骨体缺损而引起舌后坠，出现呼吸困难时，应行气管切开术。

（五）术后常见并发症的预防与处理

1. 儿童患者手术需注意勿损伤健康牙胚。

2. 死骨摘除后应仔细检查有无死骨残留，可以用等渗盐水或 3% 过氧化氢溶液反复冲洗创腔。

3. 术中用力不慎或骨质破坏范围较大，导致下颌骨骨折，应及时予以坚强内固定。

4. 下颌骨手术中意外损伤下牙槽神经血管束，应妥善止血并尽可能行神经吻合术。

5. 对广泛性下颌骨病灶手术切口最好选用下颌下皮肤切口，切口长度根据病变部位及范围大小决定。

（耿金欢）

参 考 文 献

戴自英 . 1985. 临床抗菌药物学 . 北京：人民卫生出版社 .

龙琨 . 1992. 临床药物手册 . 北京：金盾出版社 .

邱蔚六 . 1998. 口腔颌面外科理论与实践 . 北京：人民卫生出版社 .

王睿，吴树荣 . 1994. 临床抗菌治疗手册 . 北京：人民军医出版社 .

谢惠民 . 1992. 合理用药 . 2 版 . 北京：人民卫生出版社 .

张国志，赵怡芳 . 2000. 口腔疾病鉴别诊断学 . 贵阳：贵州科技出版社 .

张志愿 . 2013. 口腔颌面外科学 . 7 版 . 北京：人民卫生出版社 .

第三章 口腔颌面部囊肿及肿瘤手术

第一节 面部皮脂腺囊肿摘除术

一、适应证

皮脂腺囊肿好发于颜面部皮肤，影响美观，有症状的皮脂腺囊肿合并感染者，应在抗感染治疗后切除。

二、禁忌证

皮脂腺囊肿合并感染时，不宜手术。应待炎症消除后再行手术摘除。

三、术前准备

术前剃须，刮脸。

四、手术要点、难点及对策

1. 切口 在囊肿表面沿皮纹方向做一梭形切口，切口包括与囊肿粘连的皮肤，切口设计时应尽量使切口的方向与皮纹一致，以免术后形成明显瘢痕，如图 3-1-1。

2. 分离囊肿 切开皮肤、皮下组织，用小剪刀或 15 号手术刀片沿囊壁做锐性分离。囊肿与深面组织常无粘连，可用弯的蚊式血管钳作钝性分离，如图 3-1-2。

3. 缝合 生理盐水冲洗创腔后，用 3-0 的可吸收线缝合皮下组织，然后用 5-0 丝线缝合皮肤。皮肤与皮下组织的弹力纤维紧密相连，因此面部切口缝合时应先缝合皮下组织，再缝合皮肤，否则易形成创缘内卷，如图 3-1-3。

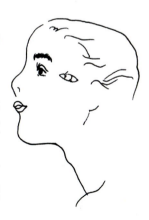

图 3-1-1 切口设计

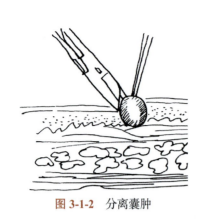

图 3-1-2 分离囊肿

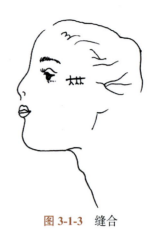

图 3-1-3 缝合

五、术后监测与处理

术后应注意检查患者伤口愈合情况，创面较大时，应彻底消灭创腔，防止伤口积液感染。

六、术后常见并发症的预防与处理

主要并发症为术后囊肿复发，复发的原因是皮肤切口时切破囊壁或分离囊肿时囊壁破裂、囊壁残留；也可因囊肿表面中心部位皮肤和皮脂腺未予切除，导致术后复发。因此，当囊壁很薄时应从周围组织中剥离。术中若囊壁破裂，则宜用小剪刀将囊壁连同相邻的正常组织一并切除。

七、临床效果评价

1.切口设计　沿囊肿表面皮肤的皮纹方向做切口，尽量使切口的方向与皮纹一致，以免术后形成明显瘢痕。

2.剥离　手术时应将囊肿完整摘除，否则容易复发。因此，当囊壁很薄时应从周围组织中剥离。术中若囊壁破裂，则宜用小剪刀将囊壁连同相邻的正常组织一并切除。

第二节　口底皮样囊肿切除术

口底皮样囊肿是口腔颌面部常见软组织囊肿，常好发于舌下区（舌下间隙）、颏下和颌下三角，手术切除是唯一的治疗方式。口底皮样囊肿根据发生的部位可以采用不同的手术径路，位于舌下区的囊肿采用口内径路，位于颏下和颌下三角区的病变，常采用口外径路摘除囊肿。

一、口内径路口底皮样囊肿摘除术

（一）适应证

口底皮样囊肿长大时，可影响说话、进食和呼吸功能，亦可造成牙颌畸形，故应手术摘除。位于下颌舌骨肌以上（舌下区）的口底皮样或表皮样囊肿，有时可表现颏下肿胀但主要是向口内发展时采用口内进路手术。

（二）禁忌证

口底皮样囊肿合并急性感染时，不宜手术。应待炎症消除后再施行手术摘除。

（三）术前准备

术前 B 超检查，明确囊肿部位。男性患者剃须，刮脸，术前洁牙。

（四）手术要点、难点及对策

1. 切口　在口底前部沿舌系带一侧做切口（图 3-2-1），亦可在两侧颌下腺导管内侧，平行于导管做切口（图 3-2-2）；注意避开导管口及导管，切开黏膜及黏膜下组织。

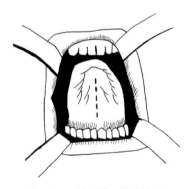 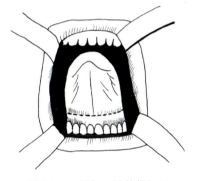

图 3-2-1　舌系带一侧做切口　　　　图 3-2-2　平行于导管做切口

2. 分离囊肿　以组织剪或弯血管钳沿囊壁分离（图 3-2-3），可用手指在囊肿的深面做钝性分离。囊肿极大时可以做一小切口，用吸引器吸除部分囊内容物减小张力。分离时勿损伤颌下腺导管和舌神经，对出血点应结扎或缝合。

3. 缝合　完全切除囊肿后生理盐水冲洗术创腔，彻底止血。缝合黏膜切口时放置橡皮引流条，并利用缝线将引流条固定，以免术后滑入创腔内。此外，黏膜缝合过程中注意不要将导管缝扎。

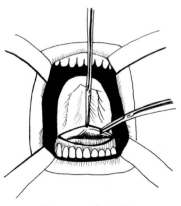

图 3-2-3　分离囊壁

（五）术后监测与处理

术后应严密观察，注意口底有无肿胀，如果术后肿胀发展很快，应及时手术探查止血，以防血肿压迫导致上呼吸道梗阻。应用抗生素预防感染，保持口腔清洁。术后 24~48h 去除引流条，7~10d 拆除缝线。

（六）术后常见并发症的预防和处理

术中并发症主要有舌下腺损伤、颌下腺导管损伤、舌神经损伤及舌深动静脉损伤等。但因囊壁较厚，只要沿囊壁表面做钝性分离，就可避免损伤上述重要解剖结构。术后并发症主要有口底出血与水肿，并可因其压迫导致上呼吸道梗阻。因此，术中应注意减少创伤，彻底止血，同时应安置引流条；术后应严密观察，若口底肿胀发展很快，要及时探查止血，以防窒息。

（七）临床效果评价

口底皮样囊肿处于舌下区属舌下型囊肿，可采用口内手术进路，即在口底黏膜上做一与牙弓平行的弧形切口，切开口底黏膜，即可显露囊肿。但在做切口和剥离囊肿时，均需注意防止损伤颌下腺导管等口底重要解剖结构。

二、口外径路口底皮样囊肿摘除术

（一）适应证

位于下颌舌骨肌以下（颏下区）的口底皮样囊肿。

（二）禁忌证

口底皮样囊肿合并急性感染时，不宜手术。应待炎症消除后再行手术摘除。

三、术前准备

术前 B 超检查，明确囊肿部位。男性患者剃须，刮脸。

四、手术要点、难点及对策

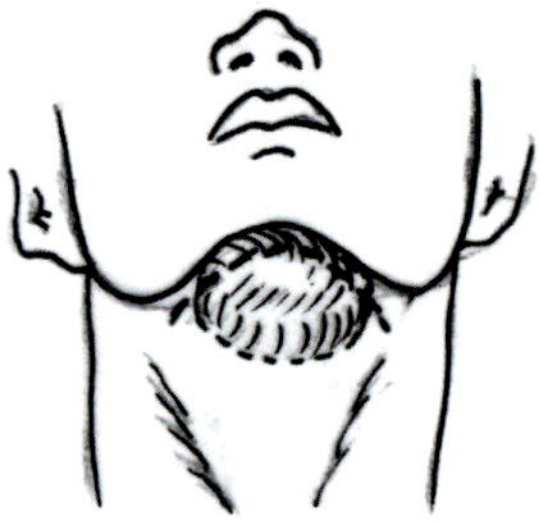

图 3-2-4 切口

1. 切口　在颏下距下颌骨下缘 2cm 处做一与其平行的皮肤切口，长 4~5cm，如图 3-2-4。

2.显露囊肿　按切口设计切开皮肤、皮下组织和颈阔肌，将皮瓣上下牵开，上界分离至下颌骨下缘，下界至舌骨水平，继而将两侧的腹肌前腹向左右拉开，即可显露囊肿。

3.剥离囊肿　由于囊壁厚，沿囊壁做钝性分离，可顺利剥离囊肿。但囊肿可通过下颌舌骨肌伸向口底或位于下颌舌骨肌与颏舌骨肌之间，此时需将下颌舌骨肌从中线切开并向两侧牵拉，显露口底深部囊肿后继续沿囊壁做钝性分离，如图3-2-5。

4.摘除囊肿　将囊肿向外牵拉，在囊壁与颏舌骨肌之间做钝性分离，直至将囊肿完全剥离摘除，如图3-2-6。

5.缝合　冲洗伤口、彻底止血后，缝合肌层，消灭无效腔，放置橡皮条或半管引流，分层缝合伤口，颏部适当加压包扎，如图3-2-7。

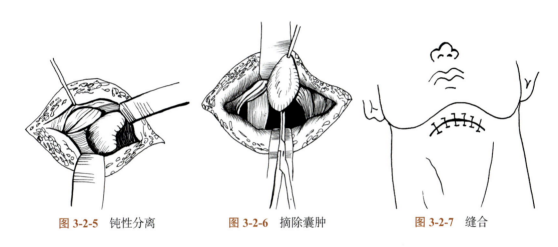

图 3-2-5　钝性分离　　　　图 3-2-6　摘除囊肿　　　　图 3-2-7　缝合

073

五、术后监测与处理

术后用抗生素预防感染，必要时加用止血剂及地塞米松，术后颏部适当压迫包扎，术后 24~48h 抽除引流条，术后 6~7d 拆除缝线。

六、术后常见并发症的预防和处理

主要并发症有术后出血、口底血肿导致上呼吸道梗阻及术后复发等。囊肿切除后，应进一步检查创腔，彻底止血，放置引流条，适当加压包扎；术后应注意观察，若口底肿胀明显，应及时处理，以防窒息。

七、临床效果评价

口底皮样囊肿是胚胎发育过程中留在组织中的上皮细胞所形成的，通常为生长缓慢的无痛性肿块。对口底皮样囊肿的诊断主要根据组织的病理特点，并排除各种囊性病变及肿瘤等。由于皮样囊肿常与下颌骨颏棘粘连，口外径路手术切除口底皮样囊肿时，应细心剥离。

为更好地显露下颌舌骨肌上方的囊肿，便于手术操作，可用手指从口内将囊肿推向颏下部。在剥离下颌舌骨肌上方囊肿时，应避免损伤舌下腺、颌下腺导管、舌神经及舌深动静脉等重要解剖结构。

第三节　甲状舌管囊肿或瘘切除术

甲状舌管囊肿 (thyroglossal cyst) 是指在胚胎早期甲状腺发育过程中，甲状舌管退化不全、不消失而在颈部遗留形成的先天性囊肿。囊肿内常有上皮分泌物聚积，囊肿可通过舌盲孔与口腔相通引起继发感染，可破溃形成甲状舌管瘘 (thyroglossal fistula)。柱状整块切除术 (sistrunk) 手术是标准手术切除方式。

一、适应证

甲状舌管囊肿或瘘一经确诊，如无急性炎症即可手术切除。

二、禁忌证

甲状舌管囊肿合并急性感染时，不宜手术，应待炎症消除后再行手术摘除。

三、术前准备

必要时需作碘油造影，以了解瘘管的确切深度及有无侧支。

四、手术要点、难点及对策

1. 切口　沿颈部皮纹做一横切口，切口经过囊肿表面，其两端稍向上弯。如为瘘管，则围绕瘘口做一横形的梭形切口，将瘘口周围粘连的皮肤一并切除，切口长度一般为 4~5cm(图 3-3-1)。若病变位置较低，位于舌骨以下，可在舌骨平面做第 2 个切口。手术开始前，可先将 1% 亚甲蓝注入囊腔或瘘管内，以便于术中识别瘘管。

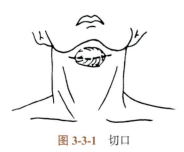

图 3-3-1　切口

2. 分离　沿切口设计线，切开皮肤、皮下组织和颈阔肌，即可显露囊肿或瘘管。沿瘘管或囊肿表面向上分离直达舌骨体，因囊肿或瘘管常与甲状舌骨肌粘连，故应细心分离，避免损伤肌层深面的甲状舌骨膜。又因喉内神经走行于甲状舌骨膜的外侧部分，故分离囊肿外侧部分时应紧贴囊壁，小心分离，慎勿损伤喉内神经，如图 3-3-2。

3. 切除舌骨中份　需将与囊肿或瘘管相连的舌骨体中段一并切除。分离囊肿或瘘管至舌骨下缘时，在囊肿或瘘管与舌骨体粘连的两侧（舌骨体中部两侧），切开骨膜及肌肉附着，用骨剪剪断舌骨，使该段舌骨（约 1cm）与囊肿或瘘管相续，如图 3-3-3。

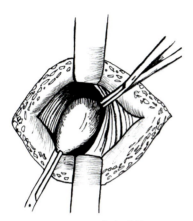
图 3-3-2　分离囊肿

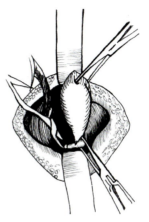
图 3-3-3　切除舌骨中份

4. 处理舌骨上区　在舌骨体上方，沿中线切断下颌舌骨肌部分肌纤维，分开颏舌骨肌。因舌骨至舌盲孔距离 2.5~3cm，且瘘管逐渐变细，有时还有分支，故应切除柱状组织，以防分支残留，由助手将示指伸入患者舌根部，将舌盲孔推向前方，缩短盲孔至舌骨的距离，便于手术操作。将舌骨中份及与其相连的囊肿或瘘管轻轻提起，包括瘘管周围 2~3mm 的肌肉组织行柱状整块切除，当提起和分离瘘管时，不可用力过猛，以免瘘管断裂、残端回缩、残留，如图 3-3-4。

5. 缝合　冲洗术创，结扎活泼出血点，舌根部创口行黏膜下荷包缝合，创腔内肌肉做间断缝合（图 3-3-5），放置引流条后逐层缝合颈阔肌、皮下组织及皮肤（图 3-3-6）。

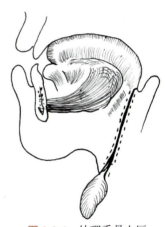
图 3-3-4　处理舌骨上区

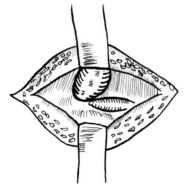
图 3-3-5　肌肉间断缝合

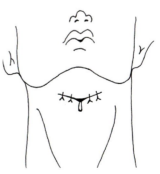
图 3-3-6　逐层缝合

075

五、术后监测与处理

术后需选用抗生素预防感染，必要时加用止血剂及地塞米松，术后 24~48h 抽除引流条，术后 6~7d 拆除缝线。

六、术后常见并发症的预防与处理

主要并发症有甲状舌骨膜损伤和喉内神经损伤，术后出血、口底血肿导致上呼吸道梗阻及术后复发等。行柱状组织分离切除时，应先用血管钳夹住肌肉组织，继而切断结扎；囊肿瘘管切除后，尚应进一步检查创腔，彻底止血，放置引流条。术后应注意观察，若口底肿胀明显，要及时处理，必要时做紧急气管切开术，以防窒息。

七、临床效果评价

甲状舌管囊肿及瘘是一种异常发育，它可发生于颈部中线舌盲孔至胸骨切迹之间的任何部位，但以颈中线舌骨下方最为常见。儿童多见，占 50%，因此，儿童颈前部肿物的诊断应首先考虑此病。该病多无自觉症状，生长缓慢，囊肿呈圆形，合并感染时有局部疼痛。为防止癌变，主张早期行手术彻底切除，并常规病理检查。如囊肿在舌骨之上或甲状腺区域，应与口底皮样囊肿和甲状腺疾病相鉴别，此外还应与淋巴结炎、舌异位甲状腺相鉴别，尤其应当与舌异位甲状腺鉴别，在手术中有怀疑时，应常规进行冰冻切片检查，切忌盲目切除，以免造成甲状腺功能不足而影响患儿的生长发育。

甲状舌管囊肿及瘘手术复发率甚高，处理的具体措施是：

(1) 术前 12h 向囊腔内注射 1% 亚甲基蓝溶液 0.5 ~ 1.0ml，可以清晰地了解病变范围，瘘道的走行方向与深度，有无小分支及是否与舌盲孔相通形成完全瘘等。

(2) 手术的重点应放在处理舌骨及其以上的病变部分，术中要充分暴露舌骨体，将舌骨体中部与胸骨舌骨肌及舌甲肌分离后，切除舌骨体中段 1.5 ~ 2.0cm，做垂直而不做楔形切除，舌骨骨膜及紧贴的肌肉应一并切除，以免残留瘘管。扩大切除舌骨体中段，有利于拓宽术野，追踪瘘管，清除病变。柱状切除舌骨至舌盲孔之间瘘管周围组织，舌盲孔残端缝扎，是防止术后复发的重要环节。舌骨至舌盲孔之间的瘘管细小而脆弱，多数看不见、摸不清，单纯分离瘘管不大可能，必须在舌骨至舌盲孔段范围内做柱状切除，为避免瘘管及分支的残留，至少要切除瘘管周围 2cm 左右的柱状组织。同时术中应常规行口腔双合诊，追踪瘘管残端至舌盲孔。

第四节　鳃裂囊肿或瘘切除术

一、鳃裂囊肿摘除术

鳃裂囊肿可发生于任何年龄，但常见于青年人。患者多因发现面颈侧方胸锁乳突肌的上 1/3 的前缘处软组织肿物。根据鳃裂来源的不同，囊肿位于颈侧区的上、中、下不同部位，其中以颈中部来源于第二鳃裂多见。为良性病损，但可发生恶性变，也可合并感染，手术切除是常见的治疗手段。

（一）适应证

鳃裂囊肿常见的部位为胸锁乳突肌上 1/3 前缘处，为良性病损，但可发生恶性变，也可合并感染，故应手术摘除。合并感染者，更应在急性炎症控制后，及早施行手术。

（二）禁忌证

鳃裂囊肿合并感染时，不宜手术。应待炎症消除后再行手术摘除。

（三）术前准备

术前应行 B 超检查及囊肿穿刺检查等，以明确诊断和了解囊肿与颈动脉关系。

（四）手术要点、难点及对策

1. 切口　沿胸锁乳突肌前缘做纵形切口，切口长度与囊肿大小相当或稍长，也可在下颌角下方、囊肿的表面做横行的弧形切口，如图 3-4-1。

2. 显露囊肿　按切口设计切开皮肤、皮下组织和颈阔肌，结扎切断颈外静脉，分离位于囊肿浅面的胸锁乳突肌，并将其向后牵开，即可显露囊肿，如图 3-4-2。

3. 摘除囊肿　先从囊肿下方开始，逐步分离显露囊肿深面的颈内静脉和颈动脉，然后沿囊壁逐渐向上分离。因囊壁常与颈内静脉粘连，故宜施行钝性分离，且应小心仔细，避免损伤颈内静脉、颈总动脉、颈内外动脉和迷走神经。在分离囊肿与胸锁乳突肌上

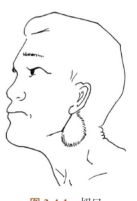

图 3-4-1　切口

部后方深面时，还需避免损伤副神经。囊肿前壁与面总静脉有时有粘连，故分离前壁时也应小心谨慎，必要时也可结扎切断面总静脉。分离至二腹肌深面时，需将囊肿与肌腹分开，并需注意避免损伤舌下神经。如此继续分离，即可完整摘除囊肿（图 3-4-3）。但如果囊肿通过颈内外动脉之间突向咽侧壁，则需分离至咽侧壁时完整摘除；如发现囊肿有管道与咽部相连，则需切除管道，咽部黏膜上做荷包缝合。

4. 缝合　冲洗创腔，彻底止血后分层缝合，并放置引流条，如图 3-4-4。

（五）术后监测与处理

术后常规应用抗生素预防感染，应用地塞米松以减轻局部水肿并给予雾化吸入。术毕应注意检查患者伤口愈合情况，创面较大时，应当彻底消灭创腔，防止伤口积液感染。术后 24~48h 取出引流条，术后 7d 拆线。

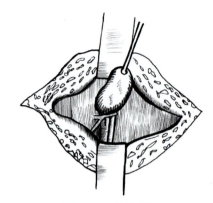

图 3-4-2 显露囊肿   图 3-4-3 摘除囊肿

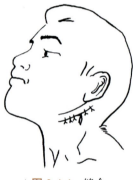

图 3-4-4 缝合

（六）术后常见并发症的预防与处理

主要并发症有颈部重要神经血管损伤和术后出血。颈部解剖结构复杂，有颈动脉、颈内静脉、迷走神经、舌下神经和副神经等重要神经血管，术中应避免损伤这些重要解剖结构。预防措施如前所述，在这应强调的是，显露颈内静脉后紧贴囊壁进行钝性分离是关键中的关键。此外，分离囊肿至二腹肌深面时，如囊肿较大，可抽出部分囊液，以便于分离。还应指出，术后咽侧壁水肿和咽旁血肿可引起呼吸困难，应严密观察，及时处理。

（七）临床效果评价

鳃裂囊肿为一种头颈部的先天性疾病，系由胚胎鳃裂残余组织所形成的囊肿，极少癌变。发病年龄多见于 20~40 岁，以第二鳃弓来源最常见，第一、三、四鳃弓来源较少见。鳃裂囊肿易误诊及漏诊，确诊有赖于术中发现及术后病理证实。术前可行 B 超、CT、MRI、碘油造影等检查，有助于进一步明确诊断。B 超检查是常规、方便的检查方法，准确率较高，但有些病例由于长期慢性感染、囊液浓缩变稠等原因影响其结果。CT 及 MRI 检查准确率较 B 超高，且能明确肿块与周围血管、组织之间的关系，并可与其他颈部肿块相鉴别，可作为有效的检查手段。鳃源性囊肿在 CT 中呈囊性肿块，边界清，增强后囊壁呈不同程度的强化，囊内无明显强化，MRI 表现为类球形信号，T_1 加权成像 T_1WI 中为低信号或等信号，T_2WI 呈高信号。第一鳃裂囊肿需与腮腺区的良、恶性肿瘤鉴别，前者质地偏软，呈囊性病变，若张力较大或有继发感染病史，质地也可中等，抽吸内容物可见黄色或棕色、清亮、含或不含胆固醇液体；后者质地中等或中等偏软，为实质性病变，如伴中央液化也可呈局部囊性病变，与腮腺关系密切。此外，第一鳃裂囊肿还需与淋巴管畸形鉴别，其质地柔软，可压缩，体位移动试验阳性，界限不清。当第一鳃裂囊肿包含在腮腺内部且表面腮腺组织较多时，临床体检时易感觉为质地中等，也可能误诊为腮腺来源的肿瘤。第二鳃裂囊肿需与颈动脉体瘤鉴别，前者无搏动，后者有搏动，颈动脉造影具有决定意义；还需与神经鞘瘤鉴别，其质地中等偏硬，周界清楚，有时可呈囊性，抽吸内容物可见褐色血性液体，不凝固，肿瘤活动方向与神经方向有关，只能侧向移动，不能在长轴方向上下移动。

手术切除是目前唯一有效的治疗方法，不主张采用其他方法，如囊肿抽吸和硬化剂等。若有感染，手术则需在感染控制后进行（即急性炎症期过后，炎性浸润包块完全软化）。囊肿与颌下腺、腮腺粘连者，应将部分颌下腺、腮腺切除，与外耳道软骨下方或前方、耳郭后下的粘连均应切除。鳃裂囊肿为良性病变，故除非肿物因炎性病变与重大血管神经严重粘连无法完整剥离外，我们建议尽可能保留重要组织结构，提高患者生活质量，手术不慎可致大出血或相应神经瘫痪。但如果因长期炎症或反复复发导致广泛粘连，则酌情行颈部淋巴结清扫术。

二、鳃裂瘘切除术

鳃裂瘘常合并感染，炎症反复发作，故应在急性炎症控制后及早手术切除。但如果瘘道细小，无分泌物或分泌物甚少，以及 2 岁以下幼儿，应暂缓手术。

（一）适应证

鳃裂瘘常合并感染，炎症反复发作，故应在急性炎症控制后及早手术切除。

（二）禁忌证

鳃裂瘘合并感染时，不宜手术。应待炎症消除后再行手术摘除。

（三）术前准备

术前应进行瘘道碘油造影，以了解瘘道的方向、深度与走行途径。

（四）手术要点、难点及对策

1. 切口　瘘口在颈部下 1/3 时，应采用两个水平切口，即沿下颈部瘘口周围皮肤做横向的梭形切口，在颈总动脉分叉处另做一个更大的横行切口（图 3-4-5）。但瘘口位置高者，做一个横行切口即可。显露囊肿：按切口设计切开皮肤、皮

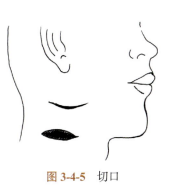

图 3-4-5　切口

下组织和颈阔肌，结扎切断颈外静脉，分离位于囊肿浅面的胸锁乳突肌，并将其向后牵开，即可显露囊肿。

2. 剥离瘘管　先从瘘口注入亚甲蓝，以便分离时识别瘘管。沿切口设计切开皮肤、皮下组织和颈阔肌后，用止血钳夹住包含瘘口的梭形皮肤，继而沿瘘管做锐性分离。从下往上逐步分离至颈总动脉分叉处，在此平面做第2个横行切口，并将已分离的瘘管索状组织从此横切口拉出皮肤外面（图3-4-6）。由于瘘管常从颈内、外动脉之间穿过，再折向咽侧壁，因此，需小心将瘘管与颈内、外动脉分离后，将颈外动脉向前拉开。同时还需将二腹肌后腹和舌下神经向上拉开。然后沿瘘管继续向内分离，直达咽侧壁。此时，令助手用手指将咽侧壁向外推压，使瘘管变浅，有助于分离；如果操作有困难，可用探针自咽侧壁瘘管开口处插入，并将已分离的瘘管下段切除，令探针从瘘管切口穿出，然后将瘘管上段的下端紧紧结扎在探针上（图3-4-7）。再将探针缓缓自咽部抽出，此时，瘘管也随之从口腔内拉出（图3-4-8）。继而围绕瘘管内口，在咽侧壁黏膜上做一荷包缝合，然后切除全部瘘管，收紧并结扎荷包缝合线。

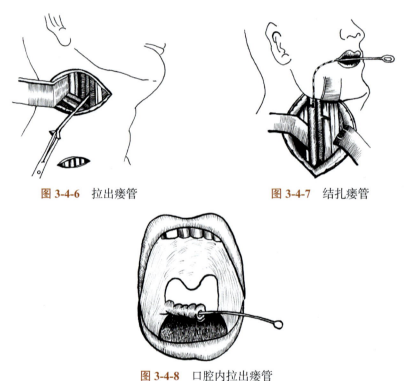

图 3-4-6　拉出瘘管　　　　　　　图 3-4-7　结扎瘘管

图 3-4-8　口腔内拉出瘘管

3. 缝合　冲洗创腔，彻底止血后，分层缝合创口，并放置橡皮或半管引流条。颈部砂袋加压。

（五）术后监测与处理

术后常规应用抗生素预防感染，应用地塞米松以减轻局部水肿并给予雾化吸入。术毕应注意检查患者伤口愈合情况，创面较大时，应当彻底消灭创腔，防止伤口积液感染。术后24~48h取出引流条，术后7d拆线。

(六)术后常见并发症的预防与处理

主要并发症有颈部重要神经血管损伤和术后出血。颈部解剖结构复杂，有颈动脉、颈内静脉、迷走神经、舌下神经和副神经等重要神经血管，术中应避免损伤这些重要解剖结构。预防措施如前所述，在这应强调的是，显露颈内静脉后紧贴囊壁进行钝性分离是关键的关键。此外，分离囊肿至二腹肌深面时，如囊肿较大，可抽出部分囊液，以便分离。还应指出，术后咽侧壁水肿和咽旁血肿可引起呼吸困难，应严密观察，及时处理。

(七)临床效果评价

鳃裂瘘管的诊断一般较容易，如未感染，在颈侧、耳后、胸锁乳突肌前缘、外耳道、下颌角处可见一小瘘孔，挤压有乳白色分泌物外溢；内瘘管患者可有口臭，偶尔可咳出食物碎屑。第二、三、四鳃裂瘘管，可扪及向上走行并深入颈深部的条索状物。注入染色剂，如完全性瘘管，可从口内或外耳道、耳甲艇等处溢出。如行碘油造影，可明确显示瘘管的走行和位置。MRI 表现 T_1WI 中为低信号或等信号条索状影像，T_2WI 中为高信号条索状影像，MRI 能够清晰显示瘘管走向，为术中彻底切除瘘管及追踪内瘘口提供良好的影像学基础。由于瘘管与颈内动脉、颈外动脉、锁骨下静脉、面神经、迷走神经、舌咽神经、舌下神经、喉上神经等相毗邻，甚至穿过面神经干或颈内外动脉，故手术野一定要清晰，并积极保护这些组织，对瘘管处理的关键是彻底切除瘘管的上皮组织及完整切除并结扎内瘘口。

第五节　颌骨囊肿手术

一、颌骨囊肿开窗术

(一)适应证

颌骨囊肿指囊内含有正在发育阶段或萌出阶段的牙，牙根尚未发育完成，预期袋形缝合术后牙能正常萌出的含牙囊肿。囊肿累及范围大，造成广泛骨穿通，刮除可能引起病理性或医源性骨折或造成邻近结构损伤。严重系统疾病而不能承受囊肿刮除术，骨移植术和全身麻醉或患者拒绝上述手术。

(二)禁忌证

颌骨囊肿合并急性炎症时，应待炎症消除后再行手术摘除。

（三）术前准备

术前应进行详细的临床检查、X线检查（包括牙片、咬合片和颌骨全景片）、颌面部CT检查，必要时也可进行穿刺抽吸检查，以明确诊断、囊肿所在部位与病变的范围、囊肿与周围重要解剖结构如上颌窦、鼻腔及下颌管等的关系。

（四）手术要点、难点及对策

1. 切口　切口的设计因病变区牙齿可否保留而有差别。牙齿不能保留（如乳牙、明显松动的牙）时，可于唇颊侧做一梯形或角形切口（图3-5-1）。不需拔牙的患者，可在唇颊侧囊肿隆起较明显处做一蒂在前庭沟方向的切口，不包括牙龈。

2. 囊肿造口　吸净囊内容物后，直视下检查囊肿衬里表面是否有结节状增生，取出不可能萌出的囊内含牙，然后取造口周围部分囊壁送病检。将黏骨膜创缘折入囊腔内，与囊壁创缘缝合或不做缝合（图3-5-2），用碘仿纱条填塞囊腔，纱布填塞不宜过紧，并注意勿损伤囊内含牙。

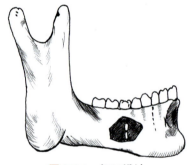

图 3-5-1　切口设计

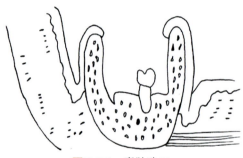

图 3-5-2　囊肿造口

（五）术后监测与处理

囊肿较大的患者，可7~10d更换碘仿纱条，一般更换3~5次后因囊腔明显变小变浅而不需再填塞。囊肿较大、造口较小或囊肿造口靠近前庭沟的患者需戴囊肿塞（cyst plug or obturator）。约在手术后10d做囊肿塞，囊肿塞伸入囊腔的部分呈管状，以保持引流通畅和便于囊腔冲洗。1~3个月复诊1次，进行X线检查，并根据囊肿缩小情况逐渐磨短囊肿塞伸入囊腔的部分。部分患者择期行囊肿刮除术。

（六）术后常见并发症的预防与处理

主要并发症为术后感染，应正确处理与囊肿有关的牙齿；需要二次手术，周期较长，但较大的囊肿，宜采用本法，可以保留颌骨骨组织与外形。

（七）临床效果评价

颌骨囊肿开窗术又称袋形术或减压术，多用于角化囊性瘤（角化囊肿）及发展较快的颌骨囊肿的治疗。袋形术和减压术治疗颌骨囊肿的机制基本相同，即手术形成囊肿造口，改变囊肿所处的环境，减小囊内外压力差，通过邻近骨质修复改建，使囊肿逐渐缩小。两者的区别在于，袋形术是指用手术方法去除一部分囊壁，并将囊壁创缘与口腔黏膜组织缝合形成袋口状，去除的囊壁可做组织病理检查；减压术是在囊肿骨质薄弱处形成一小的造口，放置引流管保持引流。对于青少年的牙源性颌骨囊肿 (尤其是替牙期含牙囊肿)，刮治术可能导致颌骨发育障碍、恒牙缺失，可选择袋形术或减压术；对于中大型颌骨囊肿波及重要血管神经，骨质破坏较多，存在术中、术后病理性骨折可能的患者，也可以一期选择袋形术或减压术保守治疗，待囊肿缩小，周围骨质重建后再行二期刮除术，从而降低手术难度和风险，使患者的颌面部形态和功能得到更好改善，此法的不足之处是，开窗的时间一般在 6~18 个月，开窗后患者需定期冲洗和复诊。

二、口内法颌骨囊肿摘除术

剜除术或刮除术是治疗颌骨囊肿的最常用术式，大多数囊肿可经口内进路行剜除术。

(一) 适应证

所有上颌骨囊肿及病变范围不太大且主要位于下颌骨前份的囊肿，患区牙齿不能保留的患者尤其适应。

(二) 禁忌证

颌骨囊肿合并急性炎症时，应待炎症消除后再行手术摘除。

(三) 术前准备

术前应进行详细的临床检查、X 线检查 (包括牙片、咬合片和颌骨全景片)、颌面部 CT 检查，必要时也可做穿刺抽吸检查，以明确诊断、囊肿所在的部位与病变范围、囊肿与周围重要解剖结构如上颌窦、鼻腔及下颌管等的关系。根尖囊肿的病灶牙及被囊肿累及的牙齿，术前应做好根管治疗。但牙根与牙槽骨吸收较多或患牙松动明显者应在术前或术中拔除；伴化脓感染的囊肿可于术前 3~5d 拔除患区不能保留的牙齿，以便冲洗囊腔，控制感染。

(四) 手术要点、难点及对策

1. 切口 一般小型囊肿可做弧形切口，但大中型囊肿，特别是手术需同时拔除患牙者，应采用梯形切口 (图 3-5-3)。不论采用哪种切口，均应将蒂部设计在口腔前庭黏膜移行皱襞处，同时黏骨膜瓣的基底部应较瓣的游离缘宽，以保证有充分的血液供应。此外，切口还应设计在囊肿范围以便做弧形切口时，弧形切口的中点应距龈缘 5cm，切口两端靠近口腔前庭黏膜皱襞 (图 3-5-4)。如果上颌骨囊肿位于腭侧或腭侧骨板破坏较多，也可在腭侧做切口。腭侧切口应沿龈缘走行，不做腭部黏骨膜切口。

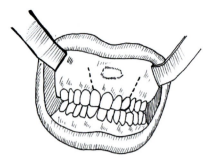

图 3-5-3　梯形切口

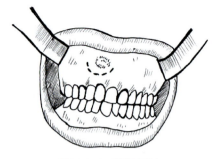

图 3-5-4　弧形切口

2. 翻瓣　按切口设计切开黏膜骨膜后，用小骨膜剥离器剥离，翻转黏骨膜瓣 (图 3-5-5)。此时要注意囊肿表面有无骨质覆盖，若骨质吸收，囊壁与黏骨膜瓣粘连，则应改用手术刀仔细进行锐性分离，以防囊壁残留，导致术后复发。

3. 开窗　如囊肿表面的骨壁较厚，需先用小骨凿开一小窗，再用咬骨钳扩大开口；如骨壁极薄或已穿破，则可直接用咬骨钳咬除囊肿表面之骨壁，以显露囊肿 (图 3-5-6)。囊肿表面骨壁去除的范围，以能显露囊肿、便于摘除囊肿为宜。去骨时应避免损伤需要保留的牙齿，同时应避免戳破囊壁。

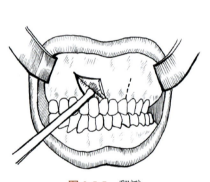

图 3-5-5　翻瓣

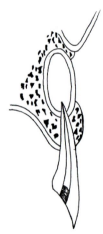

图 3-5-6　开窗

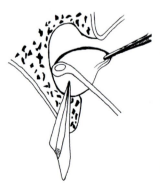

图 3-5-7　分离囊壁

4. 剥离囊肿　沿囊壁与骨壁之间，用小骨膜剥离器仔细分离囊壁 (图 3-5-7)。剥离时要尽量避免穿破囊壁，并尽可能完整剥出，同时要避免损伤其邻近解剖结构如鼻腭神经血管束、下齿槽神经血管束等，还要防止穿通鼻腔、上颌窦等。如囊肿已破坏上颌窦后壁，剥离囊壁更应特别小心，慎勿超出后壁以免损伤颞下窝内的重要解剖结构如颌内动脉、翼静脉丛等，导致严重出血。当腭部骨质破坏时，则需防止穿通腭黏膜。如囊肿已穿破上颌窦上壁，还需防止穿通眶底。囊肿剥出后，要仔细检查有无囊壁残留，特别是根尖的背面、囊壁与骨壁粘连部位、囊腔深部、术中囊壁剥破部位及囊腔表面骨壁开窗部的四周等，均要仔细检查，彻底去净残留囊壁。必要时，可用 Carroy 液烧灼骨腔壁，否则可导致术后复发。还应指出，若上颌骨囊肿范围较大，手术时与上颌窦相通而上颌窦有慢性炎症时，应同时做上颌窦根治术，并在下鼻道开窗 (图 3-5-8A、B)；若术中与上颌窦相通而上颌窦无炎症，则仅将囊肿与上颌窦底黏膜一并剥除，然后在下鼻道开窗，而无需做上颌窦根治术。此外，当囊肿较大时，在剥离囊壁前，可先用注射器抽吸出部分囊液，减少张力，以降低剥破囊壁的概率。

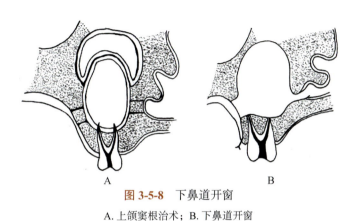

图 3-5-8　下鼻道开窗

A.上颌窦根治术；B.下鼻道开窗

　　5.牙齿处理　如牙根暴露在囊腔内而牙齿又可保留者，应做根尖切除术 (图 3-5-9)，用骨凿凿除 2~3mm 即可，但术前需先做根管治疗。应一并摘除含牙囊肿内的牙齿。

　　6.创口处理　修整不整齐的骨腔壁边缘，清除骨残渣，冲洗骨腔，然后严密缝合创口 (图 3-5-10A)。 如骨腔较大，则应放入抗生素粉，亦可放入髂骨松质骨和骨髓。当骨腔与上颌窦相通或同时进行上颌窦根治术时，则应在骨腔内填塞碘仿纱条，经过下鼻道开窗处从鼻孔引出，然后严密缝合口内创口 (图 3-5-10B)。如拔牙后口内创口较大，不能严密缝合时，可去除部分牙槽骨，再做褥式加间断缝合。 面部可用四尾带轻度加压包扎。

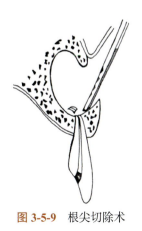

图 3-5-9　根尖切除术

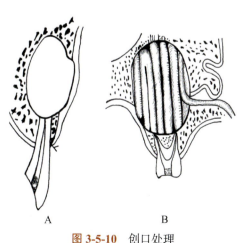

图 3-5-10　创口处理

A.修整骨腔壁；B.填塞碘仿纱条

（五）术后监测与处理

1. 术后 24~48h 去除引流条。

2.7~10d 拆除缝线。

3. 应用抗生素预防感染，保持口腔清洁。

（六）术后常见并发症的预防与处理

主要并发症为术后感染，应注意：①正确处理与囊肿有关的牙齿；②合理设计切口，并应严密缝合口内创口，以防伤口裂开、瘘管形成；③骨腔内可放入抗生素粉；④术后选用抗生素，一般认为，较小的囊肿，囊肿剥除后可让血液充满骨腔，放入抗生素粉，再严密缝合创口；但较大的囊肿，不宜采用本法，而应彻底清除血凝块。

（七）临床效果评价

颌骨囊肿最根本的治疗方法是手术刮除术。小型的颌骨囊肿，一般在口内做切口，将颌骨骨质薄弱区凿开，使囊肿暴露，完整刮除囊肿，去除病变周边骨质，可用 Carroy 液、石炭酸或碘酊处理骨腔，止血彻底后，置橡皮引流片，拉拢缝合创口。此类囊肿骨腔的愈合类似于拔牙创的愈合过程，即血凝块充填、机化、骨化。手术的关键在于彻底去净囊壁，同时还需避免穿通或损伤邻近解剖结构，因此，在翻瓣、开窗、剥离囊肿等过程中均应严格遵守操作规程。此外，尚需注意合理设计切口和正确处理口内创口等，以防并发症的发生。

三、口外法颌骨囊肿摘除术

（一）适应证

大型下颌骨囊肿特别是位于下颌角、下颌支的囊肿，宜采用口外法摘除。

（二）禁忌证

颌骨囊肿合并急性炎症时，应待炎症消除后再进行手术摘除。

（三）术前准备

与口内法颌骨囊肿摘除术术前准备相同。但大型下颌骨囊肿，常需术后颌间固定，以防发生病理性骨折，故应在术前做上下颌牙弓夹板结扎。

（四）手术要点、难点及对策

1. 切口　沿耳垂下方下颌支后窝中部向下，绕过下颌角后，再沿下颌骨下缘 2cm 处，做平行于下颌骨下缘的手术切口，向前达颏部，如图 3-5-11。

2. 翻瓣　沿设计切口，切开皮肤、皮下组织、颈阔肌和颈深筋膜，结扎颌外动脉和面前静脉，沿此平面向上分离，显露下颌骨下缘，再沿下颌骨下缘切开嚼肌附丽与骨膜，用骨膜分离器在骨膜下剥离并将组织瓣翻转向上，即可显露下颌角和下颌支骨面，如图3-5-12。

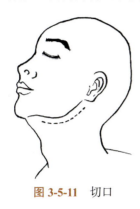

图 3-5-11　切口

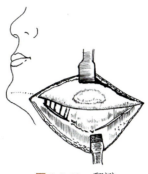

图 3-5-12　翻瓣

3. 开窗　用骨凿或咬骨钳去除囊肿表面骨。操作方法和注意事项可参考口内法，如图 3-5-13。

4. 剥离囊肿　沿囊壁与骨壁之间，用骨膜剥离器仔细分离囊壁 (图 3-5-14)。剥离时要避免损伤下牙槽神经血管束，如下颌升支内侧骨板破坏时，还需防止损伤颌内动脉、翼静脉丛等重要解剖结构；其他注意事项及操作要点可参考口内法颌骨囊肿摘除术。但应强调，下颌升支囊肿摘除后，要仔细检查升支上部骨腔，彻底去净残余囊壁。此外，牙源性角化囊肿术后容易复发，甚至恶性变，因此，在囊肿剥除后，可用 50% 氯化锌烧灼骨腔壁。如病变范围太大，下颌骨破坏较严重或多次复发者，可做下颌骨部分切除一期植骨术。

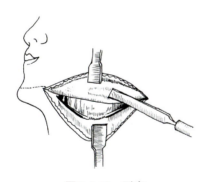

图 3-5-13　开窗

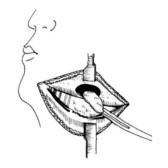

图 3-5-14　剥离囊肿

5. 牙齿处理　与口内法相同。

6. 创口处理　修整骨腔壁边缘，清除骨碎屑，冲洗骨腔，然后缝合骨膜、嚼肌，创腔内放置半边橡皮管引流，最后将颈深筋膜、颈阔肌、皮下组织与皮肤切口分层缝合。面部加压包扎。

7. 其他处理　可参考口内法。

（五）术后监测与处理

囊肿较大的患者，可 7~10d 更换碘仿纱条，一般更换 3~5 次后因囊腔明显变小变浅而不需再填塞。囊肿较大、造口较小或囊肿造口靠近前庭沟的患者需戴囊肿塞。约在手术后10d做囊肿塞。囊肿塞伸入囊腔的部分呈管状，以保持引流通畅和便于囊腔冲洗。1~3个月复诊一次，进行X线检查，并根据囊肿缩小情况逐渐磨短囊肿塞伸入囊腔的部分。部分患者择期行囊肿剜除术。

（六）术后常见并发症的预防与处理

主要并发症为术后感染，其预防措施除口内法所述外，还值得强调的是，保持引流通畅是预防术后感染的一个重要措施。口外法囊肿摘除除同口内法所述部分外，尚需注意以下几点：

1. 在颌下区做切口和翻瓣时，应避免损伤面神经下颌缘支。

2. 当下颌升支内层骨板破坏时，应仔细剥离囊壁，避免损伤深部重要神经血管。

3. 如遇到穿通口腔时，要严密缝合好口腔黏膜，保持口外良好的引流。

4. 病理性骨折：对大型下颌骨囊肿而其颊侧骨板又较薄的患者，可将其颊侧骨板去除而保留下颌骨下缘和舌侧骨板，并在面部加压包扎，缩小创腔。同时做颌间固定，以防发生病理性骨折；也可将其颊侧骨板、骨膜连同颊侧组织瓣一并翻起后摘除囊肿，此时颊侧骨板可被保留。

（七）临床效果评价

1. 刮除术后骨缺损的处理

(1) 药物充填术：有报道临床上使用浸有地塞米松、碘仿、甲硝唑糊剂的复方可吸收明胶海绵或医用生物蛋白胶充填囊腔等，均达到了一定的效果。

(2) 骨组织充填术：临床应用较多的是术中取自体髂骨松质骨填充囊肿骨腔，脱钙牙本质基质充填骨腔法，自体富血小板血浆提取物借助一定的载体也可以用来充填骨腔。近几年，也有报道使用重组合异种骨或同种异体放射冷冻骨来充填囊肿骨腔等。

(3) 软组织充填法：此法的适应范围较局限。临床对于上颌骨后牙区颌骨囊肿刮除后，骨腔直径2~3cm时，可以选用带蒂颊脂垫填塞骨腔，此法手术创伤较小，术后愈合效果尚可。

(4) 骨替代材料充填术：随着材料学的研究发展，骨替代材料层出不穷。近年来，应用于颌骨囊肿骨腔充填的材料主要有硫酸钙颗粒、磷酸三钙颗粒、(纳米)羟基磷灰石、Bio-Oss骨粉、复合性生物活性陶瓷、无机诱导因子复合支架材料、胶原基纳米骨等。其中也不乏骨替代材料和自体骨复合使用的充填法，如Bio-Oss人工骨粉和自体碎骨混合充填骨腔，充分利用人工骨的引导成骨功能和自体碎骨中骨形成蛋白(BMP)的诱导成骨功能，共同促进骨腔缺损的修复重建。

2. 颌骨部分切除术　对破坏范围大的颌骨囊肿，可选择刮除术加单纯钛板内固定，以防止颌骨出现病理性骨折。多发性、大面积的角化囊性瘤，由于复发率高，囊肿刮除术往往不能彻底去除病变组织，可采用颌骨部分切除术。根据切除骨组织的范围，颌骨的缺损可用自体骨移植来修复，临床上多选择髂骨、肋骨或腓骨，同时可利用钛板加强固定。充分保证颌骨连续性、咬合关系和外形，提高患者的生活质量。

3.囊肿病变区牙齿的处理 对根尖位于囊肿腔内的牙齿，牙髓可存在慢性炎症，因此要求涉及的牙齿都要进行完善的根管治疗术。反之将会成为囊肿术后愈合不良及复发的隐患。

第六节 面部黑痣切除术

一、适应证

1.易受刺激的部位及唇部、鼻部等部位的色素痣，应考虑手术切除。

2.若发现色素痣迅速增大、色素加深、发痒、破溃、出血和痣周围皮肤上出现黑色素点等症状与体征时，应考虑有恶性变可能，需及时手术切除。

3.发生恶变的色素痣，应当及时广泛切除。

二、禁忌证

排除全身禁忌证。

三、术前准备

1.术前常规备皮。

2.对疑有恶性变的患者，术中根据情况需做冰冻切片，同时要做好广泛切除病变后修复创面的手术设计。

3.对伴有全身性疾病的患者如高血压、冠心病、糖尿病、肝肾疾病等，术前予以相关治疗，达到手术要求，并做好术后出现相关并发症的应对及抢救措施。

四、手术要点、难点及对策

1.麻醉及体位 一般情况下可采用局部浸润麻醉，病变广泛或怀疑有恶变需广泛切除时可采用全身麻醉。手术体位可采取仰卧位或坐位。

2.切口设计 依病变范围大小而定。病变较小者,可在痣边缘外1～2mm的正常皮肤上，按照皮纹方向做一梭形切口(图 3-6-1)，与面肌牵拉方向垂直，面部皮纹的走行与其下方表情肌纤维呈直角，显示患者面部自然皮纹，处理较小的病变时，只要梭形切口是沿面部皮纹设计，在任何部位手术均可获得良好的外形效果(图 3-6-2)。让患者皱眉，确定梭形切口的长轴方向线，这些线在前额、鼻梁及外眦周围水平。色素痣范围较大的患者，可采取分期切除法切除，首次手术时只在色素痣范围内做梭形切除，切除病变1/3～1/2，加以缝合。

3～6个月后再做第二次切除及缝合，一般经2～3次切除手术，即可达到完全切除的目的。但该手术方式不适用于在交界痣上进行(幼年期交界痣除外)。色素痣范围广泛者，可1次全部切除干净，同时在创面上移植全厚皮片或以皮瓣进行修复。应当指出，交界痣可发生恶性变，因此，应在痣边缘以外3mm以上的正常皮肤上做切口，而且应1次全部切除干净。

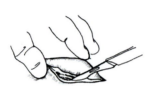

图 3-6-1　楔形切口

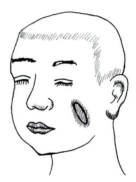

图 3-6-2　外形效果

3. 切除病变组织　按切口设计切开皮肤层直达皮下组织层，继而在皮下组织层行锐性分离，将病变组织完整切除。

4. 创口处理　彻底止血后，在创缘两侧皮下组织层做潜行分离，然后分别缝合皮下组织和皮肤。如创面较大，不能直接缝合，可采用游离植皮或邻近皮瓣转移修复(图3-6-3，图3-6-4)。部分患者应用皮肤扩张术，即通过扩张皮肤缺损区邻近皮肤组织，产生新的皮瓣转移修复。采用该方法时，第一期手术为扩皮器埋置术，术后2周开始向扩皮器内注水，皮肤组织逐渐扩张，一般扩张期为2个月；最后一次注水后间隔2周即可施行第二期皮瓣转移整复术，切除颜面部色素痣，并立即转移新形成的皮瓣覆盖痣切除后的皮肤缺损创面。

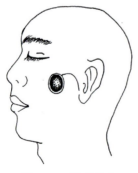

图 3-6-3　游离植皮

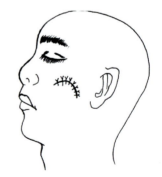

图 3-6-4　邻近皮瓣转移修复

五、术后监测与处理

1. 面部色素痣切除，创面游离植皮或皮瓣转移修复术后，应选用抗生素预防术后感染。

2.直接拉拢缝合，患者术后 7d 即可拆线，游离植皮术区术后 9 ~ 10d 拆除缝线。

六、术后常见并发症的预防与处理

1.瘢痕粗大　当创面较大、创缘两侧游离不够充分而导致张力过大时，愈合创面瘢痕明显，此外，感染也会使瘢痕显著。

2.皮瓣皮片坏死　皮瓣转移时需要注意保证蒂部有足够的血运，游离皮片打包加压包扎时要受力均匀。

3.色素痣复发　切除范围不够，切除不彻底或发生恶变。

七、临床效果评价

1.术中将病变组织切除干净，可有效避免复发。

2.眼、鼻及口角等特殊部位切除病变后，要避免造成畸形和功能障碍，必要时可采用皮瓣转移或游离植皮。

3.若病变形状不规则，可在其边缘外做切口，切除后再行修整。

4.皮肤扩张：通过扩张缺损区邻近皮肤组织产生额外的皮肤组织，经过皮瓣转移是修复皮肤缺损的一种好的方法，其缺点是需二期手术，手术周期较长，扩张期影响美观。

5.交界痣有潜在恶变的可能，不论范围大小，应一次全部切除，边界应在肿瘤外 3mm 以上。

6.术中冰冻切片报告有恶变，应按照恶性肿瘤原则处理。

第七节　淋巴管瘤切除术

淋巴管瘤（淋巴管畸形）是指淋巴系统先天性发育畸形，分为大囊型和微囊型两类，但临床上常表现为大囊和微囊的混合型，颈部病变多为局限性、大囊型，手术容易完全切除，舌部淋巴管瘤常难以完全手术切除，一般采取舌部分切除术切除大部分病变，残存病变术后配合硬化剂注射治疗。

一、适应证

1.舌淋巴管瘤引起咬合异常和颌骨发育畸形，并影响口腔器官功能和外形时应及时手术。

2.舌淋巴管瘤残存部分术后可配合硬化剂注射治疗或冷冻治疗。

二、禁忌证

1. 全身性疾病。
2. 舌淋巴管瘤合并感染时，应在感染控制后再行手术治疗。

三、术前准备

1. 对伴有全身性疾病的患者如高血压、冠心病、糖尿病、肝肾疾病等，术前予以相关治疗，达到手术要求，并做好术后出现相关并发症的应对及抢救措施。
2. 术前常规洁牙，预防感染。

四、手术要点、难点及对策

1. 切口　以粗丝线贯穿缝合舌前部牵引舌体，将舌尽量拉出，充分暴露瘤体范围，并用粗丝线于舌根部行"8"字贯穿缝扎，暂时阻断血液供应，根据病变范围和部位，可做"V"形、双"V"形、"U"形加倒"V"形切口。

2. 切除病变组织　沿切口线切开黏膜、舌腱膜及舌肌，将病变组织提起，由后向前切除，如图 3-7-1、图 3-7-2。

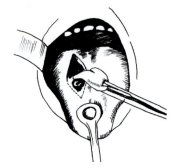

图 3-7-1　将病变组织提起

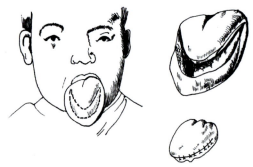

图 3-7-2　切除病变组织

3. 创口处理　拆除缝扎线，结扎创面上的活跃出血点，冲洗创口，缝合肌层，最后缝合黏膜，尽量保持舌体长度 (图 3-7-3)。舌体组织质地较脆弱，缝合时宜选用大针粗线，进针点间距可适当加大。

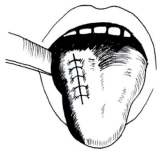

图 3-7-3　创口处理

五、术后监测与处理

1. 术后严密观察，注意舌体和口底肿胀发展情况，若肿胀发展很快，应及时处理，以防止血肿形成，舌后坠导致上呼吸道梗阻及窒息。

2. 术后常规使用抗生素防止感染，并可使用糖皮质激素及止血剂预防水肿和出血。

3. 根据病变大小及手术切除范围，术后可禁食数日，采用鼻饲，以后再改为流质饮食，并注意口腔卫生，加用雾化吸入治疗。

4. 术后 9~10d 拆线。

六、术后常见并发症的预防和处理

1. 术后常见并发症为出血、组织水肿及血肿形成，并可继而导致舌后坠及上呼吸道梗阻。因此术中需彻底止血，严密缝合肌层，缝合黏膜时宜做褥式加间断缝合，并安放橡皮引流条，术后严密观察，若局部肿胀发展很快，要及时处理，以防窒息。

5. 伤口裂开　舌体组织质地脆弱，进出针间距不够或缝线过细，加之术后舌体过度活动都可能导致伤口裂开，小范围裂开可换药，待二期愈合；大范围的裂开应重新手术缝合。

七、临床效果评价

1. 舌体是特殊的肌性器官，淋巴管瘤一般呈弥漫性生长，局限者可全部切除，体积较大者或巨舌症可分次切除，也可配合硬化剂治疗。

2. 设计、切除病变时应充分考虑术后舌体形态，尽量维持舌体的长度，以免舌体明显缩短而影响发音及咀嚼。

第八节　颊部淋巴管瘤切除术

一、适应证

颊部毛细管型淋巴管瘤，在冷冻治疗效果不显著时，应行手术切除，并根据创面大小移植中厚皮片覆盖手术创面。

二、禁忌证

1. 合并感染时，应先控制感染。
2. 全身禁忌证。

三、术前准备

1. 常规洁牙，保持口腔清洁。

2.供皮区行常规备皮。

四、手术要点、难点及对策

1.切口　在病变周围的正常黏膜上做切口(图 3-8-1)，若肿瘤累及腮腺导管口，小心地沿导管口周围切开，分离出部分导管并将其适当地移位固定在正常黏膜上。

2.切除病变组织　沿设计切口切开黏膜、黏膜下层，显露颊肌，然后沿此层面将病变组织切除，如图 3-8-2。

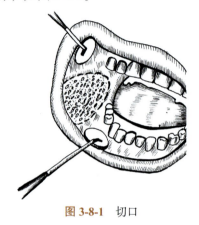

图 3-8-1　切口

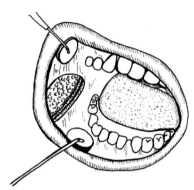

图 3-8-2　切除病变组织

3.创口处理　病变组织切除后，遗留的组织缺损创面较小时，可直接拉拢缝合关闭创面；

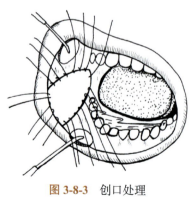

图 3-8-3　创口处理

若创面较大，可采用皮肤游离移植术修复创面(图 3-8-3)。采用植皮法时，需根据缺损创面的大小，从大腿内侧或上臂内侧切取略大于缺损面积的中厚皮片一块，将皮片缝合于颊黏膜创面上，再将碘仿纱布填塞于皮片表面，最后，采用包裹加压法将皮片四周的缝线编织成股，并紧紧结扎在碘仿纱布上以加压固定皮片，使皮片与创面紧密贴合。

五、术后监测与处理

1.术后常规应用抗生素预防感染。

2.术后 1 周内应采用鼻饲法进流质饮食，以防饮食污染伤口，同时应注意口腔卫生。

3.术后 9 ~ 11d 拆线或拆除印模膏。为防止皮片收缩影响张口度，术后需坚持练习张口 3 个月。

六、术后常见并发症的预防和处理

1.腮腺导管损伤　术中一旦伤及导管，应将其断端缝合在正常的颊黏膜处。

2.皮片坏死　以游离皮片修复创面前，应彻底止血，以防血肿形成。移植皮片的厚度以中厚皮片为宜，皮片太厚，不易成活；皮片太薄，愈合后收缩大，影响张口。一般多主张用碘仿纱条填塞于皮片表面，采用包裹加压法将皮片加压固定，可保持皮片与创面紧密贴合，且碘仿纱条还有防腐及预防感染的作用。

七、临床效果评价

1.切除病变时应在颊肌层面进行，保证颊肌的完整，否则可能远期出现颊部凹陷。
2.颊部另一重要结构腮腺导管常常涉及术区，术中应注意保护或行腮腺导管改道，改道缝合导管口时应稳固，防止撕脱。

第九节　面颈部囊性水瘤切除术

一、适应证

1.因囊性水瘤常向颈深部扩展，包绕颈部重要神经、血管，以及气管、食管，影响呼吸的患者。
2.手术年龄以2岁以上为宜。

二、禁忌证

1.2岁以下特别是体质瘦弱的婴幼儿不宜手术。
2.肿瘤合并感染或肺部合并感染者亦不宜手术，需先抗感染治疗。

三、术前准备

1.术前请麻醉师会诊，以应对可能出现的气管内插管困难，并做好气管切开准备。
2.术前备血。
3.做好术前常规准备。

四、手术要点、难点及对策

1.切口设计　以肿瘤为中心，沿着皮纹方向做横行切口，长度根据肿瘤大小而定，以能充分显露肿瘤前后界为宜，如图3-9-1。
2.显露肿瘤　切开皮肤、皮下及颈阔肌，结扎并切断颈外静脉，向上、下方剥离颈部皮瓣，直至显露囊性水瘤的浅面及边界，如图 3-9-2。

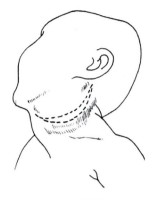 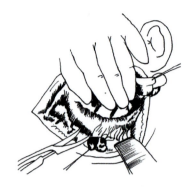

图 3-9-1　设计切口　　　　　　　　　　图 3-9-2　显露肿瘤

3.剥离肿瘤　囊性水瘤有完整的包膜，沿其包膜做锐性或钝性分离，在颈深部，肿瘤常包绕喉、食管、气管、颈总动脉、颈内静脉、迷走神经及副神经等重要结构，并可上达颅底，深达胸膜顶表面 (图 3-9-3)。因此需直视下分清并保护好这些重要结构，小心仔细地剥离肿瘤，直至完全摘除肿瘤。

4.创口处理　冲洗创口，寻找出血点并结扎或缝扎，彻底止血。放置负压引流装置，分层缝合创口，如图 3-9-4。

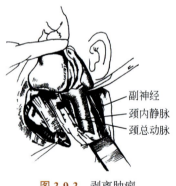　　　　　　　　　　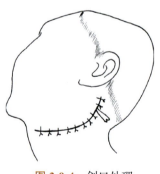

副神经
颈内静脉
颈总动脉

图 3-9-3　剥离肿瘤　　　　　　　　　　图 3-9-4　创口处理

五、术后监测与处理

1.术后常规应用抗生素预防感染，并适当应用止血剂，减少渗血。

2.术后 48~72h 拔除引流装置，并予以适当加压包扎。

3.术后若出现伤口积液，需及时引流排出积液。

4.术后 7d 拆除缝线。

六、术后常见并发症的预防与处理

1.颈部重要解剖结构损伤　术中需仔细在直视下分离肿瘤，保持视野清楚，分清解剖结构，避免粗暴操作。

2. 出血、水肿、呼吸道梗阻　手术创面及范围大，术中止血不彻底，组织水肿及包扎过紧都可能导致，需谨防呼吸道梗阻发生。

3. 肿瘤复发　囊壁残留导致复发，术中需完整摘除肿瘤。

七、临床效果评价

面颈部囊性水瘤大小不一，若其包绕胸段气管、食管、肺尖和大血管时，切除胸腔内的肿瘤相当困难且危险，可先切除颈部肿瘤，胸腔残余肿瘤可随访观察，研究显示，胸腔残余肿瘤大多可自行萎缩。

第十节　血管瘤及脉管畸形相关治疗

长期以来，对血管瘤和脉管畸形的分类和命名不是很确切，大多统称为血管瘤或淋巴管瘤，主要根据病损形态而命名。2002 年中华口腔医学会推荐应用 Waner 和 Suen 的分类命名：

1. 血管瘤

2. 脉管畸形

(1) 微静脉畸形。

(2) 静脉畸形。

(3) 动静脉畸形。

(4) 淋巴管畸形。

(5) 混合畸形：含静脉 - 淋巴管畸形和静脉 - 微静脉畸形两种。

一、脉管畸形的硬化剂治疗

适合硬化剂治疗的脉管畸形包括静脉畸形和淋巴管畸形，常用的硬化剂有聚桂醇、无水乙醇、平阳霉素和 5% 鱼肝油酸钠等。静脉畸形是最常见的低速脉管畸形，硬化剂是目前静脉畸形的主要治疗方法；淋巴管畸形包括微囊型和大囊型，平阳霉素硬化剂治疗淋巴管畸形效果较好，尤其对大囊型患者。

（一）适应证

所有的静脉畸形及淋巴管畸形均可行硬化治疗。

（二）术前准备

1. 全身给予糖皮质激素 5~10mg，以减轻硬化剂注射后的局部水肿及可能出现的过敏症状。

2. 术前应将治疗方案、治疗效果、并发症及治疗周期与患者或家属充分沟通，以取得理解。

（三）手术要点、难点及对策

1. 麻醉和体位：一般在局部麻醉下注射硬化剂，但大剂量无水乙醇的注射应在气管插管或全身麻醉下实施，以减轻患者注射时的疼痛症状。麻醉体位为仰卧位，头偏健侧。

2. 皮肤消毒，经皮肤穿刺至瘤腔，回抽囊液后缓慢注射硬化剂。微囊型淋巴管畸形回抽时无回流，此时应多点注射，以提高疗效。

3. 注射完毕，消毒棉球轻压注射点止血。

（四）术后监测及处理

1. 无水乙醇注射后注射区域给予冰敷，全身给予激素减轻局部肿胀。
2. 术后可酌情给予抗生素预防感染。
3. 大剂量无水乙醇注射患者，术后应监测血压、脉搏及肝肾功能。

（五）术后常见并发症的预防与处理

平阳霉素是安全有效的硬化剂，但由于可致肺纤维化，故其用量受到一定限制，累计用量不超过240mg，因此其对大范围脉管畸形的治疗有一定局限性。无水乙醇是强效硬化剂，无累积用量限制，治疗静脉畸形安全有效，复发率低，临床应用广泛，但有肺动脉痉挛及肺动脉栓塞等严重并发症，建议由有临床经验的医师在 X 线透视下注射。

（六）临床效果评价

1. 面部中 1/3 静脉与海绵窦有交通支，在注射硬化剂时要注意产生栓塞的可能，尽量缓慢注射；靠近黏膜和皮肤表面的病变，硬化剂不要注射得太浅。

2. 注射过程中如患者出现晕厥或过敏症状，应立即停止注射，放低座椅，给予吸氧，监测血压及脉搏。

3. 研究显示，平阳霉素注射前 30min，在病变内注入凝血酶可增加平阳霉素与病变组织接触的时间，提高硬化效果；但不能与无水乙醇直接混合注射。

二、微静脉畸形切除术

微静脉畸形，既往称为毛细血管瘤或葡萄酒色斑，由毛细血管后微静脉组成，好发于头颈部，常沿三叉神经支配区域分布，病变呈鲜红色或紫红色，与皮肤表面平，边界清楚。微静脉畸形外形不规则，大小不一，小的斑点可呈数厘米，大的斑点可以扩展到一侧面部或越过中线到对侧。以手指压迫病损，表面颜色退去；解除压力后，血液立即充满病损区，恢复原有大小和色泽。

（一）适应证

微静脉畸形一般应用激光光动力治疗，下述情况可考虑手术：

1. 激光光动力疗效不佳，且病变增生，严重影响患者面容。

2. 增生性病变，影响器官功能，如眼睛周围皮肤病变，影响患者视力。

（二）禁忌证

皮肤瘢痕特异质的患者。

（三）术前准备

1. 面积较大的微静脉畸形切除后创面无法拉拢缝合，术前需做好植皮及供皮区皮肤准备。

2. 范围广泛，估计术中失血过多的患者，术前应备血。

（四）手术要点、难点及对策

1. 麻醉和体位：面积较小的病变可在局麻下手术，范围较大或需植皮的患者应选用全身麻醉。仰卧位，头偏健侧。

2. 在病变外正常组织上做切口，切口按皮纹方向并尽量设计于隐蔽部位，深至皮下。用电刀于皮下脂肪层切除病变，术中以纱布压迫创面，减少出血。

3. 生理盐水冲洗术区，彻底止血。

4. 创面较小的患者可直接拉拢缝合，创面较大时可行植皮术。

（五）术后监测与处理

1. 术后给予抗生素 5~7d，预防感染。

2. 一般术后 5~7d 拆除缝线；若术中植皮，供皮区术后 7d 拆除缝线，植皮区术后 8~10d 拆除缝线。

3. 如在大腿内侧取皮，术后应限制活动数日。

（六）术后主要并发症的预防与处理

1. 面瘫　术中可能因钳夹、电凝而误伤面神经，因此术中应仔细解剖分离面神经。

2. 感染和小部分皮片坏死　对于游离植皮患者，术中应彻底止血，防止皮下积血，出现感染及时引流，小部分皮片坏死可定时换药促其愈合。

（七）临床效果评价

微静脉畸形深部病变已累及皮肤血管丛及皮下血管丛，术中切除病变时深层病变全部切除，边缘切除至正常皮肤组织，可有效防止复发。

三、静脉畸形切除术

静脉畸形，传统分类称为海绵状血管瘤，是由衬有内皮细胞的无数血窦组成，血窦的大小、形态不一，如海绵结构。窦腔内血液凝固而成血栓，并可钙化为静脉石。静脉畸形好发于颊、颈、眼睑、唇、舌或口底部。当头低于心脏水平时，病损区充血膨大；恢复正常位置后，肿胀随之缩小，恢复原状，称为体位移动试验阳性。

（一）适应证

静脉畸形的手术适应证相对较窄，下列情况可以考虑手术：

1. 巨大静脉畸形硬化剂治疗后需改善面部形态的患者。
2. 范围局限且病变部位无重要解剖结构的患者。

（二）禁忌证

波及几个面部区域或整个半侧颌面咽腔、舌及口底，手术根治有困难，估计术中出血难以控制者不能手术。

（三）术前准备

1. 瘤体和颈动脉造影，了解肿瘤的血供及交通支情况。
2. 根据病变大小估计失血量，术前备血，做好输血准备。
3. 位于口底、舌及颈部的静脉畸形切除需做气管切开准备。
4. 巨大型静脉畸形患者术前应行气管 MRI 检查，排除气管黏膜病变，防止气管切开或气管插管时气管黏膜出血。
5. 术前皮肤准备。

（四）手术要点、难点及对策

1. 唇静脉畸形切除

(1) 捏住两侧唇部，完整切除整个肿瘤，结扎两侧唇动脉及活泼出血点，如图 3-10-1。

(2) 根据缺损大小，取对侧一半唇组织（矩形），不能损伤唇红蒂部，扭转后做皮肤、肌肉及口腔黏膜 3 层缝合，如图 3-10-2。

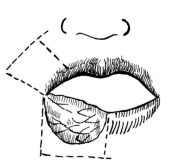

图 3-10-1　唇静脉畸形切除

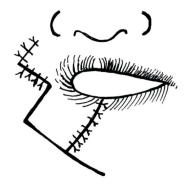

图 3-10-2　切口缝合

2. 舌静脉畸形切除　用粗线及大号圆针做舌根部褥式缝合，中间衬以纱布团以暂时阻断血运（图 3-10-3）。大块切除全部瘤体，止血结扎。而后拆除阻断的褥式缝线，再仔细结扎出血点，最后做相对缝合，辅以 2~3 针横褥式缝合以解除张力，如图 3-10-4。

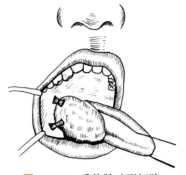

图 3-10-3 舌静脉畸形切除

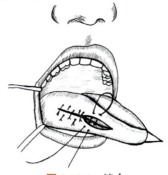

图 3-10-4 缝合

3.咀嚼肌下静脉畸形切除 在肿瘤下方约2cm处，做下颌下缘切口，常规结扎面动静脉，此处避免损伤面神经下颌缘支。切开下颌角部咀嚼肌附丽处，向上分离可见蓝紫色的血管瘤壁，分离后切除。有的肿瘤与咀嚼肌纤维无法分离，而且出血也较多，此时则可连同肌肉一同切除，如图 3-10-5。

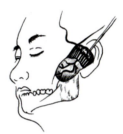

图 3-10-5 咀嚼肌下静脉畸形切除

4. 颌下区静脉畸形切除

(1) 做常规颌下缘切口，切开皮肤、皮下组织及颈深筋膜浅层，暴露肿瘤下缘，而后分别结扎有关进入瘤体的分支小血管。

(2) 分离肿瘤上缘，结扎面动静脉及有关小血管，而后掀起肿瘤基部予以摘除。

(3) 若肿瘤已扩及颌下腺及舌下腺，则可按切除颌下腺法进一步结扎近心端的颌外动脉，分离出舌神经后切除肿瘤。

(4) 充分止血后置半管引流条，范围较大患者可置负压引流。

5. 腮腺区静脉畸形切除

(1) 做腮腺常规切口，切开皮肤、皮下组织达腮腺咬肌筋膜、瘤体边缘。

(2) 结扎下颌下缘处的面动静脉，自腮腺筋膜表面向上寻觅并解剖面神经下颌缘支，寻此而向上解剖达面神经颈面支及颞面支。

(3) 如神经已穿入肿瘤，则可剪开肿瘤，并充分止血。

(4) 如神经嵌于或横跨肿瘤，则可解剖出神经分支或解剖出有关分支，而后牵开神经，连同瘤体和腮腺组织一并切除。

(5) 肿瘤内有多数静脉窦者，则易完整摘除，因其血流较缓慢，结扎有关进出瘤体的血管后境界清楚。

(6) 对于一些深部的肿瘤，有时需结扎面神经总干下方的面后静脉和颈外动脉后再行摘除。

(7) 冲洗后充分止血，分层缝合，置半管引流条。较深部的渗血可以加以缝扎，并填塞明胶海绵加压包扎。

6. 颌面部巨大型静脉畸形切除 (包括颞、腮腺、颌下及口底)

(1) 在颌下颈部肿瘤下缘处，做显露颈动脉的切口。切开皮肤、皮下组织。颈阔肌及颈深筋膜浅层，向两侧掀开，显露胸锁乳突肌前缘。

(2) 分离颈深筋膜，将胸锁乳突肌向外侧牵开，显露颈动脉鞘。

(3) 剪开颈动脉鞘，显露颈内静脉和颈总动脉，将颈内静脉向外侧牵拉，迷走神经嵌于两者之间的下方，向上行径。

(4) 用血管钳分离出一段颈总动脉，在其下方穿过一条橡皮片备用，如图 3-10-6、图 3-10-7。

(5) 在肿瘤的下缘附近找出面总静脉及有关进入肿瘤的血管，分别切断结扎其下方可触及搏动的颈动脉窦。

(6) 用普鲁卡因封闭颈动脉窦，分离出颈外和颈内动脉。

(7) 寻颈外动脉向上分出舌动脉，在甲状腺上和舌动脉之间用 7 号线结扎颈外动脉，但不做切断。

(8) 向上分离肿瘤两侧交界组织，采取钳夹、切断、结扎，直达下颌角附近。

(9) 做耳屏前、绕过耳后达颌下区的辅助切口，与颌下缘切口相连接。按照切除咀嚼肌下血管瘤与腮腺血管瘤的方式进行肿瘤分离及切除，但需保留面神经。在分离过程中，如果遇到大量出血时，可暂时阻断颈总动脉，但不应超过 5min，止血后及时松开颈总动脉。此处肿瘤如已涉及咬肌和腮腺，可一并切除。可结扎面后静脉、颈外动脉。

(10) 肿瘤深面进入翼腭窝时不易摘除，且来自翼丛的渗血甚猛，不易止血，此处可做缝扎阻断及明胶海绵填塞止血，允许肿瘤残留，不必做彻底摘除，如图 3-10-8。

(11) 冲洗伤口后分层关闭创面，取掉颈总动脉下的橡皮条，伤口内置负压引流，如图 3-10-9。

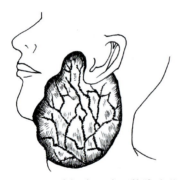

图 3-10-6 颌面部巨大型静脉畸形

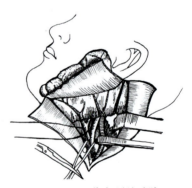

图 3-10-7 分离颈总动脉

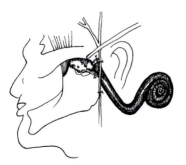

图 3-10-8 明胶海绵填塞止血

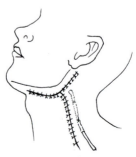

图 3-10-9 负压引流

（五）术后监测及处理

1. 术后保持上呼吸道通畅，注意术后有无出血。

2. 全身应用抗生素及止血药物。

3. 负压引流管在 24h 引流量小于 25ml 时拔除。

4. 缝线拆除时间可适当延长至术后 10d。

5. 病变未行彻底切除患者，术后随访行硬化治疗。

6. 巨大型血管瘤术后，要关注血红蛋白及血细胞比容，及时补充失血量；关注血气及血生化，及时纠正酸碱及体液平衡。

7. 口腔内手术患者，置鼻饲管，保持口腔清洁。

8. 气管造口按常规气管造口护理，拔管前先部分、后全部堵管，呼吸通畅患者即可拔管。

（六）术后主要并发症的预防及处理

1. 止血不完善并发术后血肿。

2. 感染导致部分伤口裂开。

3. 损伤面神经有关分支，导致部分区域面瘫。

4. 阻断颈总动脉过久，造成术后肢体瘫痪、失语，甚至脑软化、死亡。

5. 失血性休克，抢救不及时甚至死亡。

（七）临床效果评价

1. 切除静脉畸形有一定风险，尤其是巨大型病变切除手术，术中出血多，有损伤重要神经、血管的风险，手术应慎重，强调多种方法的综合治疗，包括激光，硬化治疗等。

2. 为减少术中出血，术前可在瘤体四周做栅栏状缝合；结扎时慢慢拉紧缝线后打结，结扎时可压迫瘤体，驱除瘤腔血液；结扎后瘤体较前可有缩小。

四、动静脉畸形切除术

口腔颌面部动静脉畸形分为软组织和骨组织动静脉畸形两类，其中软组织动静脉畸形既往被称为"蔓状血管瘤"和"动静脉瘤"，骨组织动静脉畸形被称为"颌骨中心性血管瘤"。目前介入栓塞治疗已逐渐成为首选的治疗方法，手术仅作为该病所致面部畸形的整复手段。

（一）口腔颌面部软组织动静脉畸形切除术——蔓状血管瘤切除术

1. 适应证　范围局限的颌面部各部位的动静脉畸形。

2. 禁忌证　范围巨大，血管畸形严重，手术不能彻底切除患者，不宜手术治疗。

3. 术前准备

(1) 颈动脉造影，了解病变部位的血供情况。

(2) 备血至少 1500ml。

(3) 头颈部皮肤、供皮区或供瓣区皮肤准备。

4. 手术要点、难点及对策　以耳颞区动静脉畸形为例。

(1) 术区准备：全身麻醉起效后常规消毒铺巾。

(2) 术前栓塞：数字减影血管造影 (DSA) 下经股动脉穿刺，选择栓塞动静脉畸形，减少术中出血。

(3) 暴露颈总动脉，准备必要时暂时阻断血供：沿下颌下区胸锁乳突肌前缘做长约 7cm 的切口，切开皮肤、皮下脂肪、颈阔肌，直达胸锁乳突肌前缘的颈深筋膜浅层，牵开胸锁乳突肌，剪开颈动脉鞘，暴露颈总动脉，而后分离出一段动脉，在其下方带入橡皮片备用。

(4) 结扎颈外动脉以减少患侧血供，结扎病变周围的动脉分支：根据颈动脉造影显示的病变周围动脉供血情况，先切开病变基部皮肤及皮下组织，而后找出蚯蚓状屈曲的、粗细不等的动脉分支，以钳夹切断、结扎，较粗的动脉还需做贯穿缝扎 (图 3-10-10)。继续向两侧病变边缘切开组织，同法结扎进出病变的动脉分支。

(5) 掀起病变组织，连同皮肤一起切除：深入分离病变基部组织，不断钳夹深部渗血创面，采用电凝和缝扎法止血，最后向上完全掀起病变组织，完整切除病灶，如图 3-10-11。

(6) 彻底切除病变组织，清洗创面，进一步结扎活泼出血点，彻底止血。视缺损范围和深度，采用断层皮片游离移植或邻近组织瓣修复缺损，包扎皮片区创面，如图 3-10-12。

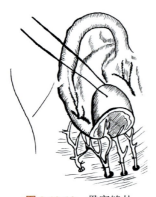

图 3-10-10　贯穿缝扎

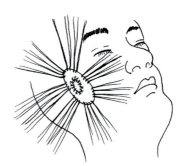

图 3-10-11　切除病灶

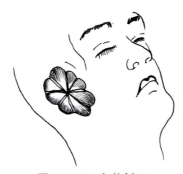

图 3-10-12　包扎创口

5. 术后监测及处理

(1) 严密观察有无出血情况。

(2) 常规注射抗生素和止血剂。

(3) 术后 24~48h 抽出引流条或引流半管。

(4) 术后 7~10d 拆除缝线。

6. 术后主要并发症的预防及处理　术中必须全部、充分结扎肿瘤周围的进出入动脉，如遇出血凶猛时，可暂时阻断颈总动脉以利止血，但每次不应超过 5min，肿瘤切除后，要进一步彻底止血。术后若出现血肿应急诊手术探查，如出血压迫气道，必要时需行紧急气管切开。

7. 临床效果评价　颌面部软组织动静脉畸形过去多采用结扎颈外动脉的方法，现在认为此种术式不妥，由于动脉结扎点在近心端传入动脉，其结扎后造成动脉末梢"贫血"，引发病变区"盗血现象"，侧支循环很快建立，术后病变区很快复发。目前采用动脉栓塞加手术的治疗方式较合理，栓塞后 2~7d 进行手术，软组织动静脉畸形应尽可能广泛切除，然后进行修复。

(二) 骨组织动静脉畸形手术——颌骨中心性血管瘤手术

1. 适应证　颌骨任何部位的中心性血管瘤，如已波及牙槽，在拔牙时引起大出血，应作为急症手术处理。

2. 禁忌证　只有相对禁忌证，在控制失血性休克后或纠正全身心血管疾病后，创造有利条件下进行手术。

3. 术前准备

(1) 正侧位 X 线片，了解病变在颌骨内的具体情况。

(2) 并发蔓状血管瘤患者，应用颈动脉造影了解增粗的瘤组织血管供给情况。

(3) 备血至少 2000ml。

(4) 皮肤准备。

4. 手术要点、难点及对策

(1) 下颌骨中心性血管瘤开窗结扎法

1) 按常规做下颌下缘切口，在下颌角咬肌前缘解剖出面动、静脉加以结扎。

2) 切断咬肌附丽及骨膜，用骨膜分离器进行剥离，暴露下颌骨升支和体部。

3) 凿骨开窗，结扎下牙槽动静脉：①如果肿瘤位于下颌角附近，应在近中部的升支部开窗，先用峨眉凿凿孔，而后扩大；也可用电钻钻孔扩大，显露下颌神经管。在下颌管中分离出血管神经束，将神经分开，仅结扎血管，避免术侧感觉麻木 (图 3-10-13)。②如果肿瘤的位置在体部，开窗部位可选择在下颌角部。③位于正中联合部的中央性血管瘤，则可同时在两侧体部做开窗术，见图 3-10-14。

4) 待下牙槽血管结扎后，即可用骨凿凿开其前方的皮层骨，暴露血管瘤腔，用刮匙刮净肿瘤，骨蜡充填止血，见图 3-10-15。

5) 分层缝合软组织伤口，置半管引流条。

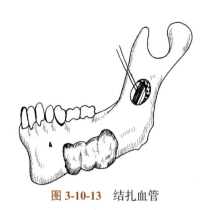 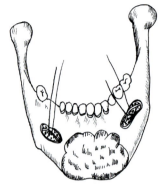

图 3-10-13　结扎血管　　　　　图 3-10-14　两侧体部做开窗术

　　(2) 下颌骨中心性血管瘤截骨术

　　1) 必要时先做患侧颈外动脉结扎术。

　　2) 按常规在患侧耳后及下颌下缘约 2cm 处做切口，显露颈阔肌后，在下颌角前缘结扎面动静脉，切开骨膜，显露颌骨体部及颏前部。

　　3) 常会遇到骨膜穿破处肿瘤大出血，应迅速用骨蜡或纱布填塞瘤腔，用力压迫出血部位止血。

　　4) 沿颏部骨膜向口底伸入长血管钳，穿出口底黏膜，略做两侧扩张后，引入钢丝线锯，保护好内外两侧软组织，先拔除患侧中切牙，而后迅速锯断颌骨 (图 3-10-16)，并用骨蜡充填止血。

　　5) 沿颌骨内外侧缘，切开舌侧黏膜直达磨牙后垫附近，同时切断下颌舌骨肌、二腹肌前腹和颏舌骨肌附丽，用骨膜分离器使其与骨面分离。将断离的下颌骨迅速向外侧牵开，在翼内肌与下颌升支内侧快速显露下颌孔上缘的血管神经束，分离出血管后加以结扎，即可明显阻断出血，见图 3-10-17。

　　6) 切开颊侧前庭沟黏膜直达升支前缘与舌侧黏膜切口连接，切断咬肌附丽，用骨膜分离器向颊侧升支部分离，同时切断翼内肌，向升支内侧分离，均达到乙状切迹附近。置入钢丝线锯，保护好两侧软组织，很快将下颌升支横行锯断，即可将颌骨中心性血管瘤的整块下颌骨截下。

　　7) 乙状切迹断面用骨蜡充填止血，整个伤口用生理盐水冲洗清洁，进一步结扎止血。

　　8) 先缝合口腔黏膜层，直至对侧舌侧。为避免对侧颌骨断面处在舌侧缝合紧张，形成裂隙而导致术后在此处裂开，造成伤口感染，应在断面凿去一块斜面骨组织，使此处的黏膜松弛，而后加以严密缝合，如图 3-10-18、图 3-10-19。

　　9) 为防止穿通口腔，在缝合完毕口腔黏膜后应再加缝一层黏膜下组织。

　　10) 再次冲洗伤口后，如需及时植骨，则可在此时进行植骨，否则分层缝合伤口，置半管引流，包扎伤口。

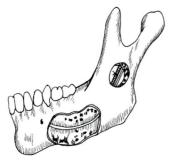

图 3-10-15　骨蜡充填止血

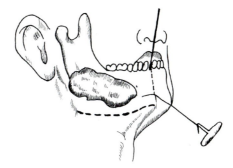

图 3-10-16　截断颌骨

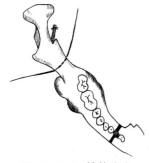

图 3-10-17　结扎止血

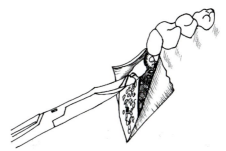

图 3-10-18　凿去一块斜面骨组织

5. 术后监测及处理

(1) 术后严密观察有无出血情况，常规注射抗生素和止血剂。

(2) 口内有切口时术后应置鼻饲管，保持口腔卫生。

6. 术后常见并发症的预防及处理

(1) 术后出血：术中彻底止血，尤其是骨断端出血，术后应用止血剂止血，并保持引流通畅。

(2) 伤口感染：术后常规应用抗生素，定期换药。

7. 临床效果评价　颌骨内动静脉畸形多为先天性病变，

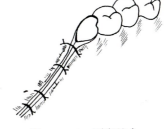

图 3-10-19　严密缝合

多数在拔牙时出现急性出血或在急性出血前有反复牙周渗血的先兆。颌骨动静脉畸形手术治疗的风险较高，术中出血多，需要备足血量。目前介入栓塞治疗在颌骨动静脉畸形的治疗中逐渐占据主导地位，因介入栓塞治疗可以在控制急性出血和预防可能引起大出血的基础上保留颌骨和牙列的完整。

五、血管瘤

血管瘤是婴幼儿最常见的良性肿瘤，系真性血管肿瘤，由中胚叶的正常血管组织过度增殖所致。血管瘤好发于头、面、颈部，其次为四肢和躯干。根据病变发展的过程可分为增生期、消退期和消退完成期，这一典型特点是其区分于脉管畸形的重要依据。大多数血管瘤能自行消退，但增生与消退的速度不同。目前不主张将手术治疗作为血管瘤治疗的首选方法，应针对其生长不同阶段采取不同的治疗方法：

(1) 出生后发现的皮肤红色小范围点片状病变，宜采取激光、手术或药物注射治疗以阻断其进入快速增长期。

(2) 增殖期可采取循序渐进的治疗方案，即药物治疗或 ^{90}Sr 敷贴——激光治疗——注射治疗。

(3) 消退期血管瘤一般采取随访观察的方案，待其自行消退。

(4) 消退完成期血管瘤遗留的病变，可行手术修整。

非消退期血管瘤唯有在以下情况时适合手术治疗：

(1) 广泛血管瘤累及重要组织，并有生命危险。

(2) 血管瘤伴血小板减少综合征。

(3) 血管瘤活动性出血。

(4) 5 年随访无消退迹象者。

第十一节　面颈部神经纤维瘤切除术

一、适应证

经确诊为神经纤维瘤者应尽早手术切除，以避免其发展为不易整复的巨大畸形或发生恶变。

二、禁忌证

排除全身情况异常而无法耐受手术者。

三、术前准备

1. 根据肿瘤的部位、大小及辅助检查，确定手术方案及整复方法，制订最适当的手术方案。

2. 准备充足的血量。

四、手术要点、难点及对策

1. 切口设计　根据肿瘤的位置、范围确定手术切口，常选用梭形切口，若肿瘤外形不规则，可设计成多个梭形切口，以切除受累、多余、变形的组织为原则，但不要切除过多，以免造成修复困难，如图 3-11-1、图 3-11-2。

2. 显露切除肿瘤　对局限、体积小的肿瘤应一次完全切除，对体积巨大的肿瘤，在兼顾外形的情况下，可考虑分次切除。切开皮肤、皮下及颈阔肌，向上方及下方翻起皮瓣，显露肿瘤的浅面和边缘，因肿瘤区有多个瘤组织形成的血窦，手术出血点多且凶猛，应以锐性分离为主，边切除边止血，肿瘤组织脆性大，难以钳夹，采取缝扎止血，一般肿瘤切除干净后出血基本停止。肿瘤区的神经已遭破坏，可无须顾忌，对面神经未遭破坏患者，需保护面神经；多余的皮肤可连同肿瘤一并切除；肿瘤深面的重要神经血管要予以保护。

3. 创口处理　为减少出血，可边切除边压迫边缝合，有效控制出血，术区放置引流管，并加压包扎，如图 3-11-3。

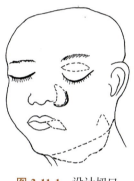
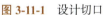
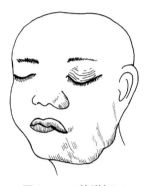
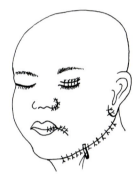

图 3-11-1　设计切口　　　图 3-11-2　梭形切口　　　图 3-11-3　引流和加压包扎

五、术后监测与处理

1. 术后常规应用抗生素、止血剂，根据情况可适量应用镇痛剂。
2. 监测血压，查血常规，及时补充血容量，并维持水、电解质平衡。
3. 术后 48~72h 拔除引流管。
4. 术后 7~10d 拆除缝线。
5. 对分次手术患者，二次手术应在半年后择期实施。

六、术后常见并发症的预防和处理

1. 重要组织器官损伤　熟悉解剖结构，术中保持术野清楚，避免盲目操作。对已造成的损伤，应及时正确处理。
2. 术后大出血　常由术中止血不彻底导致，应及时打开伤口，寻找出血点，彻底止血。

七、临床效果评价

神经纤维瘤病目前尚无满意的疗法，手术切除是目前有确切疗效的治疗手段，应根据肿瘤的大小、部位等个性化设计。出血是本手术中必须面对的一个问题，颈外动脉结扎，辅助微波热凝及超选择性动脉栓塞等可减少出血量。切除后的创面可拉拢缝合或局部皮瓣转移，对伴有软组织、硬组织缺损的患者可选择吻合血管的游离肌（骨）皮瓣移植修复。术前在适当部位行皮肤扩张也是较好的修复方式。

第十二节　面颈部神经鞘瘤切除术

一、适应证

经确诊为神经鞘瘤患者，应择期手术治疗。

二、禁忌证

1. 排除全身禁忌。
2. 若肿瘤接近颅底或与颈部大血管关系密切，手术应慎重，避免发生意外。

三、术前准备

1. 行 MRI、增强 CT 或 DSA 检查，了解肿瘤的范围、深度及与颈部大血管的关系。
2. 准备足够的血量。
3. 肿瘤来源的神经鞘瘤，术中有损伤和牺牲的可能，应拟订正确的处理方案。

四、手术要点、难点及对策

1. 切口设计　根据肿瘤的大小、位置设计，切口应保证术野清楚，避免重要结构损伤。常采用颌下弧形切口，有时为显露颈动脉可沿胸锁乳突肌增加纵行切口，成为"T"形切口（图3-12-1）。舌部神经鞘瘤宜采用纵形切口。

2. 显露肿瘤　切开皮肤、皮下组织及颈阔肌，向上、下方翻起皮瓣，切开颈深筋膜浅层，显露肿瘤（图3-12-2）。为防止损伤重要结构，应以钝性分离为主，并紧贴肿瘤分离。颌下区及颈上部区域的肿瘤常突入颅底，不可盲目进行剥离，必要时应将下颌骨升支截断并向两侧牵开，在直视下剥离肿瘤，待肿瘤切除后，再行颌骨复位固定。

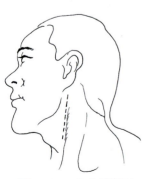

图 3-12-1　"T"形切口

3. 术中神经的处理　来源于脊神经的肿瘤可不保留神经完整切除；来源于脑神经及交感神经者，应仔细剥离。手术时应沿着肿瘤上的神经干纵轴方向切开其外膜，小心、仔细剥开神经纤维束再切除肿瘤。神经穿过肿瘤的患者，应将肿瘤剖开，分离出神经干后再切除肿瘤，应尽量避免对重要神经的损伤和刺激，尤其是迷走神经，其可因刺激产生兴奋导致心脏骤停。

4. 创口处理　冲洗伤口，彻底止血，放置引流管，分层缝合，如图 3-12-3。

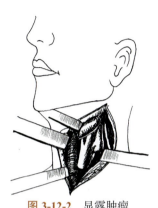
图 3-12-2　显露肿瘤

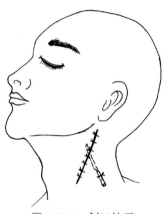
图 3-12-3　创口处理

五、术后监测及处理

1. 常规应用抗生素及止血剂。
2. 术后 48~72h 拔除引流管。
3. 术后 7~10d 拆线。

六、术后常见并发症及处理

1. 出血　因术区止血不彻底或颈部血管损伤导致，少量出血可局部加压包扎密切观察，大量出血需及时打开伤口止血。
2. 迷走神经损伤　术后发生声音嘶哑及呛咳。
3. 交感神经损伤　术后出现 Horner 综合征。
4. 舌下神经损伤　术后舌体活动受限，半侧舌肌萎缩。
5. 对神经损伤患者，术后应予以神经营养药对症治疗。

七、临床效果评价

神经鞘瘤是一种来源于神经鞘膜施万细胞的良性肿瘤，头颈部神经鞘瘤多来源于颈交感神经及颈神经丛，多数呈良性。切除肿瘤应尽量保留神经干，完整切除肿瘤，应仔细分离包绕肿瘤的神经纤维束，不要盲目切除，为防止复发应将肿瘤包膜一并切除。头颈部神经鞘瘤的手术治疗效果一般良好，但也有极低的恶变率，对于恶变患者，应采用扩大手术切除，术后辅助放疗，但预后较差。

第十三节　颈动脉体瘤切除术

颈动脉体瘤是来源于颈动脉体的化学感受器肿瘤。颈动脉体位于颈总动脉分叉部的外膜内，是人体最大的副神经节，又是人体化学感受器官，所以颈动脉体瘤既是副神经节瘤，又属化学感受器瘤 (chemodectoma)。临床上不多见，多发生于青年人，生长也比较缓慢。肿瘤常表现为上颈部、下颌角下、胸锁乳突肌前缘中等硬度的无痛性包块，与颈动脉关系极为密切，故肿瘤可左右移动而不能上下移动，局部可触及搏动和闻及杂音。对于上述部位和性质的包块，应考虑有颈动脉体瘤的可能，B 超检查、颈动脉造影检查、DSA 及 MRI 检查可帮助确诊。肿瘤侵及周围重要神经可出现相应症状和体征，如交感神经受损可出现 Horner 综合征，迷走神经受损可引起声带麻痹、声音嘶哑，舌下神经受损而致舌肌半侧萎缩。颈动脉体瘤晚期出现上述并发症，并有恶变可能，故宜及早手术切除。

一、适应证

1. 颈动脉体瘤对放射线不敏感，手术切除是最佳的治疗方法。只有在患者不能耐受手术或肿瘤侵入周围组织已无法切除时才采用放射治疗。由于肿瘤生长部位的关系，手术死亡率约 12%，术后约 30% 发生脑部并发症。

2. 对已确诊为此肿瘤的病例，应从患者的全身情况（特别是心血管情况）、局部情况、临床表现、有无重要神经受累及并发症发生、肿瘤生长速率及其预后等综合考虑，并在认真准备、周密计划的前提下及早择期手术。

二、禁忌证

1. 全身和心血管系统情况不允许的患者。

2. 手术有结扎切断颈动脉的可能，故未做颈动脉压迫训练及未做重建入颅供血通道准备的患者。

3. 未经检查证实颅内血管侧支循环确已建立，术中又不能重新建立血液入颅通道的患者。

三、术前准备

1. 明确诊断：根据临床特点及 B 超、颈动脉造影、DSA 及 MRI 等项检查以明确诊断，一般不主张行局部穿刺和手术探查。

2. 明确肿瘤范围、部位及肿瘤与颈动脉、特别是与颈内动脉的关系。

3. 认真、正确、按要求进行颈动脉压迫 (Matas 试验) 训练，达到压迫 40min 以上而患者不发生晕厥、对侧肢体无力、瘫痪或感觉障碍等脑缺血的表现。

4. 明确颅内脑血管侧支循环的建立情况，常用的方法有脑电图、脑血流图检查、循环时测定和健侧颈动脉造影等。

5. 准备一侧腹股沟及大腿内侧皮肤，以备采取大隐静脉，亦可同时准备人造血管备用。

6. 常规应做的各种药物过敏试验。

7. 准备足够的血量。

四、手术要点、难点及对策

1. 切口设计　多采用沿胸锁乳突肌前缘斜切口 (图 3-13-1)，从乳突尖部至胸骨切迹切开皮肤及颈阔肌。显露胸锁乳突肌，并将其拉向后侧即可看见肿瘤，仔细检查肿瘤大小，与周围组织的关系。肿瘤位置偏高，突向颌骨内侧、咽侧和接近颅底患者应加做颌下弧形切口即 "T" 形切口，有时甚至需切断下颌骨，才能有良好的显露。

2. 显露肿瘤　按切口切开皮肤、皮下组织、颈阔肌及颈深筋膜浅层。沿胸锁乳突肌前缘做钝性分离并将该肌向后外侧牵引拉开 (也可分离后切断，待肿瘤切除后再缝接)，显露以颈动脉分支部为中心的肿瘤 (图 3-13-2、图 3-13-3)。明确肿瘤范

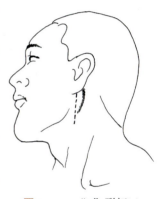

图 3-13-1　"T" 形切口

围后，将肿瘤以外的上下侧部位钝性分离，游离颈总动脉、颈内动脉和颈外动脉，肿瘤与颈动脉之间有一分离平面，所以较小的肿瘤或围绕颈动脉不紧密的肿瘤，可以采用单纯瘤体剥离术将肿瘤切除。

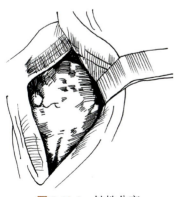

图 3-13-2　钝性分离

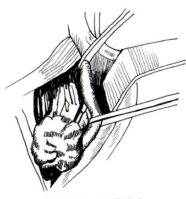

图 3-13-3　显露肿瘤

3. 切除肿瘤及处理颈部大血管　先将靠近肿瘤的颈总、颈内及颈外动脉游离一段并分别绕以橡皮带，以备必要时阻断血流。由肿瘤下极开始向上分离，肿瘤与颈动脉之间可见一白色分界线，可作为分离的导向标志。分离之前颈动脉周围应以 1% 利多卡因做浸润麻醉，

113

以免发生颈动脉窦及迷走神经反射性血压及心搏骤停。分离时应注意保护舌下神经、迷走神经、颈外动脉、颈内动脉，必要时可切断结扎，万一穿通动脉壁，可立即收紧颈动脉两端的橡皮带，暂时阻断血流，缝合血管裂口。结扎切除一段颈外动脉是没有问题的，而结扎切除颈总动脉和颈内动脉则必须重建入颅的血管通道。其方法有以下几种：

(1) 结扎颈总动脉，颈内、颈外动脉相互吻合。

(2) 切除颈内动脉一段，残端与颈总动脉吻合。

(3) 自体动脉移植：取自体颈外动脉一段，分别吻接移植于切除颈动脉分支部后的颈总动脉和颈内动脉残端上。

(4) 自体静脉移植：取自体大隐静脉一段进行移植，重建入颅通道 (图 3-13-4)。大隐静脉管壁较动脉软、薄，在不能承受动脉压力的情况下，可能出现膨胀、破裂。为防止此种危险情况的发生，可在移植的静脉 (包括两端吻合口区) 外周，包裹一层自体大腿阔筋膜或带蒂的肌肉组织。

(5) 人工血管架桥：采用特制的血管代用品施行人工血管吻接、移植、架桥，代替自体动静脉，但要求人工血管管径与颈动脉管径大致相当。

(6) 以颈外动脉为材料修补颈动脉窦区：位于颈动脉分支部的窦区是肿瘤的中心，也是肿瘤侵犯所致的薄弱且最易破裂、穿孔的区域，手术剥离常十分困难。对不能直接缝合修补的较大破口，可暂时阻断血液，取一片结扎后的颈外动脉，带蒂转移过来，铺开作为修补材料，进行修补。以上各种方法，均需在暂时阻断血流的情况下进行，为避免颅内缺血时间过长而发生意外情况，应使用硅胶管 (或塑料管) 针头分别插入需吻合移植动脉上下端，以保持必要的血液循环 (血管间搭桥)。

(7) 结扎颈总及颈内、外动脉：此法对切除肿瘤来说比较彻底，即在肿瘤范围之外分别结扎切断颈总动脉、颈内动脉和颈外动脉。但必须是在术前已作过科学、客观的检查，证实经过颈动脉压迫训练，颅内侧支循环已经建立的条件下方可结扎切除。否则将会出现偏瘫、失语甚至死亡等严重合并症。

4. 创口处理　冲洗伤口，彻底止血，分层缝合伤口，置负压引流或半管引流，无菌敷料包扎，如图 3-13-5。

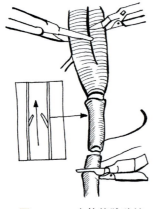
图 3-13-4　自体静脉移植

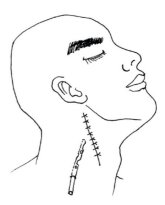
图 3-13-5　创口处理

五、术后监测与处理

1. 没有进行内转流术及血管移植术，术中也没有中断颈内动脉血流的患者，按一般颈部手术后患者处理。但对双侧颈动脉体瘤的患者，先后切除两侧肿瘤时，术后可能出现暂时性高血压，须服降压药物。

2. 术中进行过血管移植的患者，术后一定取平卧位，勿用垫枕，以免移植血管扭曲。可予以每日静脉滴注右旋糖酐 40(低分子右旋糖酐)500 ~ 1000ml，共 5d，可同时应用抗凝剂预防血栓形成。

3. 曾中断颈动脉血流或进行内转流术的患者可考虑应用肝素 1 周，以防血栓形成。

4. 使用广谱抗生素，防止感染。

5. 注意有无舌下、迷走等神经损伤。

6. 颈部制动 3d。

7. 术后 48~72h 拔除引流管。

8. 术后 7~10d 拆除缝线。

六、术后常见并发症及处理

1. 最常见而严重的并发症是由于手术中断颈内动脉血流时间过长，引起不可逆性脑细胞损害，致患者持续昏迷。

2. 术后 1 周内，可发生脑动脉继发性血栓或栓塞，出现偏瘫、昏迷。可使用溶血栓药物或手术取出血栓；如为血管吻合口血栓形成，应立即手术取出血栓。

3. 由于感染，血管吻合口破裂，术后大出血，常危及生命，应紧急处理。

4. 两侧颈动脉体瘤切除术后发生高血压。

5. 舌下、迷走神经损伤。

七、临床效果评价

研究显示，单纯颈动脉结扎的死亡率为 0~33%，神经系统并发症发生率为 0~50%，因此大隐静脉移植或人工血管颈总、颈内动脉重建可有效避免永久性偏瘫或其他神经系统并发症的发生。对于不能耐受手术或不愿接受手术的患者，可采用放射治疗，有研究显示放射治疗可有效控制肿瘤的生长，局部控制率可达 96%。

第十四节　牙龈瘤切除术

牙龈瘤并非真正的肿瘤，而是起源于牙龈、牙周膜或牙槽骨骨膜的炎性和反应性增生物,具有类似肿瘤的性质。局部炎症、机械性慢性刺激及内分泌的影响与其发病有直接关系。临床上根据其组织结构的特征分为四型:纤维性龈瘤以纤维组织为主;肉芽性龈瘤以炎症性的肉芽组织为主;而巨细胞性龈瘤则以大量的多核巨细胞、丰富的血管和有含铁血黄素沉着为特点(有学者将其列入周围性巨细胞修复性肉芽肿中);妊娠性龈瘤则发生在妇女妊娠期,生长迅速,瘤组织内血管颇多,分娩后可缩小消失或停止生长。

一、适应证

龈瘤无论属何种类型均应尽早手术切除,为避免再生或复发,手术宜彻底,并去除其局部刺激因素,消除炎症。妊娠性龈瘤在孕期宜对症处理,如消炎、止血等,待分娩后视需要再行手术。

二、禁忌证

1. 妊娠性龈瘤宜在分娩后手术。
2. 排除全身禁忌。

三、术前准备

1. 术前常规洁牙。
2. 检查血常规及凝血功能。

四、手术要点、难点及对策

1. 切口设计　距龈瘤边缘外或蒂部外围 3mm 处的正常组织做环形或矩形切口,如图 3-14-1。
2. 切除肿瘤　以手术刀或电刀沿切口切开黏膜并直达骨面,剥离黏骨膜,完整切除龈瘤。为避免复发,除妊娠性龈瘤外,手术应同时拔除龈瘤蒂部波及的牙齿,去除龈瘤基部、骨膜、牙槽骨,如图 3-14-2。

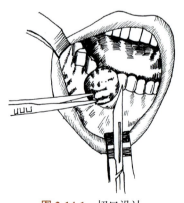

图 3-14-1　切口设计

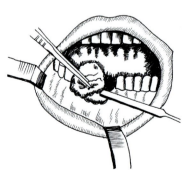

图 3-14-2　切除肿瘤

3.创口处理　以咬骨钳咬去过高的骨突，并以骨挫修平整 (图 3-14-3)。较小的伤口以缝合或转移、滑行黏膜瓣的方法严密关闭 (图 3-14-4)。对伤口较大或骨组织缺损较多而不能严密缝合的伤口则以碘仿纱条填塞并覆盖。经肉芽组织生长，黏膜上皮移行后自愈。

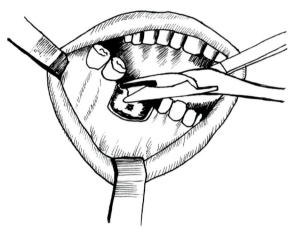

图 3-14-3　咬骨钳咬去过高的骨突

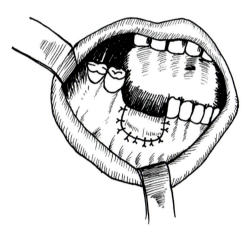

图 3-14-4　关闭伤口

五、术后监测及处理

1. 术后常规给予抗生素、漱口水和止痛剂。
2. 术后 1 周内进流食或半流食。
3. 术后第 7 ~ 10d 更换碘仿纱条，肉芽组织生长后停止，伤口自愈。

六、常见并发症及处理

1. 邻牙损伤、口腔黏膜灼伤　术中应注意保护邻牙，使用电刀时应注意深度，并防止口角受损。
2. 术后伤口感染　予以抗生素治疗，并及时换药。
3. 术后复发　术中应扩大切除，防止复发。

七、临床效果评价

传统的牙龈瘤治疗方法中需拔除波及的牙，并将病变波及的牙周膜、骨膜及邻近的骨组织去除，这种治疗可以保证彻底切除牙龈瘤，减少复发，但拔除受累牙对多数患者而言难以接受。保留受累牙扩大切除牙龈瘤的术后复发率目前尚无确切数据。目前临床上的普遍做法是在首次治疗时，尽量保留能够保留的牙，如果是复发病变，则需拔除病变累及的牙齿、牙槽骨及骨膜。

近年来，因血管性牙龈瘤在组织病理学表现上与血管瘤具有一定的相似性，有学者应用平阳霉素注射治疗血管性牙龈瘤，取得了不错的效果。

第十五节　腭部良性肿瘤切除术

发生于腭部的良性肿瘤有混合瘤、纤维瘤、神经纤维瘤等，其中以腭部混合瘤最为常见。腭部混合瘤是来源于腭腺的上皮性肿瘤，临床上表现为无痛性的圆形或卵圆形包块突起，质硬而表面光滑，有厚度不均的包膜存在，与黏膜多无粘连；因腭部组织坚韧，肿瘤常无活动性；混合瘤多生长于一侧硬腭的后份，但可涉及软腭甚至超越中线；有些瘤体很大，占据整个腭部。纤维瘤起源于颌面部皮下、口腔黏膜下或骨膜下的纤维结缔组织；临床上发生于口腔内的纤维瘤呈圆球形或结节状，边界清楚而与周围组织无粘连，腭部是其好发部位之一。神经纤维瘤可起源于神经膜和神经鞘细胞，可发生于神经干和神经分支的任何部位，口腔颌面部是好发部位，腭部发生率极小，但可发生，表现为黏膜下结节样肿物。

一、适应证

发生于腭部各部位的良性肿瘤或不明性质的包块均适于本手术方式。

二、禁忌证

1. 腭部恶性肿瘤应行扩大根治切除术，不适合该术式。
2. 全身情况不佳不能耐受手术者。

三、术前准备

1. 全身情况检查，排除全身禁忌。
2. 行 X 线片检查或 CT 检查，明确是否有骨质破坏及破坏程度、范围。
3. 怀疑恶性者应术中行快速冰冻活检，若为恶性应改为肿瘤扩大根治切除。

四、手术要点、难点及对策

1. 切口设计　对于肿瘤表面黏膜可保留者于肿瘤中央做直切口，长度略超出肿瘤范围(图3-15-1)。肿瘤与黏膜有粘连或黏膜上有溃疡者，则以粘连部位或溃疡为中心取梭形切口，以便同时切除有病变的黏膜组织。对肿瘤表面黏膜不能保留、切除后又不易关闭伤口的患者，在肿瘤连同黏膜切除后，增加附加弧形切口，翻瓣转移后缝合。

2.剥离、切除肿瘤 切开黏膜后,剥离应自肿瘤以外部分开始,做锐性或钝性剥离、完整切除肿瘤。也可在肿瘤之外,由黏膜直达骨面全层切开,以骨膜剥离器在骨膜下贴骨面整块翻起后切除肿瘤。对有骨质破坏者,为减少复发,不能保留骨膜并应去除部分骨质,如图 3-15-2。

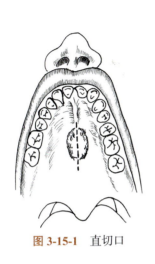

图 3-15-1 直切口   图 3-15-2 剥离、切除肿瘤

3.缝合 肿瘤切除后行对位缝合。有张力者可先游离周围黏骨膜后再行缝合(图 3-15-3)。黏膜缺损不能严密缝合者,则用碘仿纱条填塞,并以钢丝穿过两侧牙间隙,以固定大面积的纱条。范围较小的纱条,可直接缝合于伤口周围的黏膜上。

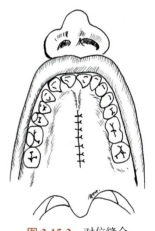

图 3-15-3 对位缝合

五、术后监测与处理

1.常规给予抗生素对症治疗,必要时给予止痛剂。

2.术后 5 ~ 7d 流食或半流食。

3.术后 7 ~ 10d 拆线。

4.拆线后骨面生长肉芽组织,可予以换药。

5.若术后病检结果肿瘤性质为恶性,需行扩大根治切除术。

六、常见并发症及处理

1.术后出血 术中损伤腭大神经血管束而处理不当时,可导致术后出血,需牢固结扎腭大神经血管束。

2.软腭组织缺损或穿孔 因术中切除组织过多和缝合不良引起。对缺损而影响腭咽功能者,可于后期进行手术矫正、修复;软腭遗留穿孔者可进行手术修复。避免发生此种并发症的关键是预防,要求精心设计手术,认真、牢靠缝合。

119

七、临床效果评价

腭部良性肿瘤切除时,若腭部黏膜受累,应连同黏膜、瘤体彻底切除,不应强行保留黏膜,而增加术后复发的风险。即使伤口直接关闭困难,亦可用碘仿纱条填塞,待肉芽组织覆盖骨面。

第十六节　舌体部良性肿瘤切除术

舌部良性肿瘤常见的有神经鞘膜瘤、海绵状血管瘤、淋巴管瘤、神经纤维瘤、纤维瘤、乳头状瘤、黏液表皮样瘤等,此外,还有肌瘤和囊肿等。这些肿瘤虽系良性,但部分可恶性变,部分可致畸形并影响发音、吞咽等功能,治疗方法仍以手术切除为宜。

一、适应证

舌部已行活检确诊的良性肿瘤和性质不明的舌部包块均应手术切除。对疑有恶性可能的可考虑进行病理组织活检,待病理明确诊断后,再根据其良恶性质,按治疗原则处理。

二、禁忌证

排除全身禁忌证后,无特殊禁忌。

三、术前准备

1. 常规术前洁牙。
2. 排除全身疾病。
3. 查血常规、出凝血时间。

四、手术要点、难点及对策

1. 切口设计　根据肿瘤部位确定。舌黏膜表浅的肿瘤(乳头状瘤、刺激性纤维瘤等),以及生长在肌肉中有包膜的良性肿瘤(神经鞘膜瘤、神经纤维瘤和肌瘤等),可设计与舌体长轴一致的直切口或梭形切口。对于生长在舌体部、无包膜、界限不清的深部肿瘤,则应根据其侵及范围,设计不同的切口,如梭形、"V"形等,但大都需要进行全层切除的舌体部分切除术,如图 3-16-1。

2. 肿瘤切除　在舌体部缝穿一粗丝线,将舌牵出口外,按设计的切口切开,连同深层肌肉组织一并切除肿瘤；或沿肿瘤包膜分离，完整切除肿瘤；或连同舌全层组织作舌部分切除。对全层切除舌体组织者应注意缝扎切断舌动脉。

3. 创口处理 结扎或缝扎出血点，注意舌动脉及其舌部分支的处理。分层缝合舌体，肌层缝合不必过多，黏膜层缝合不能过浅而应达到一定深度 (图 3-16-2)。为防止伤口裂开，应加用褥式缝合。舌部组织较脆嫩，缝合时宜用大针粗线，且进针点应离创缘距离较常规稍远。

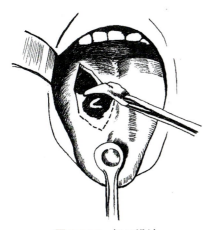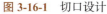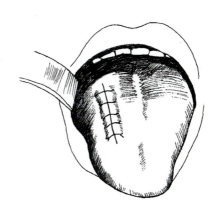

图 3-16-1　切口设计　　　　　　　图 3-16-2　创口处理

五、术后监测及处理

1. 常规应用抗生素及止血剂。
2. 注意保持呼吸道畅通，防止因舌体肿胀或舌后坠引起的呼吸道梗阻。
3. 术后流质饮食，保持口腔卫生，防止伤口处食物沉积。
4. 术后 10~14d 拆线。

六、术后常见并发症及处理

1. 伤口出血 术中应彻底止血；渗血较多者需缝扎止血；出血较多者，应重新打开伤口止血并正确缝合。
2. 伤口裂开 缝合进针点与切口距离过近，术后舌组织水肿，致使缝线切割组织，缝线松脱，应重新缝合。小范围的裂开可换药，促其二期愈合。
3. 呼吸道梗阻 切除组织范围大而广，止血又不彻底，术后可发生舌体肿胀、水肿，以致影响呼吸，除术后应用地塞米松等激素类药物外，应严密观察，必要时采取气管切开等紧急措施。

七、临床效果评价

舌体部良性肿瘤切除时切口设计非常重要，术后应尽可能地保证舌体功能的完整性，包括吞咽、语音等，切口应尽量与舌体长轴一致，缝合时尽量保留舌体的长度，保持舌尖的位置，以此更完整地维持舌体功能。

第十七节　舌根部良性肿瘤切除术

舌根位于口腔后内侧，视野不清，操作不便。舌根部肿瘤还常涉及咽喉，手术后水肿和血肿均会引起呼吸道梗阻，甚至窒息死亡。因此，舌根部良性肿瘤切除手术成功的关键是手术进路和手术安全问题。目前，常用的有口内进路、正中进路、旁侧进路和咽前进路四种。需根据肿瘤的具体部位、大小及肿瘤的性质正确选择。

一、适应证

1. 口内进路法适用于位置靠前、表浅、体积较小且涉及咽侧不多的舌根肿瘤。
2. 正中进路法适用于体积较大的舌根肿瘤，但该手术方法对正常组织的创伤较大。
3. 旁侧进路法适用于位置偏向一侧但不超过舌横径 2/3 的舌根肿瘤，但需切除后直接缝合。
4. 咽前进路法适用于位置偏后下，体积较大但未累及咽侧组织的舌根肿瘤。

二、禁忌证

1. 舌根部异位甲状腺患者不能切除。
2. 全身疾病不能耐受手术者。

三、术前准备

1. 行发射单光子计算机断层扫描 (ECT) 检查，排除异位甲状腺。
2. 行 CT 或 MRI 检查，明确肿瘤的范围。
3. 肿瘤较大者需考虑缺损修复的设计方案。
4. 根据全身及局部情况，必要时需术前备血。

四、手术要点、难点及对策

1. 口内进路法

(1) 显露肿瘤：口内进路无需做口外切口，用大圆针 7 号线贯穿缝合舌体，将舌体尽量向前牵引出口腔，并调整灯光方向，力求视野清晰。

(2) 肿瘤切除：沿肿瘤外 5mm 做切口，按设计的切口切开，连同深层肌肉组织一并切除肿瘤；或沿肿瘤包膜分离，完整切除肿瘤。可采用边切除肿瘤边缝合的方法，既可止血又便于显露肿瘤，累及颌舌沟的肿瘤，切除时需注意保护舌神经。

(3) 创口处理：结扎或缝扎出血点，彻底止血，结扎切断舌动脉及其分支，分层缝合舌根部伤口。

2. 正中进路法

(1) 切口设计：由下唇正中经颏部做垂直切口，达颏下并继续延长至舌骨上，如图 3-17-1。

(2) 显露肿瘤：沿设计的切口逐层切开至下颌骨骨面，结扎出血点，牢靠结扎唇动脉。可拔除下颌一侧或双侧中切牙，

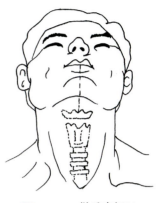

图 3-17-1　做垂直切口

沿下颌正中以往复锯或线锯截骨，并向两侧牵引，再沿中线切开口底和舌体，继而抵达舌根部，向两侧牵拉舌体，即可充分显露肿瘤。对位于舌根部一侧的肿瘤，可在切开下唇颏部后，锯开下颌骨，沿舌和下颌骨舌侧进路抵达舌根部，但需先解剖出舌神经予以保护，而患侧舌动脉可以结扎。

(3) 切除肿瘤：于肿瘤外 5mm 做切口，连同深层肌肉组织一并切除肿瘤；或沿肿瘤包膜分离，完整切除肿瘤；或连同舌全层组织做舌部分切除，如图 3-17-2。

(4) 创口处理：彻底止血，分层缝合伤口，颏下放置负压引流管，以无菌辅料包扎伤口，见图 3-17-3。

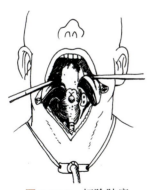

图 3-17-2　切除肿瘤

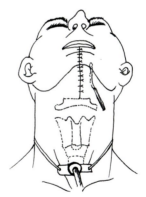

图 3-17-3　创口处理

3. 旁侧进路法

(1) 切口设计：做下唇、颏部正中切口并与患侧常规颌下切口相连接。

(2) 显露肿瘤：按设计切口逐层切开剖入，切断结扎颌外动脉和面前静脉，注意保护面神经下颌缘支。翻开唇颊瓣，显露下颌角，于下颌角处以往复锯或线锯锯开下颌骨，向前和向后上分别牵引锯开的下颌骨体部和升支，即可显露舌根部和肿瘤。

(3) 切除肿瘤：于肿瘤外 5mm 处做切口，完整切除肿瘤。

(4) 创口处理：分层缝合舌根部伤口。将下颌骨体部和升支复位，对齐咬合关系，以钛

板钛钉内固定或以不锈钢丝结扎固定。

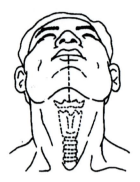

图 3-17-4　做弧形切口

(5) 缝合口外伤口：逐层缝合伤口，放置负压引流管，以无菌辅料包扎伤口。

4.咽前进路法

(1) 切口设计：于舌骨上做弧形切口，长度约 12cm，平行于两侧下颌骨下缘，其两端达下颌角，如图 3-17-4。

(2) 显露肿瘤：按设计切口依次切开皮肤、皮下组织、颈阔肌和颈深筋膜浅层，沿此层次上下分离皮瓣，显露舌骨，紧贴舌骨上缘切断二腹肌、茎突舌骨肌下颌舌骨肌及舌骨舌肌等在舌骨上的附丽 (图 3-17-5)，注意保护舌下神经。切断舌骨舌肌至舌骨大角，显露舌动脉予以保护或结扎切断，但不可做双侧舌动脉结扎。以手指在口腔内会厌处做引导，仔细横行切开会厌和舌根间的咽部黏膜，即可显露舌根及肿瘤。咽部黏膜切开时根据需要确定切开的长度，必要时甚至可延长至咽侧壁，但必须注意掌握深度，防止损伤深部重要神经血管。

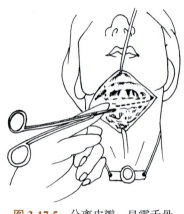

图 3-17-5　分离皮瓣，显露舌骨

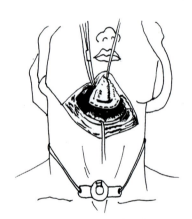

图 3-17-6　切除肿瘤

(3) 切除肿瘤：肿瘤偏后、接近会厌部时，牵引舌根并使其向外翻转，即可在明视下切除肿瘤 (图 3-17-6)。肿瘤居前、接近舌盲孔部时，可经口腔将舌向外牵引，因舌根周围组织已大部断离，故可牵引出很多且较容易，肿瘤显露亦充分，可以完整切除。

(4) 创口处理：冲洗伤口，彻底止血，消灭无效腔，先缝合舌根部创口、咽旁切口，继而缝合舌缘、会厌部黏膜切口，严密关闭口咽腔和颈前切口深部间的手术通道。再次冲洗伤口，缝合固定舌根部肌肉于舌骨残留肌肉上 (图 3-17-7)，最后分层关闭颈前舌骨上切口，并放置负压引流管，如图 3-17-8。

(5) 根据需要行术后气管切开术。

(6) 无菌敷料包扎伤口。

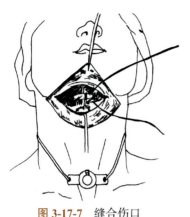

图 3-17-7　缝合伤口

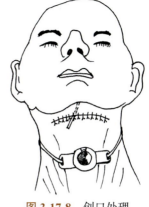

图 3-17-8　创口处理

五、术后监测及处理

1. 术后常规应用抗生素预防感染，并予以激素减轻水肿。

2. 术后 48~72h 拔除引流管。

3. 术后 1 周流质饮食。

4. 保持口腔卫生。

5. 术后 7~10d 拆除皮肤伤口缝线，舌部伤口 10~14d 拆除或任其自行脱落。

六、术后常见并发症及处理

125

1. 伤口出血　术中应彻底止血，渗血较多者需缝扎止血；出血较多者，应重新打开伤口止血并正确缝合。

2. 伤口裂开　术后舌组织水肿，致使缝线切割组织，缝线松脱，应重新缝合。小范围的裂开可换药，促其二期愈合。

3. 呼吸道梗阻　切除组织范围大而广的患者，若止血也不彻底，术后可发生舌体肿胀、水肿，以致影响呼吸，除术后应用地塞米松等激素类药物外，应严密观察，必要时采取气管切开等紧急措施。

4. 咽瘘　因切除组织过多，无效腔过大、感染等原因造成。手术缺损较大，难以直接拉拢缝合者应行组织瓣转移修复。一旦形成咽瘘，可先置胃管，并予以碘仿纱条覆盖伤口处，促进肉芽组织生长，瘘管可自行关闭，经久不愈的瘘管应行二期修复。

七、临床效果评价

舌根部肿瘤切除术的 4 种手术进路各有特点和优势，在选择何种手术进路时应结合患者肿瘤的部位、大小、性质等正确选择。切除肿瘤后的组织缺损也会影响舌的生理功能，目前显微外科及肌皮瓣的发展与广泛应用，给舌根部肿瘤切除后组织修复带来了较为理想的选择。一般切除后不超过 2cm 的缺损可直接拉拢缝合，缺损小于 5cm 未累及舌动脉及舌下神经可采用舌瓣后置修复，若缺损面积过大则可采用带蒂或游离皮瓣修复。

第十八节　下颌骨肿瘤手术

下颌骨切除术是治疗发生于下颌骨或其邻近软组织良恶性病变的常用外科方法。临床上根据病变性质、范围及患者局部和全身状况，采用不同类型的切除方法予以处理。原发于下颌骨良性肿瘤原则上行肿瘤及肿瘤周边骨质切除，肿瘤周边骨质一般界定为肿瘤外周 0.5cm 以上的正常骨质；对于下颌骨下缘未受病变累及且正常骨质高度达到 1cm 的患者，原则上采用保存下颌骨连续性的下颌骨矩形切除处理。下颌骨及周围软组织的早期恶性肿瘤未侵及或轻度侵及牙槽骨质者，可在肿瘤边缘外至少 1cm 以上行下颌骨矩形切除，若拟切除范围超过下牙槽神经管平面，则须行下颌骨部分切除及节段性切除；位于下颌骨中心的癌肿或骨源性肉瘤，或巨大造釉细胞瘤或多囊性造釉细胞瘤应做一侧下颌骨切除；临界瘤或良性肿瘤已侵及全下颌骨者或双侧下颌体部恶性肿瘤均已侵及双侧下颌升支者，应行下颌骨全切除术。对于下颌骨部分切除、半侧切除及下颌骨全切的患者，术前应综合病变预后、术后预期功能状况、全身情况决定下颌骨缺损修复重建的方案。

一、下颌骨矩形切除术

（一）适应证

1. 范围局限、较小的良性肿瘤或临界瘤，如下颌骨造釉细胞瘤、黏液瘤等，在 X 线片上可见肿瘤下缘 0.5cm 以外尚有正常骨组织，且拟切除范围未超过下牙槽神经管平面。

2. 下颌骨及周围软组织的早期恶性肿瘤未侵及或轻度侵及牙槽骨质。

（二）禁忌证

1. 下颌骨良性病变或临界瘤已接近下颌骨下缘。

2. 牙龈癌影像学检查已见下颌骨受累。

3. 下颌骨下缘在切除后不足 1cm，可能发生病理性骨折。

（三）术前准备

1. 常规术前全身状况评价，术前行颌面部 CT 或 X 线检查，确定颌骨病变部位，拟定骨切除范围。

2. 术前牙周洁治，并积极处理龋齿及残根残冠。

3.心肺及肝肾功能检查，排除全麻手术禁忌证。

4.若预计手术失血较多，则术前备血。

（四）手术要点、难点及对策

1.切口设计　若病变位于下颌骨体及下颌升支前缘，可做下唇正中切开的颌下切口（图 3-18-1）；若病变位于下颌骨体部中段或前牙区，可行颌下切口联合口内切口。口内切口应位于病变外周 1cm 正常组织内；若病变侵及牙槽骨质或突破下颌骨皮质骨，翻瓣和切骨时应注意病变对应的骨膜和周围软组织的去除范围。

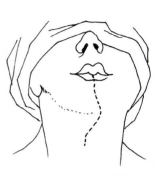

图 3-18-1　切口设计

2.显露及切除病变下颌骨　平行下颌下缘下 1.5cm 处做颌下切口，切开皮肤、皮下组织、颈阔肌及颈深筋膜浅层；在颈阔肌颈深筋膜浅层的深面，向上分离至下颌骨下缘。翻瓣过程应注意保护位于颈阔肌深面的面神经下颌缘支，通常在面动脉和下颌骨下缘相交处的表面可见面神经下颌缘支。在下颌骨下缘与咬肌前缘交界处，分离、显露面动脉和面前静脉，并分别予以结扎离断。

切开下颌骨下缘骨膜，自下而上翻瓣至截骨平面；下唇正中切口进入下颌前庭沟，沿下颌前庭沟或龈颊沟与口内切口相接；在病变外 1cm 正常组织内切开黏膜和黏膜下组织，并于截骨线处切开骨膜；拔除位于截骨线上的牙齿，用骨膜剥离器从舌侧骨膜下插入；并紧贴骨面分离，同时保护舌侧正常的软组织不受损伤。若不保留颏神经，则在颏孔处分离、钳夹、切断并结扎颏血管神经束；若行磨牙后区截骨，则须将紧密附着于下颌角及升支部的咬肌锐性分离，从骨面剥离。至此，病变及截骨区域可充分显露。

使用往复锯按设计截骨线截骨，使骨块脱位，锐性分离软组织附着。需要注意的是两侧下颌骨骨板特别是舌侧骨板要尽可能锯透，否则造成骨块标本难以脱位，强行脱位极易发生病理性骨折。下颌骨下缘应有 1cm 以上的高度，这样可有足够的强度来应对正常生理活动产生的应力；也可使用高速钻按截骨线钻穿骨板，再用骨凿轻撬骨块标本使其脱位。标本取出后检查截骨断面是否为正常骨组织，如有异常须扩大切除范围，如图 3-18-2。

3.术创处理　截骨创面可使用少量骨蜡涂抹控制渗血，若下牙槽神经血管束破损伴有活动性出血，则须结扎或电凝止血。使用骨锉或电动磨头打磨光滑骨创面，口腔黏膜做间断及褥式缝合，关闭口内术创，颌下术创放置负压引流，分层缝合肌层、皮下组织及皮肤，如图 3-18-3。

（五）术后监测与处理

术后 48h 内，按全麻术后常规护理，严密监测体征变化，尤其是保证气道通畅，注意口底舌体肿胀程度。关注颌下术区皮肤的肿胀程度、色泽、弹性，记录引流量和性状，负压引流应有效维持 72~96h。若出现术区急性持续肿胀伴血氧饱和度下降，应及时探查清创，必要时须行紧急气管切开。注意口腔清洁，流质饮食，1 个月内应禁食硬食物。如有必要可术后颌间牵引或头颏帽制动 2~4 周。

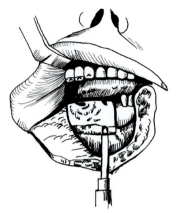 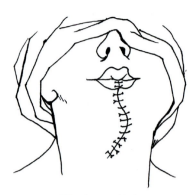

图 3-18-2　显露及切除病变下颌骨　　　　　　图 3-18-3　缝合

（六）术后常见并发症的预防与处理

1. 面神经下颌缘支损伤主要原因包括：

(1) 切口距下颌下缘不足 1.5cm。

(2) 在翻瓣过程中，未在颈深筋膜浅层的深面进行，下颌缘支受到损伤。

(3) 在结扎面动脉和面前静脉时未能正确分辨解剖结构，损伤下颌缘支。手术过程中须仔细分辨并保护面神经下颌缘支，防止误伤。

2. 下颌骨骨折　在下颌骨矩形切除时很易发生下颌骨骨折。在截骨时最好采用高速牙钻或摆动锯，少用骨凿。完全锯开骨板后再行骨块标本脱位，切忌强力脱位。如在术中发生骨折应及时行小型钛板内固定。术后应用颌间牵引或头颈帽制动，给予全流质饮食。

（七）临床效果评价

下颌骨矩形切除术对下颌牙槽及周边组织范围局限的良性或低度恶性的病变具有较满意的治疗效果，此法既可有效地根治病变，又保存了下颌骨的连续性，避免了面部外形损毁。病变区域牙𬌗缺失可通过后期的植骨及义齿重建恢复。

二、下颌骨部分切除术

（一）适应证

1. 位于下颌体、升支部或颏正中部的临界瘤或良性肿瘤，其侵袭范围局限但已接近下颌骨下缘。

2. 牙龈癌已侵袭下颌骨，但范围较局限。

3. 下颌骨放射性骨坏死，病变范围较清晰局限，已接近或累及下颌骨下缘。

（二）禁忌证

1. 年老体弱已出现恶病质，已有远膈脏器转移或心功能不全不能承受全麻手术者。
2. 下颌骨临界瘤或良性肿瘤已侵袭一侧下颌骨者。
3. 范围较大的恶性肿瘤，影像学检查已见一侧下颌骨受累者。
4. 高度恶性肿瘤如骨肉瘤、黑色素瘤、低分化腺癌侵及下颌骨骨质者。

（三）术前准备

1. 常规术前全身状况评价，术前行颌面部 CT 或 X 线检查，确定颌骨病变部位，拟定骨切除范围。
2. 术前牙周洁治，并积极处理龋齿及残根残冠。
3. 心肺及肝肾功能检查，排除全麻手术禁忌证。
4. 若预计手术失血较多，则术前备血。
5. 若同期行骨移植缺损修复，则需要制作 3D 打印下颌骨原型及模型外科设计，以提高手术精度、缩短手术时间。

（四）手术要点、难点及对策

1. 切口设计　术前根据影像学和临床检查确定病变部位和下颌骨切除范围。若病变位于下颌骨体部后份及下颌支前缘，可设计下唇正中切开的颌下切口；病变位于体部中段或前牙区，可行颌下切口联合口内切口，口内切口应位于病变外周 1cm 正常组织内。除良性病变下颌骨皮质骨板完好者可保留骨膜外，翻瓣和切骨时应去除病变对应区域的骨膜和周围软组织，如图 3-18-4。

2. 显露及切除病变下颌骨　平行下颌下缘下 1.5cm 处行颌下切口，切开皮肤、皮下组织、颈阔肌至颈深筋膜浅层；

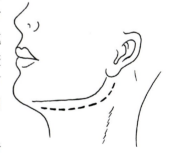

图 3-18-4　切口设计

颈深筋膜浅层的深面向上翻起组织瓣至下颌骨下缘。保护位于颈阔肌深面下颌下缘平面的面神经下颌缘支，在下颌骨下缘与咬肌前缘交界处，分离、显露面动脉和面前静脉，并分别予以结扎离断。

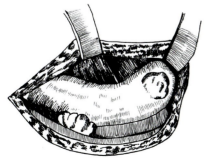

图 3-18-5　显露病变区域

良性病变下颌骨皮质骨板完好的患者，截骨区域可切开下颌骨下缘骨膜，自下而上翻瓣至牙槽平面；临界瘤、恶性病变或病变已突破皮质骨板的患者，均在骨膜浅面向上翻瓣与口内切口相连接。下唇正中切口进入下颌前庭沟，沿下颌前庭沟或龈颊沟与口内切口相接；在病变外 1cm 正常组织内切开黏膜和黏膜下组织，拔除位于截骨线上的牙齿，用骨膜剥离器从舌侧骨膜下插入；并紧贴骨面分离，同时保护舌侧正常的软组织不受损伤。

若不保留颏神经，则在颏孔处分离、切断并结扎颏血管神经束；截骨如果涉及磨牙后区或下颌升支，则须将紧密附着于下颌角及升支部的咬肌锐性分离，从骨面剥离。至此，病变及截骨区域可充分显露，如图 3-18-5。

使用往复锯或线锯按设计截骨线截骨，使骨块脱位，锐性分离软组织附着。同期行骨移植患者，截骨范围应依照模型外科设计进行，供区骨块长度和高度须与下颌骨缺损匹配。标本取出后检查截骨断面是否为正常骨组织，如有异常须扩大切除范围，如图 3-18-6、图 3-18-7。

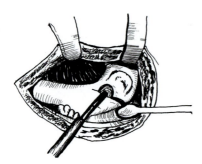 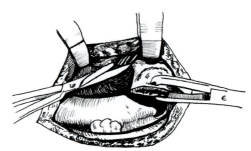

图 3-18-6　扩大切除范围　　　　　图 3-18-7　切除病变组织

3. 术创处理　截骨时下颌骨残端常有下牙槽神经血管束活动性出血，可结扎或电凝止血，截骨创面可使用少量骨蜡涂抹控制渗血，使用骨锉或电动磨头打磨光滑骨创面。植骨患者可行骨移植修复下颌骨缺损。口腔黏膜做间断及褥式缝合，关闭口内术创，颌下术创放置负压引流，分层缝合肌层、皮下组织及皮肤，如图 3-18-8。

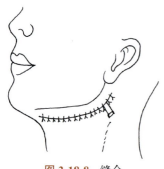

图 3-18-8　缝合

（五）术后监测与处理

术后 48h 内，按全麻术后常规护理，严密监测体征变化，尤其是保证气道通畅，注意口底舌体肿胀程度。关注颌下术区皮肤的肿胀程度、色泽、弹性，记录引流量和性状，负压引流应有效维持 72~96h。若术区出现急性持续肿胀伴血氧饱和度下降，应及时探查清创，必要时须行紧急气管切开。注意口腔清洁，流质饮食。如有必要可术后颌间牵引或口内上下颌牵引钉牵引 2 周，以纠正因下颌骨连续性丧失所致的颌骨偏斜和错𬌗。

（六）术后常见并发症的预防与处理

1. 术后血肿　术创渗血尤其骨残端渗血加之引流不畅是造成血肿的主要原因。血肿如持续发展可累及口底舌体区域，进而压迫气道，造成阻塞性窒息。若出现术区持续肿胀伴血氧饱和度下降，患者呼吸困难，应及时探查清创，必要时须行紧急气管切开。

2. 面神经下颌缘支损伤　主要原因包括：①切口距下颌下缘不足 1.5cm。②在翻瓣过程中，未在颈深筋膜浅层的深面进行，下颌缘支受到损伤。③在结扎面动脉和面前静脉时未能正确分辨解剖结构，损伤下颌缘支。手术过程中须仔细分辨并予以保护面神经下颌缘支，防止误伤。

3. 颌骨偏斜和错𬌗　在下颌骨部分切除后未同期行缺损修复重建下颌骨连续性的患者常出现下颌骨偏斜和错𬌗，可术后颌间牵引或口内上下颌牵引钉牵引 2 周予以纠正；下颌骨体部缺损在无植骨手术禁忌证情况下，结合患者全身状况，可择期进行骨移植手术以恢复下颌骨连续性，重建正常的形态和功能。

（七）临床效果评价

下颌骨部分切除术适用于下颌骨良性或恶性的病变，范围较局限，此方法相对于下颌骨矩形切除术可提高病变根治程度；但使下颌骨的连续性缺失，常同期或延期行骨移植重建下颌骨缺损，并通过植骨及义齿重建恢复形态和功能。

三、一侧下颌骨切除

（一）适应证

1. 位于下颌体、升支部及颏正中部的临界瘤或良性肿瘤，其侵袭范围接近一侧下颌骨，未累及对侧。

2. 下颌骨原发性恶性肿瘤未超过中线，无远隔脏器转移者；软组织恶性肿瘤侵犯一侧下颌骨者。

3. 下颌骨放射性骨坏死累及一侧下颌骨者。

（二）禁忌证

1. 年老体弱已出现恶病质，有远膈脏器转移或脏器功能不全不能承受全麻手术者。

2. 下颌骨临界瘤或良性肿瘤已越过中线累及对侧下颌骨者。

3. 下颌骨恶性肿瘤影像学检查已见越过中线累及对侧下颌骨者。

（三）术前准备

1. 常规全身状况评价，排除全麻手术禁忌证。

2. 术前行颌面部 CT 或 X 线检查，确定颌骨病变部位及截骨范围。

3. 术前牙周洁治。

4. 拟术后采用斜面导板纠正下颌偏斜者，术前须取模制作斜面导板。

5. 若预计手术失血较多，则术前备血。

6. 若同期行骨移植缺损修复，则需要制作 3D 打印下颌骨原型及模型外科设计。

（四）手术要点、难点及对策

1. 切口设计　设计切口从下唇正中经颏中线转至颌下，于下颌下缘下 1.5cm 平行下颌骨下缘，向后至乳突尖端。口内切口应位于病变外周 1cm 正常组织内，如图 3-18-9。

2. 显露及切除病变下颌骨　平行下颌下缘下 1.5cm 处行颌下切口，切开皮肤、皮下组织、颈阔肌至颈深筋膜浅层；颈深筋膜浅层的深面向上翻起组织瓣至下颌骨下缘。保护位于颈阔肌深面下颌下缘平面的面神经下颌缘支，在下颌骨下缘与咬肌前缘交界处，分离、显露面动脉和面前静脉，并分别予以结扎离断 (图 3-18-10)。

良性病变骨皮质骨板完好者，可切开下颌骨下缘骨膜，自下而上翻瓣至牙槽平面；临界瘤、恶性病变或病变已突破皮质骨板者，均在骨膜浅面向上翻瓣 (图 3-18-11)。

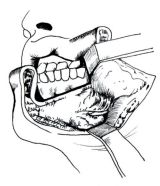

图 3-18-9　切口设计

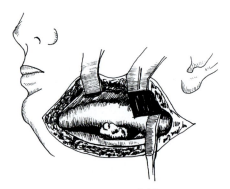

图 3-18-10　切开　　　　　图 3-18-11　翻瓣

132

下唇正中切口进入下颌前庭沟，沿下颌前庭沟向后与口内切口相接；在病变外 1cm 正常组织内切开黏膜和黏膜下组织。自前向后翻起唇颊软组织瓣，在颏孔处分离、切断并结扎颏血管神经束；将紧密附着于下颌角及升支部的咬肌锐性分离，从骨面剥离。如果恶性病变穿透下颌升支外侧皮质骨板，翻瓣应在咬肌表面进行，在颧弓下切断咬肌附着，咬肌连同下颌骨应一并切除。拔除同侧中切牙，用骨膜剥离器从舌侧骨膜下插入；并紧贴骨面分离，同时保护舌侧及口底正常的软组织不受损伤。至此，病变及截骨区域可充分显露。

使用往复锯或线锯将下颌骨颏部中线截断，将下颌骨断端向外侧拉开，显露下颌骨内侧面，颏部舌侧肌肉从骨面锐性剥离，向后离断下颌舌骨肌下颌骨附着，至磨牙后区使与颊侧黏膜切口相连。锐性离断下颌升支前缘及喙突的颞肌附着，此时下颌骨更易于向外下方牵拉而显露下颌升支内侧面。分离下颌骨升支内下端翼内肌附着，并在下颌角后缘将茎突下颌韧带剥离。在下颌支内侧面中部显露下颌小舌，剥离附着在小舌的蝶下颌韧带。并分离显露下牙槽血管神经束，并予以切断、结扎。用骨膜剥离器分离髁状突颈部的关节囊，并将翼外肌从髁突颈部附丽处剥离，将一侧下颌骨摘除 (图 3-18-12)。同期行骨移植患者，依照模型外科设计进行，移植骨块分段塑形、坚固固定于骨缺损受植区，一侧下颌骨缺损多采用血管化自体骨移植修复。标本取出后检查截骨断面是否为正常组织，如有异常须扩大切除范围。

3. 术创处理　截骨时下颌骨残端的活动性出血或渗血，可采用电凝止血或使用少量骨蜡涂抹处理，使用骨锉或电动磨头打磨光滑骨创面。植骨患者多采用血管化骨移植修复下颌骨缺损，可按模型外科设计，进行移植骨块的分段塑形、坚固固定于残存下颌骨，血管吻合使移植骨瓣重建血供。口腔黏膜做间断及褥式缝合，关闭口内术创，颌下术创放置负压引流，分层缝合肌层、皮下组织及皮肤。

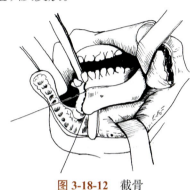

图 3-18-12　截骨

（五）术后监测与处理

术后 48h 内，按全麻术后常规护理，严密监测体征变化，注意口底舌体肿胀程度，保证气道通畅。关注颌下术区皮肤的肿胀程度、色泽、弹性，记录引流量和性状，负压引流应有效维持 72~96h。若术区出现急性持续肿胀伴血氧饱和度下降，应及时探查清创，必要时须行紧急气管切开。注意口腔清洁，流质饮食。如有必要可术后颌间牵引或口内上下颌牵引钉牵引 2 周，以纠正因半侧下颌骨缺损所致的颌骨偏斜和错殆。

（六）术后常见并发症的预防与处理

1. 术后血肿、呼吸道梗阻　术创渗血尤其骨残端渗血加之引流不畅是造成血肿的主要原因。严重血肿可累及口底舌体区域，进而压迫气道，造成阻塞性窒息。若术区出现明显肿胀伴血氧饱和度下降，患者呼吸困难，应及时探查清创，必要时须行紧急气管切开。

2. 颌骨偏斜和错殆　一侧下颌骨切除后未同期行缺损修复重建下颌骨连续性的患者常出现下颌骨偏斜和错殆，可术后颌间牵引或口内上下颌牵引钉牵引 2 周予以纠正；一侧下颌骨缺损在无植骨手术禁忌证情况下，结合患者全身状况，可同期或择期进行骨移植手术以恢复下颌骨连续性，重建正常的形态和功能。

（七）临床效果评价

一侧下颌骨切除对于原发于一侧下颌骨且未累及对侧的良恶性肿瘤，或下颌骨放射性骨坏死累及一侧下颌骨者具有较好的根治病变效果。伴随一侧下颌骨结构缺损，患者常出现面下部塌陷、下颌骨患侧偏斜及错殆等并发症状。所以，对于一侧下颌骨切除的患者须结合患者全身和局部状况，同期或择期进行骨移植缺损修复以避免或减少并发症的出现。

四、全下颌骨切除术

（一）适应证

1.临界瘤或良性肿瘤已侵及全下颌骨者。

2.双侧下颌体部恶性肿瘤均已侵及双侧下颌升支及下牙槽血管神经束者。

（二）禁忌证

1.下颌骨恶性肿瘤广泛侵犯周围组织无法手术根治。

2.下颌骨恶性肿瘤已有远处转移或已呈恶病质，重要脏器功能障碍者。

（三）术前准备

1.常规全身状况评价，排除全麻手术禁忌证。

2.术前行颌面部 CT 或 X 线检查，确定颌骨病变部位及截骨范围。

3.术前牙周洁治。

4.同期行骨移植缺损修复者，则需要制作 3D 打印下颌骨原型及模型外科设计。

5.若预计手术失血较多，则术前备血。

（四）手术要点、难点及对策

1.切口设计　设计双颌下切口至两侧乳突尖端，下唇正中切开，经颏中线与颌下切口相连接。口内切口应位于病变外周 1cm 正常组织内，如图 3-18-13。

2.显露及切除病变下颌骨　按设计切口，切开皮肤、皮下组织、颈阔肌至颈深筋膜浅层；颈深筋膜浅层的深面向上翻起组织瓣至下颌骨下缘。下唇正中切口进入口内并与口内切口相接，翻起两侧唇颊组织瓣，其操作与一侧下颌骨切除术相同。

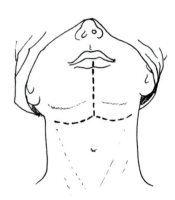

图 3-18-13　切口设计

显露整个下颌骨外侧区域，先剥离一侧下颌骨关节区、升支部韧带与肌肉附着，特别是喙突区的颞肌附着、髁状突的翼外肌附着、升支下颌角区的咬肌和翼内肌附着及茎突下颌韧带等附着的剥离可使该侧下颌骨松脱旋转移位，从而易于去除下颌骨体部舌侧、口底及对侧升支内侧肌肉及韧带附着。完成一侧分离后，进一步牵拉已松解侧下颌骨，向外及对侧旋转，再进行另一侧分离，直至摘除整个下颌骨，如图 3-18-14。

3. 血管化自体骨移植或人工颌骨支架植入　在全下颌骨摘除后，术创严密止血，尤其是双侧下牙槽神经血管束及颏神经血管束残端、附着于下颌骨肌肉切除残端须仔细确认无互动性出血和渗血。以生理盐水反复冲洗创口后，可先关闭口内术创，间断及褥式缝合口腔黏膜，并分层缝合黏膜下组织和下颌骨附着肌肉残端；将预制的血管化自体骨或人工颌骨支架放置于受植床，两侧重建的下颌支置于或对应两侧颞颌关节窝内，将颏舌肌和颏舌骨肌残端牵拉向前缝合于植入支架，如图 3-18-15。

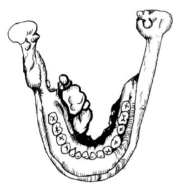 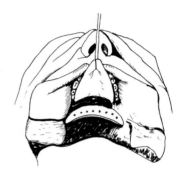

图 3-18-14　摘除下颌骨　　　　　图 3-18-15　植入支架

4. 术创处理　生理盐水冲洗创口，严密止血后，颌下术创放置负压引流，分层缝合肌层、皮下组织及皮肤。为防止舌及口底组织后缩所致气道梗阻，建议术后行预防性气管切开术。

（五）术后监测与处理

术后 48h 内，按全麻术后常规护理，严密监测体征变化，未行预防性气管切开患者，须特别注意呼吸状况、口底舌体肿胀程度，若术区出现急性持续肿胀伴血氧饱和度下降，应及时探查清创，必要时须行紧急气管切开。负压引流应有效维持 72~96h。注意口腔清洁，流质饮食。

（六）术后常见并发症的预防与处理

1. 呼吸道梗阻　全下颌骨切除后，因口底区舌骨上肌群失去附着，而导致舌体后缩气道狭小，术后组织水肿及渗血可导致气道梗阻，造成患者窒息。若发生呼吸道梗阻症状须行紧急气管切开术，并探查术创查找原因。为防止此严重并发症发生，可在手术完成时行预防性气管切开，术后 5~7d，试堵气管套管，患者无呼吸困难可拔除。

2. 术区血肿　肌肉残端和关节腔渗血加之引流不畅是造成血肿的主要原因。血肿也可造成阻塞性窒息。若术区出现持续性肿胀应及时探查清创。

3. 术创感染　口腔黏膜软组织缺损或不足、局部血运差及排斥反应，可导致术创感染和创口裂开或瘘管，此类并发症在使用非血管化骨移植或人工颌骨支架的患者中发生率较高，由于血管化骨移植下颌骨缺损技术不断成熟，尤其是血管化腓骨肌皮瓣可同时提供骨和软组织供体，且易于分段塑形，解剖较恒定，易于切取和血管吻合，应用于下颌骨大型缺损修复的良好的临床疗效和较低的术创感染发生率，使其逐渐取代了非血管化骨移植或

135

人工颌骨支架修复方式。发生术创感染，须明确感染的来源和范围，若口内伤口完好，则在颌下引流，同时及时消除感染原因。如果因人工支架或固定钛板引起机体的排斥反应，则须择期去除工支架或固定钛板。

（七）临床效果评价

全下颌骨切除对累及双侧下颌骨的良恶性病变具有较好的根治效果，同时伴随整个下颌骨结构缺损，严重影响患者呼吸、咀嚼等重要生理功能和面部外形，故对于全下颌骨切除的患者结合全身和局部状况，常选择同期进行骨移植缺损修复以避免或减少并发症的出现。

第十九节　上颌骨切除术

上颌骨切除术是治疗上颌骨肿瘤的主要手术方式。根据肿瘤的性质、破坏的范围和程度，

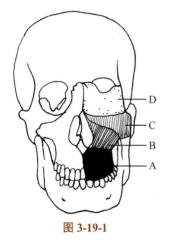

可选择不同的切除方式处理，上颌骨部分切除术切除范围包括牙槽突、腭突及上颌窦底部；上颌骨次全切除术是保留眶底骨板的上颌骨切除；上颌骨全切术和上颌骨扩大切除术主要适用于原发于上颌窦内高度恶性病变，或病变已突破上颌骨区域的患者，后者切除范围视病变侵犯情况切除上颌骨外还可包括下颌骨喙突、升支、翼突、颧骨及颧弓、眶内容物及部分颅底结构等，如图3-19-1。

图 3-19-1

A. 牙槽突；B. 翼突；C. 颧骨及颧弓；

D. 眶内容物

一、上颌骨部分切除术

（一）适应证

1. 适用于范围局限的早期上颌牙龈癌。

2. 病变局限于牙槽骨、硬腭或仅波及上颌窦底未突入窦腔的牙龈癌、腭癌等上皮源性恶性肿瘤。

3. 源于上颌牙槽良性肿瘤或瘤样病变侵及牙槽骨、硬腭或突入上颌窦腔未及1/3者。

4. 反复复发或疑有恶变的上颌骨囊性病变。

5. 上颌骨局限性放射性骨坏死。

（二）禁忌证

1. 年老体弱已出现恶病质，已有远膈脏器转移或心功能不全不能承受全麻手术者。

2. 发生于牙槽骨、硬腭的上皮源性恶性肿瘤侵及上颌窦腔者。

3. 侵及上颌骨的高度恶性肿瘤，如低分化腺癌、恶性黑色素瘤、肉瘤等。

（三）术前准备

1. 术前行病变组织活检，明确诊断病变类型，以制订相应的手术计划。

2. 术前给予抗生素控制口腔、鼻腔感染；常规术前牙周洁治，积极处理残根残冠。

3. 排除或控制系统性疾病，避免全麻手术风险。

4. 贫血患者或预计术中失血过多者，须术前补血及术中备血。

（四）手术要点、难点及对策

1. 手术切口　仅行牙槽突切除或低位上颌骨切除，在能充分暴露手术切除范围的前提下，可不做皮肤切口，口内入路即可完成手术；但发生于磨牙区恶性肿瘤，应谨慎选择口内入路避免显露不充分。依病变部位有两种经口外皮肤径路可选择，上唇正中径路适于病变位于上颌骨中前部位患者，下唇侧方径路主要适于上颌骨后份病变。

(1) 上唇正中径路：可从上唇正中上行至鼻小柱基底，再转向病变侧鼻翼旁上延至鼻背外侧即可。皮肤切口转折处外出呈圆钝形且依表面轮廓设计；在充分显露病变前提下可考虑避免行内眦下与睑缘下切口。相应的口内切口沿上颌龈颊沟向后至上颌结节或在病变外周1cm处切开口腔黏膜。

(2) 下唇侧方径路：距口角1cm下唇黏膜向下至下唇唇红缘，沿唇红缘向口角延伸，在口角处沿唇颊沟皮肤自然纹路下行至下颌骨下缘，再平行下颌骨下缘经颌下至下颌角。相应的口内切口沿下颌龈颊沟向后至下颌磨牙后区，沿翼下颌皱襞上至上颌结节，翻瓣后在病变外周1cm处切开口腔黏膜，如图3-19-2。

2. 翻瓣　视肿瘤性质与病变范围决定翻瓣区域和解剖层次。

(1) 采用上唇正中径路患者，按切口设计切开皮肤、皮下组织，掀开上唇，切开龈颊沟黏骨膜并向上颌结节侧延伸，用骨膜分离器贴骨面向上向外剥离，掀起唇颊瓣；若上颌窦前外侧壁已有破坏，则应从骨膜外正常皮下组织层行锐性分离翻瓣。分离至眶下缘时，应游离出眶下神经血管束予以保留。一侧唇颊瓣全部翻开则整个术区可充分显露。

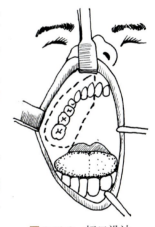

图 3-19-2　切口设计

(2) 采用下唇侧方径路患者，按切口设计切开皮肤、皮下组织，颌下区域切开颈阔肌层，沿颈阔肌层下翻瓣至下颌骨下缘，解剖面神经下颌缘支至下唇肌并予以保护；切开下唇及下颌龈颊沟黏膜，于翼下颌皱襞上至上颌结节，翻起唇颊瓣显露术区。

3. 截骨　水平方向截骨可根据病变范围及手术设计，选择上颌窦底部牙槽骨至眶下孔区间进行。仅行低位牙槽骨切除患者，可保留上颌窦窦底，即位于上颌窦窦底下方牙槽骨内进行水平截骨。使用电钻或电锯从梨状孔外缘经眶下孔下方水平向后至上颌结节，矢状方向截骨可沿腭中缝或位于病变外1cm正常组织内进行；同时视肿瘤破坏范围决定梨状孔处骨膜是否保留；若可保留原则上尽量避免骨膜损伤所致口鼻腔直接相通，以利较好保存

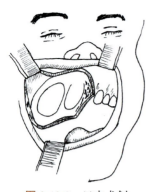

图 3-19-3　口内术创

术后功能。

横行全层切开硬软腭交界处的软组织，绕过上颌结节与颊侧龈颊沟切口相接。骨凿迅速截断翼上颌连接，同时离断翼内肌、翼外肌的附着；骨凿摆放的方向应尽量呈水平状，避免损伤颅底处解剖结构。伤口填入预先准备好的纱布球压迫止血，结扎活动性出血，缝扎肌肉残端；清除残留的碎骨片，修平锐利的骨缘，骨创缘涂以骨蜡。上颌骨离体方向应为向外、前、下，避免用力扭转脱位；尽可能锐性分离软组织附着，勿强行撕脱，避免造成颅底结构损伤及严重出血。

4.术创处理　口内术创可用凡士林纱布直接覆盖或将颊脂垫脱出形成带蒂组织瓣覆盖创面，也可切取薄中厚皮片游离移植于口内创面；然后填塞碘纱，行反包扎固定或采用腭护板保护创面，如图 3-19-3。

（五）术后监测与处理

术后应严密观察患者体征变化，特别要注意保持呼吸道通畅；气道严重阻塞导致血氧急速下降则应行紧急气管切开。建议关创前，术区侧鼻腔放置鼻咽通气管，以利于气道通畅和渗出物的吸出。应关注术区皮肤的肿胀程度、口腔和鼻腔渗血情况，如果少量渗血则注射或局部滴注止血药物；发生急性大量渗血则须手术探查止血。

（六）术后常见并发症的预防与处理

1.术中出血　在截骨和断离骨块时，可发生较多出血。应有序、快速地将标本离体取出，之后迅速用纱布填塞手术创面；在出血减少、术野清晰条件下，逐层取出填塞纱布后处理活泼性出血。常见的出血部位有翼内肌上方处的颌内动脉、翼静脉丛、翼肌和腭部肌肉切除残端、鼻甲残端，这些区域的出血须稳妥处理，以避免术后发生严重出血。

2.术后出血　多见于软腭创面及鼻腔出血渗血，一般经滴注止血药物和碘纱填塞可解决；对于出血多的患者，应视情况打开创口探查止血。

3.开口受限　多因翼颌区及眶颊区瘢痕挛缩所致，影响义颌修复。多数患者通过积极开口运动训练有效改善了开口度。术中切除下颌骨喙突对避免开口受限有一定作用。

（七）临床效果评价

上颌骨部分切除术对局限于上颌骨牙槽部或上颌窦窦底区域的肿瘤根治程度较高，一旦病变突破上颌窦壁或侵及上颌结节区域，需采用根治程度更高的手术方式处理。术后患者因上颌骨部分缺失，导致面中份塌陷、口腔鼻腔相通、语音不清等并发症，术后缺损的修复可改善畸形恢复功能，常用的修复方式包括血管化游离骨肌皮瓣移植、义颌及赝附体。

二、上颌骨次全切除术

（一）适应证

1. 良性病变已破坏部分上颌骨，如上颌骨纤维结构不良、骨巨细胞瘤或成釉细胞瘤等。
2. 病变局限于牙槽骨、硬腭或仅波及上颌窦窦底骨质且窦腔相对完好的牙龈癌、腭癌等恶性肿瘤。
3. 未累及眶底骨板的上颌骨的放射性骨坏死。

（二）禁忌证

1. 年老体弱已出现恶病质，已有远膈脏器转移或心功能不全不能承受全麻手术者。
2. 原发上颌窦的恶性肿瘤，如上颌窦癌等；发生于牙槽骨、硬腭的上皮源性恶性肿瘤侵入上颌窦腔者。
3. 侵及上颌窦腔的高度恶性肿瘤，如低分化腺癌、恶性黑色素瘤、肉瘤等。

（三）术前准备

1. 术前行病变组织活检，明确诊断病变类型，以制订相应的手术计划。
2. 排除或控制系统性疾病，避免全麻手术风险。
3. 常规术前准备及全麻准备。
4. 贫血患者或预计术中失血过多者，需术前补血及术中备血。

（四）手术要点、难点及对策

1. 手术切口　上颌骨次全切除术可依病变部位选择上唇正中径路或下唇侧方径路实施。

(1) 上唇正中径路：主要适于病变位于上颌骨中前部位患者。上唇正中上行至鼻小柱基底，再转向鼻翼旁上延至鼻背外侧即可。如病变范围显露不充分可补充内眦至外眦的横行切口。相应的口内切口沿上颌龈颊沟向后至上颌结节；或在病变外周1cm处切开口腔黏膜，如图3-19-4。

(2) 下唇侧方径路：主要适于上颌骨后分病变。皮肤切口距口角1cm下唇黏膜向下至下唇唇红缘，沿唇红缘向口角延伸，这样的切口可完整保留口角解剖形态；然后从口角皮肤沿唇颊沟下行至下颌骨下缘，再平行下颌骨下缘经颏下至下颌角。相

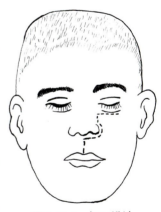

图3-19-4　切口设计

应的口内切口沿下颌龈颊沟向后至下颌磨牙后区，沿翼下颌皱襞上至上颌结节，与病变外周切口相接。

2. 翻瓣　视肿瘤性质与病变范围决定翻瓣区域和解剖层次。

(1) 采用上唇正中径路者，按切口设计切开皮肤、皮下组织，掀开上唇，切开龈颊沟黏

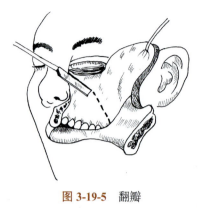

图 3-19-5　翻瓣

骨膜并向上颌结节侧延伸，用骨膜分离器贴骨面向上向外剥离，掀起唇颊瓣；若上颌窦前外侧壁已有破坏，则应从骨膜外正常皮下组织层行锐性分离翻瓣。分离至眶下缘需离断并结扎眶下神经血管束；完全翻起唇颊瓣显露梨状孔外侧缘、眶下缘、颧颌缝、颧牙槽嵴及上颌结节，如图 3-19-5。

(2) 采用下唇侧方径路者，方法同上颌骨部分切除术。上颌骨前外侧区域行前庭沟和龈颊沟切口沿骨面向上剥离，直至显露梨状孔外侧缘、眶下缘、颧颌缝、颧牙槽嵴及上颌结节。

3. 截骨　可先行水平方向截骨，使用往复锯或电钻自梨状孔外侧缘鼻骨上颌骨连接处平行眶下缘向外至颧上颌缝，截断上颌骨前壁骨板；水平截骨平面可在眶下孔与眶底骨板之间区域。使用电锯或电钻时尽可能保持与眶底平面平行，以免穿透眶底骨板伤及眶内容物。然后进行外侧截骨，自颧上颌缝向后下截断颧牙槽嵴上方根部，再水平向后截断上颌结节。水平方向截骨对上颌骨次全切除的骨块标本顺利摘除非常重要，标本摘除困难常因水平向未完全截断所导致。矢状位截骨可沿腭中缝进行，同时视肿瘤破坏范围决定梨状孔处骨膜和鼻腔黏膜是否保留；若可保留骨膜和鼻腔黏膜则可避免口鼻腔直接相通，保存较好的术后功能。

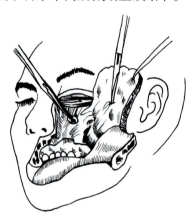

图 3-19-6　截骨

横行全层切开硬软腭交界处的软组织，绕过上颌结节与颊侧龈颊沟切口相接。水平摆放骨凿迅速截断翼上颌连接，同时离断翼内肌、翼外肌附着；向外、前方向牵拉使骨块标本离体。伤口填入预先准备好的纱布球压迫止血，结扎活动性出血，缝扎肌肉残端；去除上颌窦顶残存黏膜，修平锐利的骨缘，如图 3-19-6。

4. 术创处理　口内术创可用凡士林纱布直接覆盖，也可切取薄中厚皮片游离移植于口内创面；然后填塞碘纱，行反包扎固定或采用腭护板保护创面。

(五) 术后监测与处理

术后应严密观察患者体征变化，注意保持呼吸道通畅；气道严重阻塞导致血氧急速下降应行紧急气管切开。同时须关注术区皮肤肿胀程度、口腔和鼻腔渗血情况，若出现渗血情况，处理同上颌骨部分切除术术后监测与处理。

(六) 术后常见并发症的预防与处理

1. 术创出血　在截骨和断离骨块时，常出现短时间大量出血，严重失血可造成患者失血性休克。术中常见的出血部位有翼内肌内侧上方处的颌内动脉、翼静脉丛、翼肌和腭部肌肉切除残端、鼻甲残端；这些区域的出血需稳妥处理，以避免术后发生严重出血。术后出血多见于软腭创面及鼻腔出血或渗血，可滴注止血药物和碘纱填塞控制，若不能控制则打开创口探查止血。

2. 语音功能下降　上颌骨切除后，可导致口腔鼻腔相通，造成语音不清；术后常用义颌及膺附体的修复方式改善语音功能；也可采用血管化游离骨肌皮瓣移植修复上颌骨缺损，以改善语音功能。

3. 开口受限　预防及处理同上颌骨部分切除术。

（七）临床效果评价

上颌骨次全切除术是上颌骨良恶性病变采用的仅保留眶底骨板的上颌骨切除手术。该术在保证病变良好的根治效果的前提下，可保存眼眶结构的完整性，对避免眼部并发症、降低面部畸形程度有积极作用，上颌骨顶部骨性框架的留存亦有助于后期骨移植缺损重建或提升义颌及膺附体的修复效果。

三、上颌骨全切术

（一）适应证

1. 良性病变已破坏一侧上颌骨，如上颌骨纤维结构不良、骨巨细胞瘤或成釉细胞瘤等。病变局限于牙槽骨、硬腭或仅波及上颌窦底未突入窦腔的牙龈癌、腭癌等上皮源性恶性肿瘤。
2. 原发于上颌骨或牙槽区域的恶性肿瘤已侵及上颌窦者。
3. 原发于上颌窦的恶性肿瘤，未突破窦腔范围者。
4. 反复复发或疑有恶变的上颌骨囊性病变，已破坏一侧上颌骨者。
5. 一侧上颌骨放射性骨坏死，保守性治疗无效者。

（二）禁忌证

1. 年老体弱已出现恶病质，已有远膈脏器转移或心功能不全不能承受全麻手术者。
2. 上颌骨恶性肿瘤破坏上颌窦腔骨壁，侵及邻近组织者。

（三）术前准备

1. 术前行病变组织活检，明确诊断病变类型，以制订相应的手术计划。
2. 术前给以抗生素控制口腔、鼻腔感染；常规术前牙周洁治，积极处理及残根残冠。
3. 排除或控制系统性疾病，避免全麻手术风险。
4. 贫血患者或预计术中失血过多者，需术前补血及术中备血。

（四）手术要点、难点及对策

1. 手术切口　有两种经口外皮肤径路可依病变部位选择，上唇正中径路适用于病变位于上颌骨中前部位者，下唇侧方径路主要适于上颌骨后份病变、上颌骨前壁骨质完好者；

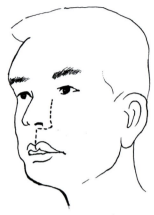

图 3-19-7　切口设计

也应用于血管化骨移植上颌骨缺损修复的操作。

(1) 上唇正中径路：可从上唇正中上行至鼻小柱基底，再转向病变侧鼻翼旁上延至鼻背外侧上行至内眦部，自内眦部沿眶下缘至外眦行横切口。相应的口内切口沿上颌龈颊沟向后至上颌结节，沿腭中线向后至软腭，再横行向外于上颌结节处与颊侧切口相接或在病变外周 1cm 处切开口腔黏膜，如图 3-19-7。

(2) 下唇侧方径路：距口角 1cm 下唇黏膜向下至下唇唇红缘，沿唇红缘向口角延伸，在口角处沿唇颊沟皮肤自然纹路下行至下颌骨下缘，再平行下颌骨下缘经颌下至下颌角。相应的口内切口沿下颌龈颊沟向后至下颌磨牙后区，沿翼下颌皱襞上至上颌结节，翻瓣后在病变外周 1cm 处切开口腔黏膜。

2. 翻瓣　视肿瘤性质与病变范围决定翻瓣区域和解剖层次。

(1) 上唇正中径路：按切口设计切开皮肤、皮下组织，掀开上唇，沿前庭基部，绕过鼻翼侧面而达内眦部，再横向至外眦部，做全层切开直达骨面，翻瓣时需注意结扎上唇动脉和内眦动脉并充分止血。切开龈颊沟黏骨膜并向上颌结节侧延伸，沿骨面向上向外剥离，掀起唇颊瓣；若上颌窦前外侧壁已有破坏，则应从骨膜外正常皮下组织层行锐性分离翻瓣。分离至眶下缘游离出眶下神经血管束予以离断、结扎。继续向外眦侧剥离，至此则一侧的唇颊瓣全部翻开，显露整个术区的上颌骨、颧骨及眶缘的骨面。

(2) 下唇侧方径路：按切口设计切开皮肤、皮下组织，颌下区域切开颈阔肌层，沿颈阔肌层下翻瓣至下颌骨下缘，解剖面神经下颌缘支至下唇肌予以保护；切开下唇及下颌龈颊沟黏膜，于翼下颌皱襞上至上颌结节，翻起唇颊瓣。切开上颌龈颊沟黏膜向后与上颌结节切口相连，沿上颌骨前壁外侧壁骨面向上剥离至眶下缘，离断、结扎眶下血管神经束。至此可显露整个术区的上颌骨前外侧骨面。

3. 截骨　切开鼻骨下缘的骨膜，于骨膜下沿鼻骨梨状孔方向适当剥离，充分暴露眶外侧缘上颌骨额突的骨面，而后外牵开眶内容物予以保护；往复锯斜向鼻侧，切断上颌骨额突和泪骨，骨缝隙内可暂时填入纱布条止血，如图 3-19-8。

沿眶下缘剥离骨膜，向上牵开眶内容物，可见眶下裂；同时切断部分嚼肌颧骨附丽，在颧骨下方伸入长血管钳，使其达眶下裂。自此引入线锯，使其经眶下裂，出于颧上颌突下，锯断颧颌缝；亦可使用往复锯锯断颧颌缝，如图 3-19-9。

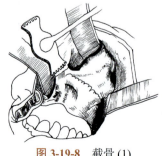

图 3-19-8　截骨 (1)

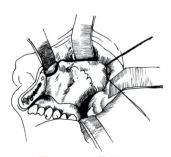

图 3-19-9　截骨 (2)

拔除患侧中切牙，切开硬腭中线的黏骨膜，同时显露牙槽嵴至鼻嵴部的骨面，使用宽骨凿或往复锯，自牙槽嵴正中从前向后切开硬腭中缝，如图 3-19-10。

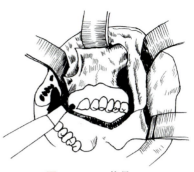

图 3-19-10　截骨 (3)

横行全层切开硬软腭交界处的软组织，绕过上颌结节与颊侧龈颊沟切口相接。骨凿迅速截断翼上颌连接，同时离断翼内肌、翼外肌的附着；骨凿摆放的方向应尽量呈水平状，避免损伤颅底处解剖结构 (图 3-19-11、图 3-19-12)。上颌骨离体方向应为向外、前、下，避免用力扭转脱位，尽可能锐性分离软组织附着。遇到标本不能顺利脱位离体时，首先用骨刀或骨凿撬动所有已断离的骨缝，证实是否已完全断离，检查颧骨根处嚼肌附丽是否已完全剪断和剥离；然后再确定硬软腭后缘和上颌结节后方的软组织是否已完全剪断；最后确认下鼻甲的软组织附着是否完全剪断，勿强行撕脱，避免造成重要结构损伤及严重出血。

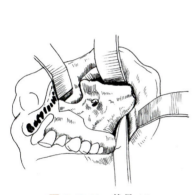

图 3-19-11　截骨 (4)

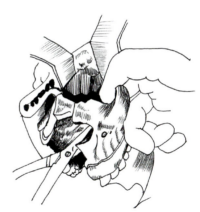

图 3-19-12　截骨 (5)

4. 术创处理　可用中厚度皮片覆盖上颌骨全切术遗留的创面，大腿内侧常为供区选择，皮片应略大于实际创面的面积。将皮片覆盖于眶面及颊部创面上，再与创缘相对做间断缝合，后用缝线加压敷料反包扎固定。软腭部的创缘做口腔侧与鼻腔侧黏膜相对缝合以消灭创缘；大腿供皮区创面，覆盖数层油纱布，碘仿纱条加压包扎。口内术创也可用凡士林纱布直接覆盖，或将颊脂垫脱出形成带蒂组织瓣覆盖颊部及眶下创面，然后填塞碘纱，行反包扎固定或采用腭护板保护创面。为保证气道通畅和术区引流，可在包扎固定前预置鼻咽通气管于术区侧鼻腔内。口外皮肤切口行分层对位缝合。

(五) 术后监测与处理

术后应严密观察患者体征变化，特别注意患者是否出现颅脑症状，如头痛、活动障碍、瞳孔不对称等；同时注意保持呼吸道通畅，气道严重阻塞导致血氧急速下降则应行紧急气管切开。建议关创前，在术区侧鼻腔放置鼻咽通气管，以利于气道通畅和渗出物的吸出。若口腔和鼻腔出现渗血，如果少量渗血则注射或局部滴注止血药物；发生急性大量渗血则需行手术探查止血。

（六）术后常见并发症的预防与处理

1. 术创出血　在截骨和断离骨块时，常出现短时间大量出血，严重失血可造成患者失血性休克。截骨时应有序、快速地将标本离体取出，之后迅速有效地控制出血，这在上颌骨切除术中十分重要。常见的出血部位有翼内肌上方处的颌内动脉、翼静脉丛、翼肌和腭部肌肉切除残端、鼻甲残端；这些区域的出血需稳妥处理，以避免术后发生严重出血。术后出血多见于软腭创面及鼻腔出血或渗血，可滴注止血药物和碘纱填塞控制，若不能控制则打开创口探查止血。

2. 开口受限　多因翼颌区及眶颊区瘢痕挛缩所致，影响义颌修复。多数患者通过积极开口运动训练有效改善开口度，术中切除下颌骨喙突对避免开口受限有一定作用。

（七）临床效果评价

上颌骨全切术适于侵及破坏一侧上颌骨的良恶性病变，若病变突破上颌骨范围累及邻近结构，须采用扩大切除等方式处理。术后患者因一侧上颌骨缺失，导致面中份塌陷、口鼻腔相通、语音不清等并发症，术后修复缺损可改善畸形恢复功能，可采用血管化游离骨肌皮瓣移植联合钛网修复缺损，同时种植体支持的义齿修复可重建牙殆功能；此外，义颌及赝附体也常应用于上颌骨缺损修复。

四、上颌骨扩大切除术

（一）适应证

1. 上颌骨恶性肿瘤已侵及上颌窦顶、筛骨迷路及额窦与蝶窦。

2. 上颌骨恶性肿瘤侵及眼眶、鼻腔的中鼻甲骨下缘。扩大根治范围应包括下颌骨喙状突和升支前缘、蝶骨翼突、眶内容物及眶下板、颧骨及部分颧弓、筛窦内容物等。

（二）禁忌证

1. 肿瘤已广泛转移至远隔脏器，全身已出现恶病质或全身状况，伴有系统性疾病不能承受全麻手术者。

2. 肿瘤已扩及鼻咽腔、咽后壁及翼腭窝，手术不能根治者。

3. 临床上已出现颅脑神经症状或影像学检查提示肿瘤破坏颅底骨质已侵及颅中窝。

（三）术前准备

1. 术前行病变组织活检，明确诊断病变类型，以制订相应的手术计划。

2. 排除或控制系统性疾病，避免全麻手术风险。

3. 涉及器官或重要结构切除者，应明确告知患者，并确定同期或择期修复治疗计划。

4.上颌骨扩大切除手术过程中常失血较多，需术前补血及术中备血。

（四）手术要点、难点及对策

1.手术切口　全层切开上唇唇中线，沿鼻基部转向鼻翼沟，向上沿鼻翼外侧达内眦部，经睑裂至外眦，向后延至颞下颌关节区，如图 3-19-13。

2.翻瓣显露术创　按设计手术切口切开上唇、面颊皮肤，口内沿唇颊沟切开黏骨膜，向后外侧延至磨牙后区上颌结节，继而向上、向外掀开唇颊瓣。若肿瘤穿破上颌骨前外侧骨壁，则自唇颊瓣皮下组织层翻瓣，使骨膜与骨膜浅面的部分正常组织连同肿瘤一并切除。自内眦裂切开，沿眶缘睑板下缘组织向外掀至外眦缘，结扎、离断眶下神经血管束，切开外眦裂向后延伸、越过颧弓表面达颞颌关节表面，整个掀开唇颊瓣。至此可显露整个术区，包括上颌窦前外壁、眼眶、颧骨颧弓、嚼肌、下颌升支和颞下颌关节，如图 3-19-14。

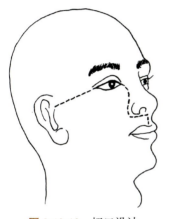

图 3-19-13　切口设计

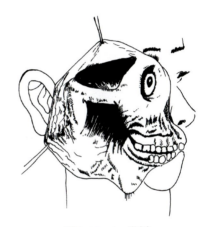

图 3-19-14　翻瓣

3.截骨及切除标本　离断附着于颧骨颧弓上下的嚼肌及颞肌附丽，于颧弓根处关节窝前离断颧弓；用电锯或线锯横断下颌升支，并在关节窝内剪断翼外肌及颞下颌关节韧带髁状突附着；此过程中可于颞下颌关节后外侧结扎颞浅动脉，并于咬肌后缘上端及髁状突后缘游离、结扎颌内动脉。

将颧弓连同下颌升支截断的上部标本转向前方，显露颞下窝下份、眼眶的眶下裂外侧面、翼下窝和翼内肌上份（图 3-19-15）。自同侧鼻棘基部至牙槽突中缝部切开软组织，继而从牙槽中线沿腭中缝直切至骨面并达硬腭边缘，而后在硬软腭交界处横行向外全层切开软腭组织，至上颌结节后方与颊侧切口相接。

切开眼眶上份骨壁的骨膜，显露上半部眶壁，同时分离鼻骨及鼻腔内侧筛窦顶部，用往复锯或骨凿纵行凿开鼻骨，横断额颌缝；于颧颌缝与眶下裂同一水平部位，离断颧上颌连接；拔除患侧中切牙，将宽骨凿或往复锯置于中线，纵向劈开硬腭；将骨凿水平放置于上颌结节后方蝶骨翼外板相接处，凿断翼上颌连接。若肿瘤向后侵及翼颌间隙，则应连同翼突及翼肌附丽一并切除，如图 3-19-16～图 3-19-18。

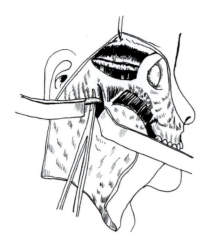 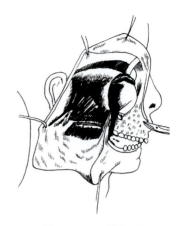

图 3-19-15　截骨 (6)　　　　　　　　图 3-19-16　截骨 (7)

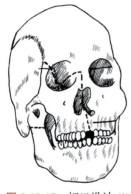 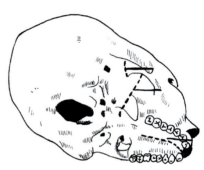

图 3-19-17　切口设计 (1)　　　　　　图 3-19-18　切口设计 (2)

若需摘除眶内容物，则沿眶鼻侧骨壁钝性剥离深入，向外侧分离眶内容物，即可发现视神经及血管束蒂，即钳夹、切断予以双重结扎，随即取下整个标本。

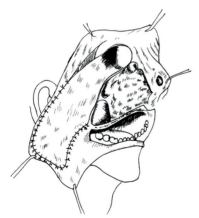

4. 术创处理　术创用生理盐水反复冲洗，截骨创面可使用骨蜡涂抹止血，对常出现活泼出血的部位，如唇颊瓣的上唇动脉、眶下血管神经束、内眦动脉、颅底的眶尖和翼突基部、颞下颌关节区附近的颌内动脉及颞浅动脉、咬肌和翼肌残端等部位，需双重结扎或缝扎严密止血。

取大腿内侧中厚度皮片进行游离植皮或采用人工黏膜覆盖创面。皮片应覆盖眶底及唇颊面创面，填塞碘纱，行反包扎固定或采用腭护板保护创面。为保证

图 3-19-19　缝合

气道通畅和术区引流，可在包扎固定前预置鼻咽通气管于术区侧鼻腔内。口外皮肤切口行分层对位缝合，如图 3-19-19。

（五）术后监测与处理

术后应严密观察患者体征变化，注意患者是否出现颅脑症状，同时保持呼吸道通畅。监测口腔和鼻腔术后是否出现渗血和脑脊液漏，如果出现出血情况，处理参照上颌骨全切术处理。出现脑脊液鼻漏，则将患者头抬高30°卧向患侧，使脑组织贴附漏孔以利愈合；同时清洁口鼻腔、适当脱水治疗，必要时亦可行腰穿引流脑脊液。

（六）术后常见并发症的预防与处理

1. 术创出血　在截骨和断离骨块时，常出现短时间大量出血，严重失血可造成患者失血性休克。截骨及摘除标本时应按合理顺序进行：先出血少部位、后出血多部位；先显露充分便于操作部位、后术野不佳操作困难部位。有序、快速的操作可有效控制出血。颅底的眶尖和翼突基部、颞下颌关节区、咬肌和翼肌残端、鼻甲残端等部位为常见的术后活泼出血部位，手术关创前需稳妥处理，以避免术后发生严重出血。术后出血多见于软腭创面及鼻腔出血或渗血，可滴注止血药物和碘纱填塞控制，若不能控制则打开创口探查止血。

2. 脑脊液漏　因为病变切除涉及颅底区域，手术操作使颅底骨板损伤而造成硬脑膜和蛛网膜破损，以致脑脊液由骨裂口经鼻腔、外耳道或开放伤口流出，上颌骨扩大切除术后脑脊液口鼻漏时有发生。一旦发现患者出现脑脊液漏，可取采用头抬高位卧向患侧，清洁口鼻腔、适当脱水治疗，亦可行腰穿脑脊液引流，同时合理使用抗生素，预防颅内感染，绝大多数患者可经保守性治疗1~2周治愈；漏孔经久不愈或自愈后多次复发时需行脑脊液漏修补术。

（七）临床效果评价

上颌骨扩大切除术是针对上颌骨肿瘤破坏范围超出其固有结构的根治性手术方式，恶性病变常需要术后补充放疗以提高治愈率。患者术后因上颌骨及邻近结构严重缺失，导致面中份塌陷、语音和进食功能严重下降。术后缺损的修复如血管化的皮瓣或骨肌皮瓣移植、义颌及膺附体可一定程度改善面部畸形，恢复功能。

第二十节　腓骨瓣制取及下颌骨缺损重建术

血管化游离腓骨瓣最初被整形外科或骨科医师用于修复四肢长骨的缺损。1975年，Taylor最早成功应用游离腓骨瓣移植修复下肢开放性骨折，1979年，Gilbert介绍了外侧入路法制备游离腓骨瓣，该方法操作更为简便，至今仍被全世界广泛采用。1989年，Hidalgo首次将游离腓骨瓣应用于下颌骨切除术后缺损的修复。该组织瓣制备简便，血供可靠，已逐渐成为下颌骨缺损修复重建的最常用骨瓣。

一、适应证

1. 适用于颌骨良性或恶性的肿瘤切除术后的颌骨缺损修复。因腓骨瓣最长可提供 25cm 的骨段长度，且血供呈节段性分布，骨块可灵活分段成型，并可携带皮岛，故腓骨瓣常为大型颌骨缺损和颌面部复合性缺损修复的最佳选择。

2. 放射性骨坏死或头颈恶性肿瘤术后放射治疗后颌骨缺损二期修复，可行血管化腓骨肌皮瓣修复。

3. 一侧下颌骨缺损或跨越中线的大型下颌骨缺损曾行非血管化游离植骨或植入其他代用品后继发感染或排斥反应者，可行血管化腓骨瓣修复下颌骨缺损。

4. 上颌骨肿瘤术后缺损的即刻修复或二期修复，可选用血管化腓骨肌皮瓣修复。

5. 严重的颌面部外伤所致颌骨及软组织缺损，或颌面外伤术后的复合性缺损二期修复，可选用血管化腓骨肌皮瓣修复。

二、禁忌证

1. 全身情况较差或伴有严重的系统性疾病，不宜行植骨或显微外科手术者。
2. 恶性度高的颌骨肿瘤，切除后不宜同期植骨者。
3. 恶性肿瘤患者晚期伴恶病质者不考虑做植骨修复。
4. 下肢多普勒超声检查提示腓骨供区血管解剖变异，切取骨瓣可能产生下肢血供障碍者。

三、术前准备

常规术前全身状况评价，术前行颌面部 CT 检查，确定颌骨病变部位，拟定骨切除范围，根据颌骨缺损的部位和是否伴有软组织缺损确定采用骨肌瓣或骨肌皮瓣修复方式；两侧小腿均可以作为腓骨瓣的来源；当骨瓣不需携带皮肤时，两侧供区选择无明显差异；如果采用肌皮瓣方式，皮岛旋转的角度可能受到腓骨内侧肌袖限制，需根据骨瓣的摆放、血管蒂的部位及皮瓣旋转方向等因素仔细选择供区。采用腓骨肌瓣双层平行法 (double barrel technique) 可重建下颌牙槽高度，故确定腓骨瓣长度时应考虑是否采用此法修复缺损。供区采用彩色超声多普勒检查，测定下肢血管走行分布并标记皮岛穿支位点；术前利用数字外科技术制作 3D 打印立体模型、截骨导板、成型导板和种植导板以提高手术精度、缩短手术时间。术前向患者介绍手术方案及术后医疗和护理措施；按照常规做全麻术前准备。

四、手术要点、难点及对策

(一) 切口设计

标记腓骨轮廓，包括外踝和腓骨头。该腓骨后缘即是后肌间隔，其中含有营养皮肤的血管。按术前设计要求切取的所需的腓骨长度，外踝上 8cm 为截骨最低点以保证踝关节的稳定性，并以术前彩色超声多普勒确定，以皮岛穿支部位为中心设计皮瓣范围；或在腿中 1/3 和远中 1/3 的交界处主要的隔皮穿支出现区域设计皮岛。当完成皮瓣标记之后，腿部局部驱血，大腿使用 350mmHg 气囊式止血带，如图 3-20-1。

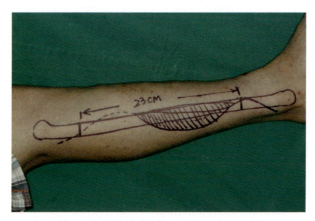

图 3-20-1　血管化腓骨肌皮瓣切口设计

（二）解剖与截断腓骨

切开皮肤及皮下组织，沿浅筋膜层次掀起皮瓣。经位于腓骨长肌和比目鱼肌之间向后肌间隔解剖，如果需要携带皮岛，位于后肌间隔前方有筋膜皮肤穿支血管经过，予以保护（图 3-20-2）。辨别并保护经过腓骨头下方的腓总神经。将腓骨肌从腓骨前表面剥离，暴露前方的腓骨长肌和腓骨短肌；切开前肌间隔后进入小腿前室，将踇长伸肌和趾长伸肌从腓骨表面剥离，并在小腿前室内觅得腓深神经、胫前动脉和胫前静脉，沿着腓骨的内侧面进一步解剖直至可看到骨间膜，腓骨侧保留约 2mm 踇长屈肌和胫骨后肌的肌袖，以保存腓骨骨膜和其营养骨间的血液循环。

149

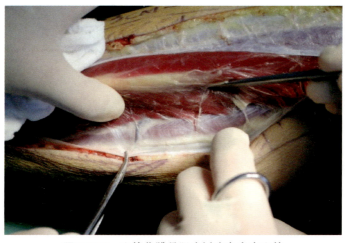

图 3-20-2　血管化腓骨肌皮瓣皮岛穿支血管

按修复缺损所需长度分别于腓骨近、远端完成截骨术，为保护腓总神经和踝关节的稳定性，必须在腓骨的近端和远端各保留 6cm 以上的骨段。暴露并切开骨间膜后，更易向外侧牵拉截骨术后的游离腓骨段，可充分显露小腿后肌区深部术区；于腓动静脉内侧将姆长屈肌沿其长轴分离，掀起胫骨后肌时同样保留腓骨侧肌袖，使通往腓骨的节段性骨膜血管和肌间隔血管得以保留。将血管蒂分离至其位于胫后动脉的分支水平，如图 3-20-3。

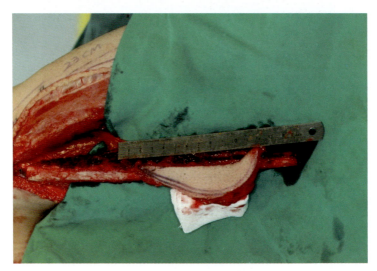

图 3-20-3　血管化腓骨肌皮瓣血管蒂

（三）皮瓣制取

皮肤穿支血管通常都走行于比目鱼与腓骨长肌之间的后肌间隔中。皮岛的宽度最大可以延至 14cm，若直接缝合供区，最大宽度只能设计为 6cm 以下。皮岛可切取的长度可由腓骨头延展至外踝上 6cm 内。发现皮肤血管后，将血管的皮肤对应处作为皮瓣中心部位并依次设计皮瓣后方切口，并在肌筋膜表面向前分离至比目鱼肌的前缘；保留穿支血管两侧 5mm 肌筋膜，沿肌筋膜下解剖分离皮肤穿支血管至与腓骨伴行的腓动静脉。

（四）腓骨的塑形

腓骨必须通过楔形闭合式截骨术塑形，以与下颌骨的形状相匹配。由于其节段性血供方式，使其可多次分段而不影响远端的血循环，截除骨段在血管蒂一侧保留至少 3cm 长度完整骨外膜，以保证其血供安全。双层平行腓骨瓣目前已经被成功地应用于下颌骨节段性缺损的重建修复和牙槽高度修复，为种植义齿修复建立良好基础（图 3-20-4）。塑形通常采用腓骨外侧面的内楔形截骨术，但必须注意保护好腓骨内侧的骨膜血供，慎防损伤，否则将发生骨段坏死。完成塑形后的腓骨可以采用钛板或重建钛板做坚固内固定（图 3-20-5）。塑形常借助于手术切除的标本或术前 3D 打印的颌骨立体模型完成（图 3-20-6）。

（五）供区的处理

当完成骨瓣或骨肌皮瓣的制备，可以解除止血带，创面充分止血。受区准备妥当后，就可以切断蒂部，将骨瓣移植至缺损处。将踇长屈肌残端缝合固定于胫后肌及骨间膜，以维持踇趾轻度过伸状态，防止后期发生脚趾屈曲挛缩。引流管放置应达到术创最低处；直接缝合或采用植皮关闭术创；当切取的皮岛宽度达5cm以上时，应考虑以植皮方式关闭创面，术后需监测供区避免发生筋膜室综合征。

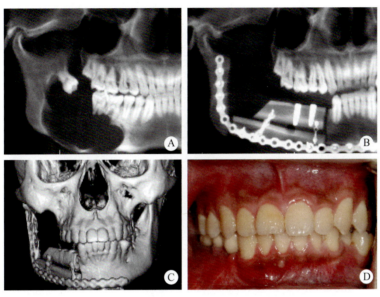

图 3-20-4　血管化腓骨肌皮瓣下颌骨缺损修复同期种植体植入
A. 术前影像；B. 术后影像；C. 术后三维影像；D. 术后口内照

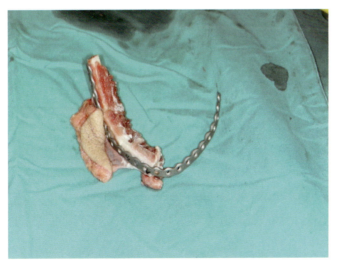

图 3-20-5　腓骨肌皮瓣分段塑性固定于重建板

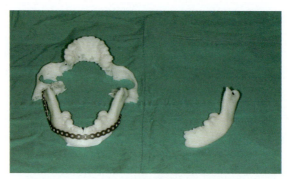

图 3-20-6　快速原型和原型镜像

五、术后监测与处理

术后应关注术区皮肤的肿胀程度、色泽、弹性，记录引流量和性状，负压引流应有效维持 72~96h。筋膜室综合征是严重的供区并发症，若出现术区持续肿胀、疼痛加剧、引流液浑浊等症状，应及时探查清创。术后 1 周内取供骨侧小腿抬高位，避免过早站立负重。

六、术后常见并发症的预防与处理

（一）足部缺血坏死

腓骨瓣切取后腓动脉阻断导致足部缺乏侧支循环，从而足部出现缺血现象。术前多普勒超声血流检查、MRI 血管造影确定有无腓动、静脉硬化及解剖变异，有助于避免此严重并发症发生。术中发现腓动脉代替胫后动脉，可暂时阻断血流确认趾端血循环是否正常再决定骨瓣取舍。

（二）肌肉损伤、脚趾屈曲挛缩

附着于腓骨及骨间膜上的肌肉过度切除或剥离，以及腓神经分支的损伤可导致相应的感觉和活动障碍。症状包括：水肿、感觉异常、姆趾背侧弯曲能力减弱、行走疼痛无力等。术中需仔细解剖，保护腓神经及分支，稳固缝合姆长屈肌残端并复位。

（三）皮岛血供障碍

腓骨骨皮瓣皮肤的血供存在不确定性，往往在术中才能确定皮岛血供是否可靠。因此，在骨缺损复合软组织缺损的修复计划中需有备用皮瓣。另外，皮岛穿支血管扭转、痉挛也可能造成皮岛血供障碍。

（四）筋膜室综合征

在使用皮岛的患者中应注意皮岛宽度，避免过度的张力发生小腿骨筋膜室综合征，皮片移植或带蒂皮瓣移植可减少并发症发生的风险。

七、临床效果评价

腓骨瓣解剖较恒定、易于切取操作，其移植修复颌骨缺损具有较高的成功率，通过平行放置或牵张成骨技术可修复下颌骨牙槽高度，使其适合牙种植修复。少数患者术后出现行走时疼痛，术后 4~6 周仅有轻微或没有任何不适。部分患者术后出现踝关节及跗趾伸展无力或暂时性轻微的踝关节及𧿹趾僵硬，𧿹长屈肌复位和稳固缝合，可使𧿹趾的屈曲力量恢复良好。研究显示，通过理疗和功能训练，几乎所有的患者都能恢复到与术前相近的行走活动程度。

第二十一节　髂骨瓣制取及下颌骨缺损重建术

髂骨位于髋骨的上部，由髂骨体、髂骨翼和髂骨嵴组成，髂骨为不规则的扁形骨，以骨松质为主，表面为层薄的骨密质。由于髂嵴的弧度与一侧下颌骨体外形类似，髂前上棘的形态与下颌角的形态吻合，髂翼的厚度又接近下颌牙槽厚度相似；因此髂骨瓣或髂骨肌瓣是下颌骨缺损后进行结构和功能重建的良好的供骨选择。髂骨瓣主要包括血管化的游离髂骨瓣：带腹内斜肌／腹横肌或皮肤的髂骨肌（皮）瓣及非血管化的游离髂骨瓣。当前下颌骨的重建多选用髂嵴的前部骨瓣，因此旋髂深血管系统支配的髂骨瓣的制取为本节重点阐述的内容。

一、适应证

1. 适用于颌骨良性或低度恶性的肿瘤切除术后的颌骨缺损修复。
2. 下颌骨缺损范围在 10cm 以内为宜。
3. 一侧下颌骨缺损不适合做非血管化游离植骨，一侧放射性骨坏死或颌骨缺损预期要行放射治疗者，可行血管化髂骨瓣修复下颌骨缺损。
4. 一侧下颌骨缺损曾行非血管化游离植骨或植入其他代用品后继发感染或排斥反应者，可行血管化髂骨瓣修复下颌骨缺损。

二、禁忌证

1. 全身情况较差或伴有严重的系统性疾病，不宜行植骨或显微外科手术者。
2. 恶性度高的颌骨肿瘤，切除后不宜同期植骨者。
3. 恶性肿瘤患者晚期伴恶病质，不考虑做植骨修复。
4. 颌骨缺损范围过大横跨中线累及对侧、大型复合性缺损者，均慎用髂骨瓣。

5. 全身性骨代谢疾病涉及髂骨，如骨质疏松症、石骨症、溶骨症、甲状旁腺功能亢进、全身泛发的骨纤维异常增殖症等。

三、术前准备

常规术前全身状况评价，根据颌骨缺损的部位明确同侧或对侧侧髂骨为供骨，确定髂骨瓣长度和高度，同时初步选择血管化或非血管化髂骨瓣修复方式；供骨区彩色多普勒超声检查测定旋髂深动脉(DCIA)走行并标记；术前行颌面部CT检查，确定颌骨病变部位，拟定骨切除范围及供骨部位和长度；基于CT数据3D打印的三维立体模型及术前利用数字外科技术制作截骨导板、成型导板和种植导板可极为有效地提高手术精度、缩短手术时间(图3-21-1)。术前向患者介绍手术方案及术后医疗和护理措施，解释其目的和必要性；按照常规做全麻术前准备。

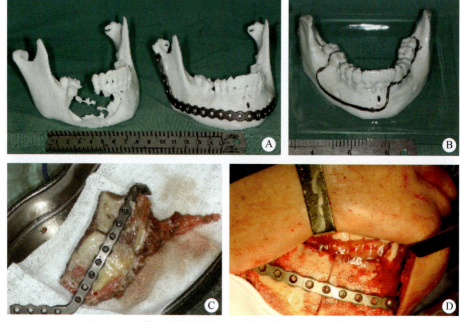

图 3-21-1 数字化模型设计及血管化髂骨移植下颌骨重建
A. 术前三维模型；B. 术前模拟切除范围；C. 切除组织；D. 术中照片

四、手术要点、难点及对策

(一)全麻成功后，患者取仰卧位，髂骨供骨侧臀部抬高，使髂前区域充分显露

取股动脉与腹股沟韧带交汇处至髂嵴连线的切口；切口上界始于髂嵴中部，依髂嵴轮廓延至髂前上棘后，按术前多普勒探测旋髂深动脉走行止于腹股沟韧带中点。为避免术后瘢痕挛缩，可采用"S"形切口设计；并避开髂嵴顶，避免术后伤口不易愈合和术区疼痛。

（二）解剖旋髂深血管

沿切口线切开皮肤、皮下组织，注意保护肌膜，以免误伤血管。潜行分离腹外斜肌及其腱膜，显露腹内斜肌。髂外动脉位于腹股沟韧带中点略上方、腹肌筋膜的深面，沿髂外动脉向上寻找其向外上方分支，即旋髂深动脉；旋髂深静脉常与同名动脉浅面走行汇入髂外静脉。打开腹肌筋膜和髂肌筋膜的交界，解剖旋髂深动、静脉至髂嵴。也可采用逆行方式解剖旋髂深动、静脉：在髂前上棘内侧找到旋髂深动、静脉后，逆行性潜行分离并保护血管蒂至髂外动脉。在解剖旋髂深血管至髂前上棘内侧的髂腰肌表面时，应注意解剖并保护股外侧皮神经，该神经通常在旋髂深动脉的深面走行，经髂前上棘前下方进入股外侧区域。若发生解剖变异，股外侧皮神经走行于旋髂深动脉浅面，可先将其切断再进行神经吻合。此外，还应注意，旋髂深动脉在髂前上棘内侧分为两个终末支，即髂骨支和腹壁肌支，如需要肌瓣可沿旋髂深动脉升支仔细分离到腹内斜肌，并切取所需肌瓣备用。

（三）髂骨瓣制备

解剖血管蒂之后，按设计骨瓣的大小，切断髂嵴内侧的腹肌附着和髂肌附着，保留1.5cm左右厚度的肌袖，以保护旋髂深动脉的髂骨支不被损伤，结扎并离断血管蒂远心端；切断髂嵴内侧肌肉附着时注意勿损伤腹横筋膜，以保护腹腔内脏器；沿髂嵴外侧骨膜浅面剥离臀肌附着；剥离范围以颌骨缺损修复所需长度和高度为限，不宜广泛，以避免术后髋关节运动障碍。用往复锯配合骨凿，按设计切取骨块，切取骨瓣时应尽量多带骨膜组织以扩展骨瓣的血运范围；断蒂前对移植骨块进行修整，避免血管蒂扭转。

骨瓣切取完成后，掀起整个复合组织瓣，至血管蒂髂外动脉起始部位，分离结扎近心端，完整取出肌皮骨瓣；用生理盐水纱布轻柔按压骨瓣，将残血挤出，然后用血管冲洗液（100ml生理盐水+1250万U肝素+20ml 2%利多卡因）轻压灌注旋髂深动脉，观察伴行静脉回流情况正常后备用，如图3-21-2。

155

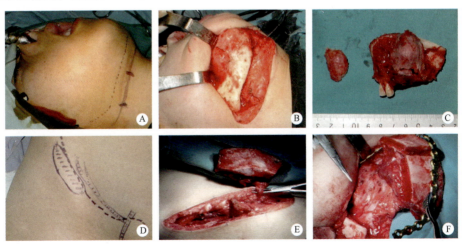

图 3-21-2 血管化髂骨肌瓣下颌骨缺损修复

A，B，C：下颌骨肿瘤切除；D，E，F：髂骨制备塑形

（四）供区的处理

骨瓣切取后术区的出血主要来自于取骨创面和肌肉残端。以骨松质为主的骨腔内血窦丰富，可电凝止血并适当使用骨蜡，以封闭骨断端的出血点。髂嵴两侧均有肌肉附着，尤其是外侧的臀肌肥厚，血供丰富，取骨切断肌肉附着时，可采用超声刀或电凝止血，也可采用钳夹、结扎或缝扎的方式止血。

髂骨取骨的部位腹肌薄弱，是腹股沟疝的好发区域，腹外斜肌在此处移行为腱膜，腹内斜肌和腹横肌也于其内下融合为腱膜；切取骨瓣和解剖血管蒂时，切开腹外斜肌腱膜并切除了腹肌髂骨附着，使腹壁更为薄弱。因此，关闭创口时应注意逐层缝合，错位缝合腹外斜肌腱膜纤维，并复位腹肌附着；如带腹内斜肌瓣者，可考虑用组织补片覆盖肌肉供区以减少疝的发生率。关创前置皮下负压引流，肌肉严密缝合，消除无效腔，以免发生积液或血肿。

五、术后监测与处理

术后应关注术区皮肤的肿胀程度、色泽、弹性，记录引流量和性状。为避免术创出现血肿，继而发生感染，负压引流应有效维持72~96h，去除引流管后，可腹带加压术区1周。术后5~7d内取卧位，避免用力咳嗽、排便、站立等可增加腹内压的动作。

六、术后常见并发症的预防与处理

术后血肿是常见的术后并发症。在切取骨瓣时应妥善处置旋髂深动脉发出的肌穿支，切断后的两侧断端都应结扎；切取骨瓣时切断的髂嵴内侧的腹肌附着、髂肌附着及髂翼外侧的臀肌附着断端均应妥善止血。同时术后供区有效的负压引流和加压也是防止形成血肿的主要措施。一旦判断有血肿形成，应尽早实施探查手术，避免症状加重。

术后髋关节的运动障碍或功能减退主要与髂嵴内、外侧的肌肉附着部分丧失有关。肌肉附着包括臀肌、髂肌、阔筋膜张肌、缝匠肌，术中这些肌肉的附着均有部分离断；取骨后应缝合复位，术后1周可在取骨侧的臀下和腘窝处垫枕，保持屈髋位和膝关节屈曲位，避免过早负重。5~7d后可逐步恢复下床活动，并可适当理疗，促进恢复。

七、临床效果评价

髂骨瓣移植修复颌骨缺损具有稳定、较高的成功率，髂骨可提供相对充分的骨量，较腓骨和肩胛骨具备更好的下颌骨牙槽修复高度，使其更适合用于下颌骨缺损重建和牙种植修复。血管化骨瓣移植较非血管化骨瓣具有更好的骨愈合能力和抗感染能力。长期随访表明，大部分患者的骨愈合、骨嵌合效果和受区的稳固性都很令人满意，如图3-21-3。

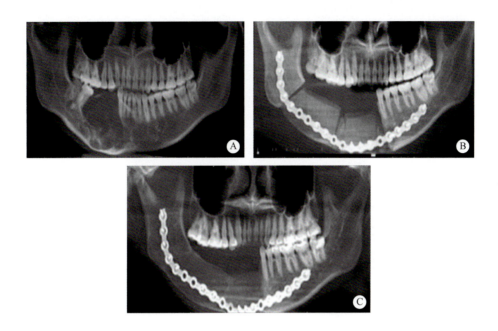

图 3-21-3　血管化髂骨肌瓣移植下颌骨缺损修复

A. 术前；B. 术后 1 个月；C. 术后 6 个月

切取髂骨皮瓣后疝或腹部外形缺陷的发生率约为 10%，有 25% 的患者可能发生术区感觉改变，少数患者在切取皮瓣后发生步态紊乱和髋部慢性疼痛。对相关临床并发症发生率的研究表明，减少手术创伤、局限剥离范围、肥胖患者慎行手术和手术医生的临床经验，都可以降低不良事件和并发症的发生率。

157

第二十二节　唇部恶性肿瘤

唇上界为鼻底，下界为颏唇沟，两侧以唇面沟为界，中部横行的口裂将唇分为上唇和下唇。上下唇的游离缘是皮肤与黏膜的移行区，称为唇红。95% 的唇癌发生于男性，下唇是最常见的发病部位，占唇癌的 85%~95%，上唇癌的发生率 2%~7%，口角癌的发生率 1%~4%。一般来讲，唇癌的生物学特征不像黏膜起源的口腔癌，而更接近于头颈部的皮肤癌。

唇的血液供应主要来自于位于黏膜下层的上、下唇动脉，静脉经面前静脉回流。口轮匝肌及口角上下的肌肉运动由面神经支配，唇部的感觉由三叉神经的上、下颌支的分支支配。唇的淋巴引流有一定的规律性，可以预测唇癌的淋巴结转移。上唇的淋巴引流首先至颊黏膜、腮腺区淋巴结，有时也引流至耳前淋巴结，然后经 I 区淋巴结进入颈内静脉淋巴结结。下唇的淋巴引流至 I 区淋巴结，有时也经颏孔至下颌骨，然后引流至 II、III 区淋巴结，但极少转移至 IV、V 区淋巴结。下唇中线或近中线的淋巴管可相互交叉至对侧颌下淋巴结，但上唇癌极少向对侧转移。了解唇淋巴引流的规律，对颈淋巴清扫的术式选择具有指导意义。

由于上唇淋巴引流广泛，上唇癌的淋巴转移多于下唇癌。

一、滑行组织瓣"V"和"W"形切除法

（一）适应证

肿瘤仅侵及唇红缘及其下肌肉，切除范围不超过唇长 1/2，且不累及口角。

（二）禁忌证

1. 切除范围需超过唇长 1/2 的病变。
2. 局部组织有急性炎症。
3. 全身性疾病不能耐受麻醉、手术者。

（三）术前准备

1. 常规术前检查。
2. 常规术区备皮，口腔清洁、牙周洁治。
3. 根据患者的既往史调整围手术期用药。

（四）手术要点、难点和对策

1. 距肿瘤两侧 0.5cm 处设计"V"或"W"形切口，切口沿皮纹设计。"V"形切口通常适用于 1/4 以内上唇缺损或 1/3 以内的下唇缺损；"W"形切口适用唇缺损的范围超过"V"形切口，但通常不超过唇长的 1/2。

2. 于两侧口角处贯穿缝合或由助手捏住暂时性阻断血供，减少出血。用刀片做锐性皮肤切口，以便于唇红缘的准确对合，保持正常外形。用电刀贯穿全层，切开皮肤、肌肉及黏膜，切除肿物。切取安全缘，送检，如图 3-22-1A。

3. 冲洗术创，结扎唇动脉，分层缝合，注意恢复口轮匝肌的完整性。唇红缘处要仔细对位，皮肤可采用 5-0 尼龙线缝合，如图 3-22-1B。

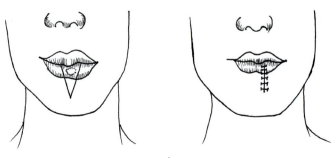

A

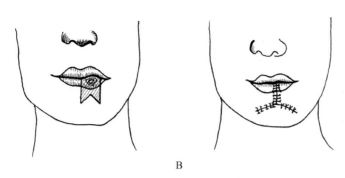

B

图 3-22-1 切口设计与缝合

A.切口设计；B.缝合方式

（五）术后监测与处理

全麻患者要注意观察血压及呼吸等生命指征，监测局部术创是否出血肿胀。

（六）术后常见并发症的预防与处理

伤口感染和部分缝线松脱，伤口裂开是常见的术后并发症。针对这些并发症可采取以下预防及处理措施：术创可暴露，并用3%过氧化氢溶液洗净伤口后，75%乙醇溶液涂擦，保持伤口干燥、清洁，每天清洗2~3次；流质或半流质饮食，保持口腔清洁，限制张口运动；局部用蝶形胶布或唇弓做术创减张；术后5~7d拆除缝线。

（七）临床效果评价

只要适应证选择正确，切除时有足够的安全缘，唇癌"V"和"W"形切除术的临床效果较好。有些唇癌虽然原发灶较小，可能发生颈部淋巴结转移，参考颈淋巴清扫术选择合适的颈清术式，具体参考相关章节。

二、唇片状切除

（一）适应证

唇红部的原位癌或表浅浸润肿瘤。

（二）禁忌证

肿瘤浸润较深，累及较多皮肤及肌肉。

（三）术前准备

同本节中"V"和"W"形切除法。

（四）手术要点、难点和对策

1. 沿肿瘤外做切口，整块切除肿瘤。术中行切缘冰冻检查，以保证切缘安全。局限范围的较小肿瘤可局麻下切除，大范围的片状切除及修复需全麻下进行。

2. 于牙龈唇沟做水平切口，在口轮匝肌与唇黏膜下层之间潜行分离至龈唇沟处，黏膜瓣经双侧蒂保持血供。

3. 冲洗术创，彻底止血。将黏膜瓣向外牵引，修整创缘，与皮肤精确对位缝合，形成新的唇红缘。龈唇沟处的创面旷置或碘仿纱条覆盖。

（五）术后监测与处理

全麻患者要注意观察血压及呼吸等生命指征，监测局部术创是否有出血肿胀，黏膜瓣血供情况。

（六）术后常见并发症的预防与处理

伤口感染和部分缝线松脱、伤口裂开是常见的术后并发症。针对这些并发症可采取以下预防及处理措施：充分游离黏膜瓣，确保无张力缝合；口外术创可暴露，并用3%过氧化氢溶液洗净伤口后，75%乙醇溶液涂擦，保持伤口干燥、清洁，每天清洗2～3次；漱口水漱口，保持口腔清洁；流质或半流质饮食；术后5～7d拆除缝线及碘仿纱条。

（七）临床效果评价

适应证的正确选择及足够的安全缘可以保证良好的临床效果。

三、Karapandzic 皮瓣修复下唇缺损

（一）适应证

下唇缺损 1/2 ～ 2/3 或更多，但双侧口角保持完整。

（二）禁忌证

1. 切除范围需达到下唇全长或口角被病变累及。
2. 局部组织有急性炎症或明显瘢痕。
3. 全身性疾病不能耐受麻醉、手术者。

（三）术前准备

同本节中"V"和"W"形切除法。

（四）手术要点、难点和对策

1. 与肿瘤外0.5cm设计切口，整块切除肿瘤。术中行切缘冰冻切片检查，以保证切除彻底。

2. 在术创的下缘向两侧做水平延长切口，前两侧鼻唇沟做侧切口，侧切口需根据患者的皮纹位置进行调整。口内切口位于龈颊沟处 (图 3-22-2)。于口轮匝肌的深、浅面分别游离黏膜及黏膜下组织和皮肤及皮下组织，注意保持口轮匝肌完整性及肌肉的神经支配和血液供给，皮瓣游离充分确保缝合时没有张力。

3. 冲洗术创，彻底止血。分层缝合黏膜、口轮匝肌及皮肤，注意唇红缘的精确对位，并保持鼻唇沟外观的完整性。

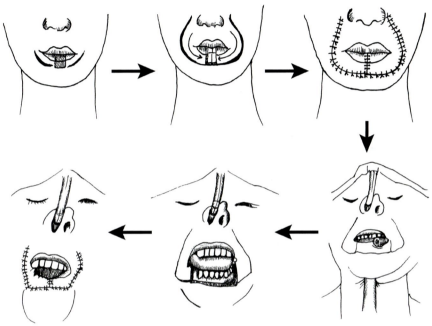

图 3-22-2　Karapandzic 皮瓣修复下唇缺损手术过程

（五）术后监测与处理

同本节中 "V" 和 "W" 形切除法。

（六）术后常见并发症的预防与处理

同本节中 "V" 和 "W" 形切除法。

（七）临床效果评价

同本节中 "V" 和 "W" 形切除法。

四、Bernard 皮瓣修复唇缺损

（一）适应证

上、下唇缺损 1/2 至全唇。

（二）禁忌证

1. 肿瘤累及口角后的颊部组织。
2. 局部组织有急性炎症或明显瘢痕。
3. 全身性疾病不能耐受麻醉、手术者。

（三）术前准备

同本节中"V"和"W"形切除法。

（四）手术要点、难点和对策

1. 于肿瘤外 0.5cm 标记扩大切除范围，做"V"形或矩形切口，全层切除。术中行切缘冰冻切片检查，以保证切除彻底。

2. 设计底边与口裂平行等腰三角形（称为 Burow 三角，所以此皮瓣修复方法又称 Bernard von Burow 瓣）切口，三角形底边的长度之和应等于唇缺损的宽度。如果为下唇缺损，只需在双侧皮瓣上方的鼻翼区设计两个 Burow 三角；如果为上唇缺损，需设计 4 个 Burow 三角，两个位于双侧皮瓣上方的鼻翼区，两个位于皮瓣下方的口裂后，如图 3-22-3。

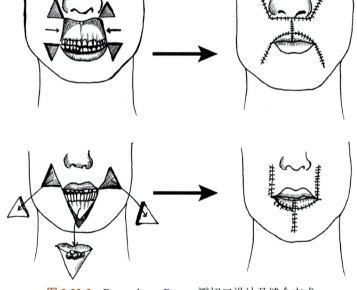

图 3-22-3 Bernard von Burow 瓣切口设计及缝合方式

3. 切除设计的 Burow 三角时，注意保存其底边的颊黏膜。三角形近尖部 3/4 部直达肌层骨面，近底边 1/4 切透颊黏膜并保留，其用于重建唇红缘。结扎唇动脉、鼻外侧动脉及有关分支。

4. 冲洗术创，充分止血。先将 Burow 三角对位分层严密缝合。这时两侧颊侧就向中间滑行靠拢。分黏膜、肌层及皮肤 3 层缝合；最后由两侧滑行过来的颊黏膜瓣覆盖在唇缘部，形成新的红唇。

（五）术后监测与处理

同本节中"V"和"W"形切除法。

（六）术后常见并发症的预防与处理

同本节中"V"和"W"形切除法。

（七）临床效果评价

Freeman 建议在行皮肤切口时注意调整位置，使切口位于皮纹或解剖亚单位结合部，可见减少术后瘢痕；同时建议，尽量减少切除口周及颊部肌肉的量。即使如此，Bernard 皮瓣修复仍然不能恢复口轮匝肌的完整性，同时对近全下唇的切除，Bernard 版修复后下唇组织仍然会显得紧张，在无牙𬌗患者会表现出特征性的微笑畸形。

其余同"V"和"W"形切除法。

五、旋转组织瓣修复唇缺损 (Abbe-Estlander 瓣修复唇缺损)

（一）适应证

Abbe 瓣适用于唇缺损 1/3 ~ 2/3，不涉及口角；Estlander 瓣适用于唇肿瘤位于一侧，可累及口角，且唇缺损的范围在 1/2 左右。

（二）禁忌证

1. 肿瘤累及范围超过唇长 2/3 或累及口角后的颊部组织。
2. 局部组织有急性炎症或明显瘢痕。
3. 全身性疾病不能耐受麻醉、手术者。

（三）术前准备

同本节中"V"和"W"形切除法。

（四）手术要点、难点和对策

1. 于肿瘤外 0.5cm 标记扩大切除范围，全层切除肿瘤。术中行切缘冰冻切片检查，以保证切除彻底。

2. 在对侧唇部设计 Abbe-Estlande 三角形瓣，皮瓣宽度是手术缺损底宽的一半，皮瓣的高度与缺损的高度相等，皮瓣长轴应与口腔周围放射状皮纹走形一致。用刀片行皮肤切口，切开皮肤和黏膜，其余部分用电刀进行。Abbe-Estlande 瓣制取过程中切断一侧红唇，保留另一侧唇红及唇红内侧唇动脉不受损伤，此侧红唇作为蒂部，蒂部需有一定的宽度，保证皮瓣的静脉回流，如图 3-22-4。

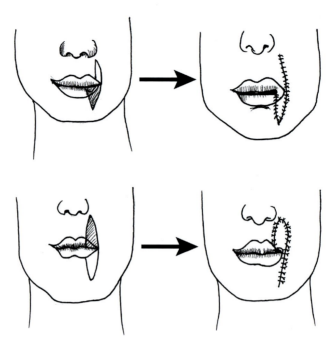

图 3-22-4　Abbe-Estlander 瓣修复唇缺损切口设计及缝合方式

3. 冲洗术创，彻底止血。分层缝合黏膜、口轮匝肌及皮肤，注意唇红缘的精确对位。供区唇部直接拉拢缝合，如感觉供瓣区有张力，可在其一侧或两侧做辅佐切口。

4. Abbe 瓣设计在唇中份，2 ~ 3 周后断蒂。断蒂前需检测皮瓣的侧支循环。断蒂时自侧方斜行切取整个蒂部，在断蒂处形成小的锲状缺损，将供区的蒂部唇红转移至受区缺损处。需避免平行断蒂造成受区唇红不足，形成凹陷性缺陷。

（五）术后监测与处理

术后观察皮瓣颜色变化，避免蒂部缝合太紧压迫皮瓣血供。

同本节中"V"和"W"形切除法。

（六）术后常见并发症的预防与处理

Abbe 瓣有蒂跨过口裂，为避免全麻术后的呕吐物误吸进入呼吸道，建议采用眶下神经阻滞麻醉。术后需限制张口，用吸管或汤勺喂食。

Abbe 瓣术 2 ~ 3 周需要断蒂；Estlander 瓣因没有蒂跨越口裂，不需断蒂，但是由于原口角的破坏，需要二期修整，甚至行口角开大术。

其余同本节中"V"和"W"形切除法。

（七）临床效果评价

Abbe-Estlande 瓣的形状可以根据唇部缺损设计成不同形状，如与滑行瓣配合使用可修复更大面积的唇部缺损。

在上唇发育过程中，两个球状突在中线处联合，形成人中；球状突与同侧的上颌突联合形成上唇，其中球状突形成上唇的近中 1/3 部分，上颌突形成远中的 2/3 部分。在下唇近中部份缺损时，如果在上唇近中 1/3 设计一个 Abbe 瓣修复下唇缺损必然会破坏上唇的对称性，造成上唇畸形。有学者设计了 Stein 瓣，即在双唇的人中部位设计 2 个小而对称的 Abbe 瓣修复下唇近中部分的缺损，此设计有效地保存了上唇人中部分的对称性，如图 3-22-5。

其余同本节中 "V" 和 "W" 形切除法。

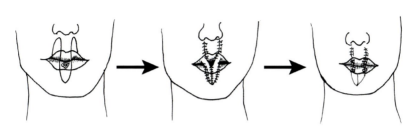

图 3-22-5　Stein 瓣切口设计及缝合方式

六、Gillies 扇形旋转瓣修复唇缺损

（一）适应证

单侧 Gillies 扇形旋转瓣适用于唇 1/2 ~ 2/3 缺损，双侧 Gillies 扇形旋转瓣可以修复近全唇或全唇的缺损。

（二）禁忌证

1. 肿瘤累及口角后的颊部组织。
2. 局部组织有急性炎症或者明显瘢痕。
3. 全身性疾病不能耐受麻醉、手术者。

（三）术前准备

同本节中 "V" 和 "W" 形切除法。

（四）手术要点、难点和对策

1. 于肿瘤外 0.5cm 标记扩大切除范围，全层切除肿瘤。术中行切缘冰冻切片检查，以保证切除彻底。

2. 根据缺损的范围设计扇形组织瓣，全层切开皮肤、皮下组织、肌肉层及口腔黏膜（图 3-22-6）。黏膜切口的范围不必与皮肤切口保持一致，其长度取决于组织瓣旋转的实际需要。术中亦可以保持面颊部肌肉的完整性，分别在皮肤及黏膜做切口。组织瓣的蒂部保留唇动脉，以保证组织瓣的血液供给。

3. 冲洗术创，彻底止血。分层缝合黏膜、口轮匝肌及皮肤，注意唇红缘的精确对位。供区错位拉拢缝合以减少张力，亦可再做辅佐切口。

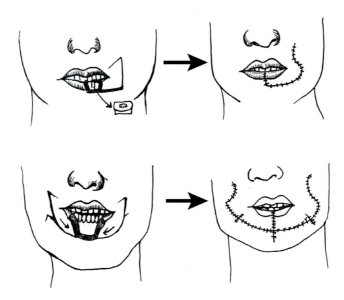

图 3-22-6　Gillies 扇形旋转瓣修复唇缺损切口设计及缝合方式

（五）术后监测与处理

同本节中"V"和"W"形切除法。

（六）术后常见并发症的预防与处理

由于组织瓣制备时需全层口角周围唇、颊组织，可以导致局部感觉异常。且组织瓣旋转过程中会破坏口角的形态，需要二期修整。

其余同本节中"V"和"W"形切除法。

（七）临床效果评价

同本节中"V"和"W"形切除法。

七、鼻唇沟瓣修复上唇缺损

（一）适应证

单侧鼻唇沟瓣适用于上唇 1/2 以上缺损；双侧鼻唇沟瓣适用于上唇全部缺损，以及上唇连同鼻小柱缺损。

（二）禁忌证

1. 肿瘤侵犯邻近颊组织。
2. 局部组织有急性炎症或鼻唇沟处有明显瘢痕。
3. 全身性疾病不能耐受麻醉、手术者。

（三）术前准备

同本节中"V"和"W"形切除法。

（四）手术要点、难点和对策

1. 于肿瘤外 0.5cm 标记扩大切除范围，全层切除肿瘤。术中行切缘冰冻切片检查，以保证切除彻底。

2. 根据上唇缺损范围，沿鼻唇沟自然弧度设计一侧或双侧组织瓣。组织瓣的高度等于缺损的上唇高度，如为双侧鼻唇沟瓣，瓣的长度之和应等于上唇缺损宽度。

3. 沿切口线全层切开皮肤、肌层及黏膜，鼻唇沟处直达骨面。在鼻基底部做横切口，将残存前庭沟黏膜向下翻转，与组织瓣黏膜缝合。

4. 冲洗术创，彻底止血。旋转组织瓣，将瓣上缘与鼻基底部残存前庭沟黏膜缝合。修整组织瓣远心端形态，分层缝合肌层及皮肤，注意唇红缘的精确对位。需行鼻小柱修复时，纵形剖开鼻小柱残留软组织，向两侧掀开，将鼻唇沟组织瓣的远心端与鼻小柱残留软组织创面缝合。

（五）术后监测与处理

术后观察皮瓣颜色变化，其余同"V"和"W"形切除法。

（六）术后常见并发症的预防与处理

同本节中"V"和"W"形切除法。

（七）临床效果评价

鼻唇沟岛状瓣是鼻唇沟瓣的一种改良方式，于唇缺损同侧鼻唇沟处设计相应大小的组织瓣，注意保留组织瓣上、下极之面动脉分支内眦动脉或上唇动脉，沿动脉向外潜行分离 0.5～1cm，可形成双动脉蒂的鼻唇沟岛状瓣。若组织瓣与缺损部位距离较远，则可将组织瓣上极的动脉蒂离断，仅保留下极供血动脉。

八、前臂桡侧游离皮瓣修复唇缺损

（一）适应证

超过 2/3 的唇缺损，伴或不伴周围组织如鼻翼、颊、牙龈及颏等部位的缺损。

（二）禁忌证

1. 唇缺损范围小于 2/3 者。
2. 前臂部位有明显瘢痕者。
3. 有病变或外伤累及前臂血管者。
4. 全身性疾病不能耐受麻醉、手术者。

（三）术前准备

术前禁止在供区手臂静脉点滴药物，其余同"V"和"W"形切除法。

（四）手术要点、难点和对策

1. 于肿瘤外 0.5cm 标记扩大切除范围，全层切除肿瘤。术中行切缘冰冻切片检查，以保证切除彻底。

2. 根据上唇缺损范围设计组织瓣。组织瓣的长度稍小于缺损长度，以保证修复后的唇部具有适当的张力。组织瓣的高度要等于或稍高于缺损的高度。前臂桡侧游离皮瓣的制备见第十一章第一节。

3. 血管吻合：于手术创缘与颞部、下颌下或颈部制备隧道，将血管蒂在隧道内穿过。注意隧道的宽度，避免血管蒂在隧道内受压及扭转。在手术显微镜下用无损伤缝合针分别将桡动脉与颌外动脉、颞浅动脉或甲状腺上动脉吻合，头静脉与颈外静脉、颞浅静脉或颈内静脉分支吻合。

4. 冲洗术创，彻底止血。受瓣区分层缝合，供瓣区游离断层皮片移植。

（五）术后监测与处理

禁用止血药物，控制血压变化，观察术区肿胀及皮瓣颜色变化。其余同"V"和"W"形切除法。

（六）术后常见并发症的预防与处理

术后需密切观察组织瓣的颜色、皮纹和质地，判断有无血管危象的发生。血管危象一般发生在术后72h内，24h内尤其多见。导致血管危象发生的因素很多，多数与局部因素有关，如血管蒂受压、扭转、吻合口张力过大等。因此预防血管危象的措施包括：组织瓣制备及血管吻合期间，将手术室温度及湿度调整到适宜范围；注意手术操作技巧及顺序，尽量缩短组织瓣离体时间；调整血管蒂的位置，避免血管蒂扭转或受压；术创缝合前再次行血管通畅试验，确保血管通畅、无痉挛；正确放置负压引流管，避免误吸血管蒂，保证负压畅通，防止血肿形成。术后严密观察皮瓣，判断血管危象出现的时间及程度，分析引起血管危象的可能原因。大部分血管危象需行手术探查，对症处理局部因素。如果发现管腔内有血栓形成，吻合口血管不通，需重新吻合血管。

同本节中"V"和"W"形切除法。

（七）临床效果评价

前臂桡侧游离皮瓣修复唇缺损后，常常在大小、唇形态方面存在缺陷。后期可以通过纹唇、脂肪注射及黏膜瓣二期修复改善形态。

利用游离组织瓣修复重建唇缺损中最难恢复的功能性重建。如果下唇完整，在上唇重建时无需考虑功能重建，因为上唇在静止状态下就可以保持口腔的密闭功能。有学者提出用阔筋膜移植来悬吊进行下唇的功能性重建。亦有学者将前臂桡侧游离皮瓣制备过程进行改进，将掌长肌肌腱包括在组织瓣中，修复重建时掌长肌腱可以缝合于颏突的骨膜或口角蜗轴处作为静态悬吊，通过以上悬吊处理，下唇在静止状态下可以获得很好外形，然而此修复，在动态活动时的效果不能令人满意；亦可以将掌长肌腱缝合在残留的口轮匝肌或咬肌上，当肌肉收缩时可以动态封闭口腔（图 3-22-7）；另一种动态悬吊就是把颏肌向下翻转，将掌长肌肌腱悬吊在颏肌上，如果掌长肌肌腱缺失可以用桡侧腕屈肌腱替代。

其余同本节中 "V" 和 "W" 形切除法。

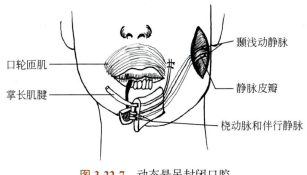

图 3-22-7　动态悬吊封闭口腔

口轮匝肌

掌长肌腱

颞浅动静脉

静脉皮瓣

桡动脉和伴行静脉

第二十三节　舌颌颈联合根治术

一、适应证

1. 舌癌或口底癌已累及下颌骨骨膜或下颌骨；下颌牙龈癌或下颌骨中央性癌已侵犯口底及舌。

2. 原发灶可彻底切除，无远处转移，全身情况良好，可耐受手术者。

二、术前准备

1. 同根治性颈淋巴清扫术。

2. 术前洁牙，清洁口腔。

3. 预制斜面导板，后拟立即修复者，应做好皮瓣设计及其相应的准备。

三、麻醉和体位

气管内插管全身麻醉。仰卧位、垫肩，头偏健侧、稍后仰。

四、手术步骤和方法

1. 切口　自下唇正中垂直向下至颏下，向后与颌下切口相连，颌下及颈部切口与根治性颈淋巴结清扫术相同，如图 3-23-1。

2. 颈淋巴清扫术　按全颈淋巴清扫术的步骤和方法，将颈部整块切除组织，并清除到下颌下缘，使其与下颌骨下缘相连，如图 3-23-2。

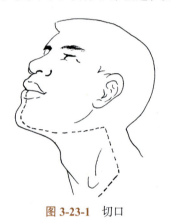

图 3-23-1　切口

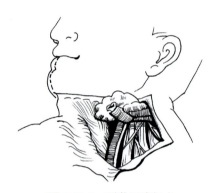

图 3-23-2　颈淋巴清扫术

3. 掀起唇颊侧软组织瓣　自唇中线全层切开下唇及颏部软组织，切口与颌下切口相连，深至下颌骨表面，自中线向患侧切开龈颊沟黏膜，并向后绕过磨牙后区至舌侧。根据病变累及下颌骨的程度，于骨膜上或骨膜下，自前向后掀起唇颊组织瓣至下颌升支，使下颌骨的颊侧面全部显露，如图 3-23-3。

4. 锯断下颌骨　拔除患侧中切牙或舌癌前界 2cm 相应处的牙齿。分离拔牙处的下颌骨舌侧骨膜，使之形成一隧道通于舌侧龈缘，沿此隧道穿入线锯，锯断下颌骨，骨断端用骨蜡填塞止血，如图 3-23-4。

5. 切开舌及口底组织　将患侧下颌骨向外侧牵拉，用粗线在舌尖两侧各贯穿缝合一针，将舌牵出口外，从舌中线切开舌体（病变超过舌中线患者，在肿瘤边界外 1cm 切除）及口底肌肉。舌后方于病变边缘外 1.5cm 处横断舌根部，切口向外与颊侧龈切口相连，剪断附丽于舌骨上的肌肉，结扎舌动、静脉及其活跃出血点，使舌及口底病变组织仅附着于下颌骨内侧面，如图 3-23-5。

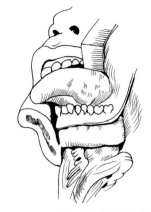

图 3-23-3　掀起唇颊侧软组织瓣

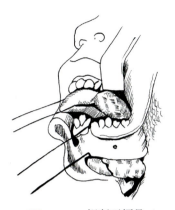

图 3-23-4　锯断下颌骨

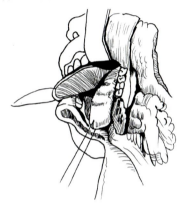

图 3-23-5　切开舌及口底组织

6. 游离下颌骨升支及手术标本切除　切断咬肌附丽,显露下颌升支外侧骨面。将下颌骨向下牵引并向外旋转,显露下颌升支前缘及喙突附丽的颞肌肌腱,将其剪断、缝扎。进一步将下颌骨向外翻转,在下颌角内侧切断翼内肌附丽,切开、结扎下牙槽神经血管束。切断翼外肌在髁突颈部的附丽,将颞下颌关节囊自髁突上分离,完整摘除手术标本(图3-23-6)。对可疑的切缘快速进行活检,确定是否切除彻底,切除不足时应在相应的部位行补充切除。

171

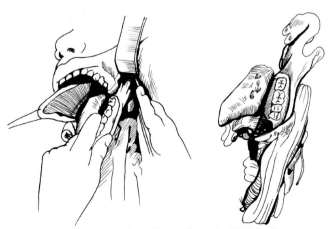

图 3-23-6　切断翼外肌和分离颞下颌关节囊

7. 创面处理及缝合　生理盐水冲洗，彻底止血后 1% 氮芥湿敷。缺损的舌和下颌骨可用带蒂或游离组织瓣立即整复，如不行修复的患者先缝合口内创口。舌前份可将舌背黏膜直接拉拢对位缝合，舌中份及舌根部创缘与颊侧龈骨膜创缘对位缝合 (图 3-23-7)。缝合时宜采用水平褥式缝合与间断缝合交替的方法，以免创缘内卷，口内黏膜缝合后，于黏膜下再做一层间断缝合。注意消除因舌、口底及下颌骨切除后留下的无效腔，用软组织覆盖下颌骨切除后的残端。冲洗后更换手套、手术器械及无菌巾，安放负压引流管，分层缝合口外创口。

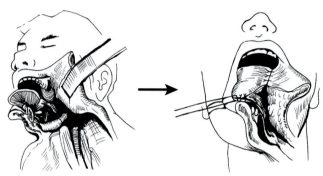

图 3-23-7　创面处理及缝合

五、术后处理及注意事项

1. 全麻清醒前，应该密切注意患者生命体征的变化。尤其要注意因舌后坠或口底肿胀而发生呼吸困难，必要时应该行舌牵引或预防性气管切开术。

2. 术后次日戴斜面导板或行颌间结扎，以防下颌偏斜。

3. 保持负压引流通畅，一般在术后 48~72h，当负压引流量小于 30ml 时，拔除引流管。

4. 全身应用抗生素，预防感染。加强口腔护理，鼻饲流质饮食 1 周。

5. 应用皮瓣立即整复的患者，应密切注意观察皮瓣血运情况，保持适当头位。

6. 术后 7d 拆除缝线，2 周后拆除颌间结扎。

第二十四节　颊颌颈联合根治术

一、适应证

颊黏膜癌已累及下颌牙龈或下颌骨，原发灶有彻底切除的可能或经补充化疗和放疗可能治愈，无远处转移，全身情况可耐受手术的患者。

二、术前准备

同舌颌颈联合根治术。

三、麻醉和体位

气管内插管全身麻醉。患者仰卧位，垫肩，头偏健侧，稍后仰。

四、手术步骤和方法

1. 切口 颊黏膜原发灶较小时，可选用下唇正中切口（同舌颌颈联合根治术）。如原发灶病变范围较大，切除后影响下唇瓣的血运，应选择口角切口，颈部切口同单侧颈淋巴清扫术，如图3-24-1。

2. 颈淋巴清扫术 按单侧颈淋巴清扫术的步骤和方法将颈部整块切除标本清除到颌下，使之仅与下颌下缘相连。

3. 翻起唇颊组织瓣 沿下唇中线或口角垂直向下，全层切开下唇和颊部组织，深达骨面，使之与颈上部切口相连。将唇颊组织瓣从下颌骨表面分离，显露颊部病灶，如图3-24-2。

4. 离断下颌骨 在颊部病灶前约1.5cm处，拔除一颗下颌牙齿，并在此处分离下颌骨舌侧骨膜，形成一隧道，穿入线锯后锯断下颌骨，骨断端填塞骨蜡止血，如图3-24-3。

5. 原发灶及下颌骨切除 沿病灶外约1.5cm处，切开颊黏膜、黏膜下层、颊肌及皮下组织。如病变已累及颊部皮肤，应将皮肤一并扩大切除，使切除标本仅与下颌骨相连。分离下颌升支内、外侧骨面，按"舌颌颈联合根治术之步骤6"，将下颌骨、颊部病灶及颈部大块组织一并切除，如图3-24-4。

6. 创面处理及缝合 生理盐水冲洗术创，彻底止血后以1%的氮芥湿敷。根据缺损的范围和患者的具体情况，可选用游离皮瓣、带蒂皮瓣或游离皮片整复缺损。如有皮肤缺损，颊部洞穿性缺损，可选用折叠皮瓣或两个皮瓣瓦合修复。分层缝合下唇、颌下及颈部伤口，放置双管负压引流，如图3-24-5。

173

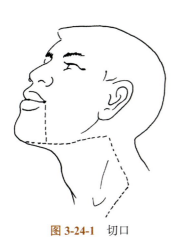

图 3-24-1 切口

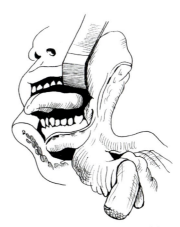

图 3-24-2 翻起唇颊组织瓣

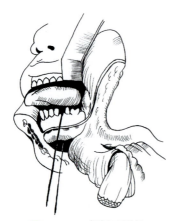

图 3-24-3　离断下颌骨

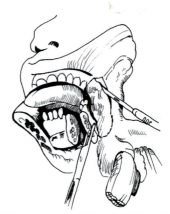

图 3-24-4　原发灶及下颌骨切除

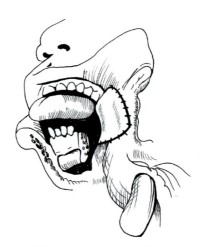

图 3-24-5　创面处理及缝合

五、术后处理及注意事项

同舌颌颈联合根治术。

（贾玉林　郭丰源　刘　冰　朱钧一）

参 考 文 献

李树玲 . 2002. 新编头颈肿瘤学 . 北京：科学技术文献出版社 .

李金荣，何荣根 . 2002. 口腔颌面部肿瘤基础研究新进展 . 武汉：湖北科学技术出版社 .

刘绪德，管强，刘焕梅 . 2008. 颜面皮脂腺囊肿 . 山东医药，48(33)：38.

邱蔚六 . 1998. 口腔颌面外科理论与实践 . 北京：人民卫生出版社 .

邱蔚六 . 2001. 淋巴系统 // 张镇康，皮昕 . 口腔颌面外科临床解剖 . 济南：山东科学技术出版社 .

郑家伟 . 2010. 牙龈瘤的命名与治疗 . 中国口腔颌面外科，8(3)：287，288.

Robert AO, blanchaer RN. 2001.Current management of oral cancer. JADA, 132: 195-235.

Pellitteri PK, Ferlito A, Bradlery PJ. 2003.Management of sarcomas of the head and neck in adult. Oral Oncology, 39: 2-12.

Genden EM, Ferlito A, Bradley PJ. 2003. Neck disease and distant metastases. Oral Oncology, 39: 207-212.

Posner MR. 2005. Paradigm shift in the treatment of head and neck cancer: the role of neoad juvant chemotherapy. The oncologist, 10(suppl 3): 11-19.

Kolokythas A. 2014. Lip Cancer: treatment and reconstruction. Berlin: Springer.

Bowling J, Botting J. 2005. Dermatologic Surgery, 31(8): 953-956.

第四章　口腔颌面部损伤手术

第一节　气管切开术

气管切开术是头颈外科最常见、最基本、最重要的手术之一，掌握气管切开的各种适应证及气管切开的时机，对抢救患者生命，保证手术顺利进行和提高手术安全，有重要的意义。气管切开术，就是切开颈段气管前壁，插入适当的气管套管，建立新的呼吸通道的手术。气管切开术的应用解剖，主要在气管颈段。气管颈段位于肌三角内，上方连接环状软骨，下方为胸骨，长 5~6cm，有 6~8 个气管软骨环，气管颈段一般位于正中，但如果颈部或纵隔内器官病变牵引或推挤，气管可偏向一边，如图 4-1-1。

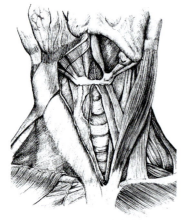

图 4-1-1 颈部解剖

气管颈段前方由浅入深，分别为皮肤颈前筋膜、颈深筋膜浅层、颈深筋膜中层及其包被的胸骨舌骨肌及胸骨甲状肌。气管前间隙中主要有甲状腺、奇静脉丛、甲状腺下极，有时还有甲状腺最下动脉。行低位气管切开术时应特别注意此关系。儿童胸腺头臂干、左头臂静脉甚至主动脉弓均可与胸骨颈静脉切迹的稍上方越过气管前方，故行小儿气管切开时，应更注意上述解剖关系。气管颈段第二气管软骨环的前方有甲状腺峡部横过，有左、右甲状腺上、下动脉分支吻合，误切断后容易引起出血。气管后方临近食管，切开气管的深度应适当。此外，在气管与食管之间的沟内，有喉返神经通行。

一、适应证

1. 喉阻塞　由喉部炎症、肿瘤、外伤、异物等引起的严重喉阻塞，机械呼吸困难较明显，而病因又不能很快解除时，应及时行气管切开术。喉邻近组织的病变，使咽腔、喉腔变窄发生呼吸困难者，根据具体情况亦可考虑气管切开术。

2. 下呼吸道分泌物潴留　由各种原因引起的下呼吸道分泌物潴留，为了吸痰、保持气道通畅，可考虑气管切开。

3. 预防性气管切开　口腔、鼻咽、颌面、咽、喉部大手术，为确保手术后呼气功能，防止血液流入下呼吸道，保持术后呼吸道通畅，可施行气管切开。有些破伤风患者容易发生喉痉挛，也须考虑预防性气管切开，以防发生窒息。

4.取气管异物　气管异物经内镜下钳取未成功，估计再取有窒息危险或无施行气管镜的检查设备时，可经气管切开途径取出异物。

5.颈部外伤　颈部外伤伴有咽喉或气管、颈段食管损伤的患者，损伤后立即出现呼吸困难的患者，应及时施行气管切开；无明显呼吸困难的患者，应严密观察、仔细检查，做好气管切开手术的一切准备，一旦需要即行气管切开。

二、禁忌证

1.Ⅰ度和Ⅱ度呼吸困难。

2.呼吸道暂时性阻塞，可暂缓气管切开。

3.有明显出血倾向时要慎重。

三、术前准备

1.一般准备　气管插管或气管镜及各种抢救药品。对于小儿，特别是婴幼儿，术前先行插管或置入气管镜，待呼吸困难缓解后，再做气管切开，更为安全。

2.麻醉准备　采用局麻，沿颈前正中上自甲状软骨下缘下至胸骨上窝，用利多卡因浸润麻醉，对于昏迷、危重或窒息患者，若患者已无知觉也可不予麻醉。

3.术中监测　常规检测血氧饱和度、血压、心电监护。

四、手术要点、难点及对策

（一）手术要点、难点及对策

1.体位　一般取仰卧位，垫肩，头后仰，使气管接近皮肤，暴露明显，以利于手术。助手坐于头侧，以固定头部，保持正中位。常规消毒铺巾，如图4-1-2。

2.切口　多采用直切口，自甲状软骨下缘至接近胸骨上窝处，沿颈前正中线切开皮肤和皮下组织，如图4-1-3。

3.分离气管前组织　用血管钳沿中线分离胸骨舌骨肌及胸骨甲状肌，暴露甲状腺峡部。若峡部过宽，可在其下缘稍加分离，用小钩将峡部向上牵引，必要时也可将峡部夹持切断缝扎，以便暴露气管。分离过程中，

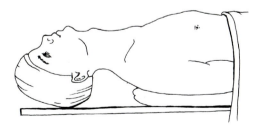

图4-1-2　气管切开术体位

两个拉钩用力均匀，将手术野始终保持在中线，可用手指探查环状软骨及气管确认其保持

在正中位置，如图 4-1-4。

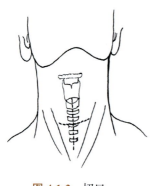

图 4-1-3　切口

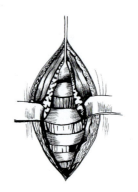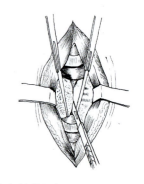

图 4-1-4　分离气管前组织

4. 切开气管　确定气管后，一般于第 2~4 气管环处，用牛角刀片自下向上挑开 2 个气管环 (切开 4~5 环者为低位气管切开术)，刀尖勿插入过深，以免刺伤气管后壁和食管前壁。可在气管前壁上切除部分软骨环，以防切口过小，如图 4-1-5。

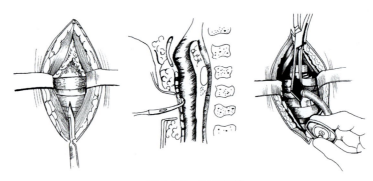

图 4-1-5　切开气管

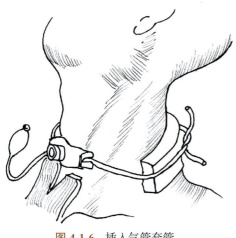

图 4-1-6　插入气管套管

5. 插入气管套管　以弯钳或气管切口扩张器，撑开气管切口，插入大小适合、带有管蕊的气管套管。插入外管后，立即取出管蕊，放入内管，吸净分泌物，并检查有无出血，如图 4-1-6。

6. 创口处理　气管套管上的带子系于颈部，打成死结以牢固固定。切口一般不予缝合，以免引起皮下气肿。最后用一块开口纱布垫于伤口与套管之间。

（二）手术注意事项

1. 为防止气胸和气胸发展至纵隔，不应分离气管前筋膜，也不应使气管前筋膜的切口小于气管的切口，否则空气即刻沿前筋膜进入胸部纵隔。不可只切开软骨环而不切开黏膜，但也应注意切口不能太深，以免损伤气管后面的食管。

2.婴幼儿的气管较细软，头部稍有转动，气管便难以莫及，故切开小儿气管时，固定头部非常重要，必要时可派专人固定头部。如果头部转动或气管被推至一侧，易损伤颈总动脉，极易出血。此外，气管后壁无软骨且与食管前壁相连，在吸入性呼吸困难时食管可能前突，故气管切开时务必不要太深，以免损伤气管后壁及食管，造成气管食管瘘。婴幼儿气管切开的位置是否恰当很重要，偏高可能造成拔管困难，偏低容易损伤血管。

3.手术要点、难点及对策　若因气管阻塞，静脉扩张容易出血，应迅速寻找气管，建立呼吸通道。若只忙于止血，往往既不容易止血又拖延手术时间，使呼吸更加困难。

五、术后监测与处理

1.床边设备　应备有氧气、吸引器、气管切开器械和急救药品。

2.保持套管通畅　应经常吸痰，每日定时清洗内管，浸泡消毒数次。术后1周内不宜更换外管，以免因气管前软组织尚未形成窦道，使插管困难而造成意外。

3.保持下呼吸道通畅　室内保持适当温度(22℃左右)和湿度(相对湿度90%以上)，定时气道湿化，可行雾化吸入以稀释痰液，便于咳出。

4.防止伤口感染　由于痰液污染，术后伤口易感染，故至少每日换药1次。如已发生感染，可酌情给予抗生素。

5.防止外管脱出　要经常注意套管是否在气管内。若套管脱出，又未及时发现，可引起窒息。套管太短，固定带子过松，气管切口过低，颈部肿胀或开口纱布过厚等，均可导致外管脱出。

6.拔管　喉阻塞或下呼吸道分泌物解除，全身情况好转后，即可考虑拔管。拔管前先堵管24~48h。如患者在活动、睡眠时无呼吸困难，可在上午拔管。创口一般不必缝合，只用蝶形胶布拉拢创缘，数天可自行愈合。长期带管者，由于切开部位上皮长入瘘孔内与气管黏膜愈合，形成瘘道，故应行瘘孔修补术。

六、术后常见并发症的预防和处理

1.出血　术中大出血很少见，除非罕见的高位无名动脉受到损伤。前颈静脉或甲状腺峡部引起的少量出血可以简单缝扎或用电凝控制。

2.心跳呼吸停止　心跳呼吸停止是致命性并发症，原因可能是迷走神经反射，也可因不能迅速建立起通畅的气道、张力性气胸、阻塞性肺水肿、慢性二氧化碳潴留等引起。对有明确慢性二氧化碳潴留病史的患者，要严密监测各项指标，术后应当立即给予机械通气。

3.气胸和纵隔气肿　可由于胸膜的直接损伤，空气经过软组织界面进入胸腔或纵隔，或肺大疱破裂造成。手术中应尽可能减少气管周围的解剖，气管插管应在直视下插入气管，术后应常规拍胸片检查。

4. 拔管困难　手术时，若切开部位过高，损伤环状软骨，术后可引起声门下狭窄。气管切口太小，置入气管套管时将管壁压入气管；术后感染、肉芽组织增生均可造成气管狭窄，导致拔管困难。

5. 气管食管瘘　在喉源性呼吸困难时，由于气管内呈负压状态，气管后壁及食管前壁向气管腔内突出，切开气管前壁时可能损伤后壁。较小的、时间不长的瘘孔，有时可自行愈合；瘘口较大或时间较长，上皮已长入瘘口的患者，只能手术修补。

6. 伤口感染　气管切开是一个污染的清洁切口，院内菌株很快就会在伤口生长，通常为假单胞菌和大肠杆菌。因为伤口是开放性的，有利于引流，所以一般短时间预防性应用抗生素即可，真正发生感染极少见。

7. 插管移位　早期插管移位或过早更换插管有引起通气障碍的危险。多层皮下筋膜、肌肉束及气管前筋膜彼此重叠，很容易使新形成的通道消失。如果不能立即重新找到插管的通道，应马上经口气管插管。将气管插管两侧翼板缝于皮肤上，以防止插管移位。气管切开处两端气管软骨环上留置的缝线在术后早期可以保留，一旦发生插管移位，可帮助迅速找回插管通道。术后 5~7d 各层筋膜可以愈合在一起，此时更换气管插管是安全的。

第二节　环甲膜切开术

环甲膜切开术是急救手术，是抢救窒息患者、迅速解除上呼吸道通气障碍、建立呼吸道快速有效的措施。环甲膜切开操作简单，可单人操作，不需要复杂的器械。环状软骨与甲状软骨之间的膜状结构，是气管最为表浅的部位，解剖清楚、易于分离，可直接进入气道，用手术刀或剪刀水平切开环甲膜，使患者呼吸通畅，如图 4-2-1。

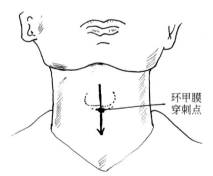

图 4-2-1　环甲膜穿刺点

一、适应证

1. 呼吸道梗阻　无论任何原因所致的呼吸道梗阻且现场不具备气管插管或气管切开条件。

2. 常规气管插管困难　口腔颌面部创伤所致的上呼吸道梗阻，常规插管有困难，情况危急时可采用环甲膜切开术。

3. 合并颈椎损伤　对于已证实或疑为颈椎损伤的患者，经口插管不成功时；气管插管时头部后伸有加重损伤的危险，可采用环甲膜切开术。

二、禁忌证

3 岁以下的小儿不宜做环甲膜切开。

三、术前准备

1.体位　取仰卧位，肩部垫高，头部尽量后仰。使气管向前突出并保持正中位。在部分阻塞的情况下，头后仰可能会增加呼吸困难，故消毒铺巾时，可将头抬高，在手术开始时再将头后仰，但不宜过度，并迅速进行手术。

2.麻醉　自甲状软骨下至胸骨上缘，行中线局部浸润麻醉。

四、手术要点、难点及对策

首先摸清环状软骨与甲状软骨之间的凹陷处，一手夹持固定气管，沿环状软骨上缘用尖刀片横向切开皮肤、皮下组织和环甲膜进入声门下区，如图 4-2-2。

将环状软骨和甲状软骨之间撑开，解除气管呼吸困难并随即插入任何管状物或气管导管，建立呼吸通道。待患者呼吸梗阻解除后，再行常规气管切开。采用橡皮管等应急临时通气道时应注意外端的固定，以免橡皮管滑入气管内，如图 4-2-3。

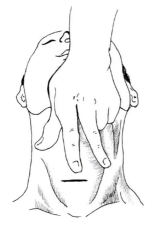

图 4-2-2　切开

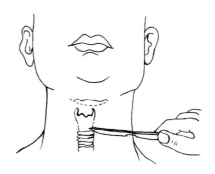

图 4-2-3　环甲膜切开术（横切）

五、手术注意事项

1.手术时应避免损伤环状软骨，以免引起术后喉狭窄。

2.对情况十分紧急的患者，可用粗针头经环甲膜直接刺入声门下区，亦可暂时减轻喉阻塞症状。穿刺深度要掌握恰当，防止刺入气管后壁。

六、术后监测与处理

1. 环甲膜切开术后的插管时间，一般不应超过 24h。只要条件允许应尽快行常规气管插管或气管切开。

2. 床边设备：应备有氧气、吸引器及急救药品。

3. 保持下呼吸道通畅：室内保持适当温度 (22℃左右) 和湿度 (相对湿度 90% 以上)，可定时通过通气管滴入少许生理盐水湿化气道。

4. 防止伤口感染，预防性给予抗生素。

5. 注意通气管固定是否牢固，防止通气管脱出或滑入气道。

第三节　颈外动脉结扎术

颈外动脉结扎术是口腔颌面创伤救治中常用的手术之一，适用于口腔颌面部大出血，特别是复杂的多发伤或严重的火器性损伤。在其他止血方法难以奏效时，可结扎损伤侧颈外动脉，必要时可同时结扎双侧颈外动脉。

颈动脉位于颈部颈动脉三角区内。右侧颈总动脉发自无名动脉，左侧发自主动脉弓。舌骨大角接近颈总动脉分叉，故颈动脉结扎术做胸锁乳突肌前缘斜行皮肤切口时，切口的中心应为舌骨大角。颈外动脉从颈总动脉分出时一般位于颈内动脉前内侧，但也可有变异，约 9% 颈内动脉位于颈外动脉前内侧，2.38% 颈外动脉位于颈内动脉外侧。因此，在做颈外动脉结扎时，不能单纯根据颈内、颈外动脉的位置去辨认颈外动脉。颈内动脉在颈部没有分支，颈外动脉由下而上依次有甲状腺上动脉、咽升动脉、舌动脉、面动脉、枕动脉、耳后动脉、上颌动脉及颞浅动脉等分支，这是辨认颈外动脉的最主要依据。结扎颈外动脉的部位通常是在甲状腺上动脉和舌动脉之间，所以至少要分离认定这两个分支，才能认出颈内、颈外动脉。

有时结扎颈外动脉后，上述部位的止血效果并不满意。主要由于：①颈外动脉与颈内动脉之间及两侧颈外动脉之间有许多吻合支，出血部位距结扎部位越远，止血效果越差。②咽升动脉是颈外动脉的第 2 分支，但由于起源于颈外动脉的内侧，难以显露，通常是在甲状腺上动脉与舌动脉之间结扎，结扎部位可能位于咽升动脉的远心端，所以咽升动脉供血区达不到止血目的。③喉部血液主要由甲状颈干分出的甲状腺下动脉供给，与甲状腺上动脉之间又有较多的吻合支，结扎颈外动脉对喉部的供血无影响。颈外动脉结扎部位宜在甲状腺上动脉的远心端，因为甲状腺上动脉与甲状腺下动脉之间有较多的吻合支，在甲状腺上动脉近心端结扎，对阻断颈外动脉血流意义不大；保留甲状腺上动脉可使颈外动脉血流继续流向该动脉，以减少颈外动脉近心端形成血栓的危险。

一、适应证

1. 颌面部多发伤，常规止血方法难以奏效。

2. 严重鼻出血经填塞等止血方法无效。

3. 头面部肿瘤，估计术中出血较多者，可行同侧颈外动脉结扎术，以减少手术中出血量；颅颌面部血管瘤、鼻咽部血管瘤、上颌骨切除术等。

4. 头皮、颌面晚期恶性肿瘤不能手术切除、放射治疗及化学药物治疗无效，可结扎切断该侧颈外动脉，作为姑息治疗，以使其减轻疼痛及减慢肿瘤生长速度。

二、禁忌证

1. 拟结扎颈外动脉一侧，术区皮肤或深部有严重感染或已有肿瘤侵犯时，不宜做此手术。

2. 凡颌面部非严重出血，能用其他方法止血或通过结扎区域供应动脉（如面动脉、舌动脉、颞浅动脉等）即可止血者，不应行颈外动脉结扎术。

三、术前准备

1. 一般准备　外伤患者应首先纠正全身情况，如输血输液、止血、抗休克等。

2. 麻醉准备　除非紧急之需，一般采用全身麻醉。

四、手术要点、难点及对策

183

1. 患者取仰卧位，术侧肩下垫枕，头后仰。使颈部向后延伸，颏部转向对侧，如图 4-3-1。

2. 沿胸锁乳突肌前缘，以相当于舌骨大角水平做中点，此处为颈总动脉分叉处，做一长 5~6cm 的切口，如图 4-3-2。

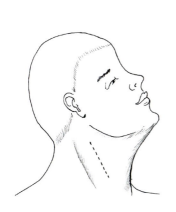

图 4-3-1　颈外动脉切开位置

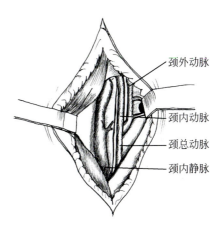

图 4-3-2　切开

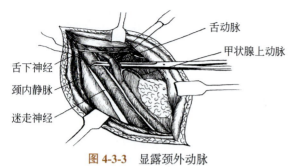

图 4-3-3　显露颈外动脉

3. 显露颈外动脉，切开皮肤及皮下组织，经过颈深筋膜浅层，钝性分离胸锁乳突肌前缘。将肌肉向外牵拉，可见面总静脉向后方汇入颈外静脉，有时正好横压在颈动脉窦上方，将其分离后切断结扎。分离二腹肌后腹及舌下神经并向上牵开，显露颈动脉鞘。2% 利多卡因局部封闭颈动脉前周围组织，打开颈动脉鞘，继而向下钝性分离，即可找到颈动脉分叉，如图 4-3-3。

4. 结扎颈外动脉，部位是在甲状腺上动脉与舌动脉之间，可以保持颈总动脉至甲状腺上动脉的血流通畅，防止血栓进入颈内动脉。结扎颈外动脉的主要危险是将颈内动脉误认为颈外动脉，结扎后导致脑部缺血、偏瘫甚至死亡。因此，结扎时应仔细辨认，切不可疏忽大意，为避免误扎，应熟悉颈内、颈外动脉位置及分支特点，如颈外动脉位于浅部前方，而颈内动脉位于深部后方。此外，动脉有无分支血管是鉴别的主要依据，沿血管向上分离可见颈外动脉多个分支，而颈内动脉无分支，在可初步确认颈外动脉的前提下，寻找甲状腺上动脉和舌动脉，在其间用粗线穿过提起，加压阻断血管并触摸颞浅动脉，若搏动消失即可确认并结扎。若颈外动脉本身无损伤，给予结扎而不必切断，有时因结扎不可靠或感染导致结扎线松脱引发大出血，如图 4-3-4。

5. 缝合创面，创腔仔细止血，用等渗生理盐水冲洗伤口，分层缝合颈阔肌、皮下组织及皮肤，放置引流条引流，如图 4-3-5。

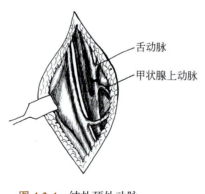

图 4-3-4　结扎颈外动脉

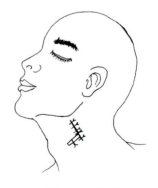

图 4-3-5　缝合

五、手术注意事项

1. 颈外动脉结扎术多用于抢救，切口不宜过小，以免显露不佳、耽误抢救或误伤重要血管。

2. 显露颈动脉分叉及颈动脉窦时，务必先用麻药封闭，以防因刺激该动脉窦神经，反射性引起心律失常血压下降。

3. 结扎颈外动脉前必须仔细辨认，防止误扎。

4. 在分离二腹肌后腹深面时，注意勿损伤舌下神经。

5. 手术要点、难点及对策中必须避免用钳子夹持或损伤迷走神经。结扎颈外动脉前应仔细检查，防止误将迷走神经一起结扎而引起心脏功能紊乱。

6. 颈外动脉结扎部位应在甲状腺上动脉与舌动脉分支之间，不要太靠近颈总动脉分叉处。若在靠近颈动脉窦处结扎，则可能因颈动脉窦的刺激而引起虚脱、意识障碍等严重并发症。

六、术后监测与处理

颈外动脉结扎术术后应适当限制颈部活动，术后 24~48h 去除引流条，术后 5~7d 拆线。

七、术后常见并发症的表现、预防和处理

1. 创口感染 手术中应建立有效引流，预防性给予抗生素。感染发生后积极控制炎症，以防血管受损。

2. 舌下神经损伤 伸舌偏向术侧。

3. 心律减慢、血压下降 可因术中刺激颈动脉窦或术后血肿压迫该窦所致。

4. 伤口内大出血 多发生于结扎切断颈外动脉患者，因结扎不可靠或感染后造成结扎线脱落所致。

185

第四节 颌面部软组织清创术

一、概述

口腔颌面部软组织损伤的特点：

1. 颌面部处于显露部位，易受到损伤，而且大部分均可造成面容和功能障碍，受伤后处理应尽可能恢复功能，减少畸形。

2. 颌面部血运丰富，颈外动脉的许多分支双侧互相吻合。主要供血动脉有来自颈外动脉的面动脉、颌内动脉和来自颈内动脉的有眼动脉。面动脉又分支上、下唇动脉、内眦动脉分支。由于具有丰富的血运，软组织抗感染和再生愈合能力较强，为创伤后尽量保存组织、恢复功能提供了可能性。

3. 颌面部窦腔结构较多，创伤后易诱发感染，清创时应注意消除污染，预防感染。

4. 口腔颌面部处于呼吸道上端且有大血管通过，损伤后极易出血，或因异物、肿胀而导致窒息，应高度重视，及时采取预防及治疗措施，预防窒息。

5. 颌面部表情肌均由面神经支配，该神经遍布面部。颌面部损伤极易损伤面神经，清创时更应注意，保护该神经防止医源性损伤。

二、口腔颌面部软组织损伤的治疗原则

1. 清创缝合时限放宽　在患者生命体征稳定后，应尽可能快地处理颌面部创伤。由于颌面部血管丰富，组织抗感染及再生修复能力强，伤口易愈合，因此，初期清创缝合的时限可适当放宽，即使伤后 24~48h，甚至更久的伤口，只要未出现明显感染表现，清创后行初期缝合仍可以取得较好的预后。

2. 尽量保留软组织　清创时要珍惜软组织，一般不轻易剪去，除必须剪去的已坏死的组织外都应该保留。根据伤情严重程度、时间及软组织血供情况采取积极措施，尽可能最大限度地促进软组织的愈合。新鲜但完全游离的软组织绝不可轻易放弃早期缝合，用生理盐水洗涤后抗生素浸泡备用。组织缺血或大部分游离仅残留少量组织连接的患者，经过清洗并用刀修整创缘至新鲜且渗血的创缘暴露时，经及时复位减张拉拢缝合或游离移植处理，多数都能完全成活或仅在远端少量坏死。对于大面积游离组织或蒂部较窄，主要供血动静脉损伤时，应将断裂的血管进行修整后，借助显微手术器械行血管吻合处理，并将游离组织缝合至原处，同时建立有效引流。对于损伤严重或离体时间较长，估计组织内血栓栓塞及继发感染者，可保留其皮肤修剪成皮片再植，也可用清创后的创面酌情行游离植皮或远期修复。

3. 尽量缝合或关闭口腔贯通伤　缝合颊部或口底穿通伤口时，必须首先缝合好口腔黏膜，而后再缝合肌肉，以免伤口继发感染。假如口腔黏膜有缺损，拉拢缝合有困难，可设计邻近组织瓣转移缺损修复。缺损范围较大时，可采用碘仿纱条覆盖保护创面，待其肉芽生长自行愈合。

4. 及时修复软组织创面缺损　一般较清洁的缺损创面可及时采用邻近皮瓣，旋转或滑行等方式进行修复。对于软组织缺损较大或软组织有明显移位，伤口周围水肿明显或伴有感染时，常用伤口定位缝合法，其目的是使组织尽可能恢复到原来的位置上。通过湿敷引流控制感染，待组织水肿消退后再进一步缝合，这样可以避免常规缝合后由于张力过大、线头感染及伤口裂开等并发症。面颊部大面积软组织洞穿性缺损时不应勉强做拉拢缝合，因为勉强拉拢缝合会引起周围组织解剖移位，增加瘢痕畸形，为后期整复手术带来困难。

5. 引流充分　颌面部软组织伤口清创后均应严密缝合，但损伤较广或有骨暴露时，需要放置引流条。对颌下及颈部小而深的盲管不仅不能缝合，而且需要切开扩大伤口，用半管或纱布条充分引流，待伤口感染控制后，再行缝合。

6. 在清创时要注意有无腮腺导管和面神经的损伤　导管或神经离断但没有缺损时，可立即行神经或导管吻合或在后期做必要的相关处理，如导管再造或神经移植等。

三、清创缝合的常规流程

口腔颌面部软组织创伤，只要伤情允许均应对伤口进行手术处理。颌面部软组织清创缝合术是预防伤口感染促进伤口愈合的基本方法。清创缝合的常规流程如下：

1.生命体征的评估　同其他部位的创伤一样，口腔颌面部软组织创伤的治疗原则是全身与局部相结合。在对口腔颌面部软组织创伤进行处理之前，首先必须对患者进行详细的全身检查，保证患者全身情况良好，生命体征平稳。应优先处理危及生命的严重并发症，如窒息、休克、脑部损伤、重要脏器损伤等。

2.麻醉　伤情较轻的口腔颌面部软组织损伤，采用局部麻醉即可获得良好的麻醉效果。常用的麻醉方法有局部浸润麻醉、神经阻滞麻醉，常用的药物有利多卡因、阿替卡因。如伤情较重、出血误吸风险或患者不配合（如儿童、婴幼儿），应考虑全身麻醉。

3.清创　清创是口腔颌面部清创缝合术的重要步骤，其目的是清除伤口的细菌异物，使污染的创面转化为相对无菌的清洁创口，以减少感染的发生，并为创口愈合创造条件。清创时首先冲洗创面，采用无菌纱布覆盖创口防止清洗液整流入创面，用肥皂水及生理盐水清洗创口周围皮肤，必要时剪去创面周围毛发备皮。完成清洗后在麻醉下用过氧化氢溶液及生理盐水冲洗创口，同时用纱布擦洗，由浅入深，尽可能清除创面内细菌异物。在清洗创口的同时应检查组织损伤情况，及时止血。冲洗创口后对创口周围皮肤重新消毒，并用铺巾清理创口，由于口腔颌面部血管丰富、组织抗干扰能力强，创口易于愈合，清理创口时应尽量保留颌面部组织。已确认坏死的组织一般略加修整即可。唇、鼻翼及眼睑等处撕裂伤，即使大部分已经离体，在确认无明显感染或坏死的情况下均可尽量保留原位缝合。

（一）舌部损伤

舌部是口腔的重要器官，舌主要由横纹肌组成，上覆黏膜，黏膜与肌肉粘连紧密不能移动。舌的固有肌纵横交错，舌损伤缝合时如缝线细，缝合组织少，势必因组织脆或活动而发生撕裂。舌血运丰富，由左右舌动脉供血，但动脉分支与对侧吻合不丰富，因此舌部严重出血时结扎一侧动脉即可，如图 4-4-1。

1.适应证　舌体部分撕裂伤，舌部分离断。

2.术前准备

(1) 一般准备：患者取半卧位或仰位。2-0 缝线、大圆针。离断的舌体组织经清洗后置于抗生素盐水中备用。

(2) 麻醉准备：对合作的患者，可用利多卡因行舌神经阻滞麻醉，麻醉方法与下颌牙拔牙麻醉法相同，也可以在同侧下颌第二磨牙口底黏膜下方注射麻药阻滞舌神经。对不能合作的患者，可采用气管插管全麻。

3.手术要点、难点及对策

(1) 无组织缺损的撕裂伤：经过氧化氢、生理盐水反复清洗之后，进行止血。应仔细结扎损伤的动脉及其分支，如破裂

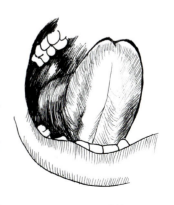

图 4-4-1　舌体

的血管已回缩应反复清洗寻找断端。肌肉出血可用 3-0 缝线缝扎止血。黏膜创面可用 2-0 缝线间断缝合创面，如缝合张力较大可辅助褥式缝合，缝合时应多带肌肉，防止舌体撕裂引起伤口裂开。

(2) 如果损伤为撕脱性损伤，应将完全离体后的舌组织在抗生素溶液浸泡后重新对位缝合。舌部血供丰富，即使完全离断的舌体组织也可能完全或部分存活，手术后应注意舌部的制动。

(3) 舌尖较小的组织离断无需再植，可以将切口修剪成"V"形后直接拉拢缝合即可，术后可无功能障碍。

注意事项：舌部的长度与舌的功能密切相关，因此舌部清创时应尽可能保持舌的长度，如有组织缺损应按前后纵向方向进行缝合，不可把舌尖向后扭转缝合，如图 4-4-2。

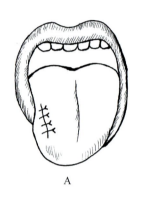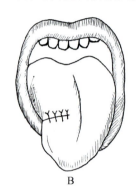

图 4-4-2　舌部缝合

A 正确缝合；B 错误缝合

4. 术后监测与处理

(1) 术后预防性使用抗生素。

(2) 对症治疗，使用糖皮质激素减少术后水肿。

(3) 注意局部护理，术后可药物漱口，保持口腔清洁。

(4) 尽可能减少咀嚼、讲话，舌部制动，忌食过硬、过热食物。

(5) 完全离断的舌部撕裂伤手术后应密切观察血运。

(二)唇部损伤

唇部损伤多为撕裂伤、撕脱伤和贯通伤。唇部撕裂伤，特别是累及全层的撕裂伤，由于口轮匝肌断裂收缩导致伤口变大，易误诊为唇部软组织缺损，如图 4-4-3。

1. 适应证　唇部撕裂伤，部分唇撕脱伤。

2. 术前准备

(1) 一般准备：常规口周备皮。唇部组织缺损，如离断的唇组织完整，应尽快清洗，切勿揉搓挤压。组织块可置于生理盐水内，用含抗生素的生理盐水浸泡保存，争取短时间内再植。

(2) 麻醉准备：患者仰卧位，没有组织缺损或仅累及黏膜、黏膜下层的唇部外伤，可采用局部浸润麻醉或眶下神经阻滞麻醉、颏神经阻滞麻醉。

3. 手术要点、难点及对策

(1) 唇部单纯撕裂伤：用过氧化氢、生理盐水交替冲洗，去除异物。如唇动脉破裂出血应给予结扎。唇部缝合可用 4-0 丝线或美容线，先缝合黏膜创面，

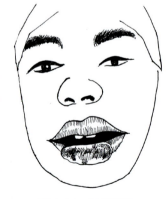

图 4-4-3　唇部损伤

188

然后将两侧唇红缘确切对位后定点缝合，最后按肌层、皮下、皮肤分层缝合。缝合后可用胶布做纵向拉拢减张，有助于减少瘢痕形成。

(2) 唇部离断伤：术前处理的离断唇部组织应争取在短时间内复位再植，离断组织缝合方法同上。离断组织时间未超过 6h 者都应尽可能将离断组织缝合至原位。

注意事项：

1) 缝合时应注意缝合肌层，尤其是缝合口轮匝肌。

2) 缝合皮肤时，第一针应先缝合唇红缘以保证唇红缘处精确对位。

3) 如术后张力较大，可采用蝶形胶布辅助减张。

4) 处理唇部伤口时，唇红和唇内侧尽量不用含肾上腺素的麻醉药物，避免因血管收缩使唇部白线不清晰，影响对位效果。

4. 术后监测与处理

(1) 保持局部清洁，使用抗生素预防感染。

(2) 术后应减少口唇部活动，3d 内不要进食过烫、过硬的食物。

(三) 颊部损伤

颊部损伤的治疗原则是尽量关闭创口，避免口颊瘘形成。颊部皮肤弹性好，可利用的组织量较大。少量颊部组织缺损时，只要做好皮下潜行分离，充分松解周围皮肤，即可关闭创面。

1. 适应证　单纯颊部撕裂伤、颊部贯通伤、面颊部切割伤等。

2. 手术要点、难点及对策

(1) 单纯颊部撕裂伤可清创后分层缝合。如伤口细长，可设计多个 "Z" 形切口，交叉换位缝合，避免直线瘢痕挛缩。

189

(2) 颊部贯通伤如没有组织缺损，清创后先缝合口内黏膜伤口，再清洗创腔缝合颊部肌肉层和皮肤。如果有口腔黏膜或皮肤少量缺损，可在皮肤及黏膜周围做潜行分离，必要时做辅助切口，滑行或转移组织瓣修复。如缺损较大不易关闭，则争取口内伤口先关闭，口外伤口通过长期换药二期愈合。如为口内伤口难以关闭的贯通伤，可将口内黏膜创缘与皮肤创缘对位缝合以消灭创面，所遗留的洞穿缺损待二期整复，如图 4-4-4。

(3) 面颊部切割伤要注意有无面神经及腮腺导管的损伤。如伤及面神经可引起面瘫，伤及导管会引起涎瘘。如能找到损伤的面神经断端，可行神经吻合术吻合断端。

3. 术后监测与处理

(1) 术后保持口腔清洁，饭后漱口或用过氧化氢、生理盐水擦洗。

(2) 术后 7d 拆线。

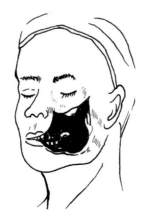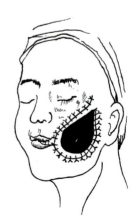

图 4-4-4　颊部贯通伤的缝合

（四）腭部损伤

腭部损伤多为刺伤、撕裂伤或贯通伤，多见于儿童含筷子、小木棍、尖锐玩具时，跌倒刺伤腭部。儿童诊疗时不配合时应考虑在全身麻醉下行手术治疗，不可强行施行手术以免发生医源损伤。婴儿贯通伤较少，如仅黏膜受累的小伤口可不手术。

1. 适应证　软腭部损伤、硬腭部的穿通伤等。

2. 术前准备　常规手术术前准备，儿童腭部损伤需按全麻准备。

3. 手术要点、难点及对策

(1) 软腭部损伤经清洗，清除异物后，小伤口可直接拉拢缝合。若无法拉拢缝合，可用碘仿纱条反包扎。如腭大动脉及其分支出血，可以采用缝扎止血法确切止血。

(2) 硬腭部的贯通伤可在伤口两侧做松弛切口，沿骨面剥离后，将黏骨膜瓣向中间拉拢缝合，双侧遗留的骨面填塞碘仿纱条。软腭部的贯通伤缝合时应分别缝合鼻腔黏膜、肌层和口腔黏膜。

(3) 如果腭部缺损较大无法即刻修复，可制作腭板暂时隔开鼻腔与口腔，待二期整复。

4. 术后监测与处理

(1) 术后保持口腔清洁，饭后漱口或用过氧化氢、生理盐水擦洗。

(2) 术后 7d 拆线。

(3) 婴幼儿腭损伤清创缝合术后应注意预防误吸。

（五）腮腺损伤

颌面部损伤中伤及腮腺咬肌区并非少见，面颊部开放性损伤应检查患者腮腺和面神经，避免发生漏诊或延误治疗最佳时机。腮腺导管损伤可导致涎瘘，唾液由创口流出影响皮肤愈合，上皮细胞爬行生长覆盖整个创面形成永久性瘘道，如图 4-4-5。

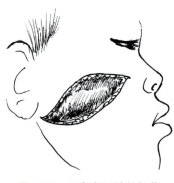

图 4-4-5　面颊部开放性损伤

1. 术前准备

(1) 一般准备：确定是否存在面神经损伤并明确损伤部位，手术前可通过腮腺导管注入生理盐水，确定导管损伤部位及程度，准备好细塑料管及显微器械。

(2) 麻醉准备：未累及面神经和腮腺导管的损伤，可采用局部浸润麻醉；严重的颊部及腮腺区损伤一般全身麻醉。

2. 手术要点、难点及对策

(1) 单纯腮腺撕裂伤清创后，应将腮腺实体损伤部位做确切缝扎，然后按腮腺筋膜、皮下组织、皮肤分层缝合，术后加压包扎。

(2) 腮腺撕裂伤伴有某些面神经分支断裂损伤，应在上述处理的同时行面神经断端、神经外膜、束膜分别缝合。如有神经缺损，缺损长度小于 0.5cm 时可松解后吻合，如缺损较多可行神经移植。

(3) 腮腺导管损伤：如为腮腺内分支导管断裂可行导管结扎，术后加压包扎。如为腺体外导管中段断裂，可行断端吻合并由口腔导管口插入细塑胶管至吻合口近心端。如为近端导管口处损伤又难以看清断端，可松解导管后在相应口腔黏膜处造瘘。如导管中段缺损较多但前后端均清楚可见，可就近切取一条静脉修补导管。再造的导管仍需从口腔插入塑胶管支撑修复部位。

3. 术后监测与处理

(1) 单纯腺体撕裂伤，术后加压包扎，并于餐前半小时口服阿托品 0.3mg 预防涎瘘。

(2) 吻合或行静脉移植导管再造术，可不必过分加压，应固定好塑胶管，密切观察唾液引流是否通畅，手术后 4~6 周拔除导管。

第五节　口腔颌面部异物取出术

口腔颌面部异物存留通常有明确的外伤史，诊断并不困难，但由于残留时间长短不一，异物所在部位、性质不同，而给临床治疗带来很大的困难，影响病情的因素有以下几点。

(1) 异物的部位和深浅：一般来讲，异物进入身体越深，对组织器官的损害越严重。

(2) 异物的性质和动能：异物质量越大则获得的动能越大，其侵入人体后的损伤程度越严重，部位也越深。

(3) 异物的种类和形状：异物种类繁杂，有金属、非金属之分。异物体型越大，形状越不规则，其进入人体后造成的损害也越大。

(4) 异物停留在体内的时间：异物进入人体后残留时间越长，对人体或心理影响越大，感染等并发症越多，后果也越严重。

口腔颌面部异物如阻塞气道，可导致呼吸困难甚至窒息威胁生命，需要紧急取出异物或行气管切开术。多数异物侵入人体前为污染物，如不及时清创取出异物容易继发感染化脓。颌面部解剖关系复杂、血管神经丰富，手术时容易损伤血管神经导致手术野渗血模糊，如异物较小较深，术中往往渗血多、创伤大，使手术变得极为困难。手术取异物时切忌盲目探查，不但容易损伤重要组织结构，而且可能将异物推向更深处，给患者造成不必要的痛苦。对口腔颌面部异物的误诊和漏诊报道较多，如异物未能及时取出，异物周围组织增生瘢痕形成导致粘连压迫等，引起相应部位的功能障碍。

一、适应证

原则上异物都应手术取出，但如何确定异物取出的时机是手术适应证的关键。

1. 累及重要组织、大出血、气管异物梗阻窒息等威胁患者生命，应立即进行急救，尽快取出异物，采取相应的复苏措施挽救患者生命。

2. 择期取出异物：对异物非取不可，但由于未能准确定位、患者情况不稳定、手术条件不充分或存在威胁患者生命的合并创伤时可择期取出异物。异物并发炎症、瘘道形成、疼痛影响功能，都必须手术摘除异物。对损伤时间短、局部肿胀轻、异物位置表浅，可用手触摸或用血管钳将原伤道扩张，钳夹住异物；局部肿胀明显、异物部位较深，可先行抗炎消肿等对症治疗，待肿胀消退后，择机手术取出异物。

3. 暂不取出异物：深而细小的异物，周围无重要组织器官，无明显症状，尤其是陈旧性异物，勉强取出可能造成严重损伤，可暂不取出异物。

二、术前准备

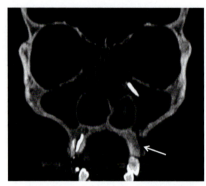

图 4-5-1 CT 检查定位异物

1. 一般准备　术前准确定位异物，是能否成功取出异物的关键。在治疗前应仔细询问病史，定位时以多方位立体定位为好，明确异物与周围大血管的关系以选择便于手术的方法，尽可能减少并发症。常用的口腔颌面部异物辅助定位技术包括：小方格定位法、多角度 X 线透视定位法、造影检查、超声动态定位法、CT 定位法、MRI 检查定位和术中实时导航定位法等，如图 4-5-1。

2. 麻醉准备　应根据不同器官内异物的大小、形状及深浅，选择局麻或全麻。

三、手术要点、难点及对策

1. 异物处理的方法必须根据异物所在部位、异物性质、形状、大小及异物停留时间采用不同的方法。多数异物可经原创口方向取出或可做最近皮肤切口取出。

对深部或位于颈部大血管附近的异物，应扩大切口充分暴露并做好输血准备；异物位于下颌骨或颧骨颧弓内侧时可，暂时性截断骨骼，待异物取出后复位固定。

2. 非手术取出异物的方法包括黏附剂黏出、骚刮和冲洗，可以清除附着在创面表面的异物。磁性异物可用磁铁吸出。

注意事项：如采用局麻下取出异物时应避免局部浸润麻醉，因其可导致局部软组织肿胀，难寻异物。取异物时的体位最好与受伤时体位一致，少用钝性分离法寻找异物以免异物移位。对玻璃、碎石等异物切勿钳夹，以免异物破碎更难寻找。

四、术后监测与处理

术后监测与处理同颌面部软组织损伤。

第六节　颌间牵引和固定术

颌间牵引和固定的目的是使骨折复位，即在上下颌牙列上安置橡皮圈挂钩、牙弓夹板或颌间固定钉，按照骨折断端复位的方向挂上橡皮圈或钢丝栓结。借助橡皮筋强大而持久的牵引力进行弹性牵引或在钢丝栓结持久的拉力下保持骨折断端相对稳定的对位关系，使骨折断端持续按照预定轨道复位。颌间牵引和固定的方法包括牙间结扎固定术、牙弓夹板结扎固定术和颌间弹性牵引复位固定术。

一、牙间结扎固定术

（一）适应证

1. 新鲜单纯下颌骨体不规则，轻度移位，全口牙列完整。
2. 因合并颅脑外伤或其他重要脏器损伤伴有下颌骨骨折，可做颌间结扎暂时性固定。

（二）术前准备

1. 一般准备　0.4mm 无弹性结扎不锈钢钢丝。
2. 麻醉准备　一般无须麻醉或行浸润麻醉，体位同拔牙术。

（三）手术要点、难点及对策

1. 利用骨折线上两侧两颗以上牙齿，用 0.4mm 的不锈钢钢丝固定。方法是先从远中穿入牙间隙，绕过舌侧再从近中牙间隙穿出，用持针器夹住钢丝两端，拧紧钢丝。
2. 手法复位，将错位的骨折断端复位，然后将骨折线两侧两颗牙齿的结扎钢丝相互拧成一股钢丝即可，如图 4-6-1。

193

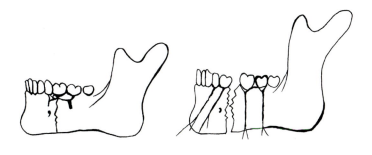

图 4-6-1　牙间结扎固定术

手术注意事项：

(1) 本法操作简单复位后即可止血，但固位力不强多为暂时固定，待伤情允许时应改为确切性固定。

(2) 骨折线两侧牙齿如松动，亦不可常用此法。

(3) 一般固定 4~6 周后即可拆除钢丝。

二、牙弓夹板结扎固定术

（一）适应证

因外伤造成的牙挫伤，牙松动脱位再植，牙槽骨骨折复位固定。

（二）术前准备

1. 一般准备　预成形牙弓夹板或自制的牙弓夹板，如果没有牙弓夹板，紧急情况下也可用结实的有一定弹力的硅胶条、金属板甚至一根粗钢丝。栓结钢丝应采用直径 0.25mm 的牙科结扎丝。

2. 麻醉准备　一般采用局部麻醉，麻醉和体位同拔牙术。

（三）手术要点、难点及对策

1. 局部浸润麻醉后，先将损伤的牙及牙槽骨手法复位，再将牙弓夹板依据局部牙弓弧度弯制，并使牙弓夹板能与每颗牙齿紧贴，避免个别牙齿受力过重。然后用牙科结扎丝将每颗牙齿牙颈部与牙弓夹板固定在一起。固定的顺序是先结扎两侧健康牙，后结扎受损牙齿，其断端余留 2~4mm，并弯压到牙间隙内以免损伤牙龈、唇颊黏膜。

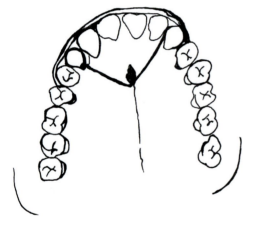

图 4-6-2　牙弓骨折复位固定

2. 牙弓夹板的长度应根据需要固定牙齿的数量和牙槽骨范围确定。一般牙弓夹板的长度为在需治疗牙的基础上两侧各增加需治疗牙数的一半，如需治疗牙数小于 4 颗，则牙弓夹板两侧各增加 2 颗健康牙固定。如有个别牙位缺失，牙弓夹板设计时应预留缺失牙位的间距。对儿童或牙发育较小患者，可采用正畸托槽+正畸弓丝进行固定，该牙弓固定方法固位力相对较弱，常作为颌骨开放复位坚强内固定术的辅助固定，如图 4-6-2。

（四）术后监测与处理

1. 牙弓夹板固定后应能确切复位咬合关系，术后需监测咬合情况。

2. 如在固定后有个别牙仍然早接触，应调整复位或适当调磨，避免颌创伤的形成。

3. 牙弓夹板固定后容易附着食物残渣，术后应加强口腔卫生护理。

4. 单纯松牙固定拆除时间为 6~8 周，伴有颌骨骨折或严重牙槽骨骨折者，拆除牙弓夹板时间可适当延长至 3 个月。

三、颌间弹性牵引复位固定术

（一）适应证

1. 牙槽骨骨折复位术后咬合关系不稳定。
2. 上、下颌牙槽突同时骨折。
3. 颌骨骨折开放复位内固定术术后，尤其是下颌骨髁突骨折术后咬合关系仍不理想。
4. 因为全身情况不容许手术切开复位的颌面部骨折患者。

（二）术前准备

同"牙弓夹板结扎固定术"术前准备。

（三）手术要点、难点及对策

1. 弯制牙弓夹板：根据伤情和牙列的形态弯制牙弓夹板，夹板长度一般为上下颌全牙列，牙弓夹板应贴附在每个牙的牙颈部。

2. 首先将外伤以外健康的牙齿结扎固定于牙弓夹板上，然后固定外伤区的牙齿。固定牙齿的过程同"牙弓夹板结扎固定术"中的固定方法。

3. 恢复上下颌受伤以前的咬合关系，将 1/8、3/8 号正畸用橡皮圈挂在上下牙弓夹板的挂钩上，此时可选择不同的牵引方向适应不同的骨折复位需要，如图 4-6-3~ 图 4-6-5。

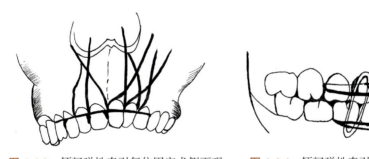

图 4-6-3　颌间弹性牵引复位固定术侧面观　　**图 4-6-4**　颌间弹性牵引复位固定术正面观

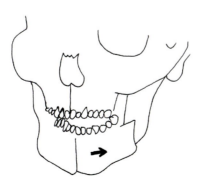

图 4-6-5　骨折移位

4.除通过牙弓夹板牵引外，牵引钉也可以起到颌间弹性复位固定的作用。一般将牵引钉置入两牙根之间距离前庭沟黏膜转折2~5mm处，牵引钉钉头留在黏膜外3~4mm。一般在前牙区和前磨牙区，各置入4颗牵引钉。

注意事项：

(1) 牵引力适度，应当从小到大逐渐加力。先使用较小的力量检查牵引效果并做相应调整，然后加大牵引力加快骨折移动效果。牵引方向也应根据错位情况随时调整，牵引初期首先解除骨折断端存在的重叠或因骨断移位造成反颌。牵引复位过程中，骨折段的位置不断变化，牵引的方向也应根据新的位置进行调整。

(2) 正畸牵引钉固位操作过程中需注意避免损伤牙根，保持牵引钉与牙槽骨骨面垂直。乳牙列儿童不宜使用牵引钉，因为牵引钉可能损伤乳牙牙根下方的恒牙胚。

（四）术后监测与处理

1. 根据牙殆情况及时适当调整橡皮圈牵引方向。

2. 一般牵引4~6周后拆除牙弓夹板。对于髁突骨折的患者可在术后1周由颌间持续弹性牵引改为夜间弹性牵引，白天张口训练。

3. 保持口腔清洁。

第七节　下颌骨骨折坚强内固定术

应用解剖下颌骨为颌面部下1/3唯一能动的骨骼，分为下颌体、下颌升支两个部位，其骨性结构有重要肌肉附着，有重要神经血管结构相邻。下颌骨体部为下颌骨的水平部分，马蹄形，有内外两面及上下缘。下颌骨骨皮质厚、骨松质少，较上颌骨致密。下颌骨下缘厚实而升支扁平，在髁突颈部最细。下颌骨骨面有两组强大的咀嚼肌附丽，一组为升颌肌群，包括颞肌、咬肌，翼外肌分别附着于升支内侧面和外侧面，此肌群综合功能是牵引下颌骨向上运动。因为降颌肌群均起自下颌骨内侧面，由浅至深，有二腹肌前腹、下颌舌骨肌、颏舌骨肌、颏舌肌等，其作用是使下颌骨向下运动。下颌骨骨折发生的位置不同，必然出现相应的咀嚼肌牵引移位。生物力学分析，下颌骨属于高应力骨，研究证实，下颌骨内大致分布有两条主要的应力轨迹，一条是沿牙槽脊分布的张应力轨迹，另一条是沿下颌骨下缘分布的压应力轨迹。下颌骨中外斜线和下颌体下缘为应力集中区域，咀嚼时髁部负荷较多，功能状态下，髁突颈部前缘内侧通常表现为压应力，后外侧表现为张应力。下颌骨骨折分类法有很多，按照骨折部位分

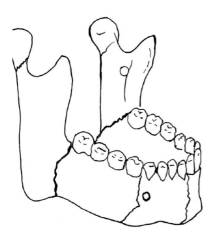

图 4-7-1　下颌骨骨折

类可以将下颌骨骨折分为下颌骨联合部及颏旁骨折、体部骨折、下颌角骨折、下颌升支骨折、髁突骨折、喙突骨折和牙槽突骨折 (图 4-7-1)。下面将根据不同骨折类型，分别探讨下颌骨骨折坚强路内固定术的手术方法，其中坚强内固定术治疗髁突骨折将在下一节详细讨论。喙突骨折和牙槽突骨折，不宜采用坚强内固定术。

一、适应证

1. 多发性粉碎性下颌骨骨折。

2. 全面部骨折。

3. 有骨缺损的骨折。

4. 大的开放性骨折。

5. 明显移位的骨折。

6. 无牙颌及萎缩的下颌骨骨折。

7. 感染的下颌骨骨折。

二、术前准备

1. 一般准备　影像学检查明确骨折部位和类型，准备好内固定板、螺钉。常规术区备皮，术前应给予抗生素控制感染。

2. 麻醉准备　一般采用全身麻醉，联合部移位不明显的线性骨折可采用神经阻滞麻醉，麻醉的神经包括双侧下牙槽神经、颊神经、舌神经。

三、手术要点、难点及对策

1. 下颌骨联合部及颏旁骨折　一般可采用颏下切口及口内切口进入，以后者为佳。口内切口是在下颌前庭沟黏膜转折处横向切开黏膜、黏膜下组织及骨膜。用骨膜剥离器将骨膜分离，显露骨折。移位骨块手法复位并确认咬合关系。通常采用两块小型接骨板，二者平行放置，一块小型接骨板固定在张力带，一般距离牙根 1cm 为宜；另一块接骨板平行放置于张力带下方，彼此间隔约 5mm。

如果骨折断端呈现斜面可采用皮质骨螺钉固定，可以两颗皮质骨螺钉固定骨折断端，或以单颗皮质骨螺钉固定在下颌牙列上，同时辅以牙弓夹板固定。使用两颗皮质螺钉固定时两者可呈平行或交叉方向固定。颏孔旁和累及颏孔的骨折复位固定时，应注意保护颏神经，剥离骨膜和植入内固定板时应避让颏神经，如图 4-7-2。

2. 下颌骨体部骨折　下颌骨体部骨折单纯单线骨折在功能状态下往往有上缘张开的趋势，同时下颌骨体部骨折越靠前，骨折断端越容易向内侧旋转。固定骨折断端时可以采用牙弓夹板固定同时坚强内固定，牙弓夹板可有效拉拢骨折断端，下颌骨体部外侧接骨板固定可以有效对抗骨折断端的旋转移位。一般使用两块小型接骨板沿下颌骨长轴平行排列跨

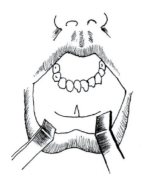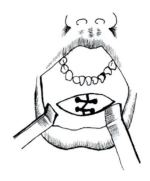

图 4-7-2 下颌骨联合部及颏旁骨折

越骨折线固定骨折断端，如图 4-7-3。

3．下颌角骨折 下颌角区骨折发生时，外斜线处是张力集中的部位，下颌角下缘为压应力集中的部位。张力部位经复位固定后，压应力部位可自行愈合。单发于下颌角有利型或移位不大的骨折可采用一块小型接骨板置于外斜线张力带固定。多发或伴有移位的下颌角骨折单纯固定张应力带不足以稳定固定，可采用两块接骨板横跨骨折线固定骨折。下颌角区应力大，骨折线一端至少应有两颗或两颗以上螺钉。手术切口可采用下颌角切口，采用口内切口时亦可以使用穿颊器，如图 4-7-4、图 4-7-5。

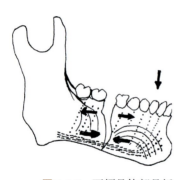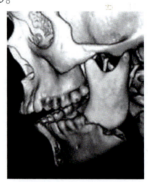

图 4-7-3 下颌骨体部骨折　　　　　　　　**图 4-7-4** 下颌角骨折 CT 图像

4．下颌骨升支骨折 下颌升支的骨折一般采用颌下切口或下颌升支后缘切口，采用口内切口时可使用穿颊器。可采用两块小型接骨板跨越骨折线固定下颌升支移位，如图 4-7-6~ 图 4-7-8。

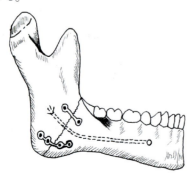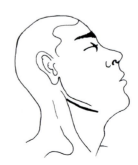

图 4-7-5 下颌角骨折的固定　　　　　　　**图 4-7-6** 下颌骨升支骨折切口

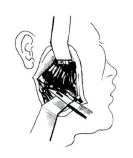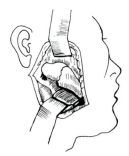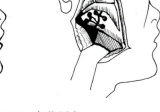

图 4-7-7　显露骨折区　　　　　　　　　　图 4-7-8　复位固定

三、术后监测与处理

1. 以上各类骨折复位后，都需要流质饮食 2 周，软食 6 周。

2. 术后应用抗生素 1~3d。抗生素可选择青霉素类、头孢类等。术后 3~5d 开始张口训练。术后咬合关系不佳时，可考虑进行上下颌弹性牵引 1~2 周。术后 3 个月复查，并进行影像学检查，评估骨折愈合情况。

第八节　上颌骨骨折手术

　　上颌骨是构成面部中份的主要骨骼，内有上颌窦，骨壁结构薄弱，受到外力容易发生骨折。上颌骨由一体四突构成，分别与额骨、鼻骨、泪骨、蝶骨、筛骨、颧骨、腭骨和犁骨相连，参与眼眶、鼻腔底部和侧壁、颞下窝、翼腭窝、翼上颌裂的构成。上颌骨在承受咀嚼力的部位骨质较厚，形成垂直和水平立柱支撑面部并将咀嚼负荷传递至颅底，同时也是骨折的易发部位。垂直立柱包括尖牙立柱、颧突立柱、翼突立柱。上颌骨的血液供应极为丰富，在骨内有上牙槽动脉，在外有颊、唇及腭部黏骨膜等软组织血液供应。上颌骨抗感染能力强，骨折愈合较下颌骨迅速，外伤后出血也较多。上颌骨骨折的分类，临床上多采用 LeFort 分类。

一、适应证

　　适用于嵌入性骨折或复杂的上颌骨骨折，对伤后时间较长已发生纤维性或骨性错位愈合，手法复位困难需要手术切开复位。

二、手术要点、难点及对策

　　1. 手术切口选择　对于 Lefort Ⅰ 型上颌骨骨折一般采用口内前庭沟切口，注意保护眶下神经，用上颌把持钳夹住骨折块进行撬动，骨折块松解后复位容易，如图 4-8-1。

199

对于上颌骨高位骨折，根据骨折线的位置，可以增加睑缘下切口、鼻根盘切口等辅助切口。如果合并颧骨颧弓、眶上缘和额骨骨折可采用冠状切口进行暴露，如图4-8-2。

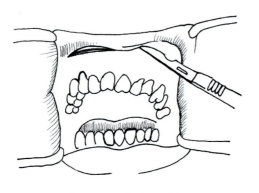
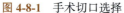

图 4-8-1　手术切口选择

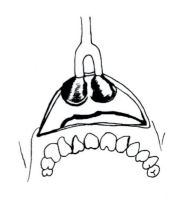

图 4-8-2　辅助切口

由于上颌骨内含上颌窦，前壁骨质较薄，容易形成粉碎性骨折，而且骨折片常游离而无法完全对位。因此上颌骨骨折的复位只需将颧牙槽嵴和梨状孔边缘解剖复位，恢复其垂直立柱后，便可满足功能、外形和骨折愈合的要求。如果骨缺损超过 10mm×10mm，可从下颌骨外斜线处取单层骨皮质移植至缺损处。骨折复位过程中一般不对上颌窦做特殊处理，如果上颌窦没有炎症，不要搔刮，应尽量保留上颌窦黏膜，除非上颌窦有感染才考虑同期行上颌窦刮治术。

2. 上颌骨骨折的固定　目前上颌骨骨折坚强内固定通常采用钛接骨板或可吸收接骨板，接骨板一般放置在梨状孔边缘、颧牙槽嵴、眶下缘等部位进行固定，以对抗咀嚼应力。固定时需要注意钻孔的位置，以免损伤牙根；接骨板的弯制成形应尽量与骨面贴合，以免上紧螺钉后骨折块移位，导致术后干扰或螺钉松动。上颌骨骨质较薄，使用自攻螺钉容易挤压破坏骨片。上颌骨的垂直立柱发生粉碎性骨折或骨缺损时，如果间隙小于 5mm，可直接用钛接骨板支撑，在一定程度上减少了植骨的需要，再稳定固定的前提下骨折可以跨越缺损间隙愈合；如果间隙大于 5mm 以上，仅靠钛板的支撑很容易产生金属疲劳，最终导致螺钉松动和骨不连，此时必须植骨，植骨可选择下颌骨外斜线的骨皮质，如图4-8-3、图4-8-4。

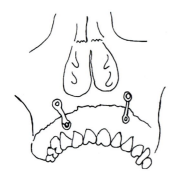

图 4-8-3　固定

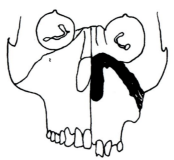
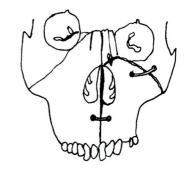

图 4-8-4　复位固定

三、术后监测与处理

少部分患者术后可能需要颌间固定和牵引治疗，辅助恢复咬合关系。

第九节　颧骨颧弓骨折手术

　　颧骨和颧弓是面部比较突出的部分，容易受到外力的撞击而发生骨折，颧骨位于面中部，4 个突起分别与上颌骨、额骨、颞骨和蝶骨相连，参与构成眼眶、上颌窦、颧弓，同时颧骨连接颅骨与上颌骨。颧骨上附着有咀嚼肌和表情肌，包括咬肌、颞肌、上唇方肌等。

　　颧骨体部较坚实不易骨折，周围连接处薄弱是骨折好发部位。骨折移位主要与打击力相关，颧骨骨折后常发生向下后内的移位，颧额缝、眶下缘的连续性被破坏，常出现复视并触及骨台阶感。颧骨骨折的分类较多，临床上常根据颧骨移位程度进行分类，具体分类为无移位的骨折、单纯颧弓骨折、颧骨体向后内下移位但无旋转的骨折、颧骨体向内侧旋转的骨折、颧骨体向内侧旋转的骨折、颧骨体向外侧旋转的骨折、复杂性颧骨体部骨折，如图 4-9-1。

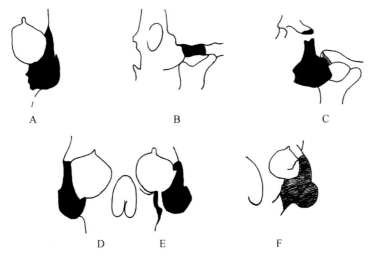

图 4-9-1　颧骨骨折分类

A 无移位的骨折；B 单纯颧弓骨折；C 颧骨体向后内下移位但无旋转的骨折；D 颧骨体向内侧旋转的骨折；E 颧骨体向外侧旋转的骨折；F 复杂性颧骨体部骨折

一、口内切口复位术

（一）适应证

适用于没有嵌顿的颧骨骨折，2 型或小幅度旋转的 5 型骨折。

（二）术前准备

1.一般准备　长而扁平的硬质金属棒，如大骨膜剥离器。

2.麻醉准备　可采用局部浸润麻醉，但复位骨折块时麻醉效果不理想。如果合并其他部位骨折需要同期手术者，可采用全麻。

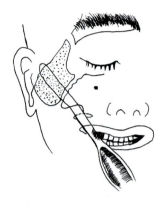

图 4-9-2　口内切口复位

（三）手术要点、难点及对策

沿外伤侧磨牙前庭沟，做长 2~3cm 切口，切开黏膜。用大血管钳向颧骨后内侧间隙钝性分离，触及颧骨向颧弓突起的骨壁时改用大骨膜剥离器。将大骨膜剥离器的顶端置于颧骨体深面骨壁，以颧牙槽嵴为支点撬动。同时将手放在颧骨颧弓表面感觉骨折断端活动情况，撬动至无明显骨台阶感时即可，缝合创面，如图 4-9-2。

（四）术后监测与处理

术后流质饮食，避免咬肌牵拉骨折块移位。

（五）临床效果评价

术后可行 CT 或 X 线检查判断复位效果。

二、经冠状切口的颧骨颧弓骨折坚强内固定术

（一）适应证

适用于 3、4、6 型颧骨骨折，或同时累及鼻骨、上颌骨、额骨的骨折。

（二）术前准备

1.一般准备　术前影像学检查明确骨折部位，术区备皮（剃光头），骨科动力器械、接骨板等器械。

2.麻醉准备　全麻，患者仰卧位。

（三）手术要点、难点及对策

1.头皮冠状切口能暴露眶上缘、眶外侧缘、颧骨颧弓、额骨、鼻骨的骨折。手术切口可从一侧耳前颞部向上延伸至颅顶，后对称延伸至对侧耳前颞部。如骨折仅累及一侧可将设计切口止于颅顶。切口线应在前额发际线向后 3cm。切口局部可注射含肾上腺素生理盐水 (1/1 000 000~1/500 000) 以利止血。切开头皮全层、帽状腱膜及骨膜，紧贴颞筋膜及骨面向下方分离，翻转头皮瓣。在眶上缘内中 1/3 处可寻及眶上神经束，骨凿凿去眶上孔下壁，以便游离眶上神经。在切口侧面，沿颞筋膜分离至颧弓上方约 2cm 处寻找颞深筋膜浅层，

此处切开颞深筋膜浅层，在筋膜深面继续向颧弓分离直至暴露颧弓上缘，切开颧弓上缘骨膜，切口向前后延伸至骨折部位充分暴露。同时在眶上缘外侧切开额骨骨膜并向颧骨方向延伸，沿骨膜与骨面之间显露眶外侧壁、颧骨、颧弓等部位，如图4-9-3。

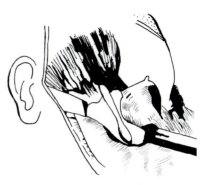

图 4-9-3　经冠状切口的颧骨颧弓骨折坚强内固定术

2. 颧骨颧弓骨折的复位：显露眶外侧壁、颧骨、颧弓等部位后可以在直视下进行骨折的复位。可将骨膜剥离器插入颧骨体部及颧弓下方，通过撬动、提拉的方法进行骨折复位。

在开放性复位的手术中颧骨骨折复位的标准，一般遵循至少3点以上部位的复位，具体的复位部位包括眶外侧、眶下缘、颧弓、颧牙槽嵴4个解剖标志点，其中应该至少3个解剖标志点确认复位，才能保证颧骨复合体骨折得到良好的复位。颧牙槽嵴和眶下缘骨折的复位可采用上颌前庭沟切口，手术方法见上颌骨骨折，如图4-9-4。

3. 颧骨骨折的固定：颧骨复合体骨折坚强内固定可一般需要3点固定，需要固定的部位有颧牙槽嵴、眶外侧缘、眶下缘，并发颧弓骨折者还应固定颧弓，如图4-9-5。

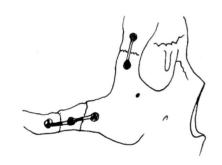

图 4-9-4　颧骨颧弓骨折的固定

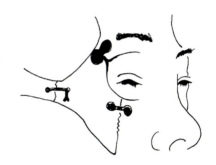

图 4-9-5　颧骨骨折的固定

4. 手术注意事项

(1) 冠状切口应避免面神经损伤，面神经颞支和颧支在颞筋膜层与腮腺咬肌筋膜融合的结缔组织内，其中颞支的分支额支由于走行靠后容易损伤，损伤后出现额纹消失、抬眉困难等表现。设计切口时，耳屏前切口不应过于靠前，以免损伤颞支。翻瓣时在颞深筋膜浅层深面行走能有效避免损伤筋膜浅面的面神经额支。

(2) 眼球的保护：颧骨颧弓骨折开放性手术复位过程中，助手应注意拉钩力道和拉沟顶端的部位，勿将拉钩勿入眼眶之内引起眼球损伤。

(3) 在完成手术复位与固定关闭创面时，应对外眦及颧骨部位的软组织进行悬吊缝合。由于显露骨折部位时广泛的骨膜下剥离，导致大部分软组织失去骨面的附着，若不做悬吊固定软组织将可能出现松弛及面部外形不对称。

（四）术后监测与处理

1. 常规给予抗生素及止血药物，翻瓣区加压包扎。

2. 手术后 3d 拆除负压引流，手术后 10d 拆除缝线。

（沈振宇）

参 考 文 献

于长英, 张悦, 冯维佳. 1999. 2560 例口腔颌面部损伤的临床分析. 口腔颌面外科杂志, 9(3)：253,254.

Fonseca R J, Walker RV. 1997. Oral and maxillofacial trauma. St. Louis, MO：W.B.Saunders.

Gassner R, Tuli T, Emshoff R, et al. 1999. Mountainbiking-a dangerous sport： comparison with bicycling on oral and maxillofacial trauma. International Journal of Oral & Maxillofacial Surgery, 28(3)：188-191.

Gassner R, Tuli T, Emshoff R, et al. 1999. Mountainbiking-a dangerous sport： comparison with bicycling on oral and maxillofacial trauma. International Journal of Oral & Maxillofacial Surgery, 28(3)：188-191.

Pacheco LFV, Paes JV, Oliveira MD, et al. 2016. Epidemiological importance of motorcycle and bicycle crashes in the current context of oral and maxillofacial trauma in southern brazil. Revista Odonto Ciência,30(4)：157.

第五章　颞下颌关节手术

第一节　关节盘复位术

关节盘复位术用于关节盘移位的治疗。关节盘移位是造成关节结构紊乱的主要原因。关节盘可发生不同方向或扭转移位，但以前移位最多见。健康人闭口位时，关节盘后带介于髁状突横嵴和关节窝顶之间，后带的后缘正对髁状突横嵴的上方；盘前移位时则使这种盘髁关系发生改变，由于双板区松弛，关节盘被牵引向前，盘后带位于髁状突前斜面的前方，而引起一系列关节紊乱症状。1979 年，Carty 首先用关节盘复位术治疗关节盘前移位，目前已被广泛应用并取得了可喜的进展，如图 5-1-1。

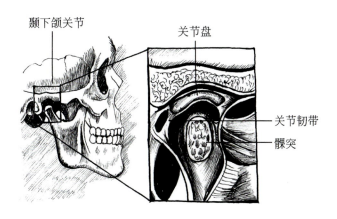

图 5-1-1　颞下颌关节示意图

一、适应证

1. 不可复性盘前移位，经保守治疗无效。
2. 可复性及旋转性盘前移位，经保守治疗无效而症状明显。
3. 关节盘前移位伴有绞锁。
4. 关节盘双板区松弛、撕裂或穿孔。

二、禁忌证

1. 关节盘前移位伴有盘变性、破坏。
2. 有明显心理精神因素患者，手术宜慎重。

三、术前准备

1. 通过临床 X 线、造影检查，明确诊断。
2. 先用垫或板治疗，不能缓解症状者考虑手术。
3. 皮肤准备：耳周 10cm 常规备皮，清洁耳郭及外耳道。

四、手术要点、难点及对策

（一）麻醉

一般宜选择全麻，使肌肉松弛，便于手术暴露。仰卧位，头偏向健侧。

（二）做耳屏前拐杖形切口显露关节囊

1. 切口设计　自耳轮脚沿耳前褶皱向下做一垂直切口，下端止于耳垂附着处，再由此切口的上端向前上发际内做一斜切口，长约 2.5cm，两切口夹角为 120°～150°，转弯处呈弧形。

2. 切开与分离　沿切口线切开皮肤与皮下组织，在颞部将切口加深至颞筋膜，在垂直切口内自外耳道软骨和腮腺后缘之间做钝性分离，将颞浅血管自腮腺上极分出，牵至伤口后方或予以切断结扎，即可向前推开腮腺，显露关节囊后面。

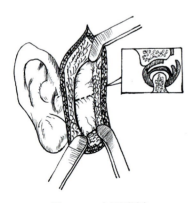

图 5-1-2　切开翻瓣

3. 掀起筋膜组织瓣、显露关节囊　自颧弓根处斜向前上与皮肤切口一致切开颞筋膜浅层，自颞筋膜深浅两层之间向下分离至颧弓上缘，切开颞筋膜浅层在颧弓外侧面的附丽，再用骨膜剥离器自骨面向下剥离，剥开腮腺嚼肌筋膜在颧弓下缘的附丽，再继续向下分离，即可掀起包含颞筋膜、颧弓骨膜、腮腺嚼肌筋膜及其浅层结构的组织瓣，充分显露颞下颌韧带及关节囊，面神经分支在此组织瓣内而得到保护，如图 5-1-2。

（三）显露关节上腔

首先让患者做开闭口动作，或在下颌角安置巾钳牵拉下颌骨，以鉴定髁状突位置。然后紧贴颧弓下缘、髁状突上方横行切开关节囊，并向前延伸至关节结节，向后至关节囊与关节盘双板区融合处，关节上腔即可完全显露。

（四）显露关节下腔

在关节囊切口下缘安置缝线，将关节囊向下牵拉，在上关节腔外穹隆内，沿关节盘在髁突外侧附着处切开，并将切口向后延伸至关节盘双板区，从外侧缘掀起关节盘，暴露关节下腔，如图 5-1-3。

（五）检查病变情况

牵引下颌角巾钳使髁状突向下，或安置关节撑开器以扩大关节间隙，检查关节盘、髁状突及关节窝病变情况。将前移的关节盘后退到正常解剖位置，以便估计切除双板区组织的宽度，如图 5-1-4。

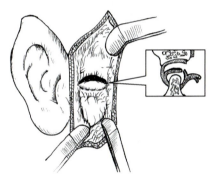

图 5-1-3　显露关节下腔

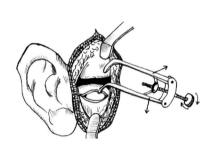

图 5-1-4　关节间隙撑开

（六）楔形切除双板区组织

用一特制细长直角钳在双板区和关节囊后壁之间夹住，以便控制出血，在预计切除组织内缝合 1 针牵引线。然后在牵引线两侧，由内向外做楔形切除。楔形组织切除量的大小及形状，主要取决于使盘复位于正常位置时，关节盘必须移动的距离和方向，一般楔形底宽为 3~5mm，如图 5-1-5。

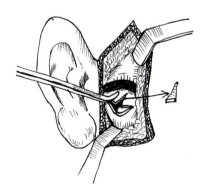

图 5-1-5　楔形切除

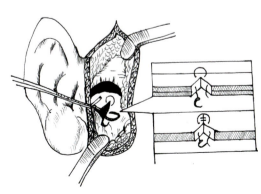

图 5-1-6　关节盘复位缝合

（七）缝合关节盘

用 5-0 丝线，在双板区创缘做垂直 "8" 字缝合，如双板区组织软薄可做间断缝合。缝合时由内向外，一般间隔 2mm，然后移动下颌骨进行检查，复位的关节盘应随髁状突一起运动而无弹响，在休止位时，关节盘应固定于髁状突之上，盘中间带与关节结节后斜面相对应，如图 5-1-6。

（八）关闭下腔

用生理盐水彻底冲洗关节下腔，妥善止血后，用 5-0 丝线将关节盘缝合到髁突上盘外侧附着，如图 5-1-7。

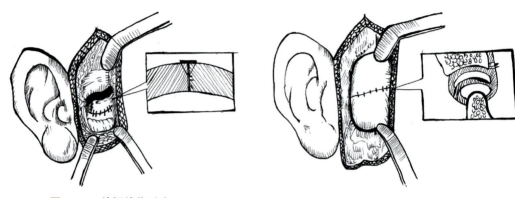

图 5-1-7　关闭关节下腔　　　　　　　图 5-1-8　关闭关节囊

（九）缝合伤口

用生理盐水彻底冲洗上腔，止血，用 3-0 丝线缝合关节囊、筋膜、皮下及皮肤。放置橡皮条引流，耳前加压包扎，如图 5-1-8。

（十）术中注意要点

1. 切除双板区组织的宽度及形状，根据术中将移位的盘复位于正常位置时，关节盘所必须移动的距离和方向确定。
2. 保护髁状突及关节窝避免损伤关节面。
3. 缝合时及缝合后要检查关节盘是否恢复到正常解剖生理位置。
4. 切除楔形组织应在盘后带与双板区交界后方 1~2mm 处切断。

五、术后监测与处理

1. 常规应用抗生素 5~7d，以预防伤口感染。
2. 1 周内进流食，1 周后半流食，以后逐渐恢复软食和一般饮食。
3. 术后 7d 拆线，开始做开口、前伸及侧向运动，3 次 /d，每次 5min，持续 1 年，努力使下颌保持在中线上。

六、术后常见并发症的预防与处理

1. 术后手术侧轻度裂开，可不处理，1 个月后可自行调整。
2. 开口受限：开口恢复困难，除主动练习外，应被动开口练习，并配合理疗。
3. 复发：缝线脱落，关节盘回复到术前状态，症状复发。

第二节　关节盘摘除和置换术

关节盘摘除和置换术用于颞下颌关节紊乱综合征的治疗。关节盘摘除术曾风靡一时，1909 年，Lamy 首先报道摘除关节盘治疗颞下颌关节紊乱综合征，直到 1940 年才被学者们普遍所采用。由于这种手术术后关节疼痛症状明显减轻，因而得到广泛应用。近十几年来，一些学者通过长期临床观察，发现关节盘摘除后，关节产生退行性改变，伴有关节结节吸收，髁状突破坏或骨赘形成，甚至出现纤维性强直等。因此，近年来关节盘摘除已基本被否定。

一、适应证

关节盘摘除的适应范围已大大缩小，对关节盘破裂或穿孔而无法修复、关节盘移位复位手术失败及关节盘严重变性的患者，可考虑做关节盘摘除。

二、禁忌证

移位、穿孔的关节盘，凡手术可矫正的患者，不宜做关节盘摘除。

三、术前准备

1. 术前通过临床、X 线、造影等检查明确诊断。
2. 耳周发际上 10cm 常规备皮，仔细清洗外耳道及耳郭沟窝。

四、手术要点、难点及对策

（一）麻醉

可采用全麻或局麻手术，但最好选择全麻，使下颌松弛便于显露。仰卧位头偏向健侧。

（二）切口设计

自耳轮脚沿耳前褶皱向下做一垂直切口，下端止于耳垂附着处，再由此切口的上端向前上发际内做一斜切口，长约 2.5cm，两切口夹角 120°~150°，使转弯处呈弧形。

（三）切开与分离

沿切口线切开皮肤与皮下组织，在颞部将切口加深至颞筋膜，在垂直切口内自外耳道软骨和腮腺后缘之间做钝性分离，将颞浅血管自腮腺上极分出，牵至伤口后方或予以切断结扎，即可向前推开腮腺，显露关节囊后面。

（四）掀起筋膜组织瓣、显露关节囊

自颧弓根处斜向前上与皮肤切口一致切开颞筋膜浅层，自颞筋膜深浅两层之间向下分离至颧弓上缘，切开颞筋膜浅层在颧弓外侧面的附丽，再用骨膜剥离器自骨面向下剥离，剥开腮腺嚼肌筋膜在颧弓下缘的附丽，再继续向下分离，即可掀起包含颞筋膜、颧弓骨膜、腮腺嚼肌筋膜及其浅层结构的组织瓣，充分显露颞下颌韧带及关节囊，面神经分支在此组织瓣内得到保护，如图 5-2-1。

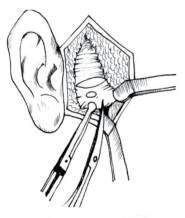

图 5-2-1　显露关节囊

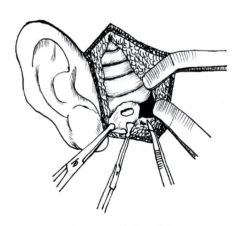

图 5-2-2　摘除关节盘

（五）显露关节盘

沿关节结节和关节窝外侧缘切开关节囊，并向后延伸至关节囊与关节盘双板区融合处，进入关节上腔，此时可用特制巾钳夹持下颌角，向下牵拉下颌升支或安置关节撑开器。

（六）摘除关节盘

先用小弯剪剪断关节盘外侧附着，继用长弯剪伸向颞前附着，将关节盘前缘与翼外肌的连接剪断，再用组织钳夹住关节盘向前牵拉，盘后组织即被拉紧而拽向前方，沿外耳道前贴关节囊内侧剪断盘后附着。然后把关节盘向外侧旋转拉紧，将盘内侧附着及其与关节囊连接处断离，即可自关节窝内取出关节盘，如图 5-2-2。

（七）修整髁状突

关节盘摘除后，用明胶海绵填塞止血，然后检查髁状突病变情况及关节间隙大小。髁状突有病变者，可做保守性刮削手术；关节间隙过小者，可做髁状突高位切除，以增宽间隙，便于放置关节盘置换物。

（八）置换关节盘

可在关节窝与髁状突之间插入真皮、颞筋膜、耳软骨或硅橡胶等材料，以代替关节盘，如用自体真皮置换关节盘，可自大腿内侧切取真皮，修剪成 4cm×2cm 大小。包绕覆盖髁状突，通过在髁状突颈部钻洞，穿入钢丝将真皮固定。若用硅橡胶置换，可用 0.5mm 厚度硅胶片，修剪成小于关节盘的硅胶盘植入体，置入关节窝内，在关节窝外侧缘骨嵴钻 2 个小孔，用 26 号不锈钢丝穿过钻孔及关节盘外侧，拧紧钢丝予以固定。

（九）术中注意要点

1.摘除关节盘手术中，断离前、内侧附丽时，注意勿穿出关节囊，以防损伤颅底血管。当断离盘后附着出血时，可咬紧牙齿，使髁状突处在后退位，以达到压迫止血的目的。

2.注意整体摘除关节盘，因为髁状突内外径大，关节囊内侧部位较深，防止显露不良，造成关节盘组织残留。

五、术后监测与处理

1.术后应用抗生素 1 周，预防伤口感染。
2.不做颌间固定，拆线后即可进行功能活动，练习小开口，3 周后增大开口运动度。
3.流食 3d，软食 1 个月。

六、术后常见并发症的预防与处理

关节盘摘除后，晚期可发生关节骨退行性变，关节窝及髁状突出现骨质破坏或赘生物形成，甚至可形成纤维性骨性强直。

第三节　髁状突全切除术

髁状突切除术最早用于治疗髁状突肥大，19 世纪中叶，又用以治疗颞下颌关节紊乱病。由于这种手术降低了下颌升支高度，丧失了翼外肌功能，破坏了关节囊和关节盘的附着，导致术后开𬌗、下颌运动偏斜、关节面退行性变等并发症，因此，之后极少再用这种术式来治疗颞下颌关节紊乱病。1957 年 Henry 报道，用髁状突高位切除术治疗顽固疼痛性颞下颌关节炎获得成功后，这一术式即相继被学者们应用于颞下颌关节紊乱病的治疗。髁状突高位切除在囊内进行，关节囊和关节盘附着不受破坏，翼外肌大部分被保留，髁状突的高度也无明显降低。因此，术后无明显紊乱，即使前牙发生轻度开𬌗，通过颌间牵引也可以得到调整，所以至今仍然是治疗颞下颌关节紊乱病的有效方法之一。1972 年，Poswillo 对灵长类动物进行试验，发现高位髁状突切除术后，髁突表面形成一层透明软骨，而获得一个功能性髁状突。也有学者报道，仅削下髁状突有破坏病变区或骨赘，而不是块状切除，即髁状突刮削术，同样取得好的效果。髁状突部分切除，不仅是切除了病变骨质，更重要的是增大了关节内间隙，降低了囊内压，从而消除了疼痛症状。

一、适应证

1. 髁状突肥大致下颌骨伸长，引起开、偏及反𬌗者。
2. 颞下颌关节陈旧性脱臼或骨折，经手术复位失败者。
3. 髁状突骨瘤、骨软骨瘤等良性肿瘤。
4. 纤维性关节强直。

二、禁忌证

髁状突肥大活动期暂缓手术。

三、术前准备

术前进行 X 线及临床检查，明确诊断，确定手术设计。患侧耳周 10cm 皮肤准备。

四、手术要点、难点及对策

（一）麻醉

一般采用局麻手术，用 2% 普鲁卡因联合 0.5% 布匹卡因各 10ml，再加 1 ∶ 1000 肾上腺素 0.1ml 做耳颞神经阻滞和关节周围浸润麻醉，切开关节囊后，在盘后区注入麻药。精神紧张者也可采用全麻。仰卧位头偏向健侧。

（二）切口

采用耳前切口显露关节囊，方法同"颞下颌关节手术"。

（三）切开关节囊

在颧弓和关节囊的外侧面做"T"形切口，切口的垂直部向下延伸至髁状突颈部，切开关节囊，显露髁状突，如图 5-3-1、图 5-3-2。

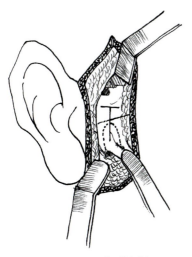

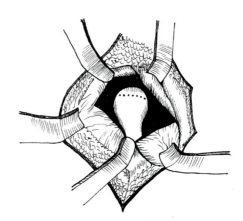

图 **5-3-1**　"T"形翻瓣　　　　　　　　　图 **5-3-2**　显露髁状突

（四）截除髁状突

用裂钻或摆动锯截断髁状突颈部，然后用持骨钳夹住髁状突向外下牵引，钝性分离关节囊附丽，剪断翼外肌在髁状突的附着，稍向下扭转，即可取出髁状突。

（五）缝合伤口

修整髁状突颈部断端，用球钻将锐利边缘磨平，冲洗、止血、分层缝合伤口，置引流条，压迫包扎，如图 5-3-3。

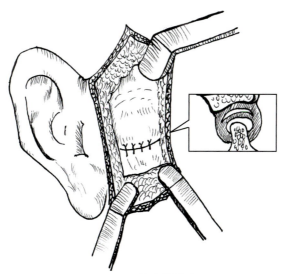

图 **5-3-3**　缝合关节腔

（六）术中注意要点

1. 术中应仔细操作，防止损伤关节盘。
2. 用宽剥离器保护髁状突颈部深面组织，防止损伤颌内动脉。

五、术后监测与处理

1. 常规应用抗生素 3~5d，预防伤口感染。
2. 术后 1 周内流食，然后逐步改半流食和普食。
3. 术后第 4 天即可进行开口运动练习，3 次 / 天，5 分 / 次，使下颌保持中线位。

六、术后常见并发症的预防与处理

1. 咬𬌗紊乱　后牙早接触，前牙开𬌗，开口时下颌向术侧偏斜。这些症状主要是下颌升支高度降低，失去翼外肌功能所致。因此有学者主张植入肋软骨或置入硅橡胶球置换髁状突，来防止上述并发症发生。
2. 面神经分支损伤　可出现面神经分布区面肌收缩功能减弱或瘫痪，颞支较易受累。

第四节　髁状突高位切除术

　　髁状突切除术最早用于治疗髁状突肥大，19 世纪中叶，又用以治疗颞下颌关节紊乱病。由于这种手术降低了下颌升支高度，丧失了翼外肌功能，破坏了关节囊和关节盘附着，导致术后开、下颌运动偏斜、关节面退行性变等并发症，因此，之后极少再用这种术式来治疗颞下颌关节紊乱病。1957 年 Henry 报道，用髁状突高位切除术治疗顽固疼痛性颞下颌关节炎获得成功后，这一术式即相继被学者们应用于颞下颌关节紊乱病的治疗。髁状突高位切除在囊内进行，关节囊和关节盘附着不受破坏，翼外肌大部分被保留，髁状突的高度也无明显降低。因此，术后无明显紊乱，即使前牙发生轻度开𬌗,通过颌间牵引也可以得到调整，所以至今仍然是治疗颞下颌关节紊乱病的有效方法之一。1972 年，Poswillo 对灵长类动物进行试验，发现髁状突高位切除术后，髁突表面形成一层透明软骨，而获得一个功能性髁状突。也有研究报道，仅削下髁状突有破坏病变区或骨赘，而不是块状切除，即髁状突刮削术，同样取得好的效果。髁状突部分切除，不仅是切除了病变骨质，更重要的是增大了关节内间隙，降低了囊内压，从而消除了疼痛症状。

一、适应证

1. 颞颌关节紊乱病致髁突破坏，经保守治疗症状不能缓解。

2. 颞颌关节骨关节病致髁突破坏。

3. 复发性颞颌关节脱位。

4. 单纯性轻型髁突肥大。

二、禁忌证

颞颌关节紊乱病患者伴有明显精神因素，或关节疼痛症状由肌肉痉挛引起，不宜手术。

三、术前准备

术前进行 X 线及临床检查，明确诊断，确定手术设计。患侧耳周 10cm 做皮肤准备。

四、手术要点、难点及对策

（一）麻醉

一般采用局麻手术，用 2% 普鲁卡因联合 0.5% 布匹卡因各 10ml，再加 1 ∶ 1000 肾上腺素 0.1ml 做耳颞神经阻滞和关节周围浸润麻醉，切开关节囊后，在盘后区注入麻药。精神紧张者也可采用全麻。仰卧位头偏向健侧。

（二）切口

可采用耳前拐杖形、角形或直切口显露关节囊，耳前切口。

（三）切开关节囊、显露髁状突

在颞下颌韧带和关节囊的外侧面做"T"形切口。先在关节窝外侧面做一水平切口抵骨面，插入小骨膜分离器，沿关节盘和关节囊之间做钝性分离，使关节盘外极与关节囊分开，再垂直切开关节囊，显露关节上腔及关节盘外侧面，然后水平切开关节盘在髁状突外侧的附着，抬起关节盘，显露下腔及髁状突。也可在关节囊上做倒"L"形或半月形切口，进入关节下腔，显露髁状突。

（四）高位切除髁状突

在髁状突关节面下方 2~3mm 处，用裂钻截断髁状突顶端，将翼外肌附着纤维剥离后，切除的骨片即可取出。然后将下颌骨向下牵拉，用剥离器伸到髁状突的内侧予以抬高，用尖头咬骨钳、大球钻及骨锉等修整髁状突，使之平滑、圆突。

（五）缝合

冲洗伤口，伤口渗血可用止血宁或纱布压迫止血，缝合关节盘外侧附着及关节囊；然

215

后分层缝合切口，放置橡皮条，加压包扎。

（六）术中注意要点

1. 在整个手术过程中，注意保护关节盘，操作应细致轻柔、防止损害关节盘。术中如果发现关节盘穿孔，可用丝线将穿孔直接缝合，或用自体真皮组织修补，如果关节盘明显移位，可做关节盘复位成形术。

2. 髁状突高位截除术在关节囊内进行，当用钻头、骨凿等器械进行操作时，慎勿穿通内侧关节囊以防损伤颅底重要结构。

五、术后监测与处理

1. 常规应用抗生素 3~5d 预防伤口感染。

2. 术后 1 周内流食，然后逐步恢复半流食和普食。

3. 术后第 4 天即进行开闭口、前伸和侧方运动，3 次 / 天，5 分 / 次，练习时努力使下颌保持在中线位，逐渐增大幅度。

六、术后常见并发症的预防与处理

1. 咬𬌗不协调　多数可自行调整恢复，少数需调矫正。

2. 面神经颞支损伤　皱额、抬眉肌肉功能减弱，多由牵拉所致，一般均可恢复。切口显露方法不正确，也可损伤神经导致永久性麻痹。

3. 手术失败　术后症状不消失或加重，多由于患者选择不当，未消除病因或手术操作不正确所致。

第五节　颞下颌关节高位成形术

一、适应证

颞下颌关节高位成形术适用于病变局限于关节窝与髁状突之间的关节强直。

二、禁忌证

1. 假性或关节外强直。

2. 关节强直合并化脓性中耳炎，待炎症控制后方可手术。

三、术前准备

1. 常规进行双侧关节 X 线检查，明确病变部位、性质和范围，并需查明无关节外粘连性病变，以便作好术前设计。

2. 注意检查外耳道有无分泌物，患中耳炎者应先做治疗。

3. 计划在术中放入插补物者，事先备好插入材料，消毒备用。常规配血备用。

4. 病变局限的成年患者，可选用局麻。病变广泛或儿童患者，宜用全麻，采用清醒鼻腔盲探插管，并做好气管造口准备。仰卧位，头偏向对侧。

四、手术要点、难点及对策

颞下颌关节手术径路：颞下颌关节手术途径有许多种，但基本手术进路有耳前、耳后、耳周、口内和颌下切口。理想的切口要求显露充分，不损伤面神经，并最少损害容貌。术者必须熟悉解剖，了解每一切口的特点，根据病变的性质、范围和手术类型进行选择。

(1) 耳前切口：耳前切口是暴露颞下颌关节的主要途径，接近髁状突，易于进入和直接暴露关节，特别对关节外侧面和前面的显露较好，是最常用的一种切口。缺点是解剖路线需通过富于血管及面神经分布区，影响手术野的暴露，且有损伤面神经颞支及颧支的危险。此外，该路径可遗留耳前瘢痕，对面容有一定的影响。耳前切口形式有各种变异，但基本皮肤切口都位于关节后耳面皮肤交界处，切口下端不超过耳垂附着，以免损伤面神经干，切口的上端以不同角度向颞部发际内和耳前延伸，如耳前垂直切口、角形切口、拐杖形切口、问号形切口及倒"L"形切口等。

1. 耳前垂直切口

(1) 切口设计：切口线自耳轮脚开始，沿耳前褶皱向下至耳垂附着处，必要时切口线上端可再往上延伸。

(2) 切开与翻瓣：沿切口线切开皮肤及皮下组织，做皮下潜行分离，向前翻开皮瓣约2cm，并缝合固定到前方皮肤上进行牵引。

(3) 显露关节囊：在切口内沿外耳道软骨与腮腺筋膜之间向深部分离，暴露出颧弓根部。然后移动下颌骨，触及髁状突的位置后，继续做钝性解剖，显露关节窝外侧缘与关节囊。此时浅面重要结构，包括颞浅动静脉、腮腺和经过这个区域的面神经分支，都被牵拉到前方而不致损伤。

2. 耳前角形切口

(1) 切口设计：先用亚甲蓝在皮肤上绘出髁状突、关节窝、关节结节及颧弓的骨性标志，再沿耳前褶皱做垂直切口线，上平颧弓，下不超过耳垂，然后在颧弓平面做一水平切口线，此切口与垂直切口上端成直角或钝角，长 2.5cm 左右。

(2) 切开与翻瓣：沿切口线切开皮肤，自腮腺筋膜浅面剥离，向前下翻开皮瓣，可将皮瓣缝合固定于前方皮肤上。垂直切口不宜切开太深，注意勿损伤颞浅动、静脉及

217

耳颞神经，显露后可将其拉向后方。向下分离深部组织勿超过耳垂标志，以防损伤面神经干。

(3) 解剖面神经、显露关节囊：同皮肤水平切口一致切开腮腺嚼肌筋膜，沿此切口用钝分离法解剖面神经颞支与颧支，觅见后，即沿神经走向从腮腺实质中予以游离，用橡皮片将其牵拉向前方保护之。然后与皮肤垂直切口一致切开腮腺嚼肌筋膜，自腮腺内分出颞浅动、静脉及耳颞神经并拉向后方，此时若遇到面横动脉则需切断结扎，然后向前下翻开腮腺及其筋膜组织瓣，即可显露颞下颌韧带及关节囊。

3. 耳前拐杖形切口

(1) 切口设计：自耳轮脚沿耳前褶皱向下做一垂直切口，下端止于耳垂附着处，再由此切口的上端向前上发际内做一斜切口，长约 2.5cm，两切口夹角为 120° ~150°，使转弯处呈弧形。

(2) 切开与分离：沿切口线切开皮肤与皮下组织，在颞部将切口加深至颞筋膜，在垂直切口内自外耳道软骨和腮腺后缘之间做钝性分离，将颞浅血管自腮腺上极分出，牵至伤口后方或予以切断结扎，即可向前推开腮腺，显露关节囊后面。

(3) 掀起筋膜组织瓣、显露关节囊：自颧弓根处斜向前上与皮肤切口一致，切开颞筋膜浅层，自颞筋膜深浅两层之间向下分离至颧弓上缘，切开颞筋膜浅层在颧弓外侧面的附丽，再用骨膜剥离器自骨面向下剥离，剥开腮腺嚼肌筋膜在颧弓下缘的附丽，再继续向下分离，即可掀起包含颞筋膜、颧弓骨膜、腮腺嚼肌筋膜及其浅层结构的组织瓣，充分显露颞下颌韧带及关节囊，面神经分支在此组织瓣内得到保护。

（二）耳后切口

切口自耳郭上附着发际处开始，旁开耳郭后褶皱 3~5mm，向下延伸至乳突尖。切开皮肤、皮下组织及耳后肌，深至乳突筋膜及其上方颞筋膜的浅面。在此平面围绕外耳道向前分离，通过钝性和锐性解剖，显露外耳道上面和下面，于骨性和软骨外耳道交界处将其完全切断。然后在耳后切口的上面切开颞筋膜，自颞肌表面向前下分离到颞筋膜深浅两层分叉处，抬起颞筋膜浅层及其在颧弓上缘的附着处，再切开颧弓根处骨膜，向前下剥离，分开附着在颧弓下缘的腮腺嚼肌筋膜即可显露颞下颌韧带及关节囊。

耳后切口瘢痕隐蔽，很少有面神经颞支损伤的危险，对关节手术能提供良好的显露，但可引起外耳道狭窄及耳软骨感染，临床上已很少应用。

（三）耳周切口

耳周切口自耳屏前向上，至耳轮上附着处转向后，沿耳郭附着根部向后下至乳突尖。切口上后部分可直接切到骨面，自骨面向前下剥离，暴露颧弓根部及关节窝。软骨性外耳道很容易自骨膜游离，除其最下缘外，均可游离到与骨性外耳道接合处。切口耳前部分，在无血管平面直接加深到软骨性外耳道。耳前和耳后切口分离至骨膜后，在颧弓根上方相连接，将关节凹浅面组织拉向前方以暴露关节囊浅面，由于耳被拉至后下方，而获得关节区有效暴露。

耳周切口实际为耳后和耳前切口的联合，具有耳后切口的优点，但不切断软骨外耳道，避免了外耳道狭窄和软骨感染的危险。

（四）口内切口

切口由咬𬌗面上方 1cm，沿下颌升支前缘垂直向下，再向前延伸至下颌第三磨牙颊侧。全层切开至骨面，向上翻转黏骨膜瓣直到颞肌附着处。然后向后做骨膜下剥离，显露升支外侧面及髁状突颈部，再置入升支后缘牵拉器，推开保护软组织，以显露手术区。

口内途径显露关节，手术安全，不需做皮肤切口，但显露不充分，并需要充足的光源和适宜的牵拉器，可提供髁状突颈部截开和髁状突切除手术的显露。

（五）改良颌下切口

典型的颌下途径 (Risdon 法) 对髁状突颈部手术难以施行垂直操作，而将下颌升支后途径与颌下途径结合，则有助于显露，下面介绍这种改良颌下切口。

自耳垂下后 1cm 处开始，平下颌升支后缘，向下绕下颌角，再距下颌下缘 1.5cm 处平行向前，至嚼肌附丽前 2cm 处做一弧形切口。切开皮肤、皮下及颈阔肌，在下颌角或角前切迹处，解剖出面神经下颌缘支，结扎剪断颌外动脉及面前静脉。然后沿胸锁乳突肌和腮腺之间，于腮腺筋膜外做锐性分离，使腮腺与胸锁乳突肌及深面组织分开，再切开下颌下缘骨膜及嚼肌附丽，用骨膜剥离器自骨面向上剥离，并切断升支后缘骨膜。由于腮腺下极已被游离，当向上牵拉升支外侧软组织瓣时，腮腺亦随软组织瓣向上翻起，而使向上牵拉的阻力减小，这样下颌升支上部及髁状突则可得到较好的显露。

219

1. 切口及显露　做耳前拐杖形切口，显露关节囊 (详见 "颞下颌关节手术")，在关节囊表面做 "T" 形或角形切口，自骨面剥离，充分显露骨粘连病变区及周围正常结构，如图 5-5-1。

2. 截骨　在相当关节窝平面以下与髁状突颈部之间截除 0.5~1cm 一段骨质，根据骨粘连病变范围尽可能高位截骨，一般取骨球最厚处的下方作为截骨线。先用钻在载骨处钻上

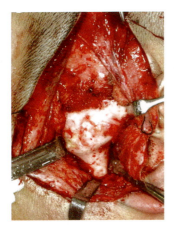

图 5-5-1　显露骨粘连骨球

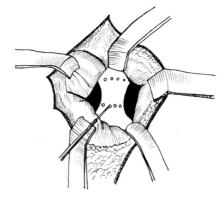

图 5-5-2　小圆钻做截骨线示意图

两排小孔，然后用峨眉凿、平凿由浅入深凿去钻孔之间的骨质。当接近内侧骨板时，用骨凿将其震开，然后牵拉下颌骨向下，用咬骨钳咬去颅侧断端增厚的骨质，如图 5-5-2、图 5-5-3。

3. 修整截骨间隙　用咬骨钳修整骨断端，使下颌升支断端呈圆突状，特别注意除去内侧缘骨刺，使截骨间隙深浅面宽度一致（图 5-5-4）。

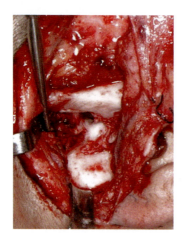

图 5-5-3　截骨

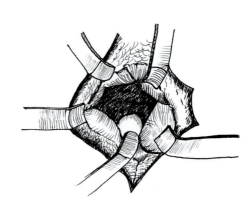

图 5-5-4　修整髁突

4. 放置插补物　有学者主张形成宽截骨间隙使两断端不再接触，不在截骨间隙内放置插补物。但多数学者主张在截骨间隙内放置插补物，其目的是隔离骨断面，防止骨断端再粘连，减少复发；充填截骨间隙，恢复下颌升支高度，防止开𬌗。

髁状突颈部截骨可插入不同的自体组织和异质材料，间置方法随插入物而有不同，举例如下。

(1) 颞筋膜瓣间置法：由耳前拐杖形切口弧形部分向上做一辅助切口，翻开头皮，以颞浅动脉为蒂，形成 5cm×3cm 带浅筋膜的颞筋膜瓣，将此瓣翻转，游离端朝下，插入截骨间隙内，并与间隙深面及前后组织缝合固定使骨断面得以隔离。

(2) 硅橡胶间置法：术前制备好硅胶帽，帽的高度约为 1.5cm，消毒备用，用时稍加修剪，套在髁突断端上，用钢丝结扎固定；也可用薄的硅胶片包绕髁状突断端，或将硅胶块修剪成适当形状，衬垫于截骨断面之间。由于硅橡胶不与组织相结合，且在其周围有一层纤维被膜形成，从而起到隔离骨断面的作用。

(3) 钛板间置法：术前取 2.5cm×2cm 钛板一块，厚 1mm 左右，在板的一端钻两个孔，修剪四角，消毒备用。手术时将钛板按新形成的关节窝形状成形，弯折有孔的一端，使钢板与关节窝及关节窝外侧缘贴合，用螺钉将钛板固定于关节结节及关节窝外侧缘上，或用钢丝结扎固定。另外，钛板间置可与颞筋膜瓣插入同时应用，以隔离断面。

5. 缝合包扎　冲洗、止血，分层缝合伤口，加压包扎，必要时安置橡皮片引流。

术中注意要点：

(1) 做耳前切口显露时，要防止损伤面神经颞支及颧支。在解剖上，此两支穿出腮腺上缘越过颧弓时，位于颧弓骨膜、颞筋膜浅层及颞浅筋膜三层混合的致密纤维组织之中，再在颞部浅筋膜内穿行向上。因此，必须在颞筋膜浅层和颧弓骨膜的深面向下翻瓣，面神经颧、颞支方可得到保护。

(2) 髁状突周围血管丰富，颌内动脉走行于髁颈与蝶下颌韧带之间，与髁颈仅隔以骨膜，在髁颈部位截骨，要特别注意以下几点，以防损伤颌内动脉：①用骨凿凿骨时要遵循正确操作方法，切忌在一处凿骨太深或用暴力敲击，防止穿通深面损伤血管。②接近内侧骨板时，用宽剥离器垫在髁颈内侧，保护深面血管，防止骨凿失控滑脱刺破血管。③用咬骨钳咬骨时，应先剥离骨膜，推开深面软组织，切忌撕扭，防止撕破血管。如果不慎损伤颌内动脉，出血相当凶猛，因为强直关节尚未断离，无法显露钳夹血管，需紧急用碘仿纱条填塞出血部位，同时快速输血，保持血压稳定；然后再将截骨处断开，拉开下颌骨，觅出颌内动脉，予以缝扎，必要时需先结扎颈外动脉。

(3) 关节窝与颅中窝仅以薄骨板相隔，关节窝顶壁脑面的前内侧有脑膜中动脉通过。高位截骨要注意：①截骨平面以颧弓为标志，颧弓下缘相当于颅底平面，切骨应低于颧弓下缘。②凿骨时，骨凿切勿垂直于颅底，禁用暴力敲击。③修整关节窝，宜用磨头打磨，避免用骨凿去骨，以免发生颅底骨折，损伤脑膜中动脉，引起颅内血肿。

八、术后监测与处理

1. 严密观察呼吸情况，保持呼吸道通畅，及时抽吸口咽部及鼻腔内分泌物，注意观察有无下颌后退或舌后坠引起的呼吸道阻塞现象，必要时做气管造口。

2. 观察神志、瞳孔变化，注意有无颅脑损伤体征，发现异常情况，立即请神经外科会诊。

3. 常规应用抗生素 (静滴或肌肉)5~7d 注射，预防伤口感染，术后第 1~2d 可应用地塞米松 5~10mg，雾化吸入 3 次 /d，有喉水肿征象者增加雾化次数。

4. 术后 24h 抽出引流条，6~7d 拆除缝线。

5. 术后流食 3~5d，以后改半流食，术后 1 周开始练习开口活动，坚持半年。

6. 为减轻或防止双侧关节强直术后开，可在磨牙面上垫橡皮，颌间牵引 2 周左右。

九、术后常见并发症的预防与处理

1. 呼吸道梗阻　关节强直患者口咽腔狭小，截骨手术后，特别是双侧关节强直的患者，由于下颌后退，咽腔更缩小，术后若未清醒即拔除麻醉插管，极易因舌后坠而发生窒息。另外小儿患者，由于盲探插管损伤或手术时间较长，也容易发生喉头水肿而引起呼吸道阻塞。因此必须完全清醒方可拔管，同时做好气管造口准备，并积极防治喉水肿，避免呼吸道阻塞发生。

2. 术后开𬌗及下颌偏斜　关节强直截骨后，由于升支变短，支点前移，下颌骨向后上旋转，双侧患者则发生开𬌗，单侧者主要表现为下颌向患侧偏斜。可通过颌间牵引改善开𬌗，下颌偏斜可戴斜面导板矫正。

3. 术后伤口感染　关节强直手术如果发生感染，易导致术后复发，因此术前必须做好皮肤准备，术中严格无菌操作，积极预防伤口感染发生。术后要严密观察伤口，注意局部肿胀消退情况，有感染征象应及时处理，如全身改用广谱抗生素静滴，局部引流积血、积液等。如果伤口已经化脓，应及时引流，插入异质材料患者，应予以取出。

4. 关节强直复发　据文献报道，关节强直复发率为10%~25%。复发以术后1~2年内最多，随时间的延长，复发的机会趋于减少。复发原因尚不完全明了，但与患者年龄、手术方式、技巧等有密切关系。

第六节　低位颞下颌关节成形术

一、适应证

1. 关节强直骨粘连病变范围已累及乙状切迹者。
2. 术后复发性关节强直。
3. 混合性关节强直。

二、禁忌证

全身情况不能耐受麻醉和手术者。

三、术前准备

1. 常规做双侧关节X线检查，明确病变部位、性质和范围，并需查明无关节外粘连性病变，以便做好术前设计。
2. 注意检查外耳道有无分泌物，中耳炎患者应先治疗。
3. 计划在术中放入插补物者，事先备好插入材料，消毒备用。常规配血备用。
4. 病变局限的成年患者，可选用局麻。
5. 病变广泛或儿童患者，宜用全麻，采用清醒鼻腔盲探插管，并做好气管造口准备。
6. 仰卧位，头偏向对侧。

四、手术要点、难点及对策

（一）切口

取改良颌下切口，自耳垂下1cm开始，向下绕下颌角，距下颌下缘1.5cm平行向前，止于嚼肌附丽前 2cm 处，如图 5-6-1。

（二）显露下颌升支外侧面

沿切口线切开皮肤、皮下组织及颈阔肌，可先在下颌角前切迹处解剖出面神经下颌缘支，然后分离、结扎颌外动脉及面前静脉。再沿下颌骨下缘及下颌角切开骨膜及嚼肌附丽，用骨膜剥离器自骨面向上分离，即可显露下颌升支外侧面。继续向上分离，探查乙状切迹及髁突颈部，了解骨痂增生范围，并分离升支后缘及截骨处内侧骨膜。此外，做颌下切口显露时，同时沿腮腺筋膜将腮腺下极与胸锁乳突肌分开，则可将腮腺与嚼肌一同向上翻起，使升支及髁颈得到更好的显露，如图 5-6-2。

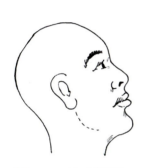

图 5-6-1 切口示意图

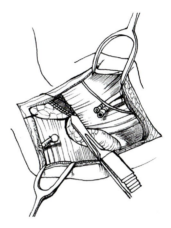

图 5-6-2 切开

（三）截骨

截骨线一般选择在乙状切迹与下颌孔之间，可选用骨凿或线锯法截骨。用骨凿法去骨，方法及注意事项与高位截骨相同，因为暴露关系，不易使器械达到垂直截骨，所以特别要避免形成浅面宽、深面窄的截骨间隙。用线锯法截骨，先将两条线锯借大弯血管钳或动脉瘤针贴骨面绕下颌升支内侧引出，锯开下方切骨线，再拉动上方线锯，即可切除其间的一段骨质，形成 1cm 宽的截骨间隙。锯时要注意保护升支内侧及前缘软组织，防止损伤下牙槽神经及血管，如图 5-6-3。

（四）修整截骨间隙

用咬骨钳修整骨断端，使截骨间隙深浅面宽度一致，并将宽升支断端修窄形成圆突状，以利假关节活动。

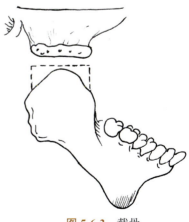

图 5-6-3 截骨

（五）放置插补物

有关插补物放置问题，除参考高位截骨有关内容外，尚可用：①嚼肌瓣转入。当截骨间隙形成后，在翻起的嚼肌深层形成一蒂在上的肌肉瓣，瓣的大、小、长、宽以能覆盖截骨断面为度；然后将此肌瓣转入截骨间隙内，在无张力下与周围组织及翼内肌缝合固定。②皮肤间置法。取断层或全厚皮片6cm×4cm，用肠线缝成小袋，再翻转小袋，使皮面转内，创面向外，袋内用碘仿纱条充填，截骨间隙形成后，将充满碘仿纱条的袋状皮片置入间隙内，将袋内碘仿纱条的一端经切口引出，术后10~12d将碘仿纱线条完全抽出。③阔筋膜。取左腿阔筋膜6cm×4cm，使筋膜面对筋膜面。缝成帽状，套在截骨断端，并在骨断端钻孔，穿细钢丝固定筋膜帽。

（六）关闭伤口

彻底冲洗、止血，分层缝合伤口，放置半片橡皮管引流。缝合肌层时，注意将向上缩进的嚼肌断端拉出，以便与嚼肌残端对位缝合。

（七）术中注意要点

1.低位关节成形术截骨一般不能低于下颌孔平面，过低位截骨，将导致下牙槽神经血管束损伤及下颌骨咀嚼功能丧失。

2.在截骨过程中要注意正确使用截骨器械及操作方法，同高位截骨一样，要防止意外出血及颅底损伤，注意保护下牙槽动脉及颌内动脉，切忌骨凿垂直于颅底用暴力敲击。

3.做颌下切口时，注意防止损伤面神经下颌缘支，可在颈阔肌切开后，于下颌角或角前切迹处，将其解剖出来予以保护。

五、术后监测与处理

1.严密观察呼吸情况，保持呼吸道通畅，及时抽吸口咽部及鼻腔内分泌物，注意观察有无下颌后退或舌后坠引起的呼吸道阻塞现象，必要时做气管造口。

2.观察神志、瞳孔变化，注意有无颅脑损伤体征，发现异常情况，立即请神经外科会诊。

3.常规应用抗生素(静滴或肌内注射)5~7d，预防伤口感染，术后第1~2d可应用地塞米松5~10mg，雾化吸入3次/d，有喉水肿征象者增加雾化次数。

4.术后24h抽出引流条，6~7d拆除缝线。

5.术后流食3~5d，以后改半流食，术后1周开始练习开口活动，坚持半年。

6.为减轻或防止双侧关节强直术后开𬌗，可在磨牙面上垫橡皮，颌间牵引2周左右。

六、术后常见并发症的预防与处理

1.呼吸道梗阻　关节强直患者口咽腔狭小，截骨手术后，特别是双侧关节强直的患者，由于下颌后退，咽腔更缩小，术后若未清醒即拔除麻醉插管，极易因舌后坠而发生窒息。另外小儿患者，由于盲探插管损伤或手术时间较长，也容易发生喉头水肿而引起呼吸道阻塞。因此必须完全清醒方可拔管，同时做好气管造口准备，并积极防治喉水肿，避免呼吸道阻塞发生。

2.术后开𬌗及下颌偏斜 关节强直截骨后，由于升支变短，支点前移，下颌骨向后上旋转，双侧患者则发生开𬌗，单侧者主要表现下颌向患侧偏斜。开可通过颌间牵引改善，下颌偏斜可戴斜面导板矫正。

3.术后伤口感染 关节强直手术如果发生感染，易导致术后复发，因此术前必须做好皮肤准备，术中严格无菌操作，积极预防伤口感染发生。术后严密观察伤口，注意局部肿胀消退情况，有感染征象应及时处理，如全身改用广谱抗生素静滴，局部引流积血、积液等。如果伤口已经化脓，应及时引流，插入异质材料患者，应予以取出。

4.关节强直复发 据文献报道，关节强直复发率为10%~25%。复发以术后1~2年内最多，以后随时间的延长，复发的机会趋于减少。复发原因尚不完全明了，但与患者年龄、手术方式、技巧等有密切关系。

第七节　关节结节降低术

关节结节降低术是过去治疗复发性颞下颌关节脱位的手术方法，主要是限制髁状突的活动。关节结节降低术由 Myrhang 在 1951 年首先提出，该手术着眼于形成浅的关节窝，降低关节结节的高度，以便下颌关节脱位时髁状突可以不受阻挡而自行复位。近年来对治疗颞下颌关节紊乱综合征也取得良好效果。

一、适应证

1.复发性颞下颌关节脱位。
2.颞下颌关节顽固性疼痛弹响症。

二、禁忌证

关节结节降低术不适合于肌肉及精神因素所致的髁状突活动度过大等。

三、术前准备

1.临床及 X 线检查，明确诊断。
2.耳周 10cm 常规备皮。

225

3. 一般采用局麻，情绪紧张患者也可采用全麻。

4. 仰卧位，头偏向一侧。

四、手术要点、难点及对策

（一）切口及显露

做耳前拐杖形切口，显露关节囊。扪清关节结节位置后，将颞下颌韧带向下翻转，切开颧弓骨膜，剥离翻开，即可暴露关节上腔，再断离外侧颞前附着，完全显露关节结节。

（二）切除关节结节

用小球钻在关节结节基底做一排与颧弓下缘平行的孔眼，孔眼之间用裂钻连接，再用骨凿自外侧斜向内侧凿去关节结节。修整骨断面，用骨锉锉平使之光滑。

（三）缝合伤口

冲洗、止血、分层缝合伤口，放置引流条，压迫包扎（图 5-7-1）。

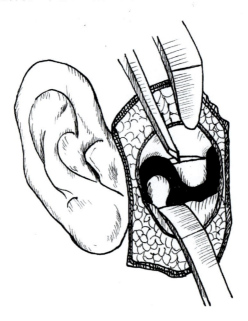

图 5-7-1　关节结节降低术

（四）术中注意要点

显露关节结节时注意保护关节囊外侧壁及关节盘。关节结节切除后，骨断面必须修整光滑，不能有粗糙面，以防影响髁突活动。

五、术后监测与处理

1. 可应用抗生素预防伤口感染。
2. 关节区压迫包扎 3~4d，鼓励早期开口活动。

六、术后常见并发症的预防与处理

若关节结节 X 线片显示气化过度（表示血管丰富），切除关节结节可能有导致颅内感染和出血的潜在危险。

（韩传火）

参 考 文 献

高速 , 张震康 . 1989. 口腔科心身疾病 . 中国心理卫生杂志 , 3：273-275.

高速 , 张震康 . 1993. 颞下颌关节紊乱综合征病人人格研究 . 中国心理卫生杂志 , 1：23-25.

马绪臣 , 傅开元 , 孙莉 . 1990. 颞下颌关节紊乱病的命名与分类 // 马绪臣 . 颞下颌关节病的基础与临床 . 北京：人民卫生出版社 .

马绪臣 , 傅开元 , 赵燕平 , 等 . 2004. 颞下颌关节紊乱病的治疗程序 // 马绪臣 . 颞下颌关节病的基础与临床 . 2 版 . 北京：人民卫生出版社 .

马绪臣 , 张震康 . 2005. 颞下颌关节紊乱病双轴诊断的临床意义和规范治疗的必要性 . 中华口腔医学杂志 , 40：353-355.

徐樱华 . 1990. 颅下颌紊乱病 // 徐樱华 . 实用牙学 . 成都：四川大学出版社 .

许卫华 , 马绪臣 , 郭传缤 , 等 . 2005. 颞下颌关节紊乱病患者精神心理状况调查 . 中华口腔医学杂志 , 40(5)：359-361.

张震康 . 2003. 颞下颌关节疾病 // 邱蔚云 . 口腔颌面外科学 . 5 版 . 北京：科学出版社 .

de Bont LGM, Stegenga B. 1993. Pathology of temporomandibular joint internal derangement and osteoarthrosis. Int J Oral Maxillofac Surg, 22：71-74.

Serbesis-Tsarudis CH. 2008. "Effective" TMJ and Chin Position Changes in Class II Treatment. Angle Orthodontist, 78(5)：813-818.

Stegenga B, de Bont LG, Boering GA. 1989. Proposed classification of temporomandibular disorders based on synovial joint pathology. J Craniomand Pract, 7：107-118.

第六章 涎腺手术

第一节 腮腺手术

应用解剖：腮腺是三大涎腺中最大的一对，由浅、深二叶及连接二者的峡部组成，位于外耳前下方，颜面两侧，咬肌外后方。

根据 22 具尸体解剖资料及临床手术中的观察，腮腺浅叶呈不规则的三角形，覆盖于咬肌浅面，其上界接近颧弓下缘，下届距下颌骨下缘之上或下 0.5~1.5cm，前界接近咬肌前缘，后界接近外耳道软骨前壁及胸锁乳突肌前缘，绕下颌支后缘而与腮腺峡部连续。

腮腺深叶上达颞下颌关节凹后部及外耳道下壁之下，后内份邻接颞骨乳突、胸锁乳突肌、二腹肌后腹、茎突及茎突诸肌，并向内延伸至咽旁间隙。在腮腺的后内部相当于下颌支中、下 1/3 交界处，有颈外动脉进入，并在腺内分出耳后动脉、颌内动脉及颞浅动脉。在动脉的前面有颌内静脉、颞浅静脉及二者汇合而成的面后静脉经过。

腮腺咬肌筋膜分为两层包绕腮腺并覆盖咬肌，在腮腺浅面的筋膜致密而坚韧，而腮腺深面的筋膜较薄，可能有部分缺如。腮腺筋膜延伸入腺体内，将腺组织分隔成若干小叶。

腮腺导管的位置比较恒定，相当于面部由鼻翼根部到口角连线的中点至耳垂根部所连成的投影线的中 1/3，在颧弓下 1~3cm 处，横过咬肌浅面至咬肌前缘而转入颊部。有时可发现有副腮腺位于颧弓与腮腺导管之间或覆盖于导管的浅面。

面神经主干：面神经由颞骨茎突孔出颅以后是一总干，向下行并微向前外进入腮腺。面神经主干出茎突孔处距皮肤表面平均为 3cm，深者可达 4cm。面神经主干的长度为 1~2cm。

面神经支：面神经主干在进入腮腺以前仅分出数小分支，而主要分支是进入腮腺以后发出的。面神经主干多数分为两大支，即上支与下支，然后再分为 5 支。

上支微向上前方走行，又分为颞支与颧支及部分颊支。颞支紧贴骨膜表面越过颧弓，继续向上方分布于耳前肌、部分耳上肌、眼轮匝肌上部和额肌。颧支在颧弓下缘下方往前行，在腮腺前上方越过颧骨及眶外角，主要分布于眼轮匝肌。

颊支多数是由上、下支所发的小支吻合而成的神经襻，分布于面部诸浅肌、颧肌、上唇方肌、颊肌与口轮匝肌。颊支可越过腮腺导管或在腮腺导管上或下与之平行。

下支又分出部分颊支、下颌缘支及颈支。下颌缘支常在腮腺下端越过面后静脉的浅面，也有时越过其深面。下颌缘支在往下前方走行，其位置可在下颌骨下缘之上 2cm 至下颌骨下缘下 0.5cm 之间，位于颈阔肌深面，在咬肌前下处与面前静脉、颌外动脉相交而越过其浅面，继续往前上方斜行，发出小支分布于下唇诸肌。颈支继续往下行分布于颈阔肌。下颌缘支与颈支在颈部常走行于颈阔肌与颈深筋膜之间，位于颈深颈膜的浅面。

　　面神经支的分布情况颇不一致，有时颊支是单独分出，也有时面神经分成 4~5 支。

　　面神经支与腮腺的关系：面神经支一般是走行于腮腺浅叶深面的腺实质中，有疏松的结缔组织将神经与腺小叶分隔开，有利于腮腺切除时保留面神经。在面神经支中以下颌缘支在腮腺实质中走行的距离较长，但各神经支均在腮腺浅叶深面的同一平面内，有利于手术时暴露神经。

一、腮腺导管重建术

　　颜面部腮腺区组织损伤而发生腮腺导管断裂时，可在咬肌前缘或颊部出现涎瘘。导管完全断裂或有一端缺损，口腔导管口无涎液流出者为完全瘘；导管虽破裂，但未完全断离，口腔内导管口仍有部分涎液流出者为不完全瘘。腮腺导管瘘的主要特点是唾液分泌量多，24h 内可达 1000~2000ml，进食和咀嚼时更甚，瘘孔周围皮肤糜烂、发红或伴发湿疹。

（一）腮腺导管转位成形术

　　1. 手术指征　腮腺导管损伤后完全断离有缺损，两断端不能直接吻合，而导管近心端有一定长度时，可将导管直接转移至口腔内形成新的导管口。

　　2. 手术要点、难点及对策

　　(1) 切口：在局麻下距瘘管口 0.5cm 处做一圆形或梭形切口，切开皮肤及皮下组织。

　　(2) 游离导管近心端：用探针从瘘管口插入瘘道作为分离瘘道和导管的标记，分离瘘道及导管有较好的血液供给。

　　(3) 导管转移：切开颊肌与黏膜，将导管近心端穿过此创口，转移至口内，并缝合在颊黏膜部；或用弯止血钳在咬肌前缘钝性分离至颊黏膜下，在此通道末端的颊黏膜上做一小切口，将瘘道沿此通道穿入口腔并将瘘口周围的皮肤缝合于颊黏膜部，形成新的导管口。最后逐层缝合面部创口。

　　3. 术后处理

　　(1) 术后口外加压包扎，7d 后拆除口内黏膜及口外缝线。

　　(2) 术后可放置细塑料管于导管内，并固定在颊黏膜上。

　　(3) 常规应用抗生素药物及促进涎液分泌物药物。

（二）腮腺导管颊黏膜瓣成形术

　　1. 手术指征　腮腺导管损伤后完全断离缺损较多，残留导管太短，如咬肌部位的腮腺导管瘘，不可能直接转移至口内时，可利用颊黏膜形成新的导管。

2. 手术要点、难点及对策

(1) 在局麻下，用探针插入瘘道内以便手术时分离腮腺导管。

(2) 切口：在瘘道口处沿导管方向做一梭形切口，切口前端应超过咬肌前缘 1cm，切开皮肤及皮下组织。

(3) 游离导管：以插入瘘道的探针为标志，将瘘道及近心端腮腺导管从周围组织中分离出来，然后切除瘘管。

(4) 切取颊黏膜瓣：在同侧口腔颊黏膜上做一舌形黏膜组织瓣，宽 1~1.5cm，长度取决于腮腺导管断端的位置。舌形黏膜瓣的蒂部在前位于咬肌前缘部，瓣的尖端向后，如果导管缺损较多，需要较长的黏膜瓣时，瓣端可达翼下颌韧带附近。

(5) 颊黏膜瓣转移：掀起黏膜瓣，在瓣蒂部相当于咬肌前缘的组织面做一垂直的小切口，穿通颊肌脂肪组织，然后将舌形瓣的黏膜面向内缝合成管形的一段新导管，创面在外。再将此形成的导管转移约 90°，通过颊部的穿通道牵引至面部创口。

(6) 与导管吻合：用细塑料管插入腮腺导管的近心端，使其另一端插入黏膜瓣所形成的新导管而通向口内。用 5-0 细线缝合连接新导管与腮腺导管断端，并将塑料导管缝合固定在颊黏膜或上颌牙上，然后逐层缝合面部创口。

二、腮腺切除术

（一）适应证

1. 对常见的腮腺肿瘤，如混合瘤、黏液上皮瘤、腺癌等，仅进行单纯的腮腺混合瘤切除常易复发。复发后多易恶变，而且反复发作导致恶变程度更高。因此，手术时应将肿瘤与腮腺同时切除，位于腮腺浅叶的肿瘤可仅进行腮腺浅叶切除术，而位于腮腺深叶的肿瘤及恶性肿瘤应将腮腺全部切除。

2. 腮腺肿瘤切除术中应尽可能解剖与保留面神经，特别是颧支与下颌缘支对面部的功能与表情具有重要的作用。但在恶性肿瘤或肿瘤已破坏面神经功能时，为彻底切除肿瘤，可酌情保留部分未受累的神经或连同粘连的神经一并切除，以免术后复发。

（二）术前准备

在进行手术之前，可从腮腺导管口注射 1% 亚甲蓝溶液 2ml，将腮腺染成蓝色，以便在手术中识别及解剖面神经。也可同时从导管口插入塑料管，这对手术中寻找腮腺导管更为容易。

（三）麻醉

气管内插管全麻。

（四）手术要点、难点及对策

1. 切口　通畅采用 "S" 形切口，即自耳屏前方直向下行，绕耳垂下方至颞乳突尖，再转向下经颌后区，在下颌角下方 1.5~2cm 处转向前行，止于舌骨平面，切开皮肤、皮下组织与颈阔肌，如图 6-1-1。

2.翻起皮瓣 在腮腺筋膜的浅面，将皮肤及皮下组织瓣向前翻起，直至暴露腮腺的上、前、下缘为止。

3.暴露面神经 解剖分离面神经，可先暴露面神经分支再解剖面神经主干，或先暴露面神经主干，然后再解剖各分支，如图 6-1-2。

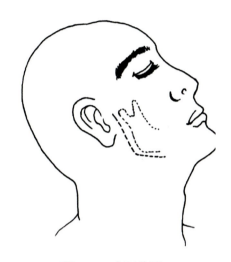

图 6-1-1 切口位置

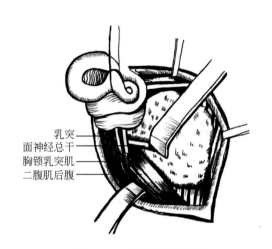

乳突
面神经总干
胸锁乳突肌
二腹肌后腹

图 6-1-2 面神经解剖位置

(1) 从面神经分支向主干解剖法：用弯蚊式止血钳从腮腺浅叶前缘钝性分离脂肪组织，在咬肌浅面易于找到面神经分支。一般主张先寻找颊支或颧支，也有主张先找下颌缘支。

临床实践证明，采取先暴露腮腺导管，找到面神经颊支，再解剖各分支而达面神经主干的方法较为可靠而稳妥。在腮腺浅叶前上缘显露面神经各分支后，顺神经支走行的方向，用止血钳逐一解剖面神经各分支，同时翻起腮腺浅叶。暴露面神经分支的方法如下。

1) 颊支：面神经颊支常有一主支平腮腺导管上方前行或斜向上前方越过导管。一般可在颧弓下方 1~3cm 处，相当于耳垂至鼻翼根部与口角连线中点所做的连线上，用钝分离法寻找腮腺导管，尽可能往前解剖导管至咬肌前缘转入颊部处，双重结扎后剪断导管。向后上方提起已切端的腮腺导管近心端，沿已显露的面神经颊支往后分离，并仔细解剖面神经其余的分支，逐步将腮腺浅叶向解剖后翻起。

2) 颧支：可在颧弓下方约 1.5cm 处寻找与颧弓下缘平行的颧支。

3) 下颌缘支：可在暴露面神经颊支及颧支至面神经上、下两大支汇合处，再沿下支往前下方暴露下颌缘支；也可在下颌角上方，咬肌浅面腮腺前缘寻找下颌缘之；也可在下颌角后方约 2cm 处，于颈阔肌深面显露面后静脉，即可找到横越该静脉面或深面的面神经下颌缘支。

(2) 从面神经主干向分支解剖法：在颞骨乳突与外耳道软骨下缘之间分离腮腺，并暴露

231

胸锁乳突肌，将肌肉往后牵引。此时即可清楚显出二腹肌后腹的止端。在二腹肌后腹与外耳道软骨所成交角的分角线上，寻找面神经主干，然后用钝性分离法沿主干仔细往前外下方向分离进入腮腺的面神经各分支，同时翻起腮腺。

4. 切除腮腺浅叶与肿瘤　在分离面神经的同时，逐步将腮腺浅叶翻起至完全分离后，连同肿瘤一并整块切除。在分离腮腺与解剖面神经的过程中，常有断裂的小血管出血，此时应用蚊式止血钳止血，但应小心勿夹伤神经。在分离腮腺浅叶后缘的深面时，注意勿损伤穿行其间的面后静脉、颈外动脉及其分支。

5. 切除腮腺深叶　如果需同时切除腮腺深叶，应继续用弯蚊式止血钳小心地从腮腺实质中分离出面神经主干及其分支。手术中可用神经钩轻轻牵引神经，便于分离，但勿牵拉过重，以免损伤神经。为了保护颌后凹深面的血管，手术宜仔细，可以将腮腺深叶分段取出，直至腮腺组织完全切除为止。

6. 创口的处理　冲洗创口、彻底止血、将皮瓣复位后，分层缝合皮下组织及皮肤。用纱布或弹性绷带将皮肤压在切除腮腺的颌后凹内，加压包扎，消除死腔。术后 7d 拆线。

第二节　颌下腺手术

应用解剖：颌下腺位于颌下三角内，颌下三角上界为下颌骨下缘，下界为舌骨，前界为二腹肌前腹，后界为茎突舌骨肌及二腹肌后腹，其底由下颌舌骨肌、舌骨舌肌及咽上缩肌等构成。按手术进行的解剖层次，由浅入深分别为皮肤、皮下组织、颈阔肌及颈深筋膜浅层覆盖颌下腺。

颌下腺分为浅深两部分，腺体的大部分 (浅部) 位于下颌舌骨肌后下部的外侧；小部分 (深部) 绕过下颌舌骨肌后缘，在下颌舌骨肌与舌骨舌肌之间进入舌下间隙而与舌下腺相接。颌下腺导管起于腺体的浅部，循腺体深部绕过下颌舌骨肌后缘，在舌骨舌肌浅面、下颌舌骨肌与舌骨舌肌之间往前内走行至舌系带侧方，在舌下肉阜黏膜上形成导管的乳头开口。

颌下腺手术中必须注意了解颌下腺的毗邻关系，避免损伤以下重要的解剖结构。

(1) 面神经下颌缘支：下颌缘支在颌下区，走行于颈阔肌与颈深筋膜浅层间，在咬肌前下角以下，距下颌骨下缘约 1cm，一般不超过下颌骨下缘下 1.5cm。在咬肌前缘向上前越过下颌骨下缘，经面前静脉及颌外动脉的浅面，分布于下唇及口角的肌肉。

(2) 颌外动脉与面前静脉：颌外动脉在舌骨大角平面起自颈外动脉，经茎突舌骨肌及二腹肌后腹深面，进入颌下三角，经颌下腺的深面或腺体内斜向前上方，有动脉分支至颌下腺，在咬肌的附着前缘，绕下颌骨下缘至面部。面前静脉在颌外动脉的稍后方，并与该动脉并列于咬肌附着端的前缘；在颈深筋膜的深面，越过颌下腺表面，往后下方走行，与面后静脉汇成面总静脉归入颈内静脉。

(3) 舌神经及舌下神经：舌神经、舌下神经与颌下涎导管关系密切，三者均位于颌下腺深面，在舌骨肌的浅面，自后向前经下颌舌骨肌的深面进入舌下区。在舌骨舌肌的浅面，自上而下依次排列为舌神经、颌下腺导管及舌下神经。

舌下神经位于二腹肌中间腱的上方，随颌下腺延长部进入口底，位于颌下腺导管下方，分布于舌肌。手术分离颌下腺下缘时，慎勿损伤舌下神经，以免造成舌运动障碍。

舌神经与颌下腺导管紧邻，手术中应仔细鉴别，慎勿将舌神经误认作颌下腺导管切断，否则造成舌感觉障碍。

(4) 舌动脉：在舌骨平面以上起自颈外动脉，经二腹肌前、后腹之间，潜行于舌骨舌肌深面，并往前分布于舌。在手术剥离颌下腺深面时，尤其是在颌下腺与舌骨舌肌粘连时，注意勿损伤舌动脉，以免造成严重出血。

一、颌下腺导管结石取出术

（一）手术指征

1. 经口内外双手触诊或口底咬合 X 线片确诊颌下腺导管已有结石，患者出现自觉症状（肿胀、进食疼痛）或已有局部炎症。为了解症状，防止病变继续发展，应手术摘除结石。

2. 结石已合并有导管口周围黏膜红肿，口底有明显水肿、压痛，或已有脓肿或蜂窝织炎，应在急性炎症控制或脓肿引流后，再进行手术。

3. 位于导管内很小的结石，临床上手指检查不能扪出，如无自觉症状，有可能自行排出或施以很轻的压力将涎石从导管推出（接近导管口的小结石），而不需手术。

4. 颌下腺导管结石摘除后，颌下腺炎症未能缓解或颌下腺内有结石，均应做颌下腺摘除术。

（二）麻醉和体位

一般采用舌神经阻滞麻醉和局部浸润麻醉。体位采用坐位最佳，光线充足，可获得较好的暴露，手术操作方便。

（三）手术操作

1. 切口　助手用手指从患者患侧颌下部将口底组织向上推起。术者用骨膜剥离器等器械将舌体压向健侧，在导管结石的后方，用三角针粗的黑丝线从导管深面穿过口底组织，暂时提起结石后方的导管，避免在手术操作中结石向导管后方或进入颌下腺内，也可以用棉花镊，使其长轴沿导管方向，将结石固定。然后在结石表面，顺导管走行方向，用尖刀做一切口，切开黏膜，钝性分离黏膜下组织，在沿导管长轴切开导管壁，如图 6-2-1、图 6-2-2。

2. 摘除结石　用小刮匙或其他器械将结石摘除，应避免将结石压碎，如果结石位置较深，注意勿损伤其附近的血管、神经（舌动、静脉、舌神经），如图 6-2-3。

3. 创口处理　拆除手术前暂时穿过口底组织的缝线，用盐水冲洗创口内残留的小块结

233

石颗粒，减少再形成结石的机会。口底黏膜与导管的切口不大，一般均不需缝合或仅间断缝合口底黏膜，以免导管缝合后产生狭窄，创口不必放置引流条，如图 6-2-4。

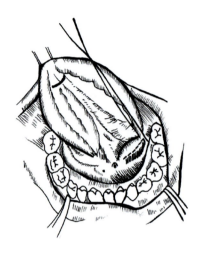

图 6-2-1 牵引

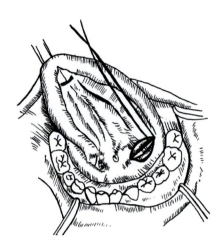

图 6-2-2 显露结石

234

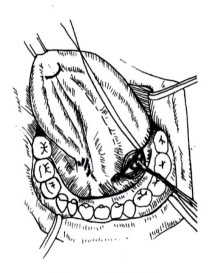

图 6-2-3 取出结石

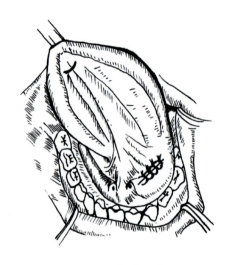

图 6-2-4 间断缝合

（四）术后处理

1. 如果导管内有脓性分泌物，术后应使用抗生素控制感染。

2. 患者术后进流质饮食，并注意保护口腔清洁卫生，位置较深的结石摘除术后，一般不应给酸性食物及饮料，可给予阿托品以减少术后水肿期伤口的疼痛。

二、颌下腺摘除术

（一）手术指征

1. 长期反复发作的颌下腺炎保守治疗无效，且腺体有纤维组织形成，腺功能低下。
2. 颌下腺囊肿及肿瘤。
3. 外伤、炎症或其他原因引起颌下腺瘘，经久不愈。
4. 颌下腺体内或腺体与导管交界处有涎石存在，引起肿胀、疼痛及炎症。

（二）麻醉

一般均在局部浸润麻醉或针刺麻醉下进行手术，儿童和不能合作的患者亦可在全麻（鼻腔插管气管内麻醉）下施行。

（三）体位

仰卧，肩垫高，头后仰并偏向健侧，使颌下手术区变浅以充分暴露。

（四）手术要点、难点及对策

1. 切口 自下颌角下 1~2cm 处，向前平行下颌下缘并微向上做一长约 1cm 的弧形切口，切开皮肤、皮下组织及颈阔肌，结扎皮下出血点及颈外静脉，如图 6-2-5。

2. 结扎颌外动脉与面前静脉 在咬肌附着的前缘下角，下颌骨下缘处钝性分离，寻找颌外动脉及面前静脉，在下颌骨下缘的内侧面分别将动脉、静脉剪断、结扎并缝扎。

3. 显露颌下腺 切开颈深筋膜后，将皮肤、皮下组织颈阔肌与颈深筋膜即颌下腺鞘膜，一并用拉钩往上牵引至下颌下缘，既可避免损伤面神经下颌缘支，同时又能充分暴露颌下腺。

4. 分离颌下腺浅部 沿颌下腺表面及周围钝性分离，先从前缘及下缘开始，将颌下腺自二腹肌表面游离，继续在下颌舌骨肌浅面分离，将腺体往后上方提起。在分离颌下腺后缘时宜谨慎仔细，避免粗暴撕扯，此时应注

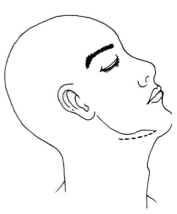

图 6-2-5 切口位置

意寻找并避开从腮腺下极穿出的面后静脉。然后将腺体向前下方牵引，于颌下腺深面，沿茎突舌骨肌与二腹肌后腹上缘钝性分离，即可找到进入颌下腺的颌外动脉近心端，分离一段血管后，在紧靠颌下腺处将其钳夹、切断、结扎并缝扎，将动脉近心断端缝合固定其深面的肌肉上。

5. 分离颌下腺深部 将下颌舌骨肌拉向前方，同时将腺体向后上方提起，显露颌下腺与舌下腺相接的延长部、颌下腺导管，以及舌神经和颌下神经节。为充分暴露口底舌下手

术区，必要时还可剪断部分下颌舌骨肌。颌下腺深部及颌下腺导管与舌神经常被筋膜纤维组织所包绕，加之由于颌下腺被拉向下方，颌下腺上方的舌神经也被拉下，因此在分离颌下腺深部时，必须特别谨慎仔细鉴别舌神经与颌下腺导管。经确认后，从舌神经的颌下神经节处切断通向颌下腺的分泌支及其周围组织，与颌下腺分离，在靠近口底前部切断并双重结扎远心段导管断端。最后将颌下腺及其相连的病变组织全部摘除。

6.关闭创口　用盐水清洗创口，仔细检查并结扎出血点，分层缝合颈阔肌、组织及皮肤，放置橡皮引流条，创口加压包扎，消除无效腔。

（五）术后处理

1.术后严密观察患者在加压包扎情况下，呼吸道是否通畅。

2.注意有无纱布浸血及伤口出血现象，必要时应及时打开敷料与伤口，认真止血。

3.术后 24~48h 抽除引流条，继续加压包扎。

4.酌情选用抗生素以预防伤口感染，术后 7d 拆线。

第三节　舌下腺手术

应用解剖：舌下腺系三大涎腺中最小者，左右各一，呈卵圆形，位于口底舌下间隙内，由口底蜂窝组织形成的被膜包绕，如图 6-3-1。

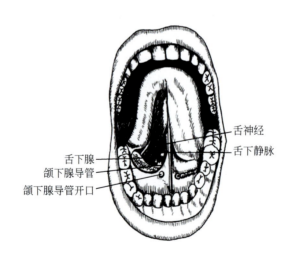

舌神经

舌下静脉

舌下腺

颌下腺导管

颌下腺导管开口

图 6-3-1　舌下腺解剖位置

舌下腺的周界：上界为口底黏膜，下界为下颌舌骨肌，前界与对侧舌下腺相接，后界在下颌舌骨肌后缘处与颌下腺延长部分相连，外侧界为下颌骨内侧面的舌下腺凹，内侧界为舌肌及颏舌骨肌。

一、术中注意事项

在舌下腺内侧与舌肌之间有下列重要结构，手术中应注意：

1. 颌下腺导管　在下颌舌骨肌之上，由后下方斜向前上方走行，越过舌下腺内侧，居于口底黏膜之下。舌下皱襞可作为颌下腺导管的表面解剖标志。舌下腺主导管甚短，不超过 2cm，在接近颌下腺导管开口处与之汇合，两者共同开口于舌系带侧方的黏膜上。

2. 舌神经　在翼内肌与下颌支之间，由上方向前下方走行，在相当于下颌第三磨牙根尖内侧其位置十分表浅，仅局限于口底黏膜覆盖下。继续向下经茎突舌肌、舌骨舌肌与下颌舌骨肌之间向前在舌下腺与颌下腺导管之间，分别发出小支至二腺体。绕过颌下腺导管后则依附于舌侧，直达舌尖。

3. 舌深动脉和静脉　舌深动脉为舌动脉的终末支，在舌骨舌肌深面向前上方至舌肌，在舌尖与对侧舌深动脉吻合。与舌深动脉伴行的舌深静脉，是舌体的主要静脉，位于口底黏膜下，越过舌骨舌肌汇入舌静脉。

二、舌下腺摘除术

1. 手术适应证　局部无感染、无溃疡、无全身手术禁忌证。

2. 术前准备　舌下腺摘除术术前需行牙周洁治。

3. 麻醉　成年患者可采用舌神经阻滞麻醉或局部浸润麻醉，儿童需用全麻。

4. 体位　应根据舌下腺囊肿或其他包块波及的范围及手术入径而定。患者一般取仰卧位。

5. 手术要点、难点及对策

(1) 切口：用口镜或压舌板将舌推向健侧，暴露患侧口底。以 111 号手术刀片沿患侧颌舌沟舌下皱襞的外侧或沿囊肿的表面，做与下颌牙平行的手术切口。仅切开囊肿表面的口底黏膜直达囊肿的前后缘，切开黏膜时勿将囊壁切破。

(2) 分离：将弯止血钳伸入切口，在黏膜创缘与囊壁之间钝性分离，继续向后潜行分离至下颌第二磨牙平面附近，再用组织剪沿颌舌沟剪开已分离的黏膜，即可显露囊肿和舌下腺。再用弯止血钳或小骨膜剥离器仔细剥离囊壁及舌下腺。先从下颌骨内侧剥离舌下腺，并向中线推移，逐渐游离舌下腺的外侧面与底部。在剥离舌下腺内侧面时，应先找出颌下腺导管，仔细剪断位于颌下腺导管前端的舌下腺主导管及向上通往口底黏膜的舌下腺小管。用骨膜剥离器推开并保护颌下腺导管及其深面的舌神经，继续剥离舌下腺直达下颌舌骨肌后缘。

(3) 摘除舌下腺体及其囊肿：此时舌下腺已基本游离，在舌下腺与颌下腺延长部相连处，以弯止血钳夹住舌下腺后端，剪断腺体，完整摘除舌下腺及囊肿后结扎断端。注意勿损伤颌下腺导管、舌神经及舌深动、静脉。

(4) 止血、冲洗检查手术野：仔细结扎活泼的出血点，创面如渗血，可用湿热盐水纱布短时压迫即可止血。用生理盐水冲洗创面。

（5）缝合：由后往前剪断缝合口底黏膜创口，并安置橡皮条引流，引流条应良好地固定于附近牙齿上。

6. 术后处理　术后应严密观察患者，注意口底有无血肿形成。术后 24~72h 抽出引流条，术后 6~7d 拆线。

第四节　小涎腺摘除术

一、适应证

黏液腺囊肿多发生在下唇，如持续进展，保守治疗无效，应予切除。

二、术前准备

常规皮肤准备。

三、麻醉

局部浸润麻醉。

238

四、体位

坐位。

五、手术要点、难点及对策

1. 切口　以左手指牵开、固定下唇，沿唇黏膜自然皱纹线，于囊肿表面做纵向梭形切口，不宜做横向切口，否则可能造成下唇红唇内卷与畸形。对位于口底与颊黏膜的囊肿，手术切口应与涎腺导管走行的方向平行，避免损伤导管。

2. 摘除囊肿　沿切口潜行剥离囊肿周围黏膜达黏膜下层，做锐剥离，摘除囊肿，应注意将与囊肿粘连的黏膜及病变的黏液腺一并摘除，以免术后复发。

（耿金欢　朱钧一）

参 考 文 献

俞光岩 . 1994. 涎腺疾病 . 北京：北京医科大学、中国协和医科大学联合出版社 .

俞光岩, 高岩, 孙勇刚. 2002. 口腔颌面部肿瘤. 北京: 人民卫生出版社.

中华口腔医学会口腔颌面外科专业委员会涎腺疾病学组, 中国抗癌协会头颈肿瘤外科专业委员会涎腺肿瘤协作组. 2010. 涎腺肿瘤的诊断和治疗指南. 中华口腔医学杂志, 45(5): 131-134.

Barnes L, Eveson JW, Reichart P, et al. 2005. World Health Organization Classification of Tumours. Pathology & Genetics, Head and Neck Tumours. Lyon: IARC Press, 209-282.

Nahlieli O.2009.Modern Management Preserving the Salivary Glands.Journal of Oral & Maxillofacicial Surgery,67(9): 114,115.

Su YX, Xu JH, Liao GQ, et al. 2009. Salivary gland functional recovery after sialendoscopy. Laryngoscope, 119(4): 646-652.

第七章　唇裂整复术

唇裂是口腔颌面部最常见的先天性畸形。唇裂的治疗只能采取外科手术修复，唇裂的整复方法很多，对于单侧唇裂目前临床应用最多的手术方法可分为两大类，一类是以 Millard 法为代表的上三角瓣法，另一类是以 Tennison 法为代表的下三角瓣法。

双侧唇裂整复术的术式较多，一种是以前唇底部作为手术中心，以侧唇白唇进行修复的前唇加长整复术；另一种是以前唇唇缘作为手术中心，以侧唇红唇进行修复的前唇原长整复术。另外，还可根据手术是否分次进行分为一次性手术和分次性手术；根据口轮匝肌重建与否分为非功能性整复术和功能性整复术等。因此，唇裂畸形的整复涉及多学科合作且要求术者具有综合应用几何学、美学和运筹学等除外科基本技术之外的知识和能力。

第一节　单侧唇裂整复术

一、适应证

1. 单侧唇裂患儿出生 3 个月以上。
2. 全身状况良好，单侧唇裂且体重大于 5kg。
3. 无上呼吸道感染症状，白细胞计数低于 10×10^9/L。
4. 排除先天性心脏病及胸腺肥大等。
5. 面部无湿疹、疖疮，裂隙周围皮肤、黏膜无糜烂。

二、禁忌证

1. 患儿的体重小于 5kg。
2. 血红蛋白低于 100g/L。
3. 白细胞计数或凝血功能异常。
4. 患儿有急性感染、上呼吸道感染。

5. 患儿有消化道疾病。

6. 面部、口周及耳鼻喉部有炎症的患者。

7. 扁桃体过大可能影响唇裂手术后呼吸者。

8. 患儿因有心脏病等系统性疾病不能耐受全麻手术者。

三、术前准备

术前必须进行全面体检,包括体重、营养状况、心肺情况;有无上呼吸道感染及消化不良;面部有无湿疹、疖疮、皮肤病等,此外,还应常规行 X 线胸部透视或摄胸片,特别注意有无先天性心脏病,胸腺有无肥大。还应进行血、尿常规检查,血红蛋白、白细胞、出血时间及凝血时间是否正常,无论是全身还是局部出现不正常情况,均应查明原因,并给予适当治疗,待恢复正常后才可安排手术。

术前 3d 应开始练习用汤匙或滴管喂饲流质或母乳,从而使患儿在术后能适应这种进食方式。

术前 1d 做局部皮肤的准备。可用肥皂水清洗上、下唇及鼻部,并用生理盐水擦洗口腔;如系成年患者,应剪除鼻毛及剃须、洁牙、清除病灶,并用含漱剂漱口。

婴幼儿应在术前 4h 给予 10% 葡萄糖液口服或进食糖水 100~150ml。手术尽量在上午进行。

术前 30min:成年患者可注射阿托品及苯巴比妥钠等镇痛、镇静药剂,对婴幼儿,主张使用东莨菪碱 (0.01mg/kg) 和苯巴比妥钠 (1~2mg/kg)。

四、手术要点、难点及对策

(一)Tennison 单侧唇裂整复术

1. 体位 体位通常采用仰卧位,垫肩,头稍向后仰。婴幼儿在全身麻醉下手术,青少年及成人患者可在局部麻醉下手术,通常用双侧眶下神经阻滞麻醉。

2. 定点 健侧唇峰处定点"1",人中切迹处定点"2",健侧裂隙边缘定点"3",使"1"~"2"等于"2"~"3"。在健侧鼻底线的中点定点"4",由此点至健侧唇峰点"1"做连线,"1"~"4"之距离即为健侧唇的高度,修复后的患侧唇高应与此相等。于患侧鼻底线裂隙两侧定点"5"、"6",使"5"到鼻小柱的距离与"6"到鼻翼内侧脚的距离之和等于正常侧鼻底的宽度。此时注意避免患侧鼻孔过小。在患侧红唇最厚处之唇红缘上定点"8",点"8"的位置可做适当调整,使点"8"至患侧口角的距离与点"1"至健侧口角的距离近似相等,如若不等,其差值以不超过 3mm 为宜。在点"3"的同一水平线上向健侧延伸定点"7",使"3"~"7"的长度等于"1"~"4"与"3"~"5"的长度之差,点"7"的位置亦可作适当调整,使点"7"不要超过健侧人中嵴。"3"~"7"与"3"~"5"垂直或"3"~"7"与鼻底线平行。以"6"点为圆心,以"3"~"5"的长度为半径划弧线,以点"8"为圆心,以"1"~"4"

与"3"～"5"的长度差为半径划弧线；两弧线的交点为点"9"，再分别为以点"8"、"9"为圆心，以"3"～"7"的长度为半径划弧线，交为点"10"，点"10"必须在裂隙患侧近红唇缘的皮肤上。用亚甲蓝液沿"7"～"3"，"3"～"5"，"6"～"9"，"9"～"10"，"10"～"8"划线，如图 7-1-1。

3. 切开　用手指捏紧上唇外侧，以减少出血，用 11 号尖刀片沿划线全层切开。切开裂隙边缘时，刀尖应尽量与皮肤垂直或略偏向裂隙侧，切开三角瓣时，黏膜、肌层与皮肤应尽量保持一致，注意不可使瓣的尖端太薄。在点"8"和点"3"处切断红唇，原则上应多保留红唇，使红唇部分带有较丰富的黏膜下组织，以便红唇修整 (图 7-1-2)。如裂隙较宽，可在患侧口腔前庭黏膜移行皱褶处做水平的唇黏膜松弛切口，切透至骨膜上，用刀柄或骨膜分离器在鼻翼基底部做潜行分离，将患侧鼻翼松解后向内滑行，不仅可以减少缝合后上唇的张力，还有助于纠正鼻翼塌陷畸形。如果张力仍然较大，必要时还可在健侧前庭沟处做松弛切口。切开后的出血可用蚊式止血钳钳夹数分钟，即可止血，除青少年和成年患者需结扎唇动脉外，婴幼儿唇裂手术一般不需结扎止血，而且原则上这种结扎越少越好，松弛切口内可暂时填入湿盐水纱布止血。

4. 缝合　"3"～"7"切开后，点"3"变成上下两个点，将患侧的三角瓣插入其间，下点"3"对点"8"，点"7"对点"10"，上点"3"对点"9"，点"5"对点"6"，分层对位缝合。先缝合黏膜层，再缝合肌层，然后缝合皮肤。Tennison 三角瓣法的皮肤缝合，通常由三角瓣处分别向上至鼻底及向下至唇黏膜 (图 7-1-3)。为使整复后的唇峰等高，当患侧唇峰偏低时，可在横切口的远端缝合一针，使唇峰上提；当患侧唇峰偏高时，可将横切口和长度做适当加长，使唇峰下降。

5. 封闭鼻底　Ⅲ度唇裂，特别是完全唇裂均应做鼻底封闭。在封闭鼻底时，可在鼻底裂隙两侧各做一矩形黏骨膜瓣，向后翻转 (即向口腔面翻转)，在中线缝合，以整复口腔侧。如果裂隙较宽无法在中线拉拢缝合，可将裂隙两侧富余的红唇组织向上翻转，置入鼻底两侧的矩形瓣中间缝合，整复鼻底口腔面。再拉拢缝合鼻小柱外侧及鼻翼基底部内侧的皮肤，以整复鼻底的鼻腔面。还可采用瓦合式组织瓣缝合封闭鼻底：在患侧鼻前庭皮肤与黏膜交界处，沿着裂隙边缘的切口末端向上再转向前外方，形成一个小的矩形瓣，剥离后使其向前翻转 (即向鼻腔面翻转)，用作整复鼻底的鼻腔面；再于裂隙侧鼻中隔皮肤与黏膜交界处，沿裂隙边缘的切口末端向上再转向后 (即转向口腔侧) 形成适当大小的组织瓣，剥离后向口腔面翻转，用作整复鼻底的口腔面；将此两组织瓣相互瓦合后缝合，即可形成鼻底，如图7-1-4，图 7-1-5A。

6. 修整红唇　通常情况下，由于唇珠发育不良，在相当于患侧唇峰点的位置，患侧的唇较健侧的唇肥厚，即点"3"的位置处于红唇较薄处，而点"8"则位于红唇较厚处，当点"3"与点"8"对位缝合时，可能出现唇珠不显，甚至在唇珠处出现凹陷畸形。要形成理想的唇珠，可在切开患侧唇红处内侧黏膜时，留一个小三角形肌肉黏膜瓣，于健侧皮肤黏膜交界处所对应之黏膜肌肉处做楔形切口，以健侧唇红下缘 (即唇吻线) 降至正常位置即可，将患侧唇红处肌肉黏膜瓣插入，然后再缝合肌层及红唇外侧黏膜，如图 7-1-5B。

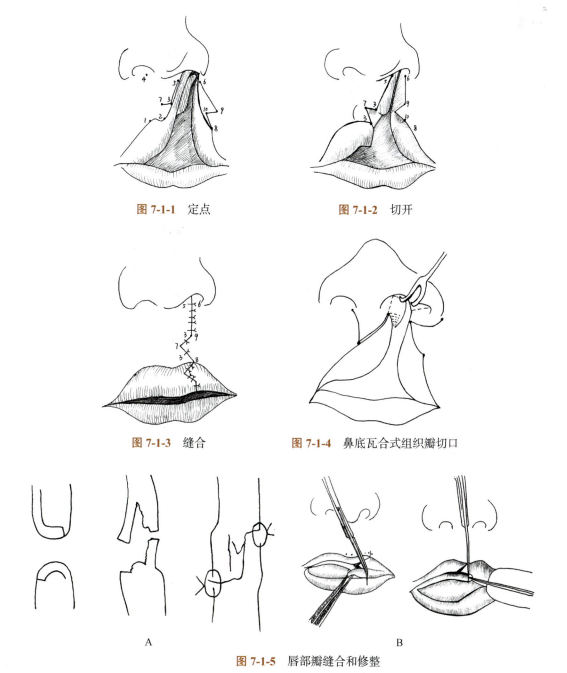

图 7-1-1　定点

图 7-1-2　切开

图 7-1-3　缝合

图 7-1-4　鼻底瓦合式组织瓣切口

243

A

B

图 7-1-5　唇部瓣缝合和修整

A. 瓦合式组织瓣缝合示意图；B. 红唇黏膜瓣的修整

(二)Millard 旋转推进法单侧唇裂整复术

1. 体位　体位通常采用仰卧位，垫肩，头稍向后仰。婴幼儿在全身麻醉下手术，青少年及成年患者可在局部麻醉下手术，通常用双侧眶下神经阻滞麻醉。

2. 定点　在红唇缘定 4 个点，健侧唇峰处定点"1"，人中切迹处定点"2"，健侧裂隙边缘定点"3"，使"1"～"2"等于"2"～"3"。在患侧红唇最厚处之唇红缘上定点"4"，点"4"的位置可适当调整，使点"4"至患侧口角的距离与点"1"至健侧口角的距离近似相等，如若不等，其差值以不超过 3mm 为宜。在鼻底也定 4 个点，即鼻小柱健侧基部定点"5"，如需向外侧延伸时也不宜超过健侧人中嵴；患侧鼻底裂隙两旁的红唇与皮肤交界处定点"6"和"7"，点"6"至鼻小柱基部的距离与点"7"至患侧鼻翼基部的距离相加等于健侧鼻底的宽度；在相当于鼻底水平线之外下方定点"8"。

定点完成后，从点"5"横过鼻小柱基部下方向点"3"画一弧线，此线下段约与健侧人中嵴平行。再从点"3"沿皮肤黏膜交界线向上至点"6"连线，如此在沿上述连线切开后，健侧唇部可形成"A"、"C"两个唇瓣。从点"7"向点"4"、点"8"各画一线，待切开后可在患侧形成一个单独的唇瓣"B"，如图 7-1-6。

3. 切开　用手指捏紧上唇外侧，用 11 号尖刀片沿划线全层切开。先沿点"3"～"6"线和点"3"～"5"线分别全层切开上唇。切口经点"6"向上方转向后上方延伸，形成鼻中隔矩形黏骨膜瓣，作封闭鼻底口腔面用。向下旋转"A"瓣，使点"3"下降至与点"1"相同的水平位置，如仍嫌下降不足，可以在鼻小柱基部向健侧越过点"5"予以延长切开，但不宜越过健侧人中嵴，这样健侧裂隙唇峰一般可下降至正常位置。再于患侧沿点"8"～"7"～"4"连线分别或全层切开，此时如裂隙两侧的红唇组织得以下降，"B"瓣亦可向下旋转并向健侧推进。经点"7"向鼻腔前庭上后方转向上前方处切开，形成鼻前庭矩形皮肤瓣，作封闭鼻底的鼻腔面用 (同 Tennison 单侧唇裂整复术中瓦合式组织瓣缝合封闭鼻底方法)。如患侧唇瓣推进时张力较大，可做患侧唇前庭沟的松弛切口与剥离以减少缝合张力，切开后的止血同 Tennison 单侧唇裂整复术，如图 7-1-7。

4. 缝合　将"C"瓣向上旋转并推进插入点"7"～"8"连线切开后所形成的三角形间隙内，将"B"瓣向下旋转并推进至点"3"～"5"切开后多形成的三角形间隙内。分层对位缝合，先缝合鼻底后，再缝合黏膜层、肌层；皮肤层缝合应从裂隙两侧唇峰点开始，由下而上逆行缝合，最后修整红唇，如图 7-1-8。

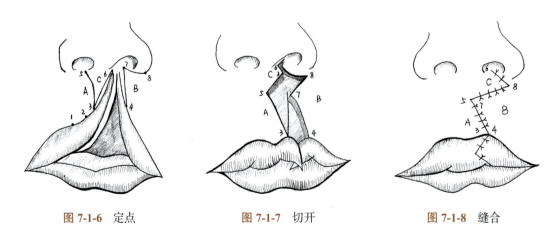

图 7-1-6　定点　　　　　　　图 7-1-7　切开　　　　　　　图 7-1-8　缝合

红唇的修复形态是术后外形效果的重要部分，因患者红唇畸形的类型、程度不同，其手术灵活性亦较大，是初学者难以熟练掌握的步骤。红唇的整复不仅要达到对称、丰满、唇的弓形协调，而且需恢复或再造唇珠。常用的方法是用患侧红唇末端组织形成一含肌组织的三角形红唇肌瓣，插入健侧红唇，沿红唇干湿黏膜交界线切开的切口中，用患侧红唇组织重建唇珠的形态；如此缝合后，皮肤和红唇的切口不在同一方向的直线上，避免了切口瘢痕组织收缩的影响，方法同 Tennison 单侧唇裂整复术。

（三）改良式 Millard 旋转推进法单侧唇裂整复术

1. 体位　体位通常采用仰卧位，垫肩，头稍向后仰。婴幼儿在全身麻醉下手术，青少年及成年患者可在局部麻醉下手术，通常用双侧眶下神经阻滞麻醉。

2. 定点　在两侧红唇缘定点"1"、"2"、"3"、"4"、"6"、"7"、"8"的方法与旋转推进法相同，旋转切口从点"3"开始，沿红白唇交界处向上，再弯向鼻小柱基底中点（点"5"），在点"5"的下方偏健侧定点"8"，点"8"不能越过健侧人中嵴。在患侧鼻底裂隙两侧的红唇缘上定点"6"和点"7"。在患侧鼻翼外侧的鼻唇沟处初定点"8"，此点位于鼻底线的上方，实际上点"8"的最终位置，视"B"瓣向健侧推进的程度，位于患侧鼻底绕患侧鼻翼下外侧的弧线的某一点上。划线连接点"3"～"5"～"8"，点"3"～"6"，点"4"～"7"，

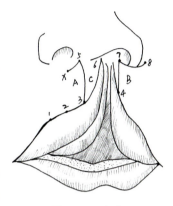

图 7-1-9　定点

点"7"～"8"。其中"3"～"5"适当向裂隙侧呈弧形划线，此线下端接近与健侧人中嵴对称；"7"～"8"为绕患侧鼻翼下外侧的弧形线。如此划线，在裂隙健侧形成"A"、"C"两瓣，在裂隙患侧形成一个较大的"B"瓣，如图 7-1-9。

3. 切开　沿"6"～"3"全层切开，切口经点"6"向上方转向后上方延伸，形成鼻中隔矩形黏骨膜瓣，作封闭鼻底口腔面用。沿"5"～"3"全层切开，视"A"瓣向下旋转的程度切开"5"～"8"，使"A"瓣向下旋转至点"3"与点"1"位于同一水平线为止。沿"7"～"4"全层切开，沿"7"～"8"切开皮肤、肌层。在患侧口腔前庭内相应部位的黏膜上做松弛切口，将"B"瓣向健侧推进，视推进的程度，"7"～"8"的切口止于适当部位。在松弛切口的裂隙端，经点"7"向鼻腔前庭上后方转向上前方处切开，形成鼻前庭矩形皮肤瓣，作封闭鼻底的鼻腔面用。经松弛切口在鼻翼基底部做潜行分离，解除患侧鼻翼的畸形附着及肌肉的畸形牵拉，以协助"B"瓣推进，纠正鼻翼畸形。如果鼻翼基脚附丽太靠外后，可将鼻翼基脚从梨状孔边缘、上颌骨前份的骨膜上充分游离，直到将错位的鼻翼基脚松解到与健侧对称的位置，如图 7-1-10。

4. 缝合　"5"～"8"切开后，将"A"瓣向下旋转，"C"瓣向健侧旋转，插入"5"～"8"切开后的间隙内。将鼻中隔矩形瓣与鼻前庭矩形瓣瓦合，形成鼻底。"A"瓣上的角可适当修整，使"8"～"3"等于"7"～"4"，"B"瓣向健侧推进，点"7"对点"8"，点"4"对点"3"对位分层缝合。皮肤缝合从唇弓开始向上缝合至鼻底。红唇修整同 Tennison 单侧唇裂整复术，如图 7-1-11。

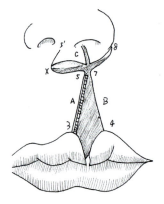

图 7-1-10　切开

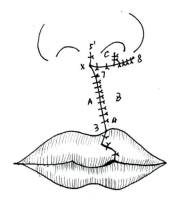

图 7-1-11　缝合

五、术后监测与处理

1. 保持呼吸道通畅，防止窒息及吸入性肺炎：患儿在术后全麻未醒前，应使患儿平卧，将头偏向一侧，以便口腔内分泌物流出，防止呕吐物误吸。

2. 减少唇部运动，防止局部受伤：患儿全麻清醒后 4h，可给予少量流汁或母乳；应用滴管或小汤匙喂饲，患儿避免长时间啼哭，婴幼儿无自制力，应防止患儿用手搔抓唇部创口。

3. 唇裂创口当天可用敷料覆盖，吸除分泌物，以后应采取暴露法，可以涂敷少许抗生素软膏，保持创口的湿润，同时便于观察、清洗，减少创口感染的机会和减少瘢痕的形成。

4. 术后应给予适量抗生素药物，预防感染。

246

六、术后常见并发症的预防与处理

1. 肺炎　患儿 6 个月后从母体获得的抗体已消耗，抵抗力下降，加之手术创伤，术后易于合并肺炎，严重者可死亡。为此，术前务必详细了解患儿全身状况，排除手术禁忌证，选择患儿最佳生理状况时手术。术后患儿一旦出现高热，必须积极给予全身抗生素治疗及支持疗法，并及时儿科会诊治疗。

2. 误吸、窒息死亡　患儿在麻醉未醒时，可因麻醉后的反应而呕吐，从而误吸、窒息死亡。应将患儿头偏向一侧，严密护理观察，一旦呕吐应及时吸出，防止呼吸道梗阻。

3. 创口感染　术前上呼吸道感染患儿抵抗力下降，鼻孔分泌物污染；手术消毒不彻底；上唇局部湿疹、疖痈；术中减张不充分，致术后创口张力过大，使创口抗感染能力下降；护理不当，可导致患儿呕吐物、口水、奶污染创口。唇部创口应不用任何敷料包扎，任其暴露。保持创口清洁，但切忌用力拭擦创口，如创口表面已形成血痂，可用过氧化氢液、生理盐水清洗，以防痂下感染。对幼儿更应加强护理，约束双唇活动，以免自行损伤或污染创口。

4. 张力过大　可以使用唇弓，如使用唇弓至少应在 10d 后去除。在使用唇弓期间，应注意观察皮肤对胶布有无过敏反应和皮肤压伤，如有发生应即时拆除。

5. 拆线困难　正常愈合的创口，可在术后 5~7d 拆线。口内的缝线可稍晚拆除或任其自行脱落。对不合作的患儿，尤其是哭闹严重的患儿，可考虑全麻下拆线。如在拆线前出现缝线周围炎，可用抗生素溶液湿敷；必要时拆除有感染的缝线，并行清洁换药和加强减张固定。

6. 创口复裂　通常由于创口感染、创口张力过大、患儿哭闹或缝线拆除过早引起，但也有围手术期外伤原因，患儿术后或拆线后，均应嘱咐家属防止患儿跌跤，以免招致创口裂开。创口一旦裂开，不能立即再行缝合，一般术后 6~12 个月再行修补术。

七、临床效果评价

1. 术式选择　经典的单侧唇裂修复方法有 Tennison 三角瓣法和 Millard 旋转推进法。Tennison 三角瓣法的优点是定点较明确，初学者易掌握；能恢复患侧应有的高度。其缺点一是在患侧要切除一些正常的唇组织；二是由于三角瓣嵌入上唇下 1/3 部，瓣尖又恰好在人中下份，有损正常解剖形态；不完全唇裂常可发生患侧过长的现象。Millard 旋转推进法的优点是切除组织少，鼻底封闭较好，不易裂开，鼻小柱歪斜畸形可获得较好的矫正；术后患侧唇部中下份的瘢痕线模拟了患侧人中嵴形态，唇弓形态恢复自然。其缺点是定点的灵活性较大，初学者不易掌握；有时，特别是完全性唇裂，患侧唇高常嫌不足。由于旋转推进法能使得修复后的唇部能够最大程度的恢复其正常的生理解剖功能，因此大多数医生在修复唇裂时采用旋转推进法。但许多学者发现对过宽的单侧唇裂进行修复时，存在上唇下降不足和患侧鼻小柱、鼻翼基脚的畸形矫正不足，为此，可以采取改良式 Millard 旋转推进法，以解决唇高不足及鼻畸形明显的问题。

2. 减张　完全唇裂患者，为便于两侧唇组织在尽可能减少张力的情况下缝合，切开后，可将唇部上翻，在两侧口腔前庭黏膜移行皱褶处做左右两个水平的松弛切口（或仅做患侧）。切口应通过黏膜和肌肉，直达骨膜上。用刀柄或骨膜分离器将唇颊部软组织与上颌骨骨膜分离，剥离到鼻翼基部梨状孔边缘。剥离的范围应视裂隙大小，患侧鼻翼移位程度而定。裂隙越宽，鼻翼越下塌，剥离的范围越广，向后可达磨牙区；向上可达眶下孔部位。经上述剥离后，两侧唇部组织就容易对位缝合，张力明显减少，创口愈合也就有了保证，唇颊沟的创面，一般用湿热盐水压迫片刻即可止血。有时下份组织需向中线移行调整缝合，以利两侧唇组织的靠拢。

3. 肌功能重建　在两侧创口肌肉和皮肤及肌肉和口腔黏膜之间锐性解剖分离口轮匝肌，然后在健侧的鼻小柱基底深面，切断在前鼻棘异常的口轮匝肌附着，并将肌束向下旋转。在患侧，应剪断异常附着在鼻翼基底部及犁状孔下缘的肌束，形成一个较宽大的肌瓣，并也将其旋转向下。将患侧向下旋转的肌瓣牵拉向健侧，并用手术将此肌瓣分为上 2/3 及下 1/3 两个瓣，上份肌瓣就位于前鼻棘下的盲袋内；下份肌瓣就位于健侧唇珠部位的盲袋内，以支撑形成丰满的唇珠，健侧肌瓣与患侧两肌瓣间行交叉缝合，如此即完成口轮匝肌重建。

4. 修整红唇　红唇的整复选用交叉三角唇红瓣的方法：在保存健侧的唇部、唇珠结构免遭破坏的原则下，首先在健侧的红唇末端形成一三角形瓣；然后按此三角瓣的外形在患侧红唇末端切开并松解，将健侧三角唇瓣插入此缺隙内予以缝合。最后将患侧裂隙下缘的红唇组织适当修剪后缝合于健侧三角瓣的下方。注意在此过程中，切忌随意丢弃红唇组织。

临床经验表明，只要三角瓣的设计合理，最后修剪掉的红唇组织是极少的。否则，红唇下缘的正常弧度遭到破坏而遗留不同程度的口哨状凹陷畸形，以后导致由于组织缺损而二期修复相当困难。

第二节　双侧唇裂整复术

一、适应证

1. 单侧唇裂患儿出生 6~12 个月或以上。
2. 全身状况良好，单侧唇裂，体重大于 10kg。
3. 无上呼吸道感染症状，白细胞计数低于 10×10^9/L。
4. 排除先天性心脏病及胸腺肥大等。
5. 面部无湿疹、疖疮，裂隙周围皮肤、黏膜无糜烂。

二、禁忌证

1. 患儿的体重小于 10kg。
2. 血红蛋白低于 100g/L。
3. 白细胞计数或凝血功能异常。
4. 患儿有急性感染、上呼吸道感染。
5. 患儿有消化道疾病。
6. 面部、口周及耳鼻喉部有炎症的患者。
7. 扁桃体过大可能影响唇裂手术后呼吸的患者。
8. 患儿因有心脏病等系统性疾病不能耐受全麻手术者。

三、术前准备

术前常规检查，准备同单侧唇裂。

四、手术要点、难点及对策

（一）直线缝合法

1. 定点　两侧基本相同，以一侧为例：点"3"定在鼻小柱基部稍外；点"2"定于前唇缘，相当于术后唇峰的位置；点"1"定于前唇红唇缘中点，即术后人中切迹处；点"2"～"3"

连线即为修复后的人中嵴，故两侧点"2"~"3"连线的位置应参照正常人中形态来调整；切不可以前唇原有的形态作为修复后的人中，以免术后上唇形成三等分的不良外观。

在侧唇上先定点"4"，定此点应考虑修复后上下唇宽度的协调性，即正常人上唇宽度略大于下唇。因此，点"4"不应仅定于侧唇的红唇最厚处，可用下唇1/2宽度或接近此宽度，由口角测量而定出点"4"。沿红唇皮肤嵴向上连线至点"5"，再由点"2"至点"3"连线，对上述连线可用亚甲蓝标定，按同法完成另一侧定点，如图7-2-1。

2. 切开　沿点"2"~"3"连线切开至皮下，剥离并翻起前唇外侧份的皮肤黏膜瓣向口腔侧，作修复口腔黏膜层用。将侧唇部点"4"~"5"连线全层切开，刀片尖端可向外侧倾斜，以保留足够多的红唇组织。如需修复鼻底，同单侧唇裂鼻底修复法。按同法将另一侧切开，如图7-2-2。

3. 缝合　为使鼻翼基部获得良好的复位，宜采用自点"2"及点"4"两唇峰点开始的，由下而上的分层逆行缝合法，保证两侧上唇高度的对称性。按同法进行另一侧的缝合，如图7-2-3。

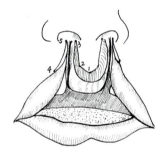
图 7-2-1　定点

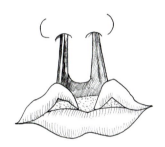
图 7-2-2　切开

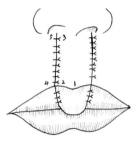
图 7-2-3　缝合

（二）叉形瓣储备法（Millard 法）

整个手术分两阶段完成：

1. 第一阶段手术

(1) 定点：在前唇中线与唇红缘的交点即人中切迹处定点"1"，在其外侧唇红缘，相当于术后唇峰处定点"2"，一般应使点"1"~"2"的距离限定在2~3mm。在鼻小柱基部外侧定点"3"。在侧唇唇红最厚处定点"4"，并使点"4"至同侧口角的距离与对侧相等。在点"4"上方2~3mm处定点"5"，使"4"~"5"的距离相当于"1"~"2"的距离。在鼻底裂隙分别定点"6"和点"7"，点"6"至鼻小柱基部点"3"的距离与点"7"至鼻翼基部的距离之和即为修复后鼻底的宽度，并在鼻翼基部下方定点"8"。同法完成对侧定点，如图7-2-4。

(2) 切开：连接点"2"~"3"，"2"~"6"，并切开皮肤和皮下组织，潜行分离后形成由点"3"~"2"~"6"连线形成的三角形皮瓣。沿点"2"~"1"~"2"切开唇红黏膜至前颌骨的附着，由下向鼻尖方向分离，形成前唇皮瓣。最后连接点"4"~"5"~"7"，并全层切开，同法全层切开点"7"~"8"连线，形成侧唇组织瓣，并分离皮肤与口轮匝肌、黏膜层与口轮匝肌，如图 7-2-5。

(3) 缝合：用残留在前颌骨表面的口腔前庭黏膜组织瓣，交叉缝合覆盖裸露的前颌骨表面。分别将两侧侧唇口腔前庭黏膜和口轮匝肌牵引至中线对位缝合。同时将鼻小柱侧缘为蒂的三角形皮瓣插入鼻翼基部下方的侧唇切口，储备起来为二期延长鼻小柱用。将修整后的两侧唇唇红组织瓣在"2"~"1"~"2"切开皮肤的创面上相对缝合，前唇唇红组织瓣则被翻转至口腔内侧作为唇珠衬里，如图 7-2-6。

2.第二阶段手术　术后 1~2 年，再次沿原手术切口切开鼻小柱基部侧方的三角形皮瓣，并适当沿膜状中隔延伸，将两侧三角形皮瓣相对缝合，达到延长鼻小柱长度的目的。上唇创口对位缝合，如图 7-2-7~ 图 7-2-9。

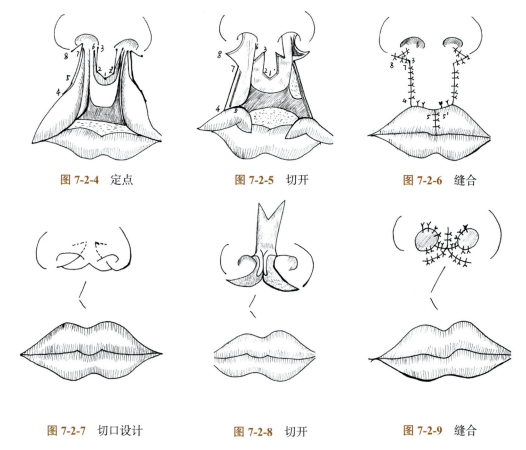

图 7-2-4　定点　　　　　图 7-2-5　切开　　　　　图 7-2-6　缝合

图 7-2-7　切口设计　　　　图 7-2-8　切开　　　　　图 7-2-9　缝合

五、术后监测与处理

同单侧唇裂。

六、术后常见并发症的预防与处理

同单侧唇裂。

250

七、临床效果评价

1. 双侧唇裂的整复，通常是围绕前唇的形态进行设计和手术。在手术中对前唇长度的设计一般可分为保留前唇长度的原长原则和利用侧唇长度的加长原则。应尽可能在初期手术中维持前唇原有长度，而不要随意加长。但患者情况各异，对那些前唇明显短小的患者，也不排除有限度的使用加长原则。如何在设计中吸取各自优点，设计出有针对性的个体化方法，是提高双侧唇裂整复效果的关键。

2. 前颌骨的处理：双侧唇裂伴腭裂的患者，前颌骨严重前突，术中缝合张力大，以往主张做梨骨截断术或部分切除术，后来发现实施此手术可影响上颌骨的发育，导致面中份严重发育不足，现在不主张行梨骨截断术或部分切除术。

3. 双侧唇裂的红唇整复后常因前唇下端的红唇组织菲薄而显得不够丰满，其解决的方法主要有两种：一种是用去上皮的两侧唇唇红末端组织瓣做衬里，用前唇唇红黏膜组织瓣覆盖其表面形成唇珠；另一种是利用前唇唇红黏膜瓣做前庭衬里，用两侧唇唇红组织瓣在中线对位缝合修复唇珠。

第三节　面横裂整复术

面横裂是一种较唇腭裂为少见的先天性面裂畸形，恢复重建正常的解剖结构和形态及正常的吮吸功能尤为重要。面横裂整复术要求恢复正常的口角位置和形态，并与健侧对称。面颊部丰满，无明显瘢痕并恢复正常功能。

一、适应证

1. 对面横裂软组织的畸形应早期进行矫治，出生后 2~4 个月即可施行手术。
2. 如有耳前瘘管存在，应做相应手术，伴附耳等畸形可与面横裂修复术同期进行。
3. 全身状况良好，单侧唇裂，体重大于 5kg。
4. 无上呼吸道感染症状，白细胞计数低于 10×10^9/L。
5. 排除先天性心脏病及胸腺肥大等。
6. 面部无湿疹、疖疮，裂隙周围皮肤、黏膜无糜烂。

二、禁忌证

1. 患儿的体重小于 5kg。
2. 血红蛋白低于 100g/l。
3. 白细胞计数或凝血功能异常。

4. 患儿有急性感染、上呼吸道感染。

5. 患儿有消化道疾病。

6. 面部、口周及耳鼻喉部有炎症的患者。

7. 扁桃体过大可能影响唇裂手术后呼吸功能的患者。

8. 患儿因有心脏病等系统性疾患不能耐受全麻手术。

三、术前准备

术前常规检查、准备同单侧唇裂，成年患者唇部及耳周术前备皮。伴耳前瘘管患儿术前应做碘油造影，了解瘘管范围。

四、手术要点、难点及对策

（一）直线缝合法

1. 体位　体位通常采用仰卧位，垫肩，头稍向后仰。婴幼儿在全身麻醉下手术，青少年及成年患者可在局部麻醉下手术。

2. 定点　首先确定口角的位置，单侧面横裂以对侧口角为对照，双侧面横裂以双侧瞳孔向下的垂直线与面横裂向外侧所划水平线相交处为口角的位置。红唇黏膜颜色变化的过渡点，有时可见一隆起，也可作为口角的位置。在确定为正常口角位置的上、下红唇缘处分别定"A"、"B"两点，然后向颊侧沿裂隙边缘皮肤与黏膜交界处划线。

3. 切开　沿上述定点划线处切开皮肤、皮下组织达肌层，保留黏膜，向口内翻转作为口腔黏膜，分离肌层。

4. 缝合　先将口腔黏膜对位缝合，再将口轮匝肌、颊肌对位缝合，直接缝合皮下组织、皮肤，修整口角唇红（图 7-3-1）。此法多用于轻度面横裂，如裂隙较长应采用"Z"形瓣法。

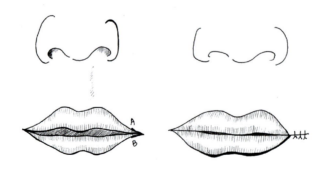

图 7-3-1　直线缝合法定点、切开、缝合

（二）"Z"形瓣法

1. 体位　体位同上。

2. 定点　此法通过将下唇瓣旋转到上唇，使其蒂成为新的口角。按前述直线缝合法确定正常口角的位置，定"A"、"B"两点，分别从"A"、"B"两点沿裂隙上、下缘皮肤与黏膜交界处划线，达裂隙终点。在上唇口角处向外上方向画一斜线，在下唇裂隙终点处画一内下方向的斜线，两斜线的长度与口角至裂隙终点的长度大致相等（图 7-3-2）。如裂隙较长可画 2 条相同的上下斜线，形成连续的"Z"形瓣（图 7-3-3），这样可以避免愈合后直线瘢痕挛缩造成口角畸形及张口不便。

3. 切开与缝合　按上述画线处划开皮肤、皮下组织，保留口腔黏膜，分离肌肉。将裂隙处的黏膜向口腔内翻转缝合，将口轮匝肌与颊肌对位缝合。上、下唇的对偶三角瓣交叉，下唇蒂形成口角，分层缝合。

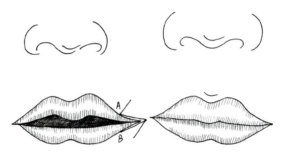

图 7-3-2　"Z"形瓣法定点、切开、缝合

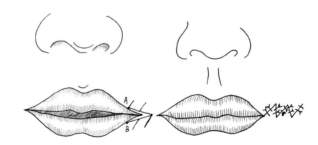

图 7-3-3　连续"Z"形瓣法定点、切开、缝合

五、术后监测与处理

1. 保持呼吸道通畅，防止窒息及吸入性肺炎：患儿在术后全麻未醒前，应使患儿平卧，将头偏向非手术一侧，以便口腔内分泌物流出，防止呕吐物误吸。

2. 减少唇部运动，防止局部受伤　患儿全麻清醒后 4h，可给予少量流汁或母乳，应用滴管或小汤匙喂饲；患儿避免长时间啼哭，婴幼儿无自制力，应防止患儿用手搔抓唇部创口。

3. 手术创口当天可用敷料覆盖，吸除分泌物，以后应采取暴露法，可以涂敷少许抗生素软膏，保持创口湿润，同时便于观察、清洗，减少创口感染和瘢痕形成。

4. 术后应给予适量抗生素药物，预防感染。

六、术后常见并发症的预防与处理

同单侧唇裂。

七、临床效果评价

1. 封闭裂隙的软组织瓣的方法多采用系列"Z"形设计，要求既不影响正常的解剖结构，又能复位移位的组织形态。

2. 组织瓣的缝合尽量避免有较大张力。

3. 对软组织畸形的最终整复，需待在对硬组织整复的基础上通过二期整复的方法获得，因此，初期对软组织的整复应考虑到为二期整复术创造条件，尽量保存而不随意牺牲软组织。

第四节 唇裂术后畸形二期整复术

一、适应证

1. 唇裂整复手术方法选择不当引起的畸形。

2. 唇裂畸形严重，非一次手术能彻底修复。

3. 术者缺乏经验，未能掌握手术要领而引起的畸形。

4. 各种原因引起的创口感染，以致创口全部或部分裂开后继发畸形。

5. 瘢痕收缩或患者在生长发育过程中，发育不足或过度发育形成畸形。

6. 唇裂术后畸形的整复应在初次手术完成半年以后进行。

7. 其余同单侧唇裂。

二、禁忌证

1. 初次唇裂整复术不足半年者。

2. 其余同单侧唇裂。

三、术前准备

术前常规检查、准备同单侧唇裂。

四、手术要点、难点及对策

（一）单侧唇裂术后畸形修复术

1.红唇凹陷　最常见的唇裂术后畸形，常为整复时未做口轮匝肌再造或红唇直线缝合瘢痕挛缩造成，缝合时未能调整好两侧红唇末端组织厚度亦可造成。可采用"V"形切口，"Y"形缝合法改正，如图7-4-1。

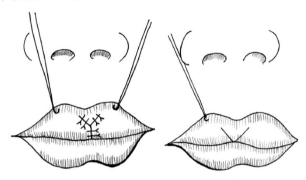

图 7-4-1　红唇凹陷"Y-V"成形术

2.红唇过厚　患侧唇红发育不好、短而肥厚，口轮匝肌挛缩或术中患侧红唇组织瓣未能充分向健侧红唇黏膜切口内侧交叉均可造成红唇过厚。在患侧红唇缘皮肤黏膜交界缘内侧梭形切除黏膜或部分肌组织即可纠正，如图7-4-2。

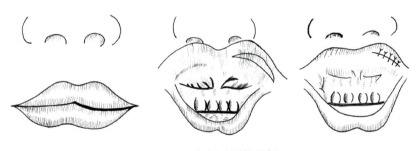

图 7-4-2　红唇过厚的整复

3.唇峰不齐　术中缝合裂隙缘唇峰点时对位不准确所致，可用"Z"成形术（图7-4-3）矫正。

4.唇峰上移　多因健侧裂隙唇峰点未充分旋转下降，或患侧唇高不足的情况下，勉强将裂隙两侧唇峰点对位缝合所致，切口的直线瘢痕收缩（如旋转推进法）等也是病因之一。矫正的方法是：沿上移唇峰的两侧切口，潜行分离下降唇峰至健侧水平，再于切口上端做一斜向患侧的切口，形成一蒂在患侧的旋转瓣，旋转至唇峰下降后的缺损区。所余创面可直接拉拢缝合，如图7-4-4。

5.唇高过短　应用Millard旋转推进法时，鼻小柱基部点定的过高或太偏向患侧，或在Tennison下三角形瓣法，术中形成的患侧唇高线未能直线通过患侧三角瓣的底边均可形成。

对 Millard 旋转推进法所致的患侧唇高不足，可按原切口切开并适当增加"C"瓣和推进瓣（"B"瓣）的大小，重新定位后缝合（图 7-4-5）。对 Tennison 下三角瓣法所致的患侧唇高不足，可酌情按原切口重新切开并延长原三角瓣上方的切口，使患侧三角瓣的底边与患侧唇高线相重合后缝合，或只延长原三角瓣上方的切口以增加三角瓣向中线的移动距离来矫正，如图 7-4-6。

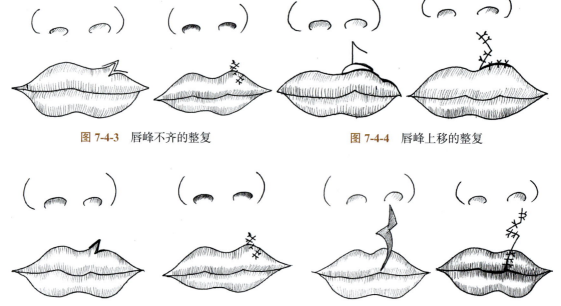

图 7-4-3　唇峰不齐的整复　　　　　　　　　图 7-4-4　唇峰上移的整复

图 7-4-5　Millard 旋转推进法术后唇高不足的整复　　图 7-4-6　Tennison 下三角瓣法术后患侧唇高不足的整复

　　6. 唇高过长　应用 Millard 旋转推进法时，特别是对不完全性唇裂，设计的"C"瓣过大；或使用 Tennison 下三角瓣时，健侧的水平切口设计过长或患侧形成的三角瓣过大所致。对 Millard 旋转推进法术后的患侧唇高过长，可在患侧鼻翼下方做一新月形皮肤切除，上下稍做潜行分离后缝合，可下降鼻翼基部和上提患侧上唇（图 7-4-7）。对 Tennison 下三角瓣术后患侧唇高过长时，可按三角瓣原切口切开，并切除三角瓣上方部分皮肤后以上提患侧唇弓，如图 7-4-8。

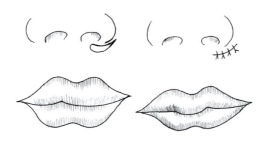

图 7-4-7　Millard 旋转推进法术后唇高过长的整复

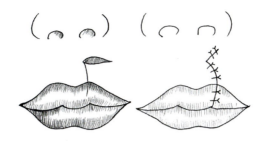

图 7-4-8　Tennison 下三角瓣术后裂侧唇高过长的整复

7.鼻孔异常　可能是鼻孔过大或过小，与健侧不对称所致。如果鼻孔过大，则在鼻底部选两点，切除一小块菱形组织，然后缝合 (图 7-4-9)。如果鼻孔过小，可切开患侧鼻孔底部，在鼻翼外侧做三角形皮瓣，用对偶三角形瓣转移的原则，以增补鼻孔底部缺少的组织，如图 7-4-10。

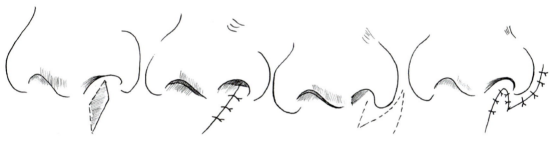

图 7-4-9　鼻孔过大的整复　　　　　　图 7-4-10　鼻孔过小的整复

8.鼻小柱歪斜　单侧唇裂鼻小柱歪斜偏向健侧为其特征之一，如果一期手术未能矫治此缺陷，则术后鼻小柱仍歪斜。对此畸形，如果两侧鼻孔大小相等时，则可用 "Y-V" 成形术矫正 (图 7-4-11)。如果两侧鼻孔大小不等时，则可用对偶三角瓣转移修复，如图 7-4-12。

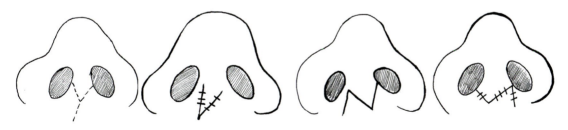

图 7-4-11　"Y-V" 成形术矫正鼻小柱歪斜　　　图 7-4-12　"Z" 成形术矫正鼻小柱歪斜

9.鼻尖不正和鼻翼塌陷等　对其矫治的原则，主要使鼻翼软骨恢复至正常位置。

(1) 切口设计：根据两侧鼻小柱高度差，在鼻小柱基部偏患侧的唇部，以差值作标准，确定切口的最低点。有时为预防瘢痕组织收缩，还可再向外延伸 1~2mm。从最低点斜向两侧鼻小柱基部，并沿鼻小柱皮肤侧缘后方约 1mm，直至两侧鼻穹隆顶，继而再向外侧，沿

257

鼻孔缘内侧直至鼻翼基部，达鼻翼软骨游离端。患侧还需从前向后，在鼻前庭衬里表面，绕过鼻翼软骨末端，形成一个含鼻翼软骨和前庭衬里的复合组织瓣。

(2) 切开和分离：切开皮肤、皮下组织，在鼻翼软骨及内外侧脚表面做广泛的潜行分离；在患侧鼻前庭内形成以鼻中隔黏膜和软骨为蒂的鼻翼软骨与衬里组织的复合瓣。翻起鼻小柱皮瓣，直视下将两侧鼻翼软骨放在对称的位置上，一般需将患侧鼻翼软骨与衬里组织复合瓣向后上方向牵拉，与健侧鼻翼软骨穹隆顶紧密缝合2~3针；同时，可修整患侧鼻翼软骨穹隆角表面的蹼形皮肤和调整两侧鼻孔缘的皮肤形态。复位鼻小柱皮瓣后，可见鼻小柱随鼻尖的上抬而自行延长。

(3) 缝合：从两侧鼻穹隆部开始对称性地缝合切口。在患侧鼻前庭面上遗留的创面，可行全层皮肤游离移植或稍向两侧作分离后拉拢缝合。唇上部的"V"形创面，直接拉拢缝合即可，如图7-4-13。

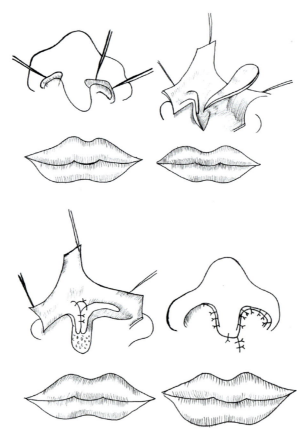

图 7-4-13 鼻尖不正和鼻翼塌陷等的矫正

（二）双侧唇裂术后畸形修复术

1. 口哨畸形　两侧红唇末端组织较细薄，组织量不足；前唇人中部分设计过宽；前唇高度不足等均可造成口哨畸形。沿红唇中央缺损的两端水平设计两个轴向一致的"Y"形切口，切开、分离，将两个方向相反的"V"形瓣向中央推进，交叉缝合，以增加红唇中央部的厚度，如图 7-4-14。

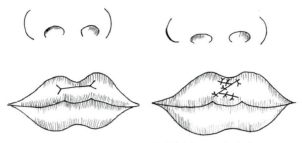

图 7-4-14　"Y-V" 成形术矫正口哨畸形

2. 唇弓不明显　在矫治此类畸形时，应视红唇的厚薄酌情处理。如红唇较厚，可在相当于两唇峰之间的红唇黏膜处做新月形黏膜切除，剥离松解上缘皮肤后拉向下方缝合 (图 7-4-15)。如果红唇厚薄适宜，而唇弓不显，则在相当于唇峰点处，唇红缘上方切除一侧或两侧的三角形皮肤，三角形的底在唇红缘上，顶对着人中嵴，将红唇缘下方黏膜松解后拉向上缝合 (图 7-4-16)。如果红唇较薄，则应重建红唇，并形成相应的唇弓，其方法是在红唇缘上方的皮肤上做一弓形切口，切除切口与红唇缘之间的窄条皮肤，然后上提红唇黏膜与皮肤的弓形切口缝合，如图 7-4-17。

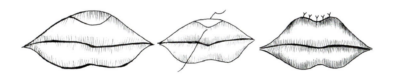

图 7-4-15　红唇较厚唇弓不明显的整复

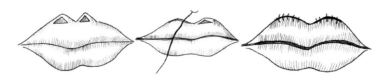

图 7-4-16　红唇厚薄适宜唇弓不明显的整复

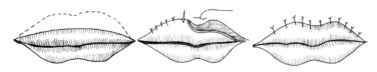

图 7-4-17　红唇较薄唇弓不明显的整复

3. 前唇过短的畸形　由前唇发育不良、过于短小或设计侧唇唇高时又将就了前唇的长度引起。用两侧唇的推进瓣向中线推进，将红唇设计成倒 "V" 形皮瓣，充分分离后向下推至正常位置，两侧唇瓣向中线推进，一部分在鼻小柱基部下方相对缝合，另一部分与前唇

259

侧缘相逢合即可矫正，如图 7-4-18。

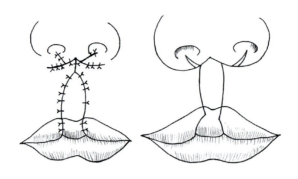

图 7-4-18　前唇过短畸形的整复

4. 上唇过长　此类畸形可按拟缩短的长度，切除上唇部分皮肤、肌肉组织，然后直接拉拢缝合，如图 7-4-19。

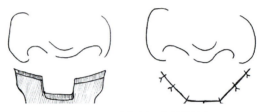

图 7-4-19　上唇过长畸形的整复

5. 前唇过宽的畸形　多因保留了全部前唇做人中部分所致；两侧唇组织对前唇的牵拉也可在一定程度上增加前唇宽度。因留有足够的人中部分组织，整复这类畸形并不困难。恰好用前唇两侧切口旁的人中组织，以鼻小柱为蒂，缩窄前唇，延长鼻小柱；或同时利用前唇两侧的前唇组织 (含瘢痕组织)，以红唇部为蒂，去上皮后填塞于前唇唇红皮肤下方，以增加唇珠的外翘形态，如图 7-4-20。

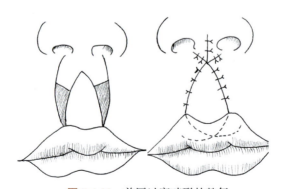

图 7-4-20　前唇过宽畸形的整复

6. 鼻小柱歪斜同单侧唇裂鼻尖不正和鼻翼塌陷等的矫正。

7. 鼻孔异常同单侧唇裂鼻尖不正和鼻翼塌陷等的矫正。

8. 鼻小柱过短和鼻尖扁平

(1) 前唇皮瓣 "V-Y" 成形术：鼻小柱过短和鼻尖扁平是双侧唇裂整复术后常见畸形，可用 "V-Y" 成形术矫治，沿鼻小柱两侧的前缘切开，其蒂位于鼻尖部，其尖端达上唇中部，呈 "V" 形切开，"Y" 形缝合，上推加长鼻小柱，如图 7-4-21。

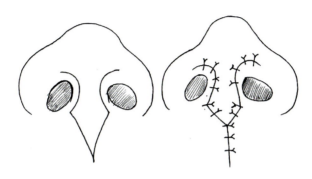

图 7-4-21　鼻小柱过短和鼻尖扁平的整复

(2) 上唇叉形皮瓣成形术：该法与前庭皮瓣 "V-Y" 成形术在设计上不同，该术是将延长的皮肤组织按原双侧唇裂的手术切口，设计在人中两侧，相当于两个小的 "V" 形皮瓣，同时向上推进，并在鼻小柱中线相对缝合，其余操作同前唇皮瓣 "V-Y" 成形术。设计中为保证两侧叉形皮瓣尖端能顺利愈合，可在鼻小柱基部，将两侧叉形皮瓣的内侧切口交点适当向下调整，达到增加叉形皮瓣尖部的蒂宽和减少其末端长度，保证愈合的目的 (图 7-4-22)。

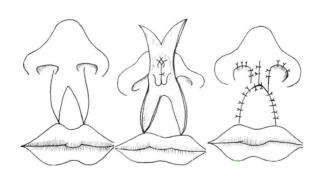

图 7-4-22　鼻小柱过短和鼻尖扁平的整复

五、术后监测与处理

1. 唇裂术后畸形的二期整复术如在成年期进行，可在局麻下进行。仅需保持创口清洁，术后应给予适量抗生素药物，预防感染。

2. 婴幼儿期患者术后监测与处理同单侧唇裂。

六、术后常见并发症的预防与处理

同单侧唇裂。

七、临床效果评价

1. 唇裂术后畸形施行二期或多期手术，常可获得满意的效果，手术是必要的。由于唇裂术后畸形表现多样，且畸形程度差别较大，二期修复方法在某种程度上来说没有固定的手术模式，因而要想达到理想的修复效果，有时还有较大的困难。

2. 唇裂术后鼻唇继发畸形矫正术的设计非常灵活，首先要对畸形的特点进行分析，然后继续分析产生的原因，继而进行手术设计。手术应遵循整形的原则，尽量按原瘢痕做切口，不累及健侧，不应去除原有畸形而增添新的畸形。

3. 唇裂术后畸形二期修复的时间，一般以患者的发育基本完成以后为宜；较轻的畸形，手术时间可以适当提前。

（孙国文）

参 考 文 献

郝杰兵，马敬斋，张景霞 .2013. 单侧唇裂患者二期整复需求规律的初步研究 . 华西口腔医学杂志，32(3)：283-285.

康深松，张栋益，谢峰，等 .2011. 鼻尖成形术在单侧唇裂术后继发鼻畸形的应用 . 中华整形外科杂志，27(3)：228,229.

李海东，尹宁北，宋涛，等 .2012. 肌肉复位术矫正单侧唇裂术后鼻底畸形 . 中华整形外科杂志，28(1)：19-21.

李金荣 .1999. 口腔颌面外科、颌面整形外科手术图谱 . 武汉：湖北科学技术出版社 .

李明，江宏兵，袁华 .2014.66 例双侧唇裂功能性整复的临床疗效观察 . 上海口腔医学，23(5)：580-585.

罗慧夫 .2000. 单侧唇裂修复术 . 台北：罗慧夫颅颜基金会 .

邱蔚六 .1998. 口腔颌面外科理论与实践 . 北京：人民卫生出版社 .

田孝臣，吕晓杰，胡晓春，等 .2013. 前唇皮下组织瓣修复双侧唇裂术后继发口哨畸形和鼻底凹陷 . 中华整形外科杂志，29(3)：164-167.

王玉新 .2011. 完全性单侧唇裂鼻唇畸形的同期修复 . 中华整形外科杂志，27(3)：190-193.

王占，孔金聪，杨晓丹 .2012.Millard Ⅱ术式加唇缘瓣法修复单侧唇裂 . 实用口腔医学杂志，28(3)：400-402.

韦强，徐思达，陈石海，等 .2013. 皮肤红唇复合三角瓣并口轮匝肌功能性修复在先天性唇裂红唇整复中的应用 . 中华整形外科杂志，29(4)：247-250.

张志愿 .2012. 口腔颌面外科学 . 北京：人民卫生出版社 .

第八章 腭 裂 手 术

口面裂中的腭裂，是最常见的先天畸形之一，腭裂对患者身心影响巨大。目前关于腭裂的流行病学研究通常包含为唇裂伴腭裂 (CLP) 和单纯性腭裂 (CLO)，此两种疾病存在共同的遗传基础，但其流行病学和病因学均有差异。本章将对唇腭裂和单纯性腭裂做详细的阐述。

第一节 Langenbeck 手术

一、适应证

Langenbeck 手术适合于软腭裂和硬软腭部穿孔的患者。

二、禁忌证

有贫血、上呼吸道感染、耳鼻道炎症及扁桃体 III 度肿大的患者，尤其是有先天性心脏畸形的患者，均应经有关科室检查和处理后才能手术。

三、术前准备

1. 应在术前制作好腭护板，并试戴 1~2d 后，使之习惯进食。若腭护板后缘过长应磨去，以防引起恶心呕吐。
2. 术前 2d 开始用 0.25% 氯霉素滴鼻，每日 4 次。
3. 备血 150~200ml。
4. 成年患者术前 1~2d 需口腔洁治，并经常含漱朵贝尔液。
5. 术前 1h，皮下注射适量阿托品。
6. 手术晨禁食，手术推迟较晚进行的患儿，可在术前 4h 服用糖水 200ml 左右。

四、手术要点、难点及对策

1. 全麻后面部常规消毒铺巾，上开口器。

2. 口内冲洗，消毒。

3. 切口：在腭部加用适量肾上腺素、0.25%~0.5% 的利多卡因或生理盐水，局部浸润注射，沿裂隙边缘的口腔面由悬雍垂至牙槽突做切口（裂缘切口）（图 8-1-1A）。再从上颌结节至前部裂隙平面沿后部牙槽突做切口（即松弛切口）（图 8-1-1B）。注意该切口位于腭大孔的外侧，深及硬腭骨面。注意术中止血，得到带蒂黏骨膜瓣，术中常切断腭帆张肌肌腱。

4. 剥断翼钩：在松弛切口后端，上颌结节后上方，扪及翼钩的位置，用剥离器剥断翼钩，以减少软腭缝合时的张力（图 8-1-1C）。此步骤可根据需要使用。

5. 保护神经血管：翻开黏骨膜瓣时，显露两侧腭大孔，分离腭大神经血管束，通常在保护腭大神经血管的情况下移动口腔黏骨膜瓣。

6. 切断腭腱膜：在软硬腭交界处，将黏骨膜瓣拉向后外侧，显露腭腱膜，沿腭骨后缘剪断腭腱膜，鼻腔黏膜则根据需要才被剪断。

7. 分离鼻腔侧黏膜：用剥离器沿硬腭边缘切口鼻腔面插入，充分分离鼻腔黏膜。

在腭部一侧做好黏骨膜瓣成形以后，可在尚未手术的一侧，再按前述步骤，形成同样的黏骨膜瓣，如图 8-1-1D。

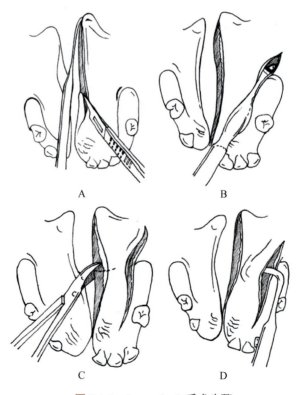

A

B

C

D

图 8-1-1 Langenbeck 手术步骤

A. 切口；B. 松弛切口；C. 拨断翼钩；D. 分离鼻腔侧黏膜

8.缝合：两侧腭黏骨膜瓣及软腭向中间靠拢，先缝合鼻腔黏膜，再缝合肌肉，最后缝合口腔黏膜，关闭裂隙。

9.两侧松弛切口的处理：用内包裹碘仿纱条的油纱布，填塞于两侧松弛切口处，患者年龄较小也可以不做处理。

10.术毕。

五、术后监测与处理

1.在两侧松弛切口中，松松地填塞碘仿纱条，而后在创面上覆盖 1~2 层碘仿纱条，戴入腭护板。

2.吸净口腔内分泌物，偶有咳呛和吞咽反射、清醒后拔管，按全麻后常规护理。

3.常规注射抗生素直至拆线后 3d。

4.注射氢化可的松或地塞米松，以减轻局部因创伤所致的水肿。注射止血药物以预防出血。

5.雾化吸入以减轻咽喉部疼痛并湿润口腔。

6.0.25% 氯霉素溶液滴鼻，以防腭黏膜鼻侧感染。

7.术后第 1 天禁食，以后进流食 1 周，每日适当补充少量静脉输液。1 周后可改用半流质软食，直至拆线后 1 周。

8.术后第 5 天首次交换口腔内的敷料，先洗净腭护板周围口腔软组织，而后取出护板，揭下覆盖的碘仿纱条。观察黏骨膜瓣生长情况，检查局部有无炎症反应、有无缝线及松弛口内的碘仿纱条松动脱落现象。用 1:1000 高锰酸钾溶液或生理盐水冲洗骨黏膜瓣及整个口腔，然后在其表面再覆盖 1~2 层碘仿纱条，戴入腭护板。以后应每日或隔日交换敷料 1 次。

9.术后 8~10d 间断拆除减张缝线，第 10 天开始逐日抽除松弛口内的碘仿纱条，2 周后全部抽完，去除腭护板。

六、术后常见并发症的预防与处理

1.出血 可因损伤腭大动脉、鼻腭动脉和周围小血管而引起出血，血液不断从填塞的松弛伤口边缘渗出。应填塞肾上腺素纱条并加压止血，也可自鼻腔内滴入含肾上腺素的抗生素溶液。加用止血剂，必要时打开伤口，结扎止血。

2.呼吸困难 常因插管损伤引起喉头水肿，可用激素和雾化吸入治疗。少数情况下气管内黏膜严重水肿致呼吸困难逐渐加重，应进行器官造口术。

3.伤口部分裂开穿孔 由于黏骨膜瓣缝合后仍有一定张力，易在硬软腭交界处裂开穿孔。可任其自愈，半年后再进行修复。

4.黏骨膜瓣部分坏死 由于切断了一侧的腭大动脉，或在褥式缝合中，阻断了腭大动脉的血供，导致黏骨膜瓣尖端部分坏死。逐日交换敷料，剪除坏死的组织，待愈合半年后再进行修复。

七、临床效果评价

Langenbeck 手术步骤简单，松弛创口裸露创面不大，因此对上颌骨生长发育影响较小；术中形成的黏骨膜瓣为较厚的双蒂组织瓣，不易坏死；另外，其松弛切口可保证裂隙的安全愈合。但此术式对软腭后推很有限；手术步骤中剪断腭腱膜可能影响患者语音；缝合后黏骨膜瓣与腭骨之间的死隙，可使其延迟愈合或复裂；术后瘢痕挛缩可使整个腭部长度变短，吞咽时不能口鼻腔分开，语言时不能闭合鼻咽腔；若是修复完全腭裂，前端仍有间隙，有时让流体食物进入鼻腔和形成腭裂语音。

第二节 改良单瓣后推术

一、适应证

1. 软腭裂，倾向于患儿 1~2 岁时手术。
2. 伴唇裂时应先施行唇裂整复术，以后再行腭裂整复术。

二、术前准备

腭裂整复术属于择期手术，应在全麻下进行，除一般的全麻适应证和禁忌证，最重要的是手术安全性，大部分腭裂手术面对的是婴幼儿，因此术前应完善相关检查：①营养状况。患儿体重、血红蛋白指数是否正常。②肺部状况。患儿需在全麻下手术，术前应了解其肺部有无感染，有无肺部疾病。③气道情况。部分患儿伴有小下颌畸形，术前应充分了解气道状况以利于气管插管。④心脏状况。部分患儿伴先天性心脏疾病，因此术前应了解患者心脏情况，要先治疗严重的心脏疾病。⑤建立静脉通道以保证输液输血的可能。⑥胸腺状况。胸腺增大患儿的应激反应力较差，因此最好推迟手术，不推迟则在术前 3d 或当天应用激素。

三、手术要点、难点及对策

改良单瓣后推术是将软腭和硬腭向后推，借以增加腭部长度的腭裂修复术。手术步骤大致如下：

1. 全麻后气管内插管，面部常规消毒铺巾，口内消毒。
2. 切口：用 0.25%~0.5% 利多卡因或生理盐水（含 1：10 万肾上腺素）行硬腭部骨膜下和软腭部黏膜下注射。用 11 号尖刀片从翼下颌皱襞稍内侧，直达骨面切透骨膜，绕过上颌结节后内方，沿腭侧牙龈缘 2~5mm，按牙弓弧度切向对侧对称位置，掀起黏骨膜瓣，如图 8-2-1A。

3. 游离血管神经束：用骨膜剥离器从前向后掀起该黏骨膜瓣 (图 8-2-1B)，显露两侧腭大孔，保护腭大孔中穿出的神经血管束，游离瓣上的血管神经束 1cm。

4. 拨断翼钩：在上颌结节的后方远中切口处用骨膜剥离器拨断翼钩，后推黏骨膜瓣。

5. 剪断腭腱膜：可剪断鼻腔黏膜；若不剪断鼻腔黏膜，则在裂隙边缘的鼻腔黏膜面做 Z 形切口交叉缝合，如图 8-2-1C。

6. 向后推移：将形成的舌骨黏膜瓣向后推移。

7. 缝合：将黏骨膜瓣前缘和硬腭后缘的膜性组织褥式缝合，如图 8-2-1D。

8. 松弛切口的处理：用包裹碘仿纱条的油纱布填塞于两侧松弛切口处。

6. 术毕。

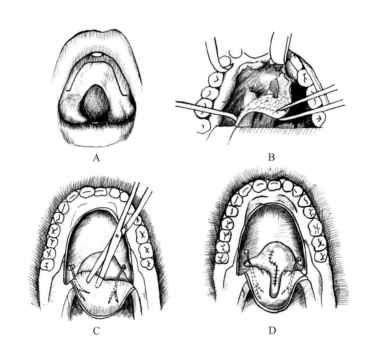

图 8-2-1　改良单瓣后推术

A. 切口；B. 掀起黏骨膜瓣；C. 剪断腭腱膜和鼻腔黏膜；D. "Z" 形切口延长软腭

四、术后监测与处理

体弱的腭裂患者，如 Pierre-Robin 综合征患者，应监测血氧饱和度；为避免舌体肿胀影响呼吸道，可在舌体上穿线牵拉或置入鼻咽通气管；腭裂术后常规使用抗生素预防感染；每日清洗口腔，鼓励患儿饮水；术后应防止患儿哭闹造成伤口撕裂；患儿完全清醒 2~4h 可喂少量糖水，观察 0.5h 可进少量流食，患儿应持续流食 1 周，半流食 1 周，2~3 周后普食；口内伤口缝合使用可吸收线因此可以不拆线，使用不可吸收线则 2 周后拆线，也可以不拆。

五、术后常见并发症的预防与处理

1.出血　术后出血来自于腭部伤口，较容易避免，即在拔出气管插管前仔细检查腭部。为及早发现在复苏室里发生的术后出血，应将患儿侧卧。

2.呼吸道阻塞

(1)组织水肿：呼吸道阻塞主要是因为术后组织水肿，轻度到中度的呼吸道阻塞可通过放置临时性鼻咽通气管直至患儿清醒。

(2)舌体肿胀：腭裂开口器的使用会造成严重的舌体肿胀，术中每隔30~40min，将腭裂开口器松开5min，则可有效地避免舌体肿胀。若术后发生舌体肿胀阻塞呼吸道，此时应气管插管，为避免此现象的发生，可于腭裂术后在舌部缝线以便向外牵拉舌体。

3.喂养困难　腭裂术后患儿应给予流质饮食、抗生素及静脉止痛药，并鼓励患儿进食，使用和术前同样的奶嘴和奶瓶。

4.复裂　伤口裂开一般较少见，多数是因为水肿解剖不充分，张力过大和直接创伤所致。使用奶瓶并不会引起伤口裂开；喂养方式不正确，过早食用过硬食物，口内负压增加会引起伤口裂开。需要注意的是，腭裂术后患儿可能出现低热，医生检查时应避免使用压舌板，防止腭部伤口裂开。小的裂口在小年龄患儿中可能自愈，大的不愈合的裂口需在6个月后再行修复术。

5.感染　腭裂术后感染少见，主要是局限性感染，严重感染更少见，主要见于免疫力低下的患儿。要避免严重感染则减少术中组织损伤，保证患儿营养，术后保持口腔清洁。

6.口鼻瘘　小的口鼻瘘孔不容易察觉，甚至直到牙槽突裂植骨前扩弓时才发觉。口鼻瘘可能导致食物从鼻腔反流、鼻漏气等，也可能没有明显症状。手术医生的经验、初期裂隙的严重程度及手术方法均会影响口鼻瘘的发生率。

7.牙胚损伤　术中掀起黏骨膜可能会损伤乳牙牙胚：在患儿3个月时进行牙龈骨膜成形术应保护未萌出的乳切牙；10~14个月患儿进行腭裂整复术时，应注意保护未萌出的第一乳磨牙。首先掀起腭中份的黏骨膜，利用骨膜剥离器的侧缘和后缘掀起整个腭黏骨膜瓣，可减少对牙胚的损伤。如果牙齿或牙囊被剥脱，应该尽快将其还原，并利用周围牙龈瓣或骨组织来保护，并转至儿童口腔医学科进一步监测治疗。

8.上颌骨生长受限　目前由于序列治疗的原则，缺乏单独研究腭裂整复术对上颌骨生长抑制的模型，但普遍认为，唇裂整复术和腭裂整复术时，黏骨膜剥离造成的组织纤维化会使上颌骨生长受限，因此，术中应减少腭部黏骨膜瓣的剥离。术后上颌骨受限一旦发生，可进行正畸治疗和正颌外科手术。

第三节 两瓣后推术

一、适应证

两瓣后推术适用于各种类型的腭裂。

二、术前准备

全麻后气管内插管，面部常规消毒铺巾，口内消毒。

三、手术要点、难点及对策

1. 切口 用 0.25%~0.5% 利多卡因或生理盐水 (含 1 ∶ 10 万肾上腺素) 行局部注射。用 11 号尖刀片做切口。以完全性腭裂为例，从翼下颌韧带稍内侧，绕过上颌结节的后内方，沿牙龈缘 1~2mm 处向前切开黏骨膜，直达牙槽裂边缘，转向裂隙，直至腭垂尖端，如图 8-3-1A。

2. 游离黏骨膜瓣及血管神经束 用骨膜剥离器从前向后掀起该黏骨膜瓣，显露两侧腭大孔，保护腭大孔中穿出的神经血管束，游离瓣上的血管神经束 1~2cm，如图 8-3-1C。

3. 剪断腭腱膜 保护好神经血管束，完全剪断腭腱膜，使硬腭后缘无腭腱膜附丽，保留鼻腔黏膜，如图 8-3-1D。

4. 分离黏骨膜瓣 用腭裂剥离子完全分离鼻腔黏骨膜与鼻腔骨面，如图 8-3-1B。

269

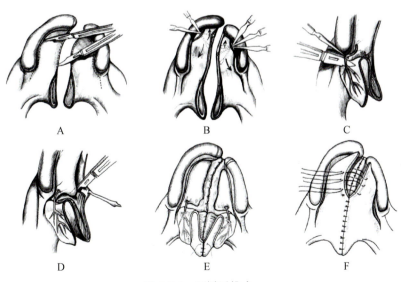

图 8-3-1 两瓣后推术

A. 切口；B. 分离黏骨膜瓣；C. 游离血管神经束；D. 剪断腭腱膜；E. 分层缝合；F. 关闭口腔侧裂隙

5.缝合　由前向后缝合鼻腔侧裂隙边缘，再由后向前对位缝合肌肉组织，最后由后向前缝合口腔黏膜，如图 8-3-1E、F。

6.松弛切口的处理　用包裹碘仿纱条的油纱布填塞于两侧松弛切口处。

四、术后监测与处理

同改良单瓣后推术。

五、术后常见并发症的预防与处理

同改良单瓣后推术。

第四节　单侧腭裂的"单侧手术"

一、适应证

单侧腭裂。

二、术前准备

270

腭裂整复术属于择期手术，应在全麻下进行，除一般的全麻适应证和禁忌证外，最重要的是手术安全性，大部分腭裂手术面对的是婴幼儿，因此术前应完善相关检查：①营养状况。患儿体重、血红蛋白指数是否正常。②肺部状况。患儿需在全麻下手术，术前应了解其肺部有无感染，有无肺部疾病。③气道情况。部分患儿伴有小下颌畸形，术前应充分了解气道状况以利气管插管。④心脏状况。部分患儿伴先天性心脏疾病，因此术前应了解患儿心脏情况，要先治疗严重的心脏疾病。⑤建立静脉通道以保证输液输血的可能。⑥胸腺状况。胸腺增大的患儿的应激反应力较差，因此最好推迟手术，不推迟则在术前 3d 或当天应用激素。

三、手术要点、难点及对策

改进的"单侧手术"步骤如下。

1.全麻后气管插管：口腔颌面部常规消毒、铺巾。

2.切口：用 0.25%~0.5% 利多卡因或生理盐水（含 1∶10 万肾上腺素）行患侧腭部局部浸润注射。用 11 号尖刀片由裂隙前端进刀，在裂隙两侧由前向后做切口，切开骨膜深达骨面。掀起健侧裂缘切口所包括的犁骨黏骨膜瓣，如图 8-4-1A。

3. 松弛切口：由患侧裂缘切口的前端，向外沿牙槽突基部做深达骨面的松弛切口，直至上颌结节，绕过上颌结节，向沿翼下颌缝内侧将松弛切口延至软腭的腭舌弓水平，如图 8-4-1B。

4. 掀起单蒂的黏骨膜瓣 (图 8-4-1C)，直至硬腭后缘，将其翻下。

5. 解剖腭大孔周围组织，显露骨面，并使钩突和腭帆张肌肌腱清晰可见。

6. 游离腭大神经血管束：保护腭大神经管束，轻轻凿断腭大孔外侧和后方的骨壁，使腭大神经血管束可以自由地向后外移动。

7. 掀起鼻腔黏骨膜瓣：由腭大孔向裂隙，将腭骨水平板和上颌骨腭突连接处截断，由此缝隙将鼻腔黏骨膜瓣掀起并切断，形成一个鼻腔黏骨膜瓣。

8. 切断腭帆张肌肌腱：紧贴钩突内侧，切断腭帆张肌肌腱。

9. 后推组织：将患侧单蒂黏骨膜动脉瓣、腭大神经血管束、截断的腭骨水平板、附着在水平板后缘的腭腱膜和软腭的肌肉推向后内，使其无张力的情况下与健侧的裂缘接触。

10. 缝合：硬腭分层缝合鼻腔黏膜和口腔黏膜；软腭分层缝合鼻腔黏膜、肌肉、口腔黏膜，注意精准对合腭帆提肌，如图 8-4-1D。

11. 松弛切口的处理。

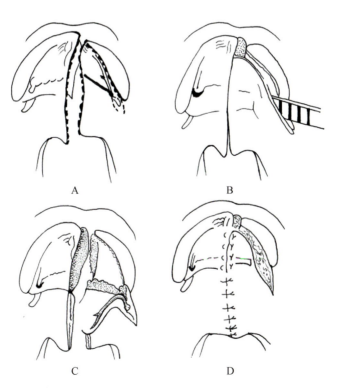

图 8-4-1　改进的"单侧手术"步骤

A. 切口；B. 松弛切口；C. 掀起黏骨膜瓣；D. 后推缝合

四、术后监测与处理

同改良单瓣后推术。

五、术后常见并发症的预防与处理

同改良单瓣后推术。

第五节　咽喉壁组织瓣修复术

一、适应证

咽喉壁组织瓣修复术腭咽闭合不全，腭咽腔前后径过大，软腭过短，软腭活动度差而咽侧壁活动良好的患者。

二、术前准备

同改良单瓣后推术。

三、手术要点、难点及对策

1.咽喉壁组织瓣的设计　组织瓣的大小以能与软腭中 1/3 相接触，张力不大且组织瓣创面能与软腭鼻腔侧缝合为宜。一般组织瓣长约 4cm，宽约 2cm，接近蒂部应宽些，以保证组织瓣的血供。

2.咽后壁组织瓣的形成及创面处理　在切开前，用含肾上腺素的局麻药液于组织瓣下方的椎前筋膜浅面做浸润注射，以利组织瓣的剥离和止血。切口深达椎前筋膜浅面，即切透咽后壁黏膜、咽筋膜及咽上缩肌。用剥离器沿咽上缩肌与椎前筋膜之间进行剥离，形成咽后壁组织瓣。剥离创面两侧组织并将两侧组织向中线拉拢，缝合于椎前筋膜上。

3.咽后壁组织瓣的转移与缝合　若咽后壁组织瓣修复术与腭成形术同期进行，可将咽后壁组织瓣直接与软腭鼻腔侧创缘缝合。若咽后壁组织瓣修复术是单纯的二期手术，则需在软腭鼻腔侧黏膜上形成一个创面，将咽后侧壁组织瓣与软腭做瓦合缝合。

四、术后监测与处理

同改良单瓣后推术。

五、术后常见并发症的预防与处理

同改良单瓣后推术。

（程　波）

参 考 文 献

龚彩霞 , 李盛 , 范林莉 . 2008. 唇腭裂序列治疗的相关护理及健康教育 . 护士进修杂志 , 23(5)： 449-451.

华文哲 , 郭建清 , 李娜 , 等 . 2014.9720 例唇腭裂患者临床资料分析 . 口腔颌面外科杂志 , 24(5)： 356-359.

宋儒耀 . 1980. 唇裂与腭裂的修复 . 北京：人民卫生出版社 .

滕永健 , 王燕炯 , 璞瑜 , 等 . 2009. 唇腭裂临床路径研究现状分析 . 卫生职业教育 , 27(12)： 150,151.

王光和 , 马莲 . 1995. 唇腭裂的序列治疗 . 北京：人民卫生出版社 .

王力敏 , 殷卫红 , 刘楠 . 2001. 腭裂手术的回顾与体会 . 北京口腔医学 , 9(3)： 135,136.

周莉 , 商怀珍 . 2000. 腭裂修复术后患儿的局部系列护理 . 中华护理杂志 , 35(8)： 477,478.

Jr LTF. 1995.Cleft palate repair by double opposing z-plasty. Plastic & Reconstructive Surgery, 2(4)： 223-232.

Sommerlad BC. 2003.A technique for cleft palate repair. Plastic & Reconstructive Surgery, 112(6)： 1542-1548.

第九章　正颌外科手术

第一节　上颌骨畸形矫正手术

一、LeFort Ⅰ型截骨术

上颌骨 LeFort Ⅰ型截骨术为矫治上颌骨畸形的基本手术。在本术式的基础上，做适当的改变或辅以其他手术，可用以矫正大部分的上颌畸形。

LeFort Ⅰ型截骨术基本上是按照上颌骨 LeFort 骨折分类的 Ⅰ型骨折线的走向和部位(梨状孔外侧斜向外下，经过牙槽突上方，延伸至双侧上颌翼突缝)，切开上颌骨各壁，保留腭侧黏骨膜软组织蒂，使离断的上颌骨段能够向三围方向移动，以矫治不同类型的上颌骨畸形，并常与下颌骨正颌外科手术配合矫治各种复杂牙颌面畸形。Lefort Ⅰ型截骨术最早报道于 1867 年，Cheever 首先将此种截骨作为鼻咽部肿物的切除入路。1951 年，Dingman 和 Harding 首先 Ⅰ 期完成 Lefort Ⅰ型截骨术。1972 年 Steinhausor 在行 Lefort Ⅰ型截骨时，在上颌中切牙之间截骨，改变了上颌骨牙弓宽度，以矫治上下牙弓的宽度不调。后来 Wolford 和 Hall 报道了在 Lefort Ⅰ型截骨的基础上将上颌前部、后部截开，为矫正复杂的牙颌面畸形开辟了新的途径。

(一) 适应证

1. 上颌骨矢状向发育不足　通过截骨前移上颌骨以矫治畸形。
2. 上颌骨矢状向发育过度　通过截骨后退上颌骨以矫治畸形。
3. 上颌骨垂直向发育不足　通过截骨下降上颌骨以矫治畸形。
4. 上颌骨垂直向发育过度　通过截骨上抬上颌骨以矫治畸形。
5. 上颌牙弓过窄　通过分块截骨扩大上颌牙弓宽度。
6. 上颌牙弓过宽　通过分块截骨缩小上颌牙弓宽度。
7. 颜面部不对称　通过旋转移动上颌骨矫正上颌不对称。
8. 复杂或同时累及上下颌骨的发育性和继发性牙颌面畸形　通过截骨矫正上颌骨畸形，并配合其他术式进行其他部位畸形的矫正。

(二) 禁忌证

1. 全身情况欠佳，不宜于全麻下行重大手术者。
2. 由于下颌畸形所导致的假性上颌畸形。

(三) 术前准备

牙颌畸形的类型繁多，情况各异，畸形可能较简单，也可以很复杂。患者常有各种思想、心理状态。因此，手术前有诸多因素需要考虑，应根据具体情况做好各项准备工作。

1. 与一般外科手术相同，正颌外科术前需进行详尽的病史询问、记录及全面的体格检查，包括全身检查和局部检查。全身检查重点注意重要脏器的情况；局部检查包括面部检查、口腔及牙模型检查和 X 线检查 (头影测量、全口曲面断层及牙片)。综合上述结果，作出确定的诊断，并需列出"问题表"，作为制订治疗计划的根据。最后制订的治疗方案，应能够全部或大部分解决表中所列的问题。

2. 确定进行正颌外科手术之前，必须预测治疗效果。最常用方法包括照片裁剪拼对、头影测量 X 线片描迹图裁剪拼对 (剪纸外科) 及牙模型外科等，后两种更为重要。通过各项术前预测，综合判断设计手术的效果，必要时可修正。近年来，学者们已利用计算机、图形数字化仪、摄像机、扫描仪等获取、输入图像，并进行定点、测量、分析和手术模拟，以预测患者侧面的术后形态。最近，更进一步建立了计算机 – 辅助三维手术设计模拟系统，以及计算机辅助加工的三维头颅模型，为正颌手术的设计和预测创造更为精确的条件。

(1) 头影测量 X 线片描迹图裁剪、拼对预测法 (cephalometric prediction tracing with cutting and piecing together)：简称头影测量描迹裁剪拼对法或剪纸外科。是正颌外科术前预测的重要手段，其具体方法如下：

1) 在观片盒 (或观片灯) 上放置头影测量 X 线片，以透明描图纸描绘出其轨迹图，一共描绘两张图。

2) 取一张描绘好的轨迹图，将准备做截骨、移动的骨段剪下，例如本例拟做上颌骨 LeFort Ⅰ型截骨、上移术。

3) 在另一张完整的轨迹图上放置剪下的此骨段纸片 (如本例为上颌骨)，使其位于预期移动的位置 (如本例为上移)。

4) 将第一张轨迹图的剩余部分颌骨 (如本例为剩余下颌骨) 亦放于此完整的轨迹图上，使之与移动骨段之纸片相适应，此时即为预期的正颌手术后颌骨的大体位置。

5) 在此骨骼外周描绘软组织轮廓，即可获得术后外形的大致情况，此为预测手术效果的主要参考依据之一。

(2) 牙模型外科 (model surgery)：简称模型外科。在牙模型上 (一般需上𬌗架)，模拟设计的手术，锯开模型，分块移动置于预期位置，以粘蜡固定。观察、测量模型的变化，以判断、预测手术效果，该方法是一种三维模板，而剪纸外科是三维模拟。牙模型外科是常用而重要的术前预测方法之一。具体方法如下：

275

1) 先取模，倒出牙模型，通过面弓等取得口腔的关系而转移至𬌗架上，固定。并在模型上画出水平及垂直的参考基线。

2) 必要时在腭侧正中画出纵形基线；在两侧尖牙至尖牙、第 1 磨牙至第 1 磨牙𬌗面间，横过腭部做基线。

3) 取下单颌模型，根据手术设计用模型锯将牙模型锯开，分成计划的数块 (如本例为上颌骨分块截骨术)。

4) 在𬌗架上的下颌模型上，把截开的牙模型块分别放置于预期的位置上。

5) 各块模型分别就位后，以黏蜡将各模型块连接，并固定于𬌗架上，此即术后的情况。观察模型上原基线位置，测量并计算其移动后的距离，可供手术设计参考。

3. 对大部分牙颌畸形需做正颌外科手术的患者，常需结合术前、术后正畸矫治，以取得理想效果。术前正畸治疗的主要内容包括：矫正少数错位牙、去除𬌗干扰或阻挡、排齐牙列、调整牙弓形态或宽度、使上下牙弓协调，以便术中能使上下牙列获得广泛的咬合接触关系；此外，去除牙代偿、调整牙倾斜度，以便在手术截骨后，使骨段移动至理想的位置很重要。

4. 当决定手术方案后，应在已完成模型外科的模型上，制作咬合导板 (𬌗板)。若准备进行上下颌骨 I 期同时截骨的患者，常需制作两个咬合导板。一为过渡性 (中间) 咬合导板；另一为维持性咬合导板 (终导板)，即术中最后戴上此导板，维持上、下颌骨的理想位置，然后做颌间固定。

5. 术前数天准备好骨段的固定装置 (如牙弓夹板、粘接托槽或口外固定器械等)。

6. 做好口腔护理，治疗牙病，必要时并作刮治。

7. 准备于全麻下手术者，按全麻术前准备。估计需输血者，配血备用。

8. 最后还有重要的一点为患者的思想准备，进行必要的心理咨询。应该将一切设计和最后获得的结果详细告诉患者，征求其意见，使医生和患者在主客观双方统一。这样，既能取得患者在术后的配合，又能达到预期的效果，最终获得圆满的术后效果。否则主客观不一致，虽已取得预期手术效果，仍不能满足患者过高的不符合实际的要求，事与愿违。

(四) 手术要点、难点及对策

1. 切开、剥离与暴露　用 1% 利多卡因联合 1∶10 万单位肾上腺素进行局部黏膜下浸润麻醉以减少出血。沿从一侧上颌第一磨牙近中颊根到对侧上颌第一磨牙近中颊根处切开，离开附着龈距离前牙区在 5mm 以上，并逐步增大，至切口两端处约距附着龈 10mm。在上颌颊侧前庭沟以 15 号刀片或电刀全层切开黏膜、黏膜下层及骨膜。注意切口不可过高或过于靠后，以免暴露颊脂垫，影响视野。用骨膜剥离子紧贴骨面剥离，暴露梨状孔、前鼻棘、上颌窦前外侧壁和颧牙槽嵴，并沿上颌结节的弧形骨面向后潜行剥离直达翼上颌连接，然后剥离双侧鼻底黏骨膜，于上颌结节骨膜下及鼻腔外侧壁处放置脑压板进行组织保护，如图 9-1-1，图 9-1-2。

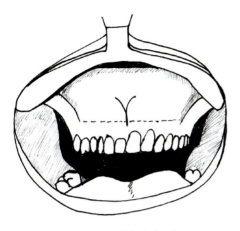

图 9-1-1　软组织切开

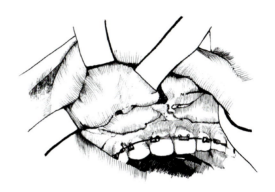

图 9-1-2　上颌骨前壁的暴露

2. 截骨

(1) 标记点的确定：在梨状孔的外侧用小定位球钻确定标记点及标志线，便于术中观测上颌骨垂直向前后向移动的量。

(2) 截骨线的设计：从梨状孔边缘起，沿距离上颌牙齿根尖上至少 5mm 设计截骨线，至颧牙槽嵴外侧壁，如图 9-1-3。

(3) 截骨：沿设计好的截骨线，用来复锯或裂钻自上颌结节处外侧壁越过颧牙槽嵴向前，跨过尖牙窝，至梨状孔边缘截开骨质。以薄骨凿在颧牙槽支柱处顺着上颌结节外侧骨轮廓的方向轻轻凿入，并在梨状孔外侧轻轻凿入，彻底分离两处的骨连接，如图 9-1-4、图 9-1-5。

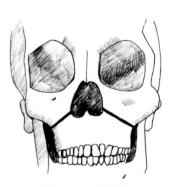

图 9-1-3　截骨线

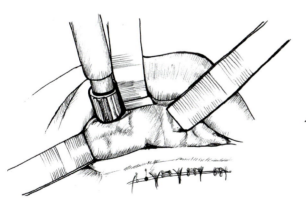

图 9-1-4　LeFort Ⅰ型水平截骨图

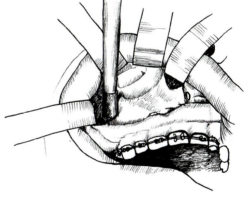

图 9-1-5　用骨凿分离颧支柱与尖牙支柱

(4) 上颌骨后部和翼上颌连接的离断：可以使用弯形骨凿置于截骨线下方，沿上颌结节弧形外侧面向内后方滑行，使凿刃正对着翼上颌连接。另一只手伸入口腔触摸翼上颌连接相对应的口腔腭部黏膜，以便感觉骨凿的深度并保护腭侧黏骨膜不受损伤。

此外，亦可拔出上颌第三磨牙，以薄骨凿从上颌第二磨牙远中垂直向上，分离上颌结节后部和翼板之间的连接，并与颊侧水平截骨线相连通。与从翼上颌缝处凿骨相比，这种方法更有利于保护翼腭管内的腭降血管神经束，减少出血，以提高手术的安全性。同时，在上颌结节处截骨，对唇腭裂继发上颌骨发育不足和上颌骨后退的患者尤有优势，前者可减少手术腭咽闭合功能的下降，后者可顺利去骨，达到后退所需的去骨量，如图 9-1-6、图 9-1-7。

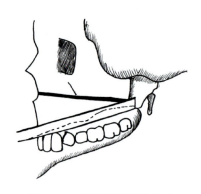

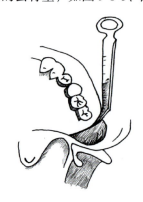

图 9-1-6　翼上颌连线的分离　　　　图 9-1-7　在上颌结节处截骨分离上
　　　　　　　　　　　　　　　　　　　　　　　　颌结节后部和翼上颌连线

(5) 凿断鼻中隔：以咬骨剪剪开前鼻棘，以骨膜剥离子分离鼻底骨膜至鼻中隔，以鼻中隔骨凿分离鼻中隔软骨、梨骨与上颌骨的连接。注意鼻中隔骨凿刃口方向向下，以保护鼻底黏膜，如图 9-1-8。

3. 降下折断及松解　在上颌骨前部放置一块湿纱布防止打滑，以单手或双手大拇指在上颌骨前部推上颌骨向下，折断上颌骨。助手应稳固患者的面中上份组织，以利上颌骨向下折断。各骨连接的充分离断是保证上颌骨顺利折断的前提。切忌使用暴力，以免形成不良骨折线，损伤颅底结构，如图 9-1-9。

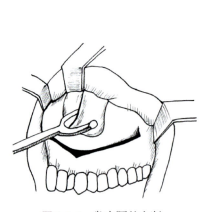

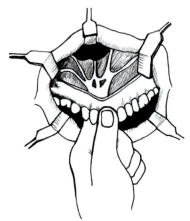

图 9-1-8　鼻中隔的离断　　　　　图 9-1-9　手法折断上颌骨

上颌骨折断下降后，右手持弯骨凿插入上颌结节截骨处，适度用力挺上颌骨向前，松解上颌骨。上颌骨已达到充分松解的标准是：以血管钳钳夹前牙区的正畸弓丝，能使上颌骨向前后左右及上下移动，尤其是达到需要前移的位置，如图 9-1-10。

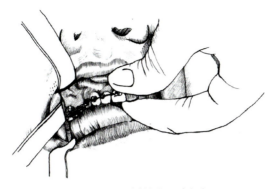

图 9-1-10　上颌骨进一步松解

上颌骨折断下降后，应仔细检查创腔，特别是上颌骨后壁来自腭降血管的活跃出血点，用止血钳夹住电凝或结扎止血。用咬骨钳小心清理腭降血管束周围的骨质，保护好该血管，以利上颌骨段术后血供。若腭降动脉损伤，可用电刀电凝或结扎止血，亦不会造成上颌骨块的坏死。

4. 鼻中隔及下鼻甲的处理　对上颌骨上抬患者，鼻中隔处应去除足够的软骨，防止上颌骨就位后鼻中隔发生弯曲。切除部分鼻中隔软骨时，应注意保护鼻中隔黏膜。也可以磨除部分梨状孔下缘骨质，以扩大骨性鼻腔，避免鼻通气道受阻。前鼻棘对鼻尖有支持作用，尽量不要切除。

对上颌骨上抬幅度较大 (超过 5mm) 或下鼻甲肥大患者，需行下鼻甲部分切除术。切开鼻底黏膜和下鼻甲黏膜，剥离暴露骨性下鼻甲，以咬骨钳适量咬除下鼻甲骨质，切除部分下鼻甲黏膜，以可吸收线分层缝合下鼻甲黏膜和鼻底黏膜，如图 9-1-11。

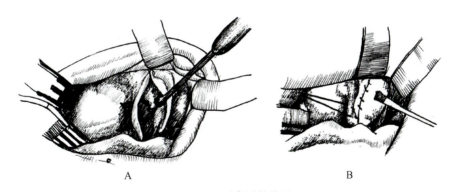

A　　　　　　　　　　　　　　　　B

图 9-1-11　下鼻甲的处理

A. 切除适量下鼻甲骨质；B. 分层缝合下鼻甲黏膜

5. 上颌骨的就位与固定　用圆钻和咬骨钳去除骨断面的骨刺或突起。对上颌骨上抬患者，应在鼻中隔及上颌窦各壁去骨，移动上颌骨段，使之能到达设计的矫正位置。戴入中间颌板，与下颌牙列咬合面吻合后，以钢丝行颌间临时固定。

用示指和拇指分别抵在颏部，向上并略向后用力使拴接在一起的上下颌复合体就位。也可使上下颌骨复合体做开殆运动，检查上颌骨后部是否存在骨创面的早接触，若有应进一步修整后再就位。

上颌骨就位后，根据预先设定的标记点或检查上颌骨的移动是否与模型外科计划一致，检查无误后，可行坚强内固定。目前多采用微型钛板加螺钉进行坚强内固定，固定的位置在梨状孔边缘及颧牙槽嵴等骨质较厚的部位。一般用中间有一定间距的 4 孔 "L" 形微型钛板和 5mm 长的微型螺钉进行固定，如图 9-1-12A、B。

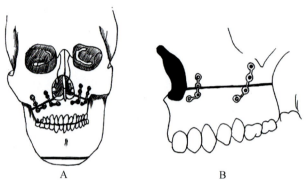

图 9-1-12 Lefort Ⅰ型截骨术后的微型钛板坚强内固定
A. 正面观；B. 侧面观

固定结束后，打开颌间结扎，检查咬合关系是否与模型外科中间合板一致；若不一致，需重新行颌间结扎，拆除钛板，重新检查上颌骨的骨创面间是否存在早接触。

6. 植骨　对上颌骨前移或下降的患者，上颌骨就位后遗留了较大的间隙，有时需要植骨。植骨可以提供更大的稳定性，促进骨愈合，防止术后复发。一般来说，对前移超过 6mm 的患者，需要在前移后遗留于上颌后壁与翼突之间的间隙内植入自体骨，以阻止前移的上颌骨后退；同样，可以在下降遗留的间隙内植骨。

7. 创口关闭与缝合　对于破损的鼻底黏膜，应用可吸收缝线严密关闭。用生理盐水冲洗创腔，仔细检查有无活跃出血点，用电凝止血。Lefort Ⅰ型截骨术后容易导致鼻翼基底变宽，上唇缩短，因此需要在关闭黏骨膜切口前进行鼻翼基底的复位缝合。水平黏骨膜切口常规行 "V-Y" 缝合，以保持或调整调整上唇长度及防止唇红内翻，如图 9-1-13、图 9-1-14。

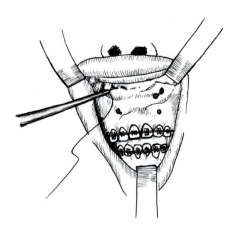

图 9-1-13　鼻翼基底的复位缝合

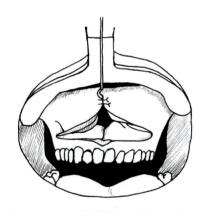

图 9-1-14　上唇黏膜切口的 "V-Y" 缝合

8. 术中要点

(1) 在分离翼上颌连接时，采用弧形的、锐而薄的骨刀，使弧形凹面紧靠上颌结节，凿骨方向尽量向内向前，避免向上向后，可明显降低血管损伤的发生率。用骨刀分离翼上颌连接时，因器械选择不当或凿骨方向错误，直接损伤或翼板骨折后的骨折片损伤，导致颌内动脉等大动脉破损严重出血，应予注意防止。术中一般出血采用填塞止血法控制，有时需结扎止血，个别的患者需结扎颈外动脉。出血较多者，应补充血容量。

(2) 鼻腔侧壁切开时，可用直骨凿向后切开至第 1 磨牙相应区，可防止腭降血管被切断，而鼻腔侧壁后端的小部分骨壁可通过骨折的方式使其断离。

上颌骨纵行劈开的截骨线应根据腭部骨质及黏骨膜的解剖特点，做旁正中骨切开，而不是正中骨切开，既可便于截骨，又可防止腭黏骨膜穿通。

（五）术后检测与处理

正颌外科术后，全麻患者应送至麻醉苏醒室或严密监护病室 (intensive care unit，ICU) 严密观察，按全麻术后常规护理。特别注意保护呼吸道通畅并观察有无明显出血。已做颌间固定者，更应警惕发生呼吸道梗阻的可能性。对于可能或易于发生呼吸道梗阻的患者，可使用材料质量好的导管，采用术后保留导管的方法，以保证患者安全渡过术后组织水肿高峰期，避免呼吸道梗阻的发生。

全身情况稳定后，首要问题是维持骨段的固定，保证骨块于理想的位置上顺利愈合。做颌间固定或口外支架固定者，需经常检查，必要时进行调整或加固。这些外固定一般需保持 2 个月左右，但根据手术部位 (上或下颌骨)、范围大小 (全部或局部截骨)、是否已做骨间固定等情况，可调整颌间或口外固定期限。目前，骨块的固定常采用钛接骨板行坚固内固定，缩短了颌间固定的时间。

由于正颌外科多有口内伤口，并常做颌间固定，因此保持口腔卫生很重要。术后早期，多由医护人员协助清洗口腔；后期则可由患者漱口或用小牙刷自行清洗。口腔护理时，应注意避免扰动伤口或引起结扎丝松脱或移位。

防止复发、维持疗效是术后后期的重要工作，其主要措施在手术中就应开始，包括合适并可靠的固定方法、必须保持下颌骨髁状突在关节窝内才做骨段的固定及进行必要的辅助手术 (如舌大部分切除) 等。术后的处理也很重要，包括维持固定、戴用位置保持器、矫正不良习惯 (如伸舌) 等。

正颌外科术后，多数患者尚需进行术后正畸监管和处理，其内容包括协助防止复发、调整咬合、关闭间隙等以达到理想咬合关系，保持满意的咀嚼功能和外形。出院时就应告诉患者近期内约 2 周左右复诊 1 次，以便根据其年龄、畸形类型、手术方式等进行颌间牵引、矫治器等的指导和变换，以及选择适当的时间去除殆板等，以保证良好的手术效果。

（六）术后常见并发症的预防与处理

正颌外科在术中和术后均可能出现并发症。术者应以认真负责的精神进行手术，遵守手术要求，正确、小心细致地操作，术后严密观察病情，及时处理异常情况，防止各种并发症发生。

1.呼吸道梗阻 呼吸道急性梗阻，甚至导致窒息，是最严重的并发症。全麻苏醒期间，由于呕吐物误吸、分泌物阻塞、体位不当、舌后坠、气管插管拔管后喉头水肿，以及随后的局部组织水肿、颌间固定等因素，可能引起呼吸道梗阻。应该采取措施，并严密观察病情，消除可能引起呼吸道急性梗阻的因素。如有呼吸困难的征象出现（如鼻翼煽动、三凹征等）应及时处理，杜绝窒息并发症的发生。

2.出血 术中若误伤较大血管可致较严重出血，如上颌骨 LeFort Ⅰ型截骨时损伤颌内动脉或腭大动脉，下颌骨升支截骨时损伤下牙槽动脉等。因此，做 LeFort Ⅰ型截骨时，在上颌骨后端与翼板断离的过程中，骨刀不能放置过高，凿入的方向不能向上，以防损伤颌内动脉。截断上颌窦内侧壁时，靠近后端时要注意避免损伤腭大动脉，常可采用骨刀截骨，不要直达后缘而保留部分骨质以免误伤腭大动脉。待以手法和器械将上颌骨向下折断后，再做后方骨质的修整。下颌升支矢状劈开截骨时，骨刀凿入不宜过深以免损伤下牙槽动脉，待将升支以"劈裂"的手法将升支劈开后，扳开骨片，于直视下再深入修整骨质。进行下颌升支纵形截骨（垂直或斜形截骨）时，截骨线应保持位于下颌孔后方以防损伤下牙槽动脉。

3.神经损伤 如下颌升支矢状劈开截骨术中可能误伤下牙槽神经。截骨时的预防措施与防止损伤下牙槽动脉相同。完成截骨、移动骨段做固定时，则应注意避免下牙槽神经被骨段所压迫而导致术后神经损伤症状的出现。

4.骨段坏死 其原因多为将软组织剥离过多或损伤供应血管所致。因此，分离、显露骨面范围不宜过大，尤其不应过多分离远心骨段（靠近牙龈方向的骨段）表面软组织，而需尽量保留软组织附丽，以维持血液循环、保证骨质愈合。

5.损伤牙根尖及牙髓坏死 因横型截骨线过低（太近牙切缘或殆面）而致将牙根同时截断。因此，应判断牙根尖可能的位置，其方法包括术前拍摄牙 X 线片检测牙根所在位置及长度，参考一般正常牙根长度的数据，术中观察可见牙根包绕的牙槽骨呈轻度隆起等。估计牙根长度、牙根尖所在位置后，在牙根尖的远心方向 4~5mm（上颌骨在上颌牙根尖上方、下颌骨在下颌牙根尖的下方）设计横形截骨线。

6.骨不连接或骨质愈合不良 主要为固定不佳所致，骨段断面接触不足、血循供应不良也有影响。因此，术中、术后一定要保证骨质的良好固定。一般多采用骨间固定（结扎固定或微型钢板坚强内固定），并辅以颌间固定、悬吊固定、口外支架固定等。此外，截骨设计应考虑尽量增大骨段（块）连接时的接触创面，术中要防止过分剥离软组织附着等。

上颌骨正颌手术除具有颌面正颌外科手术的常见并发症外，还具有以下特有的并发症：

1.出血 上颌骨血供丰富，骨及软组织切开后创口渗血较为明显，因此应在低压麻醉下进行手术。上颌动脉翼腭段损伤可引起较明显出血。翼上颌连接的平均高度为 14.6mm，上颌动脉至翼上颌连接处最下缘的平均距离是 25mm，因此上颌动脉翼腭段距翼上颌连接的上端尚有 10mm 的距离，正常情况下不会损伤。当用弯骨刀离断翼上颌连接时，如果骨刀的凿刃过宽或骨凿安放位置过高，有可能伤及上颌动脉翼腭段。如果不慎伤及上颌动脉，可致较为凶猛的出血，此时应迅速折断下降上颌骨，在直视进行止血。为减少损伤上颌动脉，近些年部分医师采用摆动锯或骨刀从上颌结节处垂直切开上颌骨，并与水平截骨线相接。

腭降动脉损伤也可导致术中或术后延迟出血。在凿开上颌窦内壁时，当凿至腭骨垂直板时会遇到一定阻力，敲击的声音也会改变，此时应停止凿入，以免损伤腭降动脉。腭降动脉周围骨质应用咬骨钳仔细去除，可先咬至骨折，再用血管钳小心去除。如果该血管已损伤出血，可电凝或结扎止血。

术后随着血压的回升，软组织切口与骨创面均可发生渗血，临床表现为鼻腔或口腔出血。术后体位可上身抬高30°，面部术区冰敷等措施来减少出血。如果鼻腔少量渗血，可应用麻黄碱滴鼻或用肾上腺素纱条填塞，鼻腔填塞后应注意观察口腔或咽后壁是否还有出血。如果发生严重的伤口出血，应及时探查止血。翼上颌缝处的出血，可碘仿纱条填塞翼腭窝。

2. 意外骨折　　上颌骨前外侧壁与内壁的骨质较薄，在行截骨下降时可能导致该部位的骨折，因此应在截骨完全后再下降折断，此类骨折一般不需特殊处理。翼板或颅底骨折一般是由骨凿未置于翼上颌缝或骨刀方向不当造成。翼突根部或颅底骨折可能合并颈内动脉损伤，从而危及患者生命。因此在离断翼上颌连接时，应将骨刀准确放置于翼上颌缝处。

3. 骨愈合不良或坏死　　LeFort I 型骨切开术后，上颌骨的血运主要来自于双侧后方的颊黏膜及腭侧软组织蒂供血，术中注意保护。普通患者的腭降血管损伤一般不会引起血运障碍，而对唇腭裂术后继发畸形或上颌骨分块患者，应尽可能避免损伤腭降血管束，并注意保护腭侧黏骨膜，并注意避免黏骨膜的过度剥离。

4. 感染　　上颌骨血运丰富，一般很少出现伤口感染。但对慢性上颌窦炎患者，术后感染率增大。对此类患者，应在术前控制慢性上颌窦炎，使炎症消退后再行手术。对严重上颌窦炎的患者，可在术中刮除窦腔内的炎性组织，减少术后感染的发生。

5. 复发　　术后上颌骨畸形的复发可由多种原因引起，如骨块移动量较大、未在间隙内植骨、骨块固定不牢固、腭部软组织牵拉、术区瘢痕较多和骨面接触不良等。因此，对骨移动量较大患者，可考虑间隙内植骨；对干唇腭裂等术区瘢痕较多患者，应彻底松解，必要时可矫枉过正。

6. 眶下神经及鼻泪管损伤　　眶下神经损伤多为术中牵拉所致，应小心保护。常规LeFort I 型手术在下鼻甲下方做水平骨切开，不会损伤鼻泪管。有时行高位 LeFort I 型骨切开术时，可以在下鼻甲上方行水平骨切开，这增加了鼻泪管损伤的机会，从而导致术后流泪。

（七）临床效果评价

有研究指出，在本组收集的患者中，术中需输血的有 33 例，输血 200~1200 ml 不等，均没有输血反应发生。没有出现术中异常骨裂、术中损伤牙体或术后患者诉牙体不适的情况，亦无神经损伤。术中即按预制好的终殆板重建殆关系，上下颌骨骨间行微型钛夹板坚硬内固定，术后复查咬合关系均能达到术前预测效果。上、下颌同期手术需做颌间结扎者，往往在术后第 2 或第 3 天即行颌间牵引，1 周左右即可行颌间结扎。术后随访显示，断骨处已形成骨愈合倾向，第 6 周拆除颌间结扎，X 线片显示骨已愈合。所有患者术后均进行了牙列正畸矫正，其功能与外形均获得了满意的效果。

二、LeFort Ⅱ型截骨术

LeFort Ⅱ型截骨术是比较复杂的一种正颌外科术式，其截骨范围除上颌骨外，尚包括面中部的鼻部骨质及部分眶壁，使整个骨块呈锥形在筛部与颅底分离，而可移动至预期的位置，以矫正牙𬌗畸形，必要时辅以其他手术，如植骨术等。

1973 年 Henderson 和 Jackson 对 LeFort Ⅱ型骨切开术进行了较详细介绍，其骨切开线走向与上颌 LeFort Ⅱ型骨折线的走向基本相同。

（一）适应证

鼻-上颌发育不足伴有安氏Ⅲ类骨性错𬌗畸形的患者。

（二）禁忌证

1. 全身情况欠佳，不宜于全麻下行重大手术者。
2. 由于下颌畸形所导致的假性上颌畸形。

（三）术前准备

同 LeFort Ⅰ型截骨术。

（四）手术要点、难点和对策

1. 切口设计与暴露

(1) 鼻根旁切口多采用此切口：在鼻根旁，内眦近中沿着鼻根走向做两条分别长 1.5~2.0cm 皮肤切口 (图 9-1-15、图 9-1-16)。在骨膜下向中线分离使两侧皮肤切口相通，暴露眶内侧缘及部分眶下缘，显露内眦、前后泪嵴和泪沟。

(2) 头皮冠状切口：也可采用头皮冠状切口，该切口位于发际上方 5~10mm。在骨膜上帽状腱膜向下翻起头皮，在眶上缘与初始切口间距眶上缘约 1/3 处切开骨膜，行骨膜下剥离至眶上缘。此类切口一般需要在下睑做附加切口以便显露眶下缘。

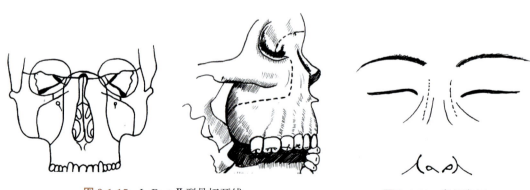

图 9-1-15　LeFort Ⅱ型骨切开线　　　　　　　　图 9-1-16　鼻根旁切口

2. 骨切开术

(1) 鼻根部的水平骨切开及眶内截骨：骨切开线的设计一般位于鼻额缝的下方，鼻根部水平骨切开后，切骨线延伸向后进入筛骨，然后改变方向在泪囊窝后方向下至眶底并向前达眶下缘，在泪囊窝与眶下孔之间越过眶下缘至上颌骨前壁，如图 9-1-17、图 9-1-18。

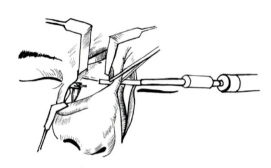

图 9-1-17　鼻根部水平骨切开

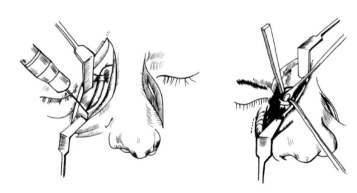

图 9-1-18　眶内垂直骨切开

(2) 口内切口：完成上述口外进路的鼻眶区骨切开术后，LeFort Ⅱ型骨切开术其余的切骨操作均由口内进路完成。口内切口同 LeFort Ⅰ型骨切开术，只是在上颌前壁的剥离暴露范围较大，应在骨膜下剥离直达眶下缘。此时应注意勿损伤眶下神经血管束。切骨继续自前述口外入路的眶下缘骨切口继续向下，于 LeFort Ⅰ型骨切开线水平折转向后，越过颧牙槽嵴，直达翼上颌连接。

(3) 离断翼上颌连接：使用弧形弯曲骨凿离断翼上颌连接。

(4) 离断鼻上颌区骨连接：完成上述操作后，使用一骨凿自鼻根部水平骨切口插入，完成筛骨垂直板及犁骨的离断。截骨线自前部水平骨切口止于后部上颌棘。

(5) 游离鼻上颌复合牙骨段：使用左右两把上颌把持钳夹持整个鼻上颌复合牙骨段，先使其向前移动。然后观察鼻根部骨切口以判断是否为鼻上颌牙骨段整体移动。必要时自鼻根部插入一把骨凿或骨刀协助其整体移动，直到鼻上颌复合牙骨段可在无张力的情况下处于术前设计的理想位置，如图 9-1-19、图 9-1-20。

285

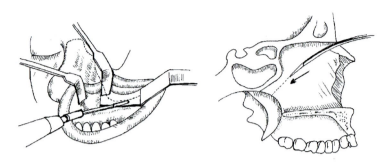

图 9-1-19　经口内行上颌骨切开

3. 戴入𬌗板，行颌间结扎固定　将鼻-上颌复合牙骨段游离松动后，戴入𬌗板，行颌间结扎固定并于眶下缘行钢丝悬吊固定。

4. 植骨固定　在鼻根部及口内上颌各骨切口间存留间隙处植入自体骨块。一方面可使鼻上颌复合牙骨段更加稳定；另一方面也可促进其骨愈合。传统的固定方法主要是钢丝结扎固定和上颌骨通过眶下缘或颧牙槽嵴上部骨质较厚处的钢丝悬吊。近年来，广泛用于正颌外科的坚强内固定技术为这类骨切开术提供了可靠稳定的固定方法，如图 9-1-21。

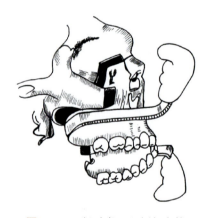

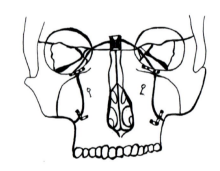

图 9-1-20　松动鼻-上颌复合体　　　　图 9-1-21　用钛板钛钉固定移动后的骨块

5. 复位缝合内眦韧带　如果为截骨方便，切断了内眦韧带，术毕需用不可吸收的缝线行内眦韧带缝合。先将一侧的内眦韧带用两头穿针的不可吸收缝线缝扎结实，然后将两针分别自鼻根下方传入对侧相应部位，再缝扎对侧内眦韧带。

6. 缝合伤口　彻底冲洗口内外创口后，缝合皮肤及黏膜切口。

（五）术后监测与处理

同 LeFort Ⅰ型截骨术。

（六）术后常见并发症的预防与处理

LeFort Ⅱ型截骨术的并发症及其防治基本同 LeFort Ⅰ型手术。比较特殊的是鼻泪管损伤，行鼻旁与眶内侧壁的切开、剥离时都有可能损伤鼻泪管，手术时应小心操作，防止损伤。鼻根部手术切口瘢痕，特别是在有感染的情况下，瘢痕会更明显。对瘢痕体质的患者，可改用头皮冠状切口入路。对于唇腭裂患者，术后腭咽闭合不全、鼻漏气可能加重。

三、上颌骨前部截骨术

上颌前部截骨术 (anterior maxillary osteotomy，AMO) 是通过对上颌骨前份的截骨，形成包括前鼻嵴和前部骨性鼻底在内的双侧尖牙间 (或第一前磨牙间) 的牙骨段，多采用后退或上移此骨块来矫治上颌前牙及牙槽骨的畸形，如图 9-1-22。

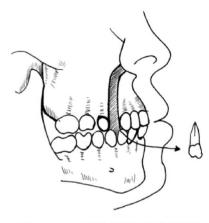

图 9-1-22　上颌前部骨切开术示意图

根据软组织切口设计和截骨入路，AMO 有 3 种手术方法：① Wassmund 法，此方法需做 4 个软组织切口，即上颌唇侧正中切口、两侧双前磨牙区垂直切口和腭部黏骨膜正中切口，以大部分唇侧和腭侧黏骨膜为蒂。此种方法由于视野受限，操作不便，已较少应用。② Cupar 法，从唇侧黏骨膜切口入路，术后血供来源于腭大血管束供血的腭侧黏骨膜蒂。③ Wunderer 法，采用腭侧黏骨膜及两侧前磨牙区垂直切口，术后血供来源于唇侧黏骨膜。

(一) 适应证

1. 骨性安氏 I 类的上颌前牙及牙槽骨前突畸形，包括矢状向或垂直向的发育过度，患者常表现为上唇不能自然闭合，开唇露齿，微笑露龈，存在前牙深覆盖或深覆𬌗。

287

2. 与下颌前份根尖下颌骨切开术配合矫治双颌前突及某些轻度开𬌗畸形。
3. 在上颌骨垂直高度过长的情况下，用来关闭前牙开𬌗。
4. 在正畸治疗不能应用或患者要求时，快速后退前牙。
5. 改善上唇与鼻小柱及面下 1/3 的相对突度。

(二) 禁忌证

1. 全身情况欠佳，不宜于全麻下行重大手术者。
2. 由于下颌畸形所导致的假性上颌畸形。

(三) 术前准备

同 LeFort I 型截骨术。

(四) 手术要点、难点和对策

1.Cupar 法

(1) 切口及显露：从一侧第二前磨牙远中至对侧第二前磨牙远中，在上颌唇颊侧前庭沟

黏膜转折处上方 6mm 做水平切口，逐层切开软组织直达骨面。用骨膜剥离子在骨表面分离黏骨膜，暴露上颌骨前壁、梨状孔外下缘、鼻底、鼻腔侧壁及鼻中隔黏膜。在拔牙区剥离颊侧黏骨膜至牙槽嵴顶，如图 9-1-23。

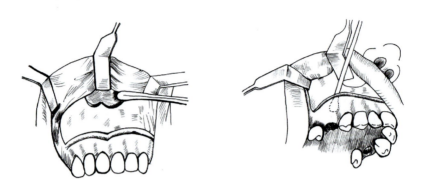

图 9-1-23 切开黏骨膜与术区显露

(2) 骨切开：用小球钻在骨面上间隔钻孔标出第一前磨牙区的垂直截骨界限，在尖牙根尖上方至少 5mm 转向前至梨状孔边缘，用裂钻或骨锯将标记的骨孔连接起来，形成两条几乎平行的骨切开线。用球钻或裂钻由浅入深向腭侧逐渐截骨，注意保护邻牙牙根。切骨时置左手示指于腭侧黏膜表面，感觉器械深度，不要损伤腭侧黏骨膜。切开梨状孔边缘时，注意用骨膜剥离子或脑压板隔开鼻腔侧黏膜。以同样方法行对侧手术。两侧垂直骨切开完成后，用鼻中隔骨凿从前鼻嵴处向后凿断鼻中隔软骨，至腭部骨切开线，如图 9-1-24。

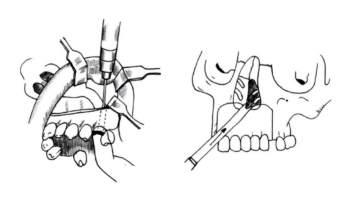

图 9-1-24 行骨切开术与凿开鼻中隔连接

(3) 折断降下：用骨刀或骨钻分别从两侧垂直骨切口深入，横行切开腭骨水平板。切开过程中，注意放置手指于腭侧黏膜上，以保护腭侧黏膜（图 9-1-25）。完成骨切开后，用较宽骨刀插入两侧骨切开间隙，轻轻撬动，确定所有骨性连接都已断裂。然后用手指将上颌前部骨块向下摇动，旋转下降前部骨块，暴露骨块上面及后缘，用球钻行骨断面的修整。

(4) 骨块就位固定：移动前颌骨段至术前设计位置，戴入殆板检查，如果有骨干扰，确定位置并修整之。如果前颌牙弓与后牙弓宽度不调，可以将前颌骨正中劈开，使前后两段牙弓协调。如果前颌骨上移，应用球钻在骨性鼻底处磨出一条相应深度的凹陷，并将鼻中隔软骨适量切除，避免术后鼻中隔歪曲。戴入殆板，将上下颌牙弓结扎固定，用微型钛板和螺钉在两侧梨状孔边缘行坚强内固定，如图 9-1-26。

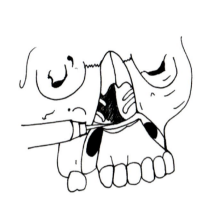 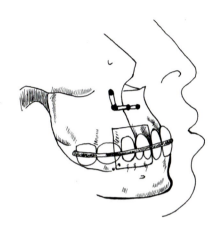

图 9-1-25　横行切开腭中部连线　　　　图 9-1-26　用钛板行骨内固定

2.Wunderer 法

(1) 切口及显露：采用腭侧黏骨膜及两侧前磨牙拔牙区垂直切口。在骨膜下剥离暴露，注意不要过分向前剥离黏骨膜。

(2) 骨切开：两侧垂直骨切口可比黏膜切口位置向后，以免软硬组织切口在同一断面。拔牙区做两条垂直骨切开线，在尖牙根尖上方 5mm 转向前至梨状孔边缘，截除两条骨切开线之间的骨质以便后退上颌前部骨块。截骨时，示指置于腭部对应的黏膜上，以防损伤腭侧黏骨膜。用同样方法行对侧骨切开。参照两侧垂直骨切开横行切开上颌腭部骨板，并根据前颌骨块后退距离去除相应骨质，如图 9-1-27。

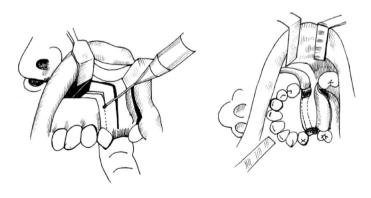

图 9-1-27　从腭侧入路行 AMO 手术

(3) 骨块移动与固定：完成骨切开后，将上颌前部骨块向前上方折断，修整切骨边缘。

戴入𬌗板，将上下颌牙弓结扎固定，在梨状孔边缘用钛板、螺钉行坚强内固定。

(4) 缝合：缝合口腔黏膜切口。

（五）术后监测与处理

同 LeFort Ⅰ型截骨术。

（六）术后常见并发症的预防与处理

同颌面正颌外科手术常见并发症的预防与处理。

（七）临床效果评价

本组，12 例患者，男 7 例，女 5 例，18~21 岁，平均 19 岁。根据 X 线测量分析及临床所见牙、𬌗、面关系协调取得较好的外观效果，咬𬌗关系良好，经过临床观察和随访，目前效果稳定。

四、上颌骨后部骨段截骨术

上颌后部骨切开术 (posterior maxillary osteotomy，PMO) 最早由 Schuchardt 报道，用来矫正开𬌗畸形。上颌骨畸形如未涉及整个上颌骨，如仅属上颌骨后份 (单侧或双侧) 垂直性过长畸形，可行本手术进行矫正。以此手术为基础，适当变动，即可用以矫治其他类型的上颌骨后份畸形，如上颌骨后份截骨后，扭转以矫正上颌骨后份的颊侧跨𬌗或腭侧反𬌗畸形等。

（一）适应证

1. 上颌后部牙槽突过长所致的开𬌗。
2. 上颌后部牙槽后退以使阻生的尖牙或前磨牙萌出。
3. 横向发育不足或发育过度。
4. 单侧或双侧后牙开𬌗及其他𬌗关系不协调。

（二）禁忌证

1. 全身情况欠佳，不宜于全麻下行重大手术者。
2. 由上颌骨前份垂直性发育不良所致的开𬌗畸形。

（三）术前准备

同 LeFort Ⅰ型截骨术。

（四）手术要点、难点和对策

1. 颊侧入路式
(1) 在上颌尖牙至第二磨牙的颊侧前庭沟做切口，深达骨面，用骨膜分离器向上剥离黏骨膜暴露上颌骨前外壁。向后剥离黏骨膜暴露上颌骨后壁和上颌结节，使弯凿置于翼上颌连接处即可。必要时可在两端做垂直切口至牙槽嵴顶，如图 9-1-28。

(2) 用来复锯在设计的骨切开线 (至少要在根尖上 4mm) 做水平切口。如需降低上颌后部牙槽高度，则做两个平行的骨切口，延伸至翼上颌连接。如需做垂直方向的牙根间骨切开，则在水平黏骨膜切线的下缘相应部位以小骨膜分离器分离黏骨膜至牙槽嵴顶。垂直切开一般选在尖牙与第一双尖牙之间，用细裂钻或矢状锯进行。垂直骨切开时另一手指放在相应腭黏膜处，感觉到腭侧骨板一切开即停止，防止损伤腭黏膜，如图 9-1-29。

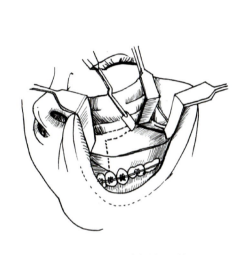

图 9-1-28　上颌骨切开线

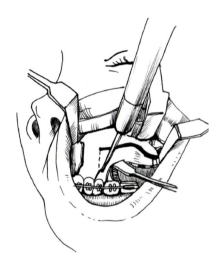

图 9-1-29　骨切开

(3) 凿开翼上颌连接：此步骤与上颌骨 LeFort Ⅰ型截骨术相同。完成骨切开后，牵引暴露翼上颌连接。用弯凿置于翼上颌连接处，凿刃向下，用另一只手的示指放在翼上颌连接相对应的腭黏膜处，助手轻敲骨刀，手指在腭黏膜处一感到凿刃时即停止。将翼突与上颌后壁连接处分离，但切勿折断翼突。如有第三磨牙，亦可拔除第三磨牙后，在牙槽窝位置用摆动锯做骨切开，以减少损伤颌内动脉的机会。

(4) 用手指向下压切开后的牙骨段，使腭板弯曲，逐渐加大力度，可见颊侧骨切口扩大。用弯凿伸入上颌窦内小心离断腭侧骨板，此操作在腭盖较高的患者较为容易。如患者腭侧较平，则需先行凿开鼻腔侧壁骨板再从鼻底凿开腭侧骨板，如图 9-1-30~ 图 9-1-32。

(5) 所有骨切开完成后，需移动的牙骨段已松动，但因腭侧黏骨膜张力较大，需反复摇动使其松动。充分松解后，就位于准备好的咬𬌗板中，结扎固定唇弓和夹板。

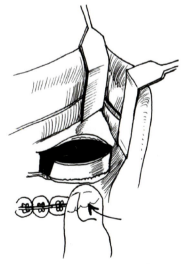

图 9-1-30　下压切开后的牙骨段

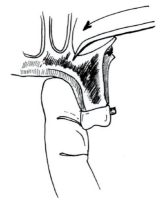
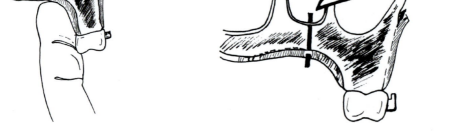

图 9-1-31　经上颌窦切开腭侧骨板　　　　　图 9-1-32　经鼻底凿开腭侧骨板

(6) 用微型钛夹板行坚强内固定，亦可用钢丝结扎固定，一般不需行颌间结扎。

(7) 缝合创口。

2. 颊腭侧联合入路法　在上颌尖牙远中及第一磨牙远中，做自牙龈缘至前庭沟的垂直切开，深达骨面，在两垂直切口间骨膜下做隧道剥离，切勿损伤黏骨膜或剥离过宽，能容下来复锯即可。在隧道内行水平骨切开，在前端做垂直骨切开，后端离断翼上颌连接或在第三磨牙位置做垂直骨切开。

在腭侧与颊侧垂直切口对应的位置，腭大动脉外侧并与之平行做两个小切口，切开黏骨膜。在前后两切口之间骨膜下行隧道剥离，以能进入来复锯或骨凿为度。做腭侧的水平骨切开。

充分活动切开骨段，戴入𬌗板，用微型钛夹板固定，缝合创口。

3. 术中注意要点

(1) 采用细的钻头或骨刀劈开牙槽间隔，预防邻牙牙根损伤。

(2) 通过向后方仔细地骨膜下分离，避免损伤翼丛造成出血。在断离上颌结节与翼板时，应严格控制骨刀的方向，尽量向内，防止向上向后用力凿入。

（五）术后监测与处理

同 LeFort Ⅰ型截骨术。

（六）术后常见并发症的预防与处理

同颌面正颌外科手术常见并发症的预防与处理。

五、上颌骨分块截骨、增宽术

上颌骨横径方向的畸形，可在 LerFort Ⅰ型截骨术的基础上，将上颌骨分块截开，然后移动骨块至预期位置以矫治畸形。根据需要，设计辅助截骨线，形成数块骨块，以纠正不同的上颌畸形。

（一）适应证

上颌骨分块截骨、增宽术适用于上颌骨横径过窄、后牙反𬌗畸形。

（二）禁忌证

1. 全身情况欠佳，不宜于全麻下行重大手术者。
2. 由上颌骨前份垂直性发育不良所致的开𬌗畸形。

（三）术前准备

同 LeFort Ⅰ 型截骨术。

（四）手术要点、难点和对策

1. 上颌骨 LeFort Ⅰ 型截骨　按 LeFort Ⅰ 型截骨术常规方法进行。于上颌前庭沟做横形切口，暴露上颌骨外侧壁（图 9-1-33)。分别截断上颌骨外侧壁、上颌窦内侧壁、鼻中隔下端，最后将上颌骨上颌结节后方与翼板断离（图 9-1-34)。将截断的上颌骨以手指力量向下折断（方法步骤详见 LeFort Ⅰ 型截骨、前移术）。

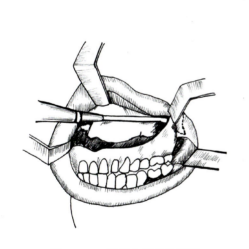

图 9-1-33　暴露上颌骨外侧壁

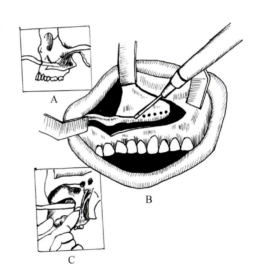

图 9-1-34　上颌骨 LeFort Ⅰ 型截骨

2. 上颌骨纵行劈开截骨　上颌骨向下折断后，即可显露上颌骨、腭板的鼻侧面。

(1) 纵行截骨线的设计：由于腭部中线的骨质较厚而不易截断，而其旁侧的骨质较薄易于截断，且中线腭侧附丽的腭侧黏膜紧贴骨面而较薄、易于撕裂，其旁侧黏膜及黏膜下组织则较厚、不易撕裂。因此，腭部水平部纵形截开的截骨线不宜置于正中而应设计在中线旁侧，约介于正中线与上颌骨腭部垂直部分与水平部分交界处，如图 9-1-35、图 9-1-36。

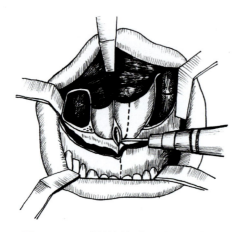

图 **9-1-35** 上颌骨纵行截骨线的设计 (1)

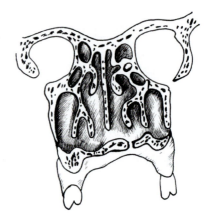

图 **9-1-36** 上颌骨纵行截骨线的设计 (2)

(2) 纵行截骨：先在上颌骨前份垂直截开，常可用直机带裂钻，在中线部位中切牙之间的骨质上将上颌骨前端自鼻侧面向腭侧面做垂直截骨。裂钻截骨时，可将左手中指或示指置于腭侧腭乳突处以感觉截骨情况，防止损伤、穿破腭侧黏膜 (图 9-1-37)。再以薄骨刀自前向后沿设计的截骨线在腭部水平板纵行截开 (图 9-1-38)。也可用薄骨刀，在上颌骨前端两中切牙之间垂直凿入 (图 9-1-39)，并按设计的旁正中截骨线进一步分离上颌骨。将上颌骨纵向分离成两大块。

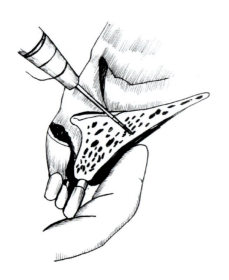

图 **9-1-37** 左手中指或示指感觉截骨情况

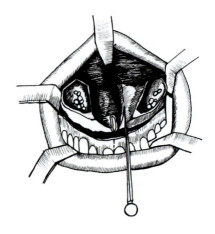

图 **9-1-38** 纵行截开

3. 移动上颌骨块、就位、固定 截断上颌骨后，将两大块上颌骨在戴上咬殆导板，并在其指引下移至预期的位置上做颌间固定 (图 9-1-40)。上颌骨颊侧截骨线以微型钛板做坚强内固定。

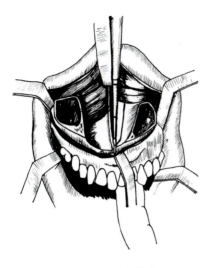 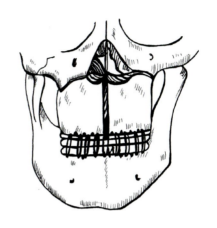

图 9-1-39　垂直凿入　　　　　　　　　图 9-1-40　颌间固定

4.缝合伤口　口内黏膜切口做间断缝合。

5.术中注意要点

(1) 在分离翼上颌连接时，采用弧形的锐而薄的骨刀，使弧形凹面紧靠上颌结节，凿骨方向尽量向内向前，避免向上向后，可明显降低血管损伤的发生率。用骨刀分离翼上颌连接时，因器械选择不当或凿骨方向错误，可直接损伤或翼板骨折后的骨折片损伤颌内动脉等大动脉，造成严重出血，应予以注意。术中一般出血采用填塞止血法控制，有时需结扎止血，个别的需结扎颈外动脉。出血较多者，应补充血容量。

(2) 鼻腔侧壁切开时可用一直骨凿向后切开至第一磨牙相应区，可防止腭降血管被切断，而鼻腔侧壁后端的小部分骨壁可通过骨折的方式断离。上颌骨纵行劈开的截骨线应根据腭部骨质及黏骨膜的解剖特点，做旁正中骨切开，而不是正中骨切开，既便于截骨，又可防止腭黏骨膜穿通。

（五）术后监测与处理

同 LeFort Ⅰ型截骨术。

（六）术后常见并发症的预防与处理

同颌面正颌外科手术常见并发症的预防与处理。

六、颧骨截骨前移术

（一）适应证

颧骨截骨前移术适用于鼻部及上颌骨正常而颧骨后缩、塌陷畸形的患者。

（二）禁忌证

1. 全身情况欠佳，不宜于全麻下行重大手术者。
2. 由上颌骨前份垂直性发育不良所致的开𬌗畸形。
3. 鼻部及颧骨部、上颌骨同时存在畸形者。

（三）术前准备

同 LeFort Ⅰ型截骨术。

（四）手术要点、难点和对策

1. 口内切口及显露　先在上颌前庭沟切口部位局部注射含 1∶500 000 肾上腺素的生理盐水和 0.25% 普鲁卡因溶液以减少术中出血。自尖牙至第二磨牙做横行切口，直达骨面（图 9-1-41）。以骨膜分离器暴露上颌骨的外侧面。

2. 口内截骨　在犁状孔边缘外侧 0.5~1cm 处开始以裂钻向后方在上颌骨外侧面截骨。此横形截骨线应保持在估计上颌牙根尖上方 0.4~0.5cm 或之上，截骨线延伸至颧牙槽嵴后方为止。在此截骨线的前端，即在犁状孔边缘外侧 0.5~1cm 处，截骨线拐向上方 0.5~1cm，便于以后与自眶下缘切口的截骨线相连接，如图 9-1-42。

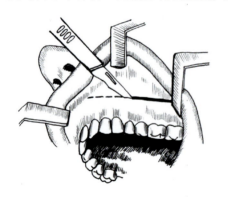
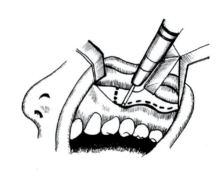

图 9-1-41　口内切口及显露　　　　　图 9-1-42　口内截骨

3. 眶下缘切口及暴露　在眶下区下睑下方做横行皮肤切口（图 9-1-43）。以骨膜分离器分离眶底、眶下缘、鼻侧和颧突。

4. 眶部截骨　以裂钻自眶下缘在眶底眶下缘后方 1cm 向眶下裂截骨（图 9-1-44）。再通过眶下缘向下垂直截骨，此垂直截骨线应位于泪器的外侧。然后在上颌骨前份截骨，沿犁状孔外侧向下延伸，而与自口内向上的垂直截骨线相连。

5. 颧部截骨　在颧牙槽嵴的后、下方置入骨刀，向上、内方向凿入，直至眶下裂，以分离上颌骨的后外侧面，如图 9-1-45。

6. 移动骨段、就位、植骨及固定　截骨完成后，将断离的颧骨向前移动至理想位置。移动后产生的间隙，常可填以骨片，并做骨间结扎固定，如图 9-1-46。

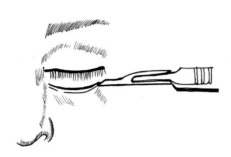

图 9-1-43 眶下缘切口及暴露

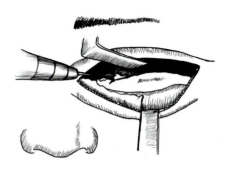

图 9-1-44 眶部截骨

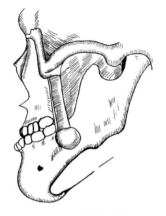

图 9-1-45 颧部截骨

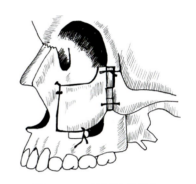

图 9-1-46 骨间结扎固定

7. 缝合 分别间断缝合眶下及口内切口。

8. 术中注意要点 由于采用口内切口及眶下切口,颧骨的显露不够充分,截骨需分段完成。术中应有良好的照明,口内纵形截骨时更应注意截骨的部位与方向,以便与眶下切口处的截骨线相连。

(五)术后监测与处理

同 LeFort Ⅰ 型截骨术。

(六)术后常见并发症的预防与处理

同颌面正颌外科手术常见并发症的预防与处理。

七、上颌骨 - 颧骨截骨前移术

(一)适应证

上颌骨 - 颧骨截骨前移术适用于颧部后缩、上颌(鼻窦及尖牙窝区)平塌畸形,但鼻部正常的患者。

（二）禁忌证

1. 全身情况欠佳，不宜于全麻下行重大手术者。
2. 由上颌骨前份垂直性发育不良所致的开殆畸形。
3. 颧部及上颌后缩，且鼻部同时亦有塌陷畸形者。

（三）术前准备

同 LeFort Ⅰ型截骨术。

（四）手术要点、难点和对策

颧骨－上颌骨截骨前移术实际上是分别对颧骨及上颌骨进行截骨，然后将骨段前移矫正畸形，如图 9-1-47。

1. **截断上颌骨**　按 LeFort Ⅰ型截骨术方法截断上颌骨，在上颌前庭沟自一侧第二磨牙至对侧第二磨牙做黏膜切口、直达骨面 (图 9-1-48)。以骨膜分离器分离暴露上颌骨外侧面，并自犁状孔分离鼻底前份黏膜。然后分别在上颌骨外侧及内侧、鼻中隔下端、上颌结节与翼板之间截骨，使上颌骨分离。并在犁状孔外侧 0.5~1cm 处，向上做垂直截骨线。

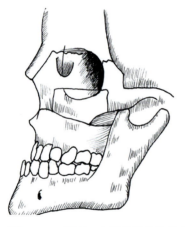

图 9-1-47　颧骨 - 上颌骨截骨前移术

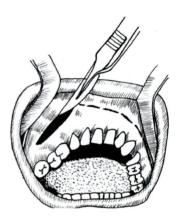

图 9-1-48　截断上颌骨

2. **断离颧骨**　在眶下缘做皮肤切口，暴露眶下缘，以骨膜分离器暴露骨面。通过眶下缘在泪器的外侧做垂直截骨线与口内的垂直截骨线相连。并在眶底，自眶下缘向眶下裂进行截骨 (图 9-1-49)。最后用直骨刀自下向上、内截断上颌骨的外、后面 (图 9-1-50)，将颧骨块断离而使之前移。

3. **移动骨块、就位、植骨及固定**　在下颌戴上预制并消毒的咬殆导板，将上颌骨前移至与咬合导板咬合关系吻合的相应位置，即为预期部位。骨间隙中置入植骨块、进行骨间固定、颌间固定，必要时辅以悬吊固定。将颧骨前移至计划位置，于产生的骨间隙中置入植骨片，做骨间结扎固定，如图 9-1-51。

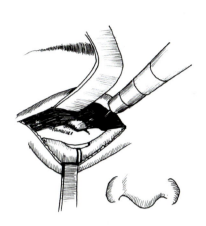

图 9-1-49　向眶下裂截骨

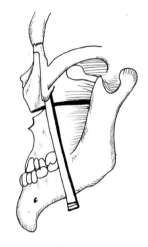

图 9-1-50　截断上颌骨外、后面

4.缝合伤口　眶下皮肤切口及口内黏膜切口分别做间断缝合。

5.术中注意要点

(1) 在分离翼上颌连接时，采用弧形、锐而薄的骨刀，使弧形凹面紧靠上颌结节，凿骨方向尽量向内向前，避免向上向后，可明显减少血管损伤的发生率。用骨刀分离翼上颌连接时，因器械选择不当或凿骨方向错误，可直接损伤或翼板骨折后的骨折片损伤颌内动脉等大动脉，导致严重出血，应予以注意防止。术中一般出血采用填塞止血法控制，有时需结扎止血，个别患者需结扎颈外动脉；出血较多者，应补充血容量。

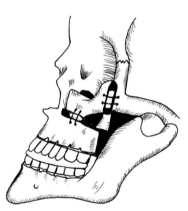

图 9-1-51　骨间结扎固定

(2) 鼻腔侧壁切开时可用一直骨凿向后切开至第一磨牙相应区，可防止腭降血管被切断，而鼻腔侧壁后端的小部分骨壁可通过骨折的方式断离。

(3) 颧骨前移术：由于采用口内切口及眶下切口，颧骨显露的不够充分，截骨需分段完成。术中应有良好的照明，口内纵形截骨时更应注意截骨的部位与方向，以便与眶下切口处的截骨线相连。

（五）术后监测与处理

同 LeFort Ⅰ型截骨术。

（六）术后常见并发症的预防与处理

同颌面正颌外科手术中常见并发症的预防与处理。

八、鼻上颌或鼻唇区增高术

鼻上颌或鼻上唇区可发生塌陷或平坦畸形，可单独发生，亦可与上颌骨或颧部发育不良同时存在。有多种手术矫正方法供选择。于塌陷畸形部位贴附骨片、软骨片或骨代用品，以增高外形使之丰满即为方法之一。此术式可单独应用或联合 LeFort Ⅰ型截骨术等使用。

（一）适应证

鼻上颌、鼻唇区塌陷畸形，但上下颌咬殆关系正常。

（二）禁忌证

1. 全身情况欠佳，不宜于全麻下行重大手术者。
2. 由上颌骨前份垂直性发育不良所致的开殆畸形。
3. 除鼻上颌、鼻唇区塌陷外，尚有上颌后缩或垂直发育等畸形，上下颌咬殆关系异常，则尚需结合其他手术联合进行。

（三）术前准备

同 LeFort Ⅰ型截骨术。

（四）手术要点、难点和对策

1. 切口　在上颌前庭沟，自一侧尖牙区至对侧尖牙区做横形切口，直达骨面（图 9-1-52）。注意保持切口在犁状孔下方，防止穿破鼻黏膜。
2. 显露、置入植骨片　在犁状孔下、旁侧及前鼻棘下方，于骨膜下做隧道式潜行分离，形成袋形的骨膜下间隙（口袋），以备置入植骨材料（图 9-1-53）。最常用的植骨材料为自体骨（髂骨）；亦可用软骨片，但较易发生吸收。近年来，已有使用植骨代用品，如硅胶、Proplast、Medpore 或经处理的异体骨（如脱矿骨）等。植入物可分块，亦可修成 "L" 形或马蹄形，术中应观察植入物贴附后的外形改善效果。

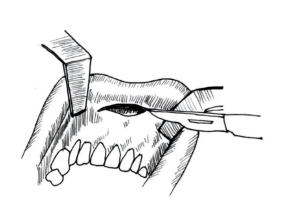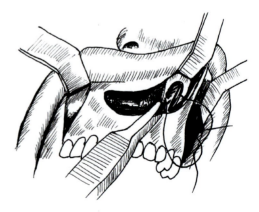

图 9-1-52　上颌前庭沟做横形切口　　　　图 9-1-53　形成袋形骨膜下间隙

3. 固定植骨片，缝合切口　一般多以金属丝将植骨片固定（图 9-1-54)。切口做间断缝合。

4. 术中注意要点

(1) 切口及骨膜下分离时慎勿伤及鼻黏膜或穿通鼻腔。

(2) 按术前设计植入大小、形状及厚薄合适的骨片或植骨代用品，注意两侧对称。

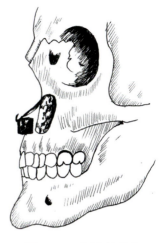

（五）术后监测与处理

同 LeFort Ⅰ 型截骨术的术后监测与处理。除常规正颌外科手术术后处理外，还需要着重预防感染。术后应用抗生素、全流饮食 3d、口腔清洁和护理、术后 7d 拆线。

图 9-1-54　固定植骨片

（六）术后常见并发症的预防与处理

术后常见并发症的预防和处理同正颌外科手术，此外，此手术有极大概率发生伤口感染，主要原因是术中穿破鼻腔黏膜或止血不完善造成术后血肿，口腔消毒不严、伤口冲洗不够、伤口缝合不良与术后进食不注意，伤口裂开等也是造成伤口感染的原因。只要在术中，术后注意上述各点，一般均可预防感染的发生。

第二节　下颌骨畸形矫正手术

一、下颌支矢状劈开截骨术

下颌支矢状骨劈开术 (sagittal split ramus osteotomy，SSRO) 是由欧洲颌面外科医师 Obwegeser 于 1957 年首次报道，后经改进已经成为矫治下颌骨发育性畸形最为常用的一种术式。下颌支矢状骨劈开术是将下颌支从矢状面劈开，形成带有髁突与喙突的近心骨段和带有牙列与下牙槽神经的远心骨段，通过向前或向后移动远心骨段来达到治疗目的。

（一）适应证

1. 矫正下颌发育不足或下颌发育过度。

2. 伴有小下颌畸形或下颌前突的双颌畸形等，与其他手术协同矫治。

3. 下颌前突伴偏斜畸形是临床上较常见的一种畸形，其面型特征常表现为面中份凹陷，面下 1/3 前突且偏斜。正面观：患侧 (下颌体部及升支变长的一侧) 凹陷，而健侧 (下颌体部及升支变化小的一侧) 相对丰满，此类患者在向患侧移动下颌矫正偏斜的同时面部两侧的不对称常可以矫正。但下颌前突伴偏斜畸形临床上常有另一种情况，表现为患侧丰满，健侧凹陷，若此类患者按常规的手术方法治疗，面部外形改善不佳，应对此类患者的手术行个性化设计。

（二）禁忌证

1. 有心、肺、肝、肾等重要脏器病变未治愈，手术危险性较大的患者。
2. 曾有精神不正常病史的患者。

（三）术前准备

同上颌骨 LeFort I 型截骨术。

（四）手术要点、难点和对策

1. 软组织切口与剥离　适度开口 2~3 指，口内切口设计在距下颌𬌗平面上约 1cm 的下颌支前缘处，向下至下颌第一磨牙近中龈颊沟偏颊侧 6cm 处。在注入 8ml 左右含肾上腺素 (1/30 万) 的生理盐水后，逐层切开黏膜、黏膜下组织与骨膜达升支前缘。将骨膜掀起后，用"燕尾"牵开器沿升支前缘向上适当剥离颞肌附着。用弯 Kocher 钳夹持住喙突，从上颌𬌗平面对应的下颌支前缘开始，在骨膜下向后分离直至可以看见下颌小舌或下牙槽神经血管束，如图 9-2-1。

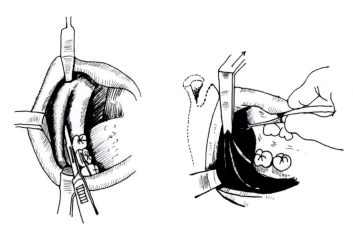

图 9-2-1　口内切口与软组织剥离

2. 下颌支骨切开　用骨膜剥离器或专用下颌支内侧牵开器将掀起的软组织与骨面隔离，用细长裂钻或往复锯在下颌小舌上方 2~3mm 处做水平骨切开，骨切口从升支前缘向后与上颌𬌗平面平行。切口后端一定要越过下颌孔的后方至下颌神经沟，但不必切至下颌支后缘。注意切骨深度，不能过深导致升支横断。当升支内侧水平骨切开完成后，填入纱条止血。

向前下剥离并显露整个下颌支前缘、外斜线及颏孔后方的下颌体颊侧骨面与下颌下缘。从升支前缘内侧骨切口前端开始，逐渐向下向外转向第一磨牙外侧骨板，是预计的矢状骨劈开位置。直接用往复锯沿此骨切开线走行将其骨皮质切开；也可先用小球钻或裂钻在此切开线上打孔若干，并将各骨孔连成一条深达骨髓质的连续骨沟。自此骨沟前端即第一磨牙远中处转向下颌下缘用往复锯或裂钻做垂直骨切开，随后用裂钻消除骨沟内残存的皮质骨桥，确保切开深度达到髓质骨，如图 9-2-2。

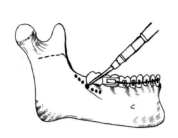
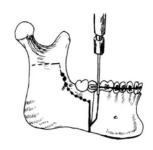

图 9-2-2　骨切开线的位置与走行

3.下颌支矢状骨劈开　嘱助手托住患者的下颌角部，用 2~3 把骨刀交替从水平骨切口处、下颌角及体部将下颌支颊舌侧骨板劈开。劈骨时刀柄稍向内侧倾斜 15° 左右，使刀刃紧贴颊侧骨板用骨锤敲击逐步深入。当近、远心骨段逐渐被劈开后，把较大的骨刀插入骨间隙进行撬动或用骨撑开器将下颌支颊舌骨板完全分离，如图 9-2-3。

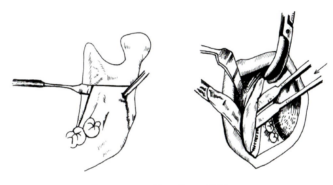

图 9-2-3　用骨刀劈开下颌支

303

4.移动远心骨段及固定　如果需要后退远心骨段，还需在近心骨段垂直骨切口处做二次切骨，截除一段与远心骨段后退距离相当大小的皮质骨。将预先制作好的定位𬌗板戴入上下颌牙列，引导远心骨段移动到新的矫正位，并用橡皮圈行暂时颌间固定；随后用 Kocher 钳或专用把持钳将远心骨段夹在一起，用小型钛板或螺钉进行骨间固定，如图 9-2-4。

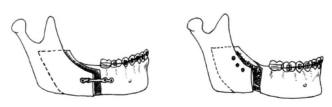

图 9-2-4　用钛板或螺钉行坚强内固定

5.伤口缝合　固定好骨段后，拆除橡皮圈与定位𬌗板，用手轻托颏部模拟开闭口动作并观察下颌中线与牙列咬合情况。确定达到预期位置后，彻底止血冲洗深部创口，缝合黏膜切口，放置负压引流或橡皮引流条。面侧部适度加压包扎。

（五）术后监测与处理

同上颌骨 LeFort I 型截骨术。

（六）术后常见并发症的预防与处理

1. 意外出血　正常情况下，矢状劈开术的出血并不多，造成手术明显出血的原因是不慎损伤术区知名血管。在切骨和劈开过程中，由于操作失误可能切断或劈裂下牙槽血管，这时可见术野突然有较多血液涌出。在进行升支内侧水平骨切开时，有时直接伤及下牙槽血管，或裂钻缠绕术区软组织撕破翼静脉丛造成意外出血。翼丛损伤后的出血较为弥漫，一般采用局部填塞的方法处理，可用碘仿纱条填塞局部出血处，术后 3~4d 抽出。

防止矢状劈开术术中损伤知名血管的关键是在骨膜下进行手术操作；充分显露手术野，保护重要结构；在进行切骨和劈开时注意准确到位，不可粗暴。

2. 神经损伤　下牙槽神经损伤是矢状劈开术最常见的并发症，而面神经或舌神经的损伤在临床上非常少见。有资料显示，有 85% 的患者矢状劈开术术后很快出现颏部感觉迟钝或下唇麻木，但一年后这个比率降至 9%。手术损伤下牙槽神经，部分原因是手术器械的直接离断或损伤，但更多的是由于远心骨段的移动牵拉及内固定对神经的挤压所致。因此，在手术中，尤其是在进行近远心骨段的劈开时应格外小心，避免直接损伤该神经。如果在术中发现神经被切断，应该尽可能将离断的神经在无张力条件下端端吻合。在行坚强内固定时，选择螺钉固定的位置必须避开下颌管，否则可能损伤沿管内走行的下牙槽神经。

面神经损伤也有发生，主要是因为手术操作累及升支后缘区域，特别是劈开下颌支，骨刀方向过于斜向上方且用暴力使刀刃穿出下颌支后缘伤及面神经总干或其分支。关于舌神经损伤的情况也有发生，当做双皮质骨螺钉固定时，如果钻孔位置太深或双皮质骨固定螺钉太长，有可能使钻针或螺钉穿过舌侧骨板而损伤舌神经。

3. 意外骨折　是指在近或远心骨段发生的非手术需要的骨折或断裂。文献报道显示，意外骨折的发生率为 3%~20%，而且主要发生在近心骨段。常见为骨切开线上有皮质骨桥相连强行劈开所致，由于下颌骨在下颌下缘处最厚，因此，劈开线位置意外出现在下颌下缘上方的概率最高。另外下颌支较薄或水平切骨过深可能造成升支横断。

如果发生意外骨折，断裂下来的游离骨块大，使移动后的远心骨段与近心骨段没有重叠接触。这时应先将断裂开来的游离骨折片与近心骨段用钛板进行复位固定，然后再将固定好的近心骨段与移动后的远心骨段进行固定。

4. 髁突移位　如果在手术中未将带髁突的近心骨段回复至术前位置就与移动后的远心骨段以坚强内固定方式固定在一起，可以导致髁突移位。由于颞下颌关节具有一定的代偿功能，轻度的髁突移位可以通过关节组织的适应性改建来恢复正常；但较明显的髁突移位一方面可能导致术后下颌错位与畸形的复发，另一方面可能诱发颞下颌关节紊乱病。因此，术中确定和恢复髁突术前的生理位置十分重要。在完成劈开下颌支的固定后，应拆除颌间结扎,用手托住颏部轻轻被动完成张闭口运动,在无张力情况下观察上下颌牙列的咬合关系。若下颌发生偏斜或咬合关系较明显错位,应当拆除固位螺钉,使下颌近远心骨段,特别是髁突,处于正确位置后重新固定。

二、下颌骨体部截骨术

下颌骨体部截骨术可以治疗多种下颌骨畸形,截骨可在拔牙部位、无牙间隙或两邻牙之间进行。由于可做骨间固定,疗效较为稳定。

下颌骨以颏孔为界,可分为下颌体前份和下颌体后份。下颌体前份截骨,即手术在颏孔前进行,截骨不考虑下牙槽血管神经束;而下颌体后份截骨,在颏孔后进行,要从颌骨内显露下牙槽血管神经束并加以保护。全颌断层 X 线片可以确定颏孔及下颌管的位置,一般颏孔位于第二前磨牙下方,约占 65%,但也有位于第一前磨牙根或第一磨牙根下的情况。颏孔位于下颌体上下缘之间的稍下方,至下颌缘的距离男性平均为 16.08mm,女性为 14.55mm。距下牙槽缘的距离男性平均为 14.15mm,女性为 12.75mm。

下颌体部截骨术,根据治疗颌骨畸形的需要,可分为下颌体前份截骨术、下颌体后份截骨术、下颌体斜行截骨术及下颌体梯形截骨术等。

(一)下颌体前份截骨术

下颌体前份截骨术用于下颌骨畸形的手术矫正治疗。下颌体前份截骨术的截骨部位在颏孔前方,不涉及颏孔以后的下牙槽血管神经束。但由于颏孔的前后向位置时有变异,必须在全颌断层 X 线片上确定颏孔的实际位置。施行下颌体前份截骨术手术操作较容易,但术后常有下颌体前份的弧度改变而稍呈方形,缺乏颏的自然美。为弥补这一缺点,可在截骨前先在颏区截取颏外板,在术终时覆盖移植于颏缘做颏成形术,可明显提高手术的美容效果。

1. 适应证

(1) 部分下颌前突,后牙无反𬌗的 III 类或呈反𬌗可通过正畸矫正的患者。

(2) 下颌前突伴有前牙开𬌗者。

(3) 下颌前突伴有颏偏斜,而髁突无明显异常者。

(4) 与上颌前移或后退同期手术。

2. 禁忌证

(1) 全身情况差或有器质性病变未治愈者,如肺结核等。

(2) 精神情绪不稳定或曾有过精神不正常病史的患者。

3. 术前准备　同上颌骨 LeFort I 型截骨术。

4. 手术要点、难点和对策

(1) 切口和显露:口咽部填塞长纱条后,在口内下颌前部前庭沟处,用生理盐水联合适量肾上腺素局部注射,以减少出血。自一侧尖牙区至对侧尖牙区、附着龈之下前 5~10mm 部的唇黏膜处切开,刀尖深达骨面。用骨膜剥离器从骨膜下分离至下颌骨下缘,使正中联合部脱套。为避免损伤颏血管神经束,沿下颌下缘向后剥离,即可显露颏孔和颏血管神经束,再将最初黏膜切口向后延长至第二前磨牙区,如图9-2-5。

(2)拔牙及剥离:下颌骨前份截骨术,一般拔去双侧第一前磨牙。用黏膜剥离器分离拔牙、创唇舌侧黏骨膜及附着龈,为使前骨段有最大限度的软组织附着,在剥离拔牙窝舌侧黏骨膜时,可从远中骨段上较多地掀起软组织,如图9-2-6。

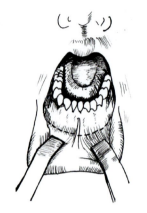 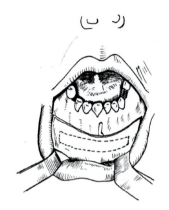

图9-2-5　显露下颌前庭沟　　　　图9-2-6　切口设计

(3)截骨:　如需同期截取颏外板做颏成形术者,应先在颏孔以内,下颌下缘以上5mm,以及前牙根尖下5mm处,截取颏区外板。一般可获得50mm×10mm×5mm大小的颏外板,用生理盐水纱布包裹备用,如图9-2-7。

按术前预定的截骨大小及形态,用高速牙钻或摆动锯截骨。垂直截骨时,可将手指放在舌侧,以判断截骨是否已到达舌侧骨皮质,避免损伤舌侧黏骨膜。在截骨时应考虑实际的去骨宽度(一般是钻头直径×2+截下骨质的宽度),否则容易超过预定截骨的宽度(图9-2-8)。在操作时要尽量保留前骨段的舌侧软组织附着,使舌侧肌肉黏膜为蒂的前骨段血运良好。

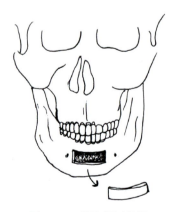 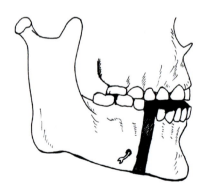

图9-2-7　截取颏区外板　　　　图9-2-8　术前预定截骨大小及形状

(4)松动骨段,恢复殆关系:在下颌两侧截骨后,前骨段即可松动。试行恢复术前设计的殆关系或试戴殆板，可发现垂直截骨区的骨干扰，阻碍骨段的就位。多见于舌侧骨皮质处，可在直视下去除。至此，可见下颌下缘两远中骨段的底角较突出，影响下缘的形态，应予去除，如图 9-2-9。

(5) 固定：当下颌骨前骨段就位，恢复预定的殆关系后，两侧截骨线用小钛固定，或在后骨段颏孔上下各钻 1 孔，并在前骨段相应部位左右侧各钻 2 孔，用不锈钢丝内固定，并结扎下颌牙弓夹板。若术前预制了殆板，可将前后骨段就位于殆板中，并将殆板固定在下颌牙正畸托槽上，如图 9-2-10、图 9-2-11。

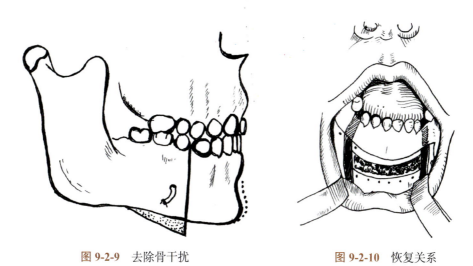

图 9-2-9　去除骨干扰　　　　　　　图 9-2-10　恢复关系

需同期做截取颏外板的颏成形术患者，将取下的颏外板，贴附移植在下颌下缘外侧并用微型螺钉固定。由于取下的颏外板的弧度、形态，完全与保留的下颌下缘相匹配，不需修整。这一术式解决了下颌体前部截骨同时，再做颏水平截骨颏成形术固定困难的问题，如图 9-2-12。

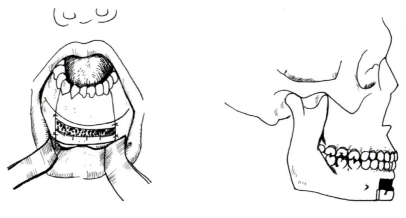

图 9-2-11　固定　　　　　　　　　图 9-2-12　颏成形术

经束。在远、近骨段下缘各钻一孔，穿入不锈钢丝，以备在完成两侧截骨后做内固定，如图 9-2-17。

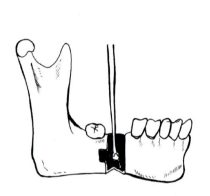 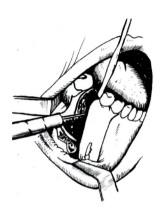 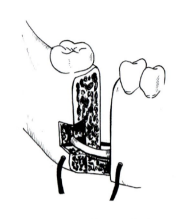

图 9-2-15　显露松质骨和部分下颌管　　图 9-2-16　显露下牙槽血管神经束　　图 9-2-17　舌侧骨板截除

(6) 固定：完成对侧截骨后，截除残留的舌侧皮质支柱。试戴𬌗板，去除影响骨段就位的骨干扰，在截骨区两侧邻牙间用微型钛板固定或不锈钢丝结扎固定，并将𬌗板直接结扎至下颌牙的正畸上。也可直接在骨段就位后，拧紧下颌缘的不锈钢丝及邻牙间结扎丝，并结扎上下颌牙弓夹板，如图 9-2-18、图 9-2-19。

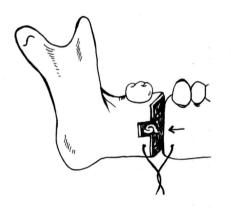 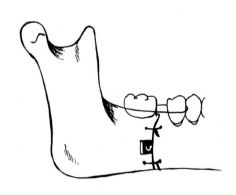

图 9-2-18　用微型钛板固定或不锈钢丝结扎固定　　图 9-2-19　拧紧结扎丝

(7) 缝合：在生理盐水中加入适量氯霉素或庆大霉素溶液冲洗创口后，将黏骨膜瓣复位并间断缝合。

(8) 术中注意要点：①下颌骨后份截骨，位置靠后，截骨操作较前份截骨困难。与直接手动骨钻截骨相比，应用高速牙钻或摆动锯，由于角度合适，截骨更容易。②要注意保护下牙槽血管神经束，术中暂时保留的舌侧皮质支柱及远中骨"窗"，都是为了避免损伤血管神经束。

5. 术后监测与处理　同上颌骨 LeFort Ⅰ 型截骨术。

6. 术后常见并发症的预防与处理

(1) 口腔黏膜创口裂开、感染：主要原因是手术中对创缘黏膜挫伤较大；缝合时未按规定分层良好对合；黏膜缝合时未采用褥式间断方法，以及结扎过紧等。缝合前要用含有氯霉素或庆大霉素的生理盐水冲洗创腔。一旦发现黏膜创口裂开要加强换药，每天用 3% 过氧化氢及生理盐水冲洗，一般在术后 3 周左右均能愈合。

(2) 骨坏死、骨愈合延迟：下颌骨体前份截骨术的前骨段是以舌侧肌肉黏膜为蒂获得血供，因而在术中要注意保护舌侧的肌肉黏膜蒂不受损伤。小区域的骨坏死发生在截骨缘软组织覆盖不充分的部位，脱落后不会引起慢性骨炎或弥散性骨髓炎。要注意截骨线两侧牙齿的牙髓及根尖情况，如有牙髓坏死或尖周炎，应及时治疗。骨愈合延迟，除上述原因外，还有设计有误、截骨过多、接触不良和固定不确切等原因。应去除感染源，如慢性尖周炎应做根管治疗，调整并加强颌间固定，一般都可以愈合。

(3) 下牙槽血管神经束的损伤：主要原因是对下颌管的部位判断不准确，用骨钻显露时损伤；在截骨及对位时也可能受挤或过度牵拉。因过度牵拉所致的下唇麻木可以恢复。

(4) 术后局部血肿：主要原因是截骨端渗血或下牙槽血管损伤。手术中对骨端渗血应用骨蜡妥善止血，若有下牙槽血管损伤应予结扎。由于术后面部、颌下有加压包扎，口腔黏膜切口一般又无引流，因而血肿常向舌侧、口底及颌下部扩散。一旦发生应给予止血药、建立颌下引流、术区舌侧用纱卷加压等措施处理。

(三) 下颌体 "V" 形截骨术

下颌体 "V" 形截骨术用于下颌骨畸形的手术矫正治疗，该术可以在下颌体前份或后份施行，适于治疗开殆畸形等。

1. 适应证　下颌体 "V" 形截骨术适用于某些类型的开殆畸形，或由于下颌体向下倾斜引起的畸形。可在开殆起始的牙弓部，行双侧下颌体 "V" 形截骨术，予以矫正。

2. 禁忌证

(1) 全身情况差或有器质性病变未治愈者，如肺结核等。

(2) 精神情绪不稳定或曾有过精神不正常病史者。

(3) 无需抬高下颌体前份的颌骨畸形。

3. 术前准备　同上颌骨 LeFort Ⅰ 型截骨术。

4. 手术要点、难点和对策

(1) 根据开殆起始部的牙弓位置，确定在下颌体颏孔前或后部截骨，其手术要点、难点及对策可参考下颌体前份或后份截骨术，仅截骨形态不同。在设计的截骨部位，去掉一个底在上的 "V" 形骨块，拔除一个牙齿，使开殆部的前骨段旋转上移恢复殆关系，如图 9-2-20、图 9-2-21。

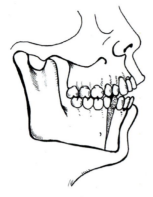

图 9-2-20　去掉"V"形骨块

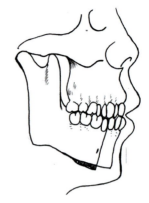

图 9-2-21　前骨段旋转上移恢复殆关系

(2) 术中注意要点

1) 切开附着龈下 5~10mm 的下唇黏膜处，使附着龈侧有一定宽度的黏膜缘，便于缝合。

2) 下颌体前部截骨，前骨段的血液循环主要依靠舌侧的肌肉黏膜蒂，操作中要注意保护。

3) 垂直截骨时要注意设计去骨的形态及大小，考虑截骨钻头的直径，避免截骨过多或不足。颏外板的截取，应在垂直截骨前进行。

4) 若颏孔位置变异，影响垂直截骨，可扩大颏孔，松解后移颏神经。

5) 前骨段松动按预定要求就位、恢复殆关系后，两侧后骨段底角常突出，应予去除。

6) 缝合切口时要注意将骨膜一起向上拉，用横褥式间断缝合，使创面对合准确，勿打结过紧，避免影响血液循环。

7) 下颌体后份截骨术的注意要点：①下颌骨后份截骨，位置靠后，截骨操作较前份截骨困难。若能应用高速牙钻或摆动锯，由于角度合适，较直接手动骨钻容易截骨。②注意保护下牙槽血管神经束，术中暂时保留的舌侧皮质支柱及远中骨"窗"，都是为了避免损伤血管神经束。

5. 术后监测与处理　同上颌骨 LeFort Ⅰ型截骨术。

6. 术后常见并发症的预防与处理　同下颌体后份截骨术。

（四）下颌体梯形截骨术

下颌体梯形截骨术用于下颌骨畸形的手术矫正治疗，该术可在下颌体前份或后份进行。截骨后可以增加截骨线的接触面，加强稳定性并促进骨愈合。既可应用于小颌畸形，使下颌体向前延伸(间隙需植骨)，用颊黏膜带蒂瓣修复软组织创面；又可作为下颌前突的矫治术式。现以下颌前突第二前磨牙缺失为例，做下颌体前份梯形截骨术。

1. 适应证

(1) 小颌畸形需前徙下颌体者，术中间隙需植骨。

(2) 下颌前突第二前磨牙缺失，拟利用该间隙去骨截骨或其他下颌前突的患者。

2. 禁忌证

(1) 全身情况差或有器质性病变未治愈者，如肺结核等。

(2) 精神情绪不稳定或曾有过精神不正常病史者。

3. 术前准备　同上颌骨 LeFort Ⅰ 型截骨术。

4. 手术要点、难点和对策

(1) 切口及显露：口内做下颌附着龈之下 5~10mm 的下唇黏膜切口，口咽部填塞长纱条后，在口内下颌前部前庭沟处，在生理盐水中加入适量肾上腺素局部注射，以减少出血。自一侧尖牙区至对侧尖牙区、附着龈之下前 5~10mm 部的唇黏膜处切开，然后刀尖深达骨面。用骨膜剥离器从骨膜下分离至下颌骨下缘，使正中联合部脱套。但两端切口需延长到两侧第一磨牙远中。在缺失的第二前磨牙牙槽嵴上做一横切口，剥离、显露需截骨部位。在颏孔周围骨膜下松解颏血管神经束。

(2) 截骨：如需同期施行颏外板颏成形术患者，应先截取颏外板。按设计在第二前磨牙区颏孔上方及第一前磨牙区颏孔前下方做梯形截骨，可以避免显露下牙槽血管神经束而又不受到损伤，如图 9-2-22、图 9-2-23。

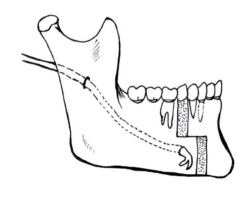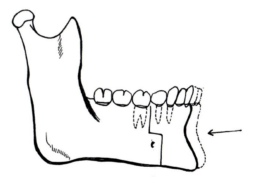

图 9-2-22　梯形截骨　　　　　　　　　　图 9-2-23　恢复截骨后关系

(3) 固定：完成两侧梯形截骨去骨，前骨段向后移至理想位置，除去骨干扰后，可在颏孔下微型钛板固定，两邻牙间结扎栓丝辅助固定。

(4) 缝合：在生理盐水中加入适量氯霉素或庆大霉素溶液冲洗后，用横褥式间断缝合口内黏膜、肌层及骨膜创口。

(5) 术中注意要点：①梯形截骨比垂直截骨难度大，使上下两个垂直截骨区宽度相等，否则，前骨段后移时必有一处接触不良。②若为显露下牙槽血管神经束的梯形截骨术，也可从颏孔部开始扩大，去除外板，显露血管神经束，操作较易。③术中常规注意要点同下颌体前份截骨术。④垂直截骨时要注意设计去骨的形态及大小，考虑截骨钻头的直径，避免截骨过多或不足。颏外板的截取，应在垂直截骨前进行。⑤若颏孔位置变异，影响垂直截骨，可扩大颏孔，松解后移颏神经。⑥缝合切口时要注意将骨膜一起向上拉，用横褥式间断缝合，使创面对合准确，勿打结过紧，避免影响血液循环。

5. 术后监测与处理　同上颌骨 LeFort Ⅰ 型截骨术。

6. 术后常见并发症的预防与处理　同下颌体后份截骨术。

三、下颌骨偏斜矫正术

下颌骨偏斜矫正术用于下颌骨畸形的手术矫正治疗。下颌骨偏斜畸形是指两侧下颌骨明显不对称，一般包括单侧小下颌畸形和单侧突颌畸形。单侧小下颌畸形，常由病侧第一、二鳃弓发育障碍引起，致患侧下颌骨的升支或体部短缩，面形不对称、牙殆错乱，可伴有面横裂及耳畸形；也可由一侧颞颌关节受损、炎症及颞颌关节强直所致，表现为患侧下颌升支发育不良，颏及下颌正中线偏向患侧，患侧口角及下颌角较对侧升高等。单侧突颌畸形病因尚不明确，常为患侧髁状突肥大、下颌升支伸长或下颌体部同时增长所致，导致面两侧不对称、患侧下颌前突、颏及下颌中线偏向健侧。严重时常呈健侧反殆，有时有患侧颞颌关节疼痛及弹响。X线检查可见患侧髁状突肥大、髁突颈伸长、乙状切迹变深或关节窝正常结构影像不清等。

单侧小下颌畸形的治疗，要按具体情况而定，手术原则与小下颌畸形治疗相同，即采用下颌升支矢状劈开或采用下颌骨牵引成骨技术，延伸患侧下颌骨体的手术。改善外貌及殆关系。对殆关系基本正常者可置入植骨或植骨代用品，以改进外貌。单侧突颌畸形的治疗原则是：切除患侧肥大的髁状突或同时行下颌支或体后退术；对髁状突肥大不明显，有单侧突颌的下颌偏斜者，可以施行下颌体前份双侧不等量截骨并同时做截取颏外板的颏成形术进行矫正，方法简单，效果准确；对于下颌体增大、畸形明显者，可以在切除肥大的髁状突后，同时做下颌骨修整术；对髁状突形态基本正常，而髁颈明显增长致下颌骨偏斜者，可做髁颈切除术。有关髁状突或髁颈切除术，可参考颞颌关节手术部分。

（一）适应证

1. 单侧突颌畸形、一侧下颌骨体明显增长增宽者（肥大的髁状突可同期切除）。
2. 单纯一侧下颌骨体增宽、增大者。

（二）禁忌证

1. 有心、肺、肝、肾等重要脏器病变未治愈，手术危险性较大者。
2. 有精神不正常病史者。

（三）术前准备

同上颌骨 LeFort I 型截骨术。

（四）手术要点、难点和对策

1. 切口　自患侧下颌磨牙后区至对侧牙区做一水平前庭沟切口直达骨膜。沿骨膜下分离，显露颏血管神经束，沿骨膜下继续剥离至下颌下缘，充分显露患侧下颌骨体及颏区外板和下缘。必要时，切口后端还可向外斜线延伸，如图 9-2-24、图 9-2-25。

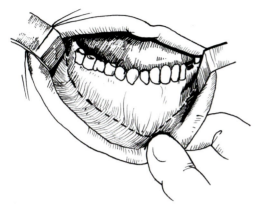

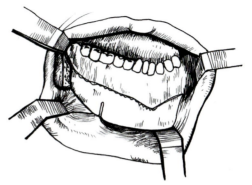

图 9-2-24　做水平前庭沟切口　　　　　　　图 9-2-25　显露下颌骨体及颏区的外板和下缘

2. 截骨　按术前设计去骨的量，在患侧下颌骨上进行标记。根据颏孔的位置，对照全颌断层 X 线片上下颌管的具体走行和部位，若截骨线低于下颌管，应先显露出下牙槽血管神经束（图9-2-26），完成预定的去骨范围后（图9-2-27），将该血管神经束置于软组织中，如图9-2-28。

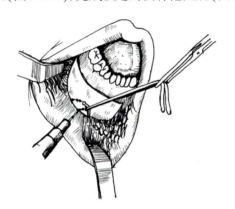

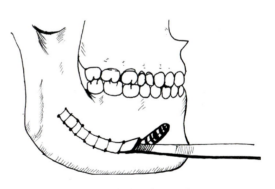

图 9-2-26　显露下牙槽血管神经束　　　　　图 9-2-27　完成预定去骨范围

3. 缝合　锉平下颌截骨锐缘（图 9-2-29），以含有氯霉素或庆大霉素的生理盐水冲洗创口后，将骨膜、肌层及黏膜分层缝合，加压包扎。

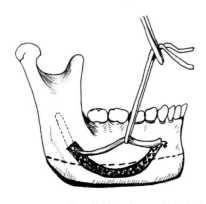

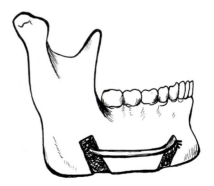

图 9-2-28　将血管神经束置于软组织中　　　图 9-2-29　锉平下颌截骨锐缘

4. 术中注意要点

(1) 口内前庭水平切口至第一、二前磨牙处时，注意其根尖下的颏血管神经束。为显露充分，后端切口可延长至外斜线、升支前缘。

(2) 若需显露下牙槽血管神经束，可从颏孔开始，向后去骨、操作较易。

(3) 截骨前根据术前预测，在下颌骨外侧骨面上做好去骨标志线。

(4) 截骨后注意颏的对称，并磨平粗糙的截骨边缘。

（五）术后监测与处理

同上颌骨 LeFort Ⅰ 型截骨术。

（六）术后常见并发症的预防与处理

下颌骨修整术的主要并发症，是下牙槽血管神经束损伤和黏膜创口裂开与感染。

1. 下牙槽血管神经束的损伤　主要原因是对下颌管的实际部位了解不清，畸形的颌骨体常导致下颌管移位；在截除下颌骨下部时，其宽度可能已包含下颌管而未先显露下牙槽血管神经束；也可能在显露下牙槽血管神经束时损伤。如果术中发现下牙槽血管神经束损伤，可在截骨结束时做神经吻合。

2. 黏膜创口裂开、感染　主要原因为未注意术中无菌技术下牙槽血管神经束损伤；缝合前冲洗创腔不够；止血不彻底，形成血肿；黏膜创面对殆不良，黏膜面卷入切口；缝合线结扎过紧及术后口腔清洁护理不够等。一旦发生黏膜创口裂开、感染，要加强换药，每日用 3% 过氧化氢及生理盐水冲洗裂口，如有血肿或渗液应引流，面部颌下加压包扎，应用抗生素等。一般由于下颌骨舌侧有广泛的软组织附着和下牙槽血管供血，感染容易控制，不致引起骨髓炎。但应引起重视，及时处理，以免造成严重骨感染。

四、下颌根尖下截骨术

根尖下截骨术用于下颌骨畸形的手术矫正治疗。全下颌根尖下截骨术又称下颌全牙列根尖下截骨术。一般可有两种方式：一是升支矢状劈开全下颌根尖下截骨术 (sagittal subapical osteotomy)。1976 年 Diets 曾对应用此术式的患者进行了报道，其特点为升支矢状劈开及全下颌根尖下截骨术的结合，保持了下牙槽神经血管束的完整性，对牙骨段的血液供应较好。二是单纯下颌全牙列根尖下截骨术 (complete mandibular subapical osteotomy)，或称下颌磨牙后全牙列根尖下截骨术，这种术式往往需要显露下牙槽神经血管束，并加以保护，但无论全牙列根尖下截骨术在下牙槽神经血管束之上或之下施行，全牙列骨段已失去了由下牙槽神经血管束的直接血供，而仅由颊舌侧的软组织附着供血，比前者血供差。

（一）适应证

1. 下颌平面角低而颏前点为正常突前位置的Ⅱ类错殆。

2. 短面综合征时上颌唇齿关系正常，下颌高度不足。

3. 需同时前徙全下颌牙槽骨和整平过大的 Spee 曲线。

4. 某些开𬌗畸形。

（二）禁忌证

1. 全身情况差或有器质性病变未治愈者，如肺结核等。

2. 精神情绪不稳定或有精神病史者。

（三）术前准备

同上颌骨 LeFort Ⅰ型截骨术。

（四）手术要点、难点和对策

1. 升支矢状劈开全下颌根尖下截骨术

(1)切口、显露：用含有适量肾上腺素的生理盐水，在全下颌龈颊沟黏骨膜下注射，从一侧磨牙后前庭沟附着龈下 5~10mm 唇颊黏膜做切口，切开黏骨膜(图 9-2-30)。在颏孔区切开黏膜后，钝性分离，显露颏神经血管束，再切开骨膜；在下颌前部切开黏膜后，呈切线斜向牙槽骨，使部分唇颊肌留在牙槽骨面处。从骨膜下分离下颌外侧骨面至正中联合及下颌下缘，一般情况正中联合及下颌下缘不脱套。在颏孔处松解颏神经血管束的骨膜及软组织，以便术中有一定程度的提拉。切口向后伸延至升支前缘，采用与升支矢状劈开相同的切口与显露。

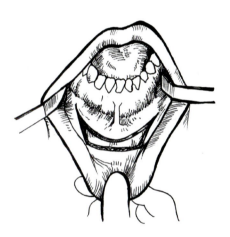

图 9-2-30　附着龈下 5~10mm 做下颌切口

(2) 截骨：根据颏孔位置及全颌断层 X 线片，测定下牙槽神经血管束走行与牙根尖及下颌下缘的距离关系。升支矢状劈开全下颌根尖下截骨术的根尖下水平截骨，是在下牙槽神经血管束下方与下颌下缘之间进行。根据测定用裂钻做截骨标记线至第二磨牙后 5mm 处 (图 9-2-31)。根尖下水平截骨线与升支矢状劈开颊侧垂直截骨线连接，如图 9-2-32。

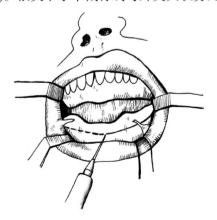

图 9-2-31　裂钻做水平截骨标志线

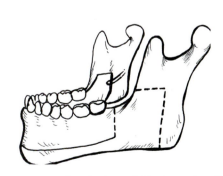

图 9-2-32　升支矢状劈开下颌全牙列根尖下截骨切骨线

用裂钻或来复锯做水平截骨，切开颊侧皮质骨时要向舌侧偏斜约45°，保护好颏神经血管束处。操作时要有支点，避免器械滑脱，并用手指置舌侧口底，感觉截骨器械深度，避免损伤舌侧软组织 (图 9-2-33)。磨牙后垂直截骨同升支矢状劈开术，仅截开颊侧皮质骨并与水平截骨线连接。升支部截骨同升支矢状劈开术。升支前缘切口至前缘约 1/2 处，既便于显露，又不过多剥离，切口过上易使颊脂垫脱出 (图 9-2-34)。显露喙突根，确定升支内侧骨切口位置，骨膜下分离，宽约 1.0cm，向后止于升支后缘前方的舌颌沟，如图 9-2-35、图 9-2-36。

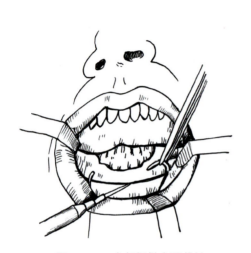

图 9-2-33　来复锯做水平截骨

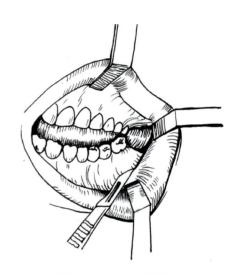

图 9-2-34　升支前缘切口

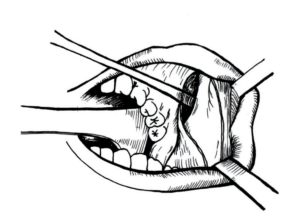

图 9-2-35　显露喙突根部及升支内侧水平骨切口

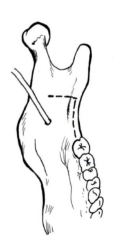

图 9-2-36　升支内侧骨切口

升支内侧水平截骨后，其前缘与向下的磨牙后垂直骨切口及全牙列根尖下水平截骨线连接 (图 9-2-37)，用薄骨凿劈开升支内外侧骨板，如图 9-2-38。

(3) 骨段就位、固定、缝合：松动牙骨段后向术前设计部位移动 (图 9-2-39)。将𬌗板固定在上颌牙弓夹板，暂行颌间牵引。检查截骨线有无骨干扰，若有骨干扰，要保护好舌侧软组织，用裂钻仔细去除。根据术前设计，在全牙列根尖下截骨处植骨，用皮质骨在两侧尖牙及正中联合处植骨，确定所需高度，然后用松质骨填入完成植骨。在双侧颏孔区及后部垂直截骨区用微型钛板固定或用不锈钢丝骨间固定 (图 9-2-40)。术后颌间牵引固定及下颌制动；创口彻底止血，用含有适量氯霉素或庆大霉素的生理盐水冲洗，分肌层及黏骨膜缝合切口，口外加压包扎。

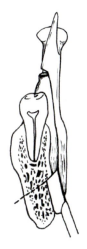

图 9-2-37　切口与全牙列根尖下截骨线连接

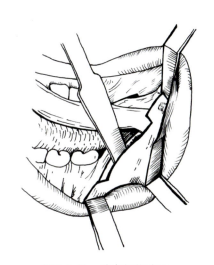

图 9-2-38　升支矢状劈开

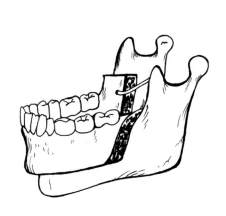

图 9-2-39　升支矢状劈开全牙列根尖截骨段移动

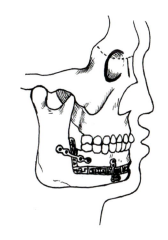

图 9-2-40　全牙列根尖下截骨处植骨，微型钛板固定

2. 单纯下颌全牙列根尖下截骨术　单纯下颌全牙列根尖下截骨术又称下颌磨牙后全牙列根尖下截骨术，仅在磨牙后 5mm 处垂直截骨及全牙列根尖下截骨 (图 9-2-41)。一般需在下颌骨外侧骨板开窗 (图 9-2-42)，显露下牙槽神经血管束 (图 9-2-43)，截骨时提起该血管

神经束，加以保护（图 9-2-44）。单纯下颌全牙列根尖下截骨术无论在下牙槽神经血管束之上或之下施行，全牙列骨段均已不能直接从该血管束获得血供，而是依靠舌侧和颊侧软组织附着的营养蒂。磨牙后垂直截骨和全牙列根尖下截骨线连接后，松动牙骨段，并前移至术前设计位置，在截骨间隙植骨，提高下颌骨高度，微型钛板固定，如图 9-2-45。

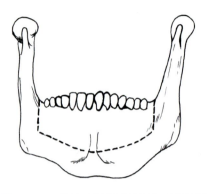 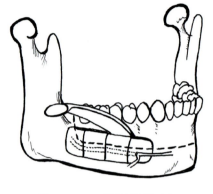

图 9-2-41　单纯下颌全牙列根尖下截骨线　　　图 9-2-42　下颌骨外侧开窗

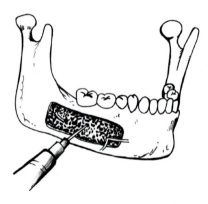 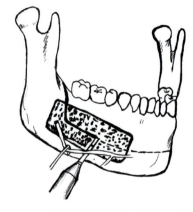

图 9-2-43　显露下牙槽神经血管束　　　图 9-2-44　提起下牙槽神经血管束，水平截骨

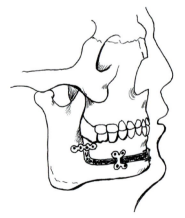

图 9-2-45　牙骨段就位，间隙植骨，钛板固定

（五）术后监测与处理

同上颌骨 LeFort Ⅰ 型截骨术。

（六）术后常见并发症的预防与处理

同下颌体前份截骨术和颌面正颌外科常见并发症的预防与处理措施。

五、颏成形术

颏部形态对颜面美观的重要性已日渐被重

视。人们把正常形态的鼻与微突上翘的颏作为美貌的标志。有学者以软组织鼻根点和鼻下点对眶耳平面的两条垂直线来判断颏前点的位置，认为合适的颏前点应在这两条垂直线之间。颜面协调的结构应区分为上、中、下 3 等份，而面下 1/3 又可以分为上、下唇及颏部 3 等份来判断颏的形态是否合适。以此确定颏成形术骨段的移动方向和距离，制订手术方案。当然，也需要根据个体情况有所调整，如图 9-2-46、图 9-2-47。

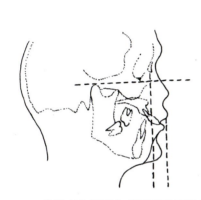

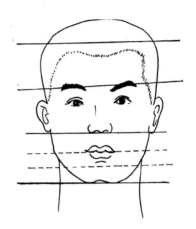

图 9-2-46　鼻根点和鼻下点对眶耳平面的两条垂直线来判断颏前点的位置 (侧面观)

图 9-2-47　鼻根点和鼻下点对眶耳平面的两条垂直线来判断颏前点的位置 (正面观)

目前，颏成形术以水平截骨颏骨成形术应用较多。由 Hofer 于 1942 年首先报道，后经 Obwegeser 和 Converse 等进一步研究和发展。1983 年，Bell 提出了带广泛软组织蒂的颏成形术，以及保留颏部骨段舌侧、下缘及截骨线以下的软组织蒂，保证了颏部骨段的血运。在下颌体前部截骨或下颌体前部根尖下截骨进行颌骨整复的同时，若采用颏水平截骨做颏成形术，存在着骨间固定困难的问题。

常用的颏成形术有颏前移术、颏后退术、颏部增高术、颏部降低术和颏部偏斜矫正手术等。这些颏成形术，基本上是采用不同形式的颏水平截骨来完成。可以从口外进路，也可以从口内进路，但目前常采用口内途径手术，术后面部无瘢痕，美容效果好。

（一）颏前移成形术

1. 适应证

(1) 下颌前突Ⅲ类错𬌗畸形施行下颌整体后退，颏前点后缩者。

(2) 正常或短头面形需增加颏突出者。

(3) 改变面下部 1/3 高度，并需增加颏突度者。

2. 禁忌证

(1) 全身情况差，心、肺、肝、肾等某一脏器有器质性病变，手术有较大危险者。

(2) 既往有精神不正常病史者。

(3) 下颌整体后缩而要求矫治咬殆畸形者。

3. 术前准备　同上颌骨 LeFort Ⅰ 型截骨术。

4. 手术要点、难点和对策

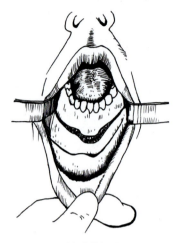

图 9-2-48　做附着龈之下 5~10mm
的唇侧黏膜切口

(1) 切口和剥离：从一侧下颌第一前磨牙至对侧第一前磨牙附着龈下 5~10mm 的唇侧黏膜切口，切开黏膜、部分颏肌，然后直达骨膜。在骨膜下剥离，掀起黏骨膜瓣，显露颏血管神经束。分离下颌正中联合部骨膜 (但也可保留截骨线以下的骨膜附着)，若前移较大，为减少软组织张力和保持下唇高度可将下颌下缘的骨膜横向切开，如图 9-2-48。

(2) 截骨：截骨前应在正中联合及尖牙根尖下，做与殆平面垂直的对位标志线。根据术前设计的截骨方式，用摆动锯或高速牙钻，在颏孔下方、下颌骨下缘之上 1~1.5cm 处做骨切开，并保持截骨平面呈垂直状。因水平截骨前后向的角度不同，在骨段前移时，会影响面部高度。在截开舌侧骨板时，要准确轻巧，避免损伤舌侧软组织。用骨凿检查舌侧骨板是否已截开，并向下松动骨段。注意保护松动骨段的舌侧肌肉黏膜蒂，直视下去除舌侧皮质骨板的骨干扰区，使下骨段得以向前平行移动。对于严重小颏畸形，当前移骨段的舌侧缘不能与下颌体前份接触时，可改做双台阶式截骨，这样，前移距离大而且骨段间接触充分，如图 9-2-49、图 9-2-50。

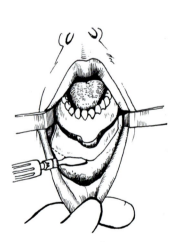

图 9-2-49　做双台阶式截骨 (1)

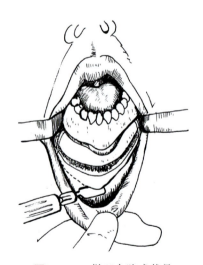

图 9-2-50　做双台阶式截骨 (2)

(3) 前移和固定：当松动的骨段前移到预定位置后，检查对位标志线，确定前移距离和方向是否正确无误。分别在松动的下骨段舌侧皮质和上骨段唇侧皮质的两侧及正中钻孔（图 9-2-51）。根据前移的程度，确定下骨段侧方的孔位应在上骨段孔远中的距离。用不锈钢丝分别穿过 3 对骨孔做"8"字结扎，使下骨段前移到需要位置（图 9-2-52），或采用钛板内固定。某些小颌畸形明显的患者，尚可采用重叠前移，以增加其外突，如图 9-2-53。

（4）缝合：一般应做 2~3 层缝合，即骨膜、颏肌及黏膜。注意缝合时先对准中线，将唇侧骨膜与龈侧组织瓣骨膜缝合，以达到下唇有良好支持的目的。在范围较大前移时，为使软组织充分松弛，可做横向切开正中联合下缘的骨膜，否则有可能在术后出现唇闭合困难和下牙轻度显露。

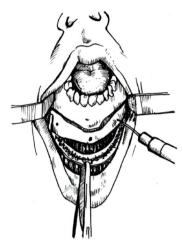

图 9-2-51　分别在松动的下骨段舌侧皮质和上骨段唇侧皮质的两侧及正中钻孔

（5）包扎：术后颏部加压包扎，可消除无效腔、防止血肿形成，并有利于软组织塑形，获得满意的颏唇沟外形。用胶布四头带状包扎，简便易行，效果良好，如图 9-2-54、图 9-2-55。

（6）术中注意要点：①截骨前在左右两侧及正中部做好对位标志线，便于掌握骨段前移距离及双侧对称。②所有截骨线必须在牙根下至少 4mm 处进行，注意尖牙根的长度。③在下骨段前移距离较少，估计软组织缝合不紧张的情况下，应尽量保留下颌下缘及正中联合部的骨膜附着。④若下骨段需前移超过 10mm，应做双台阶式截骨，两条平行截骨线间距离 5~10mm。先做下截骨线，后做上截骨线。考虑软组织缝合紧张时，可做正中联合下缘的骨膜横行切开。⑤缝合时必须将骨膜上拉对位缝合，正确缝合颏肌及黏膜，为使左右对称可先缝中间 1 针。

323

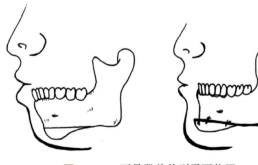

图 9-2-52　下骨段前移到需要位置

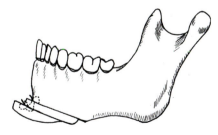

图 9-2-53　重叠前移

5. 术后监测与处理　同上颌骨 LeFort Ⅰ型截骨术。

6. 术后常见并发症的预防与处理

（1）黏膜切口裂开：主要原因是黏膜切缘挫伤较大；缝合前彻底冲洗不够，局部有感染；黏膜创面对合不良，未按要求分层缝合骨膜；缝线结扎过紧等。应加强换药，

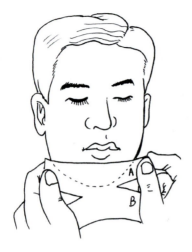

图 9-2-54　四头带包扎

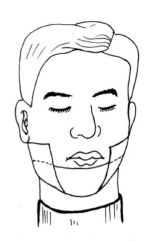

图 9-2-55　加压包扎

每日冲洗口腔，特别是裂隙处可用 3% 过氧化氢及生理盐水冲洗，一般在术后 3 周左右可以愈合。

(2) 骨坏死或骨愈合延迟：主要原因是下骨段舌侧附着的肌肉蒂剥离过多，影响血供；局部感染加重了血液供应障碍。一旦发生，应及时引流，控制感染，使骨坏死局限在小范围。骨愈合延迟除上述因素外，还可能因固定不确切、骨创接触不良等引起，只要局部制动，虽时间延长，骨愈合是可以完成的。

(3) 颏神经损伤：主要原因是术前未从全颌断层 X 线片上确定颏孔的位置及其可能的变异，以致在口腔前庭切口时直接损伤；在剥离过程中牵拉过重或在水平截骨时保护不够而损伤颏神经。如在术中发现颏神经损伤，可在手术结束前予以吻合。如断端较短，可扩大颏孔，伸延部分下牙槽神经，使断端延长便于吻合修复。

（二）颏后退成形术

1. 适应证　颏后退成形术适用于巨颏的第Ⅰ亚型，主要是颏向前方的过度生长。

2. 禁忌证

(1) 全身情况差，心、肺、肝、肾等某一脏器有器质性病变，手术有较大危险者。

(2) 既往有精神不正常病史者。

3. 术前准备

(1) 详细了解患者对畸形的心理状态和手术要求。

(2) 拍摄全颌断层及颅颌标准侧位 X 线片，进行头影描迹，分析颏前点的位置及颏部骨段应移动的距离。

(3) 拍面部正、侧位照片，以备术后对比；也可进行术前录像。

(4) 检查心、肺、肝、肾功能，由于颏成形术为整形手术，全身情况的要求应更为严格。

(5) 术前口腔清洁、洁治，治疗口腔内病灶牙，尤其是下颌前牙、前磨牙病灶的处理。

(6) 仔细地临床观察，并结合颅颌标准侧位及正位 X 线片，分析巨颏的类型，是否单纯为颏向前生长过度，或者还存在着垂直向过度增长。

(7) 观察颏区软组织厚度是否正常，如显著的薄或厚时，其深层骨组织的改变也应较软组织正常时相应的较小或较大。

4. 手术要点、难点和对策

(1) 切口和剥离：切口同颏前移术，但注意保留正中联合前、下面不脱套，使此区仍有骨膜和表面软组织附着。在颏孔下方自骨膜下剥离，显露下颌骨下缘，以便完成截骨。在两侧尖牙根尖及正中联合做与殆平面垂直的对位标志线。

从一侧下颌第一前磨牙至对侧第一前磨牙附着龈下 5~10mm 的唇侧黏膜切口，切开黏膜、部分颏肌，然后直达骨膜。

(2) 截骨： 根据预测的截骨方案，用摆动锯或高速牙钻，在两侧颏孔下方，下颌下缘上 1~1.5cm 处截骨。切骨线至下颌下缘的距离向后逐渐变窄，至颏孔下方时两线合拢。在截断舌侧骨板时要准确、轻巧，避免损伤舌侧软组织，如图 9-2-56。

(3) 固定：用骨凿松动 "U" 形骨块后，试行后退，并根据标志线，判断后退距离。将 "U" 形骨块后退至所需位置，在颏隆突两侧用微型钛板固定或不锈钢丝结扎固定。

(4) 缝合：一般应做 2~3 层缝合，即骨膜、颏肌及黏膜。注意缝合时先对准中线，将唇侧骨膜与龈侧组织瓣骨膜缝合，使下唇有良好支持。范围较大前移时，为使软组织充分松弛，可做正中联合下缘的骨膜横向切开，否则有可能在术后出现唇闭合困难和下牙轻度显露。

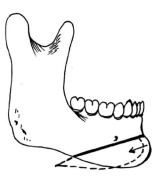

图 9-2-56　下颌下缘上
1~1.5cm 处截骨

(5) 包扎：术后颏部加压包扎，可消除无效腔、防止血肿形成，并有利于软组织塑形，获得满意的颏唇沟外形。用胶布做四头带状包扎，简便易行，效果良好。

(6) 术中注意要点：①颏后退术必须使颏部软组织在术后有相应后退，因此，正中联合前面及下缘应与骨膜及其表面软组织保持良好的附着，以便在硬组织后退时软组织随同后退。②截骨前要在尖牙根尖及正中联合处做好定位标志线。③注意骨膜、肌层及黏膜的对位缝合。

5. 术后监测与处理　同上颌骨 LeFort Ⅰ 型截骨术。

6. 术后常见并发症的预防与处理　同颏前移成形术。

（三）颏部增高成形术

1. 适应证　颏垂直延长术适用于面下 1/3 垂直距短的患者，尤其是在 Ⅰ 类或 Ⅱ 类错殆、深覆殆的患者，下颌前份垂直距短是主要畸形。

2. 禁忌证

(1) 全身情况差，心、肺、肝、肾等某一脏器有器质性病变，手术有较大危险者。

(2) 既往有精神不正常病史者。

3. 术前准备　同颏后退成形术。

4. 手术要点、难点和对策

(1) 切口与显露：黏膜切口及显露基本同颏前移术，对正中联合下缘与骨膜的附着应根据情况区别处理，主要是在术前观察下前牙与下唇的关系。当患者站立、唇部放松，使上下唇微离开时，观察下前牙与下唇关系。如下前牙低于下唇平面，而且其距离相当或大于颏的预计垂直降低量时，骨膜和软组织可不从正中联合剥离。若下唇较短、下前牙与下唇平面等高或在其上时，应将骨膜和软组织从下缘剥离，并横向切开骨膜，以便在下骨段降低时，能使下唇有一定程度伸长。

(2) 截骨与植骨：用摆动锯或高速牙钻，在根尖下 4~5mm 处开始截骨，并尽量向后延伸。仔细截透舌侧骨板，用骨凿松动下骨段，使之向下降低，出现预定的间隙。在相当第一前磨牙牙根尖近中，钻 2 对贯通唇舌侧皮质的骨孔，穿入不锈钢丝，但暂不结扎。用 3 块皮质骨在截骨间隙左右两侧及正中部插入，使下骨段降低至所需位置，扎紧不锈钢丝。根据侧面的对位标志线，核实前后向变化，并且用两脚规复查下降的垂直距离。然后将新鲜自体松质骨填入截骨间隙内，如图 9-2-57、图 9-2-58。

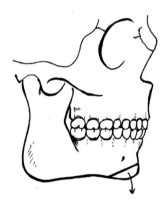
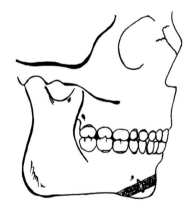

图 9-2-57　根尖下 4~5mm 处开始截骨　　　图 9-2-58　将新鲜自体松质骨填入截骨间隙内

(3) 缝合：一般应做 2~3 层缝合，即骨膜、颏肌及黏膜。注意缝合时先对准中线，将唇侧骨膜与龈侧组织瓣骨膜缝合，使下唇有良好支持。在较大范围前移时，为使软组织充分松弛，可做正中联合下缘的骨膜横向切开，否则有可能在术后出现唇闭合困难和下牙轻度显露。

(4) 包扎：术后颏部加压包扎，可消除无效腔、防止血肿形成，并有利于软组织塑形，获得满意的颏唇沟外形。用胶布做四头带状包扎，简便易行，效果良好。

(5) 术中注意要点：①截骨前要在左右两侧及正中部做好对位标志线，便于掌握骨段前移距离并保持双侧对称。②所有截骨线必须在牙根下至少 4mm 处进行，注意尖牙根的长度。③在下骨段前移距离较少，估计软组织缝合不紧张的情况下，应尽量保留下颌下缘及正中联合部的骨膜附着。④若下骨段需前移超过 10mm 时，应做双台阶式截骨，两条平行截骨线间距离为 5~10mm。先做下截骨线，后做上截骨线。考虑软组织缝合紧张时，可做正中联合下缘的骨膜横行切开。⑤缝合时必须将骨膜向上拉进行对位缝合,正确缝合颏肌及黏膜,为使左右对称可先缝中间 1 针。⑥颏部降低术为截骨、植骨同期手术,一般可先取髂骨块备用。⑦术中要根据术前对患者观察所掌握的下唇和下前牙关系,确定正中联合下缘的骨膜及软组织是否剥离及横向切开,以达到延长下唇的目的。

5. 术后监测与处理　同上颌骨 LeFort Ⅰ 型截骨术。

6. 术后常见并发症的预防与处理　颏部降低术的主要并发症除了黏膜切口裂开、感染及颏神经损伤等与颏前移术类同外,还有局部血肿、游离植骨块坏死及下唇过短等。

(1) 局部血肿、游离植骨块坏死:主要原因是截骨线处分离舌侧软组织损伤渗血、处理不当,止血不彻底;骨间隙游离植骨后因血肿而感染;前牙、前磨牙尖周病变,术前未治愈,术后急性发作,影响游离骨块的成活而坏死。一旦发生应及时引流,如为牙源性还应开髓引流、根管治疗或拔去病源牙,加强局部冲洗换药,全身应用抗生素控制感染。力争将骨坏死局限在最小范围。

(2) 下唇过短:主要原因是术前未观察下唇与下前牙的关系,如术前下唇已较短,下唇与下前牙平面等高或下前牙超出下唇高度,在术中未做下唇延长处理,即在下颌正中联合下缘横向切开骨膜,骨性结构延长后必然影响软组织的高度。

(四)颏部降低成形术

1. 适应证

(1) 骨性巨颏的第 2 亚型,即表现为颏的垂直向过度生长。

(2) 骨性巨颏的第 3 亚型,即颏部垂直向和水平向向前过度生长,出现面下份高度增加,颏明显向前突出。

2. 禁忌证

(1) 全身情况差,心、肺、肝、肾等某一脏器有器质性病变,手术有较大危险者。

(2) 既往有精神不正常病史者。

3. 术前准备　同颏后退成形术。

4. 手术要点、难点和对策

(1) 切口和剥离:同颏后退术,主要应保留正中联合前面及下缘的骨膜与表面的软组织附着,以便下骨段在上升或同时后退时,可与颏区软组织一起移动。分离颏孔下骨膜,并松解颏血管神经束,显露需截骨部位的下颌骨下缘。

(2) 截骨:为使下骨段在上升或后退时维持对称,应在中线及两侧尖牙根尖下做与殆平面垂直的对位标志线。测定预计的垂直向去骨范围,并尽量在根尖下 4~5mm 处截骨,使下骨段有较多的骨膜与软组织附着。用摆动锯或高速牙钻先做下方截骨,然后做上方截骨切口,在下骨段松动后即可去除楔状骨块。注意保护舌侧软组织,剥离楔状骨块舌侧附着的颏舌骨肌或颏舌肌等。在直视下检查上下骨段舌侧缘,并去除不整齐的骨突起,如图 9-2-59、图 9-2-60。

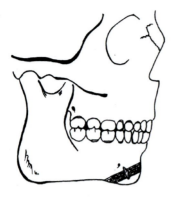

图 9-2-59　在中线及两侧尖牙根尖下
做与𬌗平面垂直的对位标志线

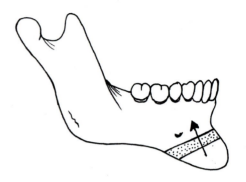

图 9-2-60　测定预计的垂直向去骨范围，
在根尖下 4~5mm 处截骨

（3）固定：先在第一前磨牙根尖区近中的上骨段颊侧皮质部钻孔，然后将下骨段复位至预定的位置，以侧面标志线为基础，判断两侧是否对称无误，直接在上孔下、下骨段的颊侧皮质部钻孔，微型钛板或不锈钢丝结扎固定。如发现下骨段后端突出，应予修整。

（4）缝合与包扎：手术区彻底用含有适量氯霉素或庆大霉素的生理盐水冲洗后，分层缝合及包扎。

（5）术中注意要点：①对于颏部垂直向过长的患者，需施行颏升高术，而不宜采用颏部下缘切除的办法。颏部下端切除术在颏区容易形成方形面容，同时，颏区软组织不一定与去骨范围相应升高，还应考虑到软组织厚度的增加。应该采用两段平行截骨术去除中间骨段，而下骨段上升时因为在正中联合部前面及下缘保留了骨膜和表面的软组织附着，可使颏部软组织相应升高。②为使下骨段有较多的骨膜和软组织附着，两条截骨线尽可能靠上，即上截骨线在前牙根尖下 4~5mm。③截骨前要做两侧及正中部对位标记线，便于准确对位、左右对称。④骨膜、肌层及黏膜的缝合要准确。

5. 术后监测与处理　同上颌骨 LeFort Ⅰ 型截骨术。

6. 术后常见并发症的预防与处理　同颏前移成形术。

（五）颏部偏斜矫正术

1. 适应证

（1）面部不对称的患者经正颌手术后颏部仍不对称者。

（2）单纯的颏不对称者。

（3）因髁状突肥大、颞颌关节强直等引起颏不对称者。

2. 禁忌证

（1）全身情况差，心、肺、肝、肾等某一脏器有器质性病变，手术有较大危险者。

（2）既往有精神不正常病史者。

3. 术前准备　同颏后退成形术。

4. 手术要点、难点和对策

(1) 切口与剥离：颏部偏斜矫正术的切口与剥离，基本上与颏后退术相同。手术剥离及显露下颌骨颏区外板时，应尽可能保留骨膜、软组织与下骨段的附着，以便使骨组织移动时颏部软组织能有相应的变化。

(2) 截骨与固定：截骨前做好下颌联合的中线标志，术前在颏区骨面设计适当的截骨线，常用的颏部偏斜矫正截骨术有水平移位式 (图 9-2-61、图 9-2-62、图 9-2-63、图 9-2-64) 和梯形骨段旋转式 (图 9-2-65、图 9-2-66) 等。如为水平移位则在水平截骨后将下骨段水平移动至颏对称的位置，去除锐缘骨尖。在正中及两侧第一前磨牙牙根尖近中的唇侧骨板钻 3 对骨孔，用微型钛板或不锈钢丝固定。

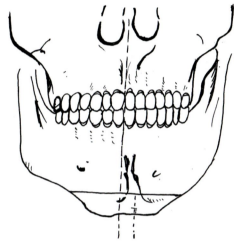
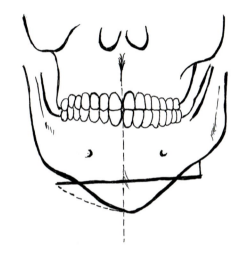

图 9-2-61　颏部偏斜矫正截骨术水平移位式 (1)　　**图 9-2-62**　颏部偏斜矫正截骨术水平移位式 (2)

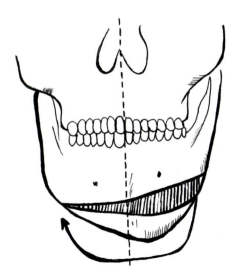
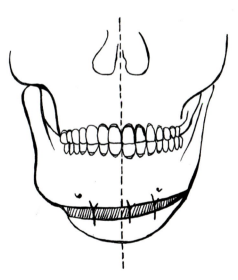

图 9-2-63　颏部偏斜矫正截骨术水平移位式 (3)　　**图 9-2-64**　颏部偏斜矫正截骨术水平移位式 (4)

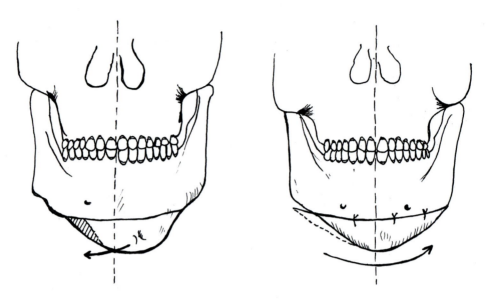

图 9-2-65 颏部偏斜矫正截骨术梯形骨段旋转式 (1)　　**图 9-2-66** 颏部偏斜矫正截骨术梯形骨段旋转式 (2)

(3) 缝合：口内切口要将骨膜、肌层及黏膜分别准确对位缝合。

(4) 包扎：术后颏部加压包扎，可消除无效腔、防止血肿形成，并有利于软组织塑形，获得满意的颏唇沟外形。用胶布做四头带状包扎，简便易行，效果良好。

(5) 术中注意要点：①截骨前要在左右两侧及正中部做好对位标志线，便于掌握骨段前移距离并保持双侧对称。②所有截骨线必须在牙根下至少 4mm 处进行，注意尖牙根的长度。③在下骨段前移距离较少，估计软组织缝合不紧张的情况下，应尽量保留下颌下缘及正中联合部的骨膜附着。④若下骨段需前移超过 10mm 时，应做双台阶式截骨，两条平行截骨线间距离 5~10mm。先做下截骨线，后做上截骨线。考虑软组织缝合紧张时，可做正中联合下缘的骨膜横行切开。⑤缝合时必须将骨膜向上拉进行对位缝合，正确缝合颏肌及黏膜，为使左右对称可先缝中间 1 针。⑥保留正中联合前面及下缘有骨膜及软组织附着十分重要。因为骨性颏不对称常伴有软组织不对称，假如将骨膜和软组织完全从下缘掀起，它们将不能随着骨的移动而相应改变。⑦截骨前要做下颌正中标志线，设计时依此线为基础，使移动后的骨块左右对称。

5. 术后监测与处理　　同上颌骨 LeFort Ⅰ 型截骨术。

6. 术后常见并发症的预防与处理　　同颌面正颌外科手术常见并发症的预防及处理。

第三节　颅颌面骨牵张成骨术

一、概述

俄罗斯矫形外科医生 Ilizarov 在 20 世纪 50 年代的工作奠定了牵张成骨 (distraction

osteogenesis，DO) 技术的理论基础。美国整形外科医生 McCarthy 在 20 世纪 90 年代成功地将这项技术引入口腔颌面部，他使用外置式牵引器完成 4 例患者下颌骨牵张术。1995 年，内置式颌骨牵张成骨技术问世并在短短的几年间成为国际口腔颌面外科界和整形外科界的研究热点。这一技术的成功应用被誉为 20 世纪口腔颌面外科领域具有里程碑意义的新进展。本章简要介绍牵张成骨，特别是颌骨 DO 的发展历史、基本原理、临床应用基本原则等。

（一）发展简史

早在 1905 年，意大利学者 Codivilla 就曾成功地尝试过肢体长骨 (股骨) 的牵引延长，但使其成为一项可以成功应用的临床技术则归功于俄罗斯学者 Hizarov 在 20 世纪 50 年代所进行的大量试验研究和临床研究工作。Ilizarov 在矫形外科领域所进行的这一具有里程碑意义的工作被世界各国学者所认识则是在 20 世纪 80 年代以后。他不仅通过试验研究奠定了牵张成骨的理论基础，而且通过大量试验和临床研究提出了一系列临床应用的基本原则和技术细节。迄今为止这些基本原则仍是世界各国学者临床应用 DO 技术时所遵循的准则。

颌骨牵张成骨 (distraction osteogenesis for jaws) 是在肢体长骨 DO 技术的基础上发展起来的。文献记载的最早的颌骨 DO 患者是著名德国口腔颌面外科医师 Wassmund 在他 1935 年出版的《口腔外科学》中引用的 Rosenthal 医生 1927 年完成的一个由牙支持的口内弹簧牵引装置所矫治的小下颌畸形患者。1973 年，美国学者 Snyder 对一只狗的半侧下颌骨进行了颌骨 DO 的试验研究，成功使狗的下颌骨逐渐牵引生成 15mm 的新骨。但是由于颌骨解剖的复杂性及对容貌结构的重要性，真正意义上的颌骨 DO 技术临床应用公认为 1992 年美国学者 McCarthy 的首次报道，他使用口外牵张装置完成 4 例儿童患者的颌骨矫治，McCarthy 的这一工作在国际上很快引起了广泛关注。但是口外牵引过程中产生的明显颜面皮肤瘢痕及其可能损伤面神经下颌缘支的并发症使许多学者对采用这一技术存在疑虑。1995 年 McCarthy 在美国、Wangerin 在德国先后设计出了可以通过口内入路安放的颌骨牵引器 (distractor)，从而开启了内置式颌骨 DO 的新阶段。此后内置式颌骨 DO 技术迅速成为国际口腔颌面外科界及整形外科界的研究热点，被认为是 20 世纪口腔颌面外科领域最重要的新进展。因为该术式的出现和应用为常规临床技术所难以矫治的诸多复杂牙颌面畸形的矫正开辟了新思路和新途径。该术式不仅可以矫治严重的骨骼畸形，同时也使伴随的各类软组织 (肌肉、血管、神经、皮肤等) 得以延长；与常规手术相比，该手术创伤明显减小，降低了手术并发症的发生率，提高了术后稳定性等，越来越受到口腔颌面外科医生与患者的欢迎。

（二）牵张成骨的基本原理

对生物活体组织逐渐施加牵引力可以使其产生张力，而这种张力可以刺激和保持这些活体组织的再生与生长，Ilizarov 将之称为张力拉力法则 (law of tension-stress)。在缓慢稳定的牵张力作用下机体组织成为具有代谢活性的、以增生和细胞生物合成功能被激活为特征的状态。其再生过程取决于适当的血供及牵张力作用的大小。

对于骨组织，在牵张力的作用下，DO 在截开骨皮质的骨段之间会产生持续缓慢的作用力，这种机械张力会促使骨组织和骨周软组织再生，从而在牵开骨段之间的间隙内形成新骨并促使骨周软组织同步生长。临床上利用这一原理，不仅可以矫正骨骼畸形而且可以同步矫正伴发的软组织畸形，且有利于减少复发，提高各类畸形的矫治效果。

牵张力的稳定性是保证在骨牵开间隙内新骨生成的先决条件。骨段间轻微活动都将导致大量纤维结缔组织和少量软骨组织生成，而影响新骨生成。只有在良好稳定的条件下才会在牵开的骨间隙内生成新骨。

牵引的速度和频率是保证 DO 新骨生成的另一重要因素。Ilizarov 的研究结论是最佳牵引速度为 1mm/d，每天至少 4 次，每次 0.25mm。在每天速度不超过 1mm 的前提下，牵引次数越多，越有利于新骨生成。牵引的速度过快，会产生骨不连，过慢则有可能过早骨愈合，需行再次截骨。但在口腔颌面部血供丰富的条件下，特别是在上颌骨血供更为丰富的特殊条件下，是否可以适当提高牵引速度，减少牵引频次是许多学者正在积极探讨的课题。而在下颌骨的 DO 临床应用中，大多数学者仍主张每天牵引 1mm，牵引频率以 2~4 次为宜。

截开骨皮质不损伤髓质骨并尽可能保留骨膜不被剥离，是肢体长骨成功牵张成骨的另一重要条件。在肢体长骨牵张成骨时仅做环形骨皮质切开，注重保持髓质骨不被伤及。但在颌骨牵张成骨时，学者们坚持了大体一致的观点，即均采用骨膜下剥离暴露颌骨，然后完成截骨，安放牵引器。在应用颌骨牵张成骨技术初期，一些学者提出对成年患者下颌骨应行双侧骨皮质截开，而对儿童患者则仅行单侧(唇颊侧)骨皮质截开，原因是儿童的骨骼结构不像成年患者那么坚硬，牵开较容易。事实上，根据北京大学口腔医学院正颌外科中心的临床观察，儿童患者因其骨骼钙化程度较差，牵引器的稳定固定相对不利，因此截骨应该更为充分，以保证牵引器在牵张过程中不致松脱，顺利完成牵引。

（三）临床应用

自 1996 年开始，颌骨 DO 技术成为了国际上的研究热点。世界上许多国家的口腔颌面外科医生、整形外科医生都致力于颌骨 DO 的试验和临床研究，进行了大量报道，其中大多数报道还将 DO 技术用来矫治下颌骨发育不全的各类畸形，如半侧颜面发育不全畸形、小下颌畸形等；少数学者报道了应用 DO 技术矫治上颌骨发育不足、矫治颞下颌关节强直及下颌骨部分缺失的临床研究。本节介绍有关颌骨 DO 的临床应用，包括口外、口内颌骨牵引装置、颌骨 DO 的临床分期、适应证、患者的选择、下颌 DO 对下牙槽神经及颞下颌关节的影响等。

（四）颌骨牵张器

1.牵张器的基本组成　所有的牵张装置基本上都是由固定装置和牵张装置两部分组成。固定装置部分必须确保截骨线两端骨段间具有良好的稳定性，可分为牙齿支持式和骨支持式。牙齿支持式通过粘接带环、唇弓、舌杆等装置将牵开装置固定于牙齿之上，这一方式在 DO 过程中常易造成牙齿移动和骨移动的不等量，发生牙齿倾斜移位等缺点，且稳定性较差，易复发。骨支持式即通过固定针、螺钉或种植体将牵张装置固定于颌骨，这种方式稳定性好、容易获得预期的成骨效果。一些学者利用能产生骨结合 (osseointegration) 的种植体作为固定装置，既可用于骨牵引延长，又可被日后的种植修复所利用。

牵张器的牵引部分一般由螺杆和螺旋轨道组成。按预定的速度和频率旋转螺杆，牵张装置连同固定于牵张器上的骨段便会沿螺旋轨道移动，在截开骨段间产生张力，刺激骨组织生长，同时骨周围软组织包括皮肤、肌肉、血管、神经同时被牵引延长，达到软硬组织同步延长的目的。

不同种类的牵张器，以上两部分的设计均不同，医生应根据患者的具体情况选择适宜的牵张器。

2. 口外牵张器　1992~1995 年，欧美学者均采用口外牵张装置矫正颌骨畸形，口外牵张器依靠 4 根穿过皮肤的固定针将牵开装置固定于颌骨上，在牵张成骨过程中牵开器固定针的移动并暴露于口外面颊较明显处，必然会形成明显的皮肤瘢痕，影响美观。因此学者们积极研制开发了内置式牵张装置，目前临床应用的大多数牵张装置为内置式牵张装置。1997 年，Polley 设计了固定于颅骨外侧的颅外固定牵张器用于矫治上颌骨发育不全畸形，目前亦在临床广泛应用。

3. 内置式牵张器　内置式牵张器避免了口外牵张器的缺点，它一出现便引起了学者们的极大兴趣。较早推出内置式牵引器的德国 Medicon 公司，首先推出了适用于下颌骨体水平向延长的牵引器，随后又设计生产了适用于升支垂直向延长的牵引器，但左右侧、垂直水平向均为专用牵引器，这给临床医生的应用带来了不便。Leibinger 公司推出了同样适合于左右侧下颌骨体及两侧升支部延长的牵引器，优点是体积小，缺点是固定孔间距离太小，对医生截骨的准确性要求很高。后来 Martin 公司推出的内置式牵引器吸取了上述牵引器设计的长处，稍加改动，即一个牵引器既可用于下颌骨水平向延长，又可用于升支部位的垂直向延长；既可用于左侧，又可用于右侧。近年来各医疗器械厂家均推出了自己设计制作的内置式颌骨牵张器，国内一些厂家也推出了价格相对低廉但质量上乘的国产内置式颌骨牵引器及颅外固定牵张器，有利于这一技术的推广应用。

（五）临床分期

颌骨 DO 技术在临床上从截骨、安放牵张器到完成牵张成骨、拆除牵张器，一般有 3 个临床分期：间歇期 (latency period)、牵张期 (distraction period)、稳定期 (consolidation period)。

间歇期是指从安放牵张器到开始牵开的时间，一般为 5~7d。根据临床经验，成年患者间歇期应在 7d 左右。儿童患者特别是年龄较小者 (4~6 岁)，间歇期可适当减少，一般为 3~5d。

牵张期是指每天按照一定速度和频率进行牵引达到设计牵开幅度所需要的时间。牵张期的长短依据术前设计的牵引幅度而定，如计划牵引 25mm，牵引期即为 25d。

稳定期是指从完成骨段牵开后到拆除牵张器的这段时间。需要较长时间的稳定期是因为刚刚牵张生成的新骨实际上是还没有钙化、改建的骨基质。稳定期就是在牵张器的稳定作用下使生成的新骨进一步钙化、成熟并在生物力学作用下发生改建。国际上普遍认为上颌骨 DO 稳定期应 3~4 个月，下颌骨应 2~3 个月。但根据作者单位的临床观察，无论是上颌骨还是下颌骨其稳定期均应适当延长，上颌骨可为 4~6 个月，下颌骨应为 3~4 个月，这可能与我国居民的饮食习惯有关。

（六）适应证

Ilizarov 总结了牵张成骨技术应用于肢体长骨的适应证有 17 种之多，几乎包括了因肢体骨骨髓炎、骨肿瘤切除、发育畸形、外伤等导致的各类骨病及骨缺损、缺失等。口腔颌面部 DO 技术的应用也越来越广泛，涉及下颌骨、上颌骨的各种不同类型的发育不全畸形和骨缺损、缺失畸形，如小颌畸形、半侧颜面发育不全综合征、Nager 综合征、Crouzen 综合征、Robin 综合征和 Treacher collins 综合征等。

1. 小下颌畸形　各种原因导致的重度小下颌畸形 (mandibular micrognathia)，如双侧颞下颌关节强直 (temporomandib-ularjoint ankylosis) 导致的小下颌畸形是选用这一技术矫治的最佳适应证。该技术可使下颌骨延长达 20mm 以上，这不仅可以有效矫治此类患者严重的牙颌面畸形，而且对其伴发的阻塞性睡眠呼吸暂停综合征 (obstructive sleep apnea syndrome，OSAS) 也具有非常好的治疗效果。

2. 半侧颜面发育不全畸形　半侧颜面发育不全综合征 (hemifacial microsomia) 是既往临床矫治的一大难题，其颌骨畸形的矫治不仅受到骨骼条件本身的限制，而且伴发的软组织发育不全更使手术难度增加，且常规手术的矫治效果不良，术后容易复发。既往这类畸形的矫治一般都需要等患者发育停止后方才进行，这也严重影响了患者的心理发育。近年来许多学者把下颌 DO 的焦点放在这类畸形的矫治上，效果满意，但目前还缺乏儿童患者早期 DO 矫治后的长期随访研究结果。DO 矫治后有无复发或与健侧的发育是否同步都有待进一步研究。但有一点是肯定的，这就是早期的牵张成骨矫治无疑会大大减轻畸形的程度，有利于患者的心理发育，同时也会给患者成年后的进一步矫治创造更好的条件。

3. 上下颌牙弓重度狭窄　上下颌骨牙弓的重度狭窄常导致牙列重度拥挤不齐，呈现出牙量、骨量的重度不协调。以往矫治此类畸形主要依靠正畸的牙弓扩展技术和减数拔牙以达到排齐牙列的目的。颌骨 DO 技术应用于上下颌牙弓扩展，不仅避免了常规扩弓的牙倾斜移动导致的较高复发率，而且实现了真正意义上的增加牙弓骨量和快速扩弓，为不拔牙矫治重度牙列拥挤、牙列不齐提供了可能。目前已有多家公司推出了专门用于上颌骨和下颌骨牙弓扩展的内置式牵张器，常可使上下颌骨牙弓扩展达 15mm 以上。

4. 下颌骨缺损、缺失的 DO 重建　利用 Ilizarov 的 bifocal(双焦点)、trifocal(三焦点) 牵张成骨原理，治疗下颌骨因肿瘤切除或外伤导致的部分缺失已在临床成功应用。Ilizarov 的 "双焦点" 原理是针对肢体长骨大段缺失的情况采用在一侧骨断端的上方截开骨皮质，形成牵引移动的骨段，向缺失间隙移动该骨段，使其与原骨段间不断生成新骨而最终与远心骨段断端在压力下愈合。下颌骨缺损、缺失的重建则是在下颌骨骨缺失的一侧或两侧先形成一个或两个长约 1.5cm 的移动骨段 (transport disk)，在特殊设计的双焦点或三焦点牵引器作用下不断向一端或缺失中心移动，并最终于牵开骨间隙处形成新骨并与对侧骨段在压力下愈合，从而达到不用植骨而重建颌骨缺失的目的。

5. 垂直牵张成骨　以往重度的牙槽骨吸收萎缩只能依靠植骨手段重建牙槽骨，特别是希望种植修复牙列缺失的重度的牙槽骨吸收萎缩、缺失患者，重建缺失的牙槽骨恢复牙槽骨的垂直高度已成为一个临床难题。垂直骨牵张技术 (vertical osteodistraction) 的出现为这一难题的解决提供了简便易行且有效的新手段。近年来临床上不仅有大量成功牵引萎缩牙槽骨的报道，而且在重建植入的腓骨瓣上也成功实施了垂直牵张成骨，从而使其满足种植修复的需要。

6. 上颌骨发育不全的牵张成骨 上颌骨发育不全是许多颅颌面发育不全综合征的主要临床症状，唇腭裂患者也常继发严重的上颌骨发育不全。常规正颌外科矫治此类畸形因受到颌骨移动幅度的限制，矫治效果常不理想，而且大幅度的移动颌骨需要大量植骨且术后复发率较高。内置式或颅外固定牵引器的上颌骨 DO 可以使上颌骨前徙达 15mm 以上。内置式上颌骨牵张成骨易于为成年患者所接受，但上颌骨前徙的距离受限制，过多前徙还伴有牵引后上颌容易下垂的弊端。颅外固定牵引器因在牵引期间影响患者的社会活动，成年患者不易接受，但其稳定性好，牵引幅度受限制较少，且拆除牵引器方便，在儿童患者应用具有良好前景。

7. 颞下颌关节的 DO 重建 长期以来，颞下颌关节强直的治疗是临床口腔颌面外科的一大难题。该病不仅影响患者的一系列口颌系统生理功能，还常常伴发严重的牙颌面畸形和不同程度的 OSAS。以往的治疗手段大多以解除关节强直，恢复患者的开口功能为目的。即使是仅为此目的，目前临床上多种多样的治疗方法仍然面临一个共同的难题,那就是复发。1997 年，McCormick 采用口外牵张装置治疗颞下颌关节强直取得成功，该术式可有效恢复患侧升支的高度，利于患者颜面畸形的矫治；可在术后 2~3d 开始强迫性开口训练，因而复发率低。1998 年，我们使用内置式颌骨牵引器治疗颞下颌关节强直，其后又设计了专门用于矫治颞下颌关节强直的内置式颌骨牵引器，矫治 40 余例关节强直患者，收到了十分满意的效果。

(七) 患者的选择

1. 患者年龄的选择 学者们关于患者年龄选择的意见基本一致，即越早越好，因为幼儿具有较强的潜在生长能力，易成骨，矫治效果好，这也是较常规手术治疗颇具优势的地方。但年龄过小、发育尚不成熟的颌骨常不易放置牵引器。因此，学者们认为 4 岁以后似乎是一个较为适当的年龄。早期手术的优点如下颌骨的延长可早期解除其对上颌骨生长发育的限制，有利于上颌骨的正常发育；另外颌面畸形的早期矫正也有利于儿童心理的健康发育等。成年患者亦同样适用这一技术。

2. 为患者选择颌骨 DO 还是选择常规正颌外科治疗 这也是近年来口腔颌面外科界存在争议的一个问题。颌骨 DO 虽然具有许多优势，但其疗程较长、患者负担的费用较高，且需要行二次手术拆除牵引器则是不争的事实。因此我们认为凡是一次正颌外科手术可以满意矫治的，即使手术复杂一些，还是应该选择正颌外科，万不可把颌骨牵张成骨技术当成一种时髦。相反，常规正颌外科的确难以矫治或矫治效果不好的疑难复杂畸形则选择颌骨 DO 技术矫治。

（八）操作程序及方法

1. 截骨线的设计　术前应在 X 线片上仔细设计截骨部位和截骨线的方向，并根据不同畸形矫治的需要选择合适的牵引器。

2. 切口　根据患者的年龄、颌骨的大小、牵张器安放部位等选择不同的手术切口。上颌骨牵引、增高牙槽骨高度的垂直牵引、上下牙弓扩展及成年患者下颌骨体部牵张，多采用口内黏骨膜切口，也可采用口外切口；儿童患者的下颌骨牵张可采用口内或口外下颌下皮肤切口；颞下颌关节强直的假关节成形均采用下颌下皮肤切口；牙间截骨时，可采用口内外联合切口。

3. 截骨　截骨前应精确准备牵引器安放位置及方向。首先按术前设计摆放好牵张器，修改牵引器固定臂，使之完全贴合于颌骨的表面形态，然后备好至少 3 个固定螺孔后再开始截骨。上颌骨截骨多采用 LeFort Ⅰ型截骨或 LeFort Ⅰ型不全截骨。下颌骨截骨无论是在升支部位还是下颌骨体部，除下颌管所在部位仅做颊侧骨皮质截开外，其余部位均做全层骨皮质截开。下颌管所在部位的舌侧骨皮质则依靠轻柔的撬动使其裂开。14 岁以下儿童患者也可仅做颊侧骨皮质切开。

4. 牵引器安放　按照截骨前准备好的螺孔固定牵引器。

5. 试牵引　固定好牵引器后试行牵引，对张力过大或截骨不充分的患者应行补充截骨。

6. 清洗　洗缝合切口。

7. 间歇期　术后应有 3~7d 的间歇期。儿童患者为 3~5d，成年患者 5~7d。

8. 牵张期　间歇期后开始牵引，每天 3~4 次，每次 0.25~0.4mm。儿童患者每天可牵引 3 次，每次 0.4mm；成年患者每天 4 次，每次 0.25mm，亦可每次牵引 0.5mm，每日牵引 2 次。根据患者不同情况，可适当调整牵引速度和频率，但牵引距离每天不超过 1.5mm。对出现牵拉时疼痛、下唇麻木等症状的患者，可适当减慢牵引速度，减少牵张频率。牵引期的长短依术前设计的牵引距离而定。

9. 稳定期　完成牵引后，牵引器需原位稳定一段时间。上颌骨牵张稳定期为 3~4 个月，下颌骨牵张稳定期为 2~3 个月。

10. 拆除牵引器　稳定期后根据 X 线片观察新骨生成改建情况，决定拆除牵张器。根据患者畸形矫治需要，其他矫治手术也可与牵引器拆除同期进行。

11. 注意事项　要注意选择设计合理、质量可靠的牵引器；术前应准确设计牵引器安置方向，术中应严格按照术前设计安放牵引器；下颌骨牵引时的截骨应尽可能保护下牙槽神经血管束不被切断。

（九）颌骨牵张成骨的并发症

1. 牵张成骨的并发症　口外入路的颌骨 DO 技术不可避免地造成皮肤瘢痕，影响美观，而且牵引器长时间暴露于颜面，易导致感染并影响患者的日常社会生活，DO 过程中也可能损伤面神经下颌缘支。内置式颌骨 DO 避免了上述缺点，但也存在感染及存在牵引过程中伤口裂开等并发症，在牵引过程中牵引器脱落、断裂亦有报道。下颌 DO 过程中截骨不当、牵引的速度频率不当有可能损伤下牙槽神经血管束。过长距离的牵引也会由于肌肉、神经的过分牵拉而产生疼痛。

2.DO 对下牙槽神经及颞下颌关节的影响　下颌骨 DO 可能对下牙槽神经产生不同程度的影响。牵开区的下牙槽神经有一过性的、可逆的脱髓鞘变，并有少量轴突细胞发生变性。王晓霞等使用恒河猴所进行的研究表明：牵引完成时牵引区下牙槽神经出现退行性病变，神经纤维粗细不均，单位面积轴突计数锐减，髓鞘厚度明显增加。但牵引后 6 周肿胀及退行病变明显消失，轴突连续性恢复，施万细胞大量增生，脱髓鞘变的神经纤维重新髓鞘化，至牵引 12 周基本恢复正常。但下颌骨 DO 过程应严格控制牵引的速度与频率，以避免对下牙槽神经产生不可逆性损伤。牵引过程中一旦出现下唇颏部麻木应立即减慢牵引速度。

下颌骨 DO 对颞下颌关节的影响是轻微的、可逆的。牵引侧的髁突后斜面变平、髁突软骨层变薄并有新骨沉积、微小骨折及退行性改变。继续固定 10 周后，髁突出现修复性改变。临床和试验研究均未见髁突有缺血性骨坏死的情况发生。单侧延长下颌骨时，延长侧髁突的体积变大，位置更直立、垂直轴向接近正常，而未延长侧未见有明显异常改变。双侧延长的患者，髁突体积均增大，形态更趋于对称和直立，从而更接近正常。

（十）展望

将牵张成骨技术引入颌面部的基础与临床研究大多是由整形外科医生开始的，他们较早使用了口外法颌骨 DO 技术，而且在下颌骨发育不全畸形的矫治中做了大量工作。但因牙颌面畸形中涉及的错𬌗既是这类畸形矫正中的一个重要问题，又恰为整形外科医生所不熟悉，因而整形外科医生的临床研究报道中较少有人展示其牙𬌗矫治的对比结果。近年来，口腔颌面外科医生在这一领域的研究工作显然弥补了上述不足，但仅靠口腔颌面外科医生对牙𬌗问题的关注远远不够，必须有正畸科医生的参与，才能使这一技术在牙颌面畸形矫治中的应用趋于完善。

内置式颌骨牵张成骨技术一经问世，便引起了学者们的极大兴趣，但其发展历史还很短，需要不断改进与完善。相信会在不久的将来出现各种各样适合于不同畸形矫治，适用于上下颌骨不同部位的各类牵引器。一个内置式颌骨牵引器家族将会进一步推动这一技术在口腔颌面部应用的完善和发展。

颌骨 DO 技术一方面手术操作简单、不需植骨，显著降低手术并发症发生率和手术风险，如大出血等；另一方面 DO 技术在一些需要大范围移动颌骨的复杂病例矫正中可达到常规手术所无法达到的矫治效果；同时延长伴随软组织的优势更是常规手术所不具备的。因此随着这一技术的进一步成熟和发展，其自身优势将会进一步充分发挥。为更多复杂或疑难牙颌面畸形的矫治提供新手段。

二、牵张成骨扩弓术

牵张成骨扩弓术主要包括下颌骨尖型牙弓和尖颏的 DO 扩弓术、上颌牙弓过窄的 DO 扩弓术。

（一）下颌骨尖型牙弓和尖颌的 DO 扩弓术

1. 适应证

(1) 下牙弓狭窄 - 牙列拥挤 (不拔牙的正畸前治疗)。

(2) 小颌畸形 (伴 OSAS)。

2. 禁忌证

(1) 颌骨骨髓炎。

(2) 严重颌骨骨质疏松症。

(3) 血液系统疾病。

(4) 全身情况欠佳，不宜于全麻下行重大手术者。

3. 术前准备 同上颌骨 LeFort Ⅰ 型截骨术。

4. 手术要点、难点和对策

(1) 切口：下颌前庭沟尖牙间水平切口，切开黏膜、黏膜下组织直达骨膜上，只切开和剥离颏联合中线处的骨膜，不必暴露颏神经血管束。

(2) 部分骨切开：在颏联合正中用来复锯自下而上截透唇舌侧骨质，直到下颌中切牙根尖之间，如图 9-3-1。

(3) 安置牵引器：在唇侧下前牙根尖下、截骨线两侧安置牵引器，应使牵引器的两个固定翼紧贴骨面，牵引器的滑动杆和加力端不要紧贴下前牙及其托槽，用螺钉固定牵引器，如图 9-3-2。

(4) 完成骨切开：用加力器将牵引器旋开 2mm，然后用薄骨刀从下颌中切牙根尖之间沿截骨线向上凿断牙槽突，不要损伤固有牙龈和龈乳头 (图 9-3-3)。由于在截骨线上预先加载了张应力，骨质劈裂线很容易到达牙槽嵴顶而不穿破牙龈组织，此时再将牵引器反向旋进 2mm，使截骨线靠拢，如此将有利于骨痂形成。

338

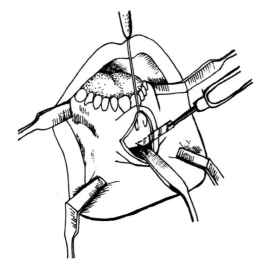

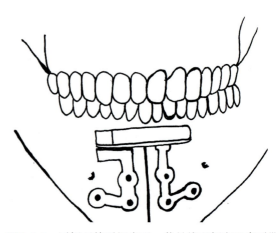

图 9-3-1 颏联合正中用来复锯自下而上截透唇舌侧骨质

图 9-3-2 唇侧下前牙根尖下、截骨线两侧安置牵引器

（5）缝合伤口：间断缝合伤口，严密包绕牵引器固定翼。

（6）加力：术后间歇期一般为 7d，待截骨间隙形成纤维骨痂，开始加力。以每次 0.25mm、每天 4 次的速度和节律加力，直至达到设计的扩弓量（排齐牙列并恢复正常邻接关系所需要增加的骨量）。

（7）维持：维持期的时间一般按每牵开 10mm 固定 60d 计算。维持期内须保证牵开的骨间隙相对稳定，除利用牵引器本身的固定作用外，还可利用牙弓夹板或托槽弓丝保持间隙；在下颌中切牙之间的间隙内镶一个临时义齿以支撑此间隙也是一个较好的方法。

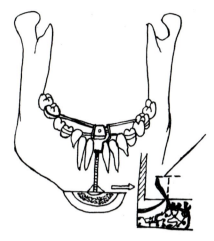

图 9-3-3　用加力器将牵引器旋开 2mm

（8）拆除牵引器：维持期后需照 X 线片，以确定牵引间隙内骨密度接近周围骨质的密度方可拆除牵引器。

（9）继续正畸治疗：排齐下颌牙列，调整咬𬌗关系。

（10）术中注意要点：为保护两个下颌中切牙牙根，牙槽嵴部分的骨切开是用薄骨刀劈开的；舌侧黏骨膜不做剥离；用骨支抗的牵引器达到设计要求时，应采用牙列方向的辅助固定以保证维持期内骨间隙的稳定。

5. 术后监测与处理

（1）术后监控：随间歇式加力的进行，牵引器的滑动杆不断滑出，由于加工精度的差异，滑动杆可能出现不同程度的各向微动，滑动杆滑出越长这种微动可能越明显。因此临床上需要不断监控，必要时采用辅助固定措施，如牙弓夹板、托槽弓丝；定期用 B 超或 X 线片监视牵引区成骨情况，监视和控制术后复发。

（2）保持口腔和伤口清洁。

（3）适当使用抗生素。

（4）颅面外科手术需适当采取脑保护措施。

（5）由于颌骨牵引延长所造成的咬𬌗关系改变，可以配合正畸治疗进一步矫正。

6. 术后常见并发症的预防与处理

（1）牵引器故障：牵引器被锁住的可能原因主要是加工精度不够，螺杆发生偏斜或螺纹中嵌入软组织；牵引器失效的可能原因主要是牵引器材质不佳，阻力较大时过度用力造成螺杆滑丝，必须置换牵引器。预防：选择质量好的牵引器，术前仔细检查，并仔细进行清洗处理。不应使用滑动杆框量较大牵引器。

（2）螺钉松动：未按坚强内固定原则固定或使用的螺钉过短。预防：尽量使用双皮质骨螺钉，按照坚强内固定原则固定。

（3）咬𬌗错乱：可以避免的开𬌗主要是由牵引方向不正确造成，不可避免的开𬌗则主要是由病情的复杂性决定，均可在维持期时配合正畸治疗逐渐纠正。常规正颌外科是通过术前去补偿后在模型外科获得理想的咬𬌗关系，用𬌗板确定骨的移动矢量，术后即可获得稳定的咬殆。而在 DO 过程中，咬殆关系不断改变，患者和医生有可能通过面型改善的程度来确定是否终止 DO，将牙列的正畸放在手术之后，术前去补偿似乎并非必需。虽然 DO 术后继发的咬殆错乱可通过术后正畸矫正，但术前应经正畸医生共同会诊，以确定最佳治疗程序。

(4) 骨愈合不良：局部缺血、局部感染、固定不良、过早负荷等均可造成骨愈合不良。预防：尽可能多地保留牵引骨局部的血液供应，尽可能严密缝合软组织伤口并严密护理，维持期时采用综合固定手段，避免过早咀嚼。

(5) 血管和神经损伤：DO 的一些术式沿袭于正颌外科术式，区别在于术中无需做大幅度的松解和移动，虽然损伤血管神经的机会较少，但也必须遵循正颌外科手术要领，尽量避免损伤血管神经。特别是下颌骨 DO 主要在下颌骨体部进行，损伤下牙槽神经机会增多，因此在骨切开时应注意保护下牙槽神经血管束。

(6) 伤口裂开或感染：采用无菌技术；严密关闭袖口区；采用间歇期，待伤口初步愈合后再牵引；保持口腔卫生。

(7) 颞下颌关节问题：行下颌升支斜行或垂直 DO 时，由于反作用力造成髁状突向上、后方向移位，可压迫关节盘和关节后带，产生颞下颌关节不适或疼痛等症状，功能障碍，甚至造成髁状突的改建，属于医源性颞下颌关节紊乱病 (TMD)。预防：必须进行下颌升支延长时，应配合颞下颌关节治疗，如佩戴殆板并随时调整。

(二) 上颌牙弓过窄的 DO 扩弓术

1. 适应证　上牙弓狭窄 - 牙列拥挤 (不拔牙的正畸前治疗)。

2. 禁忌证

(1) 颌骨骨髓炎。

(2) 严重颌骨骨质疏松症。

(3) 血液系统疾病。

(4) 全身情况欠佳，不宜于全麻下行重大手术者。

3. 术前准备　同上颌骨 LeFort I 型截骨术。

4. 手术要点、难点和对策

(1) 切口：上颌前庭沟底尖牙间水平切口，向下剥离中线骨膜至固有牙龈，向上显露一侧犁状孔下缘，分离该侧鼻底黏膜，如图 9-3-4。

(2) 骨切开：用矢状锯或来复锯紧贴鼻中隔自一侧鼻底纵行截骨至上颌中切牙之间的根尖下方 (图 9-3-5)。在手指引导下用薄骨刀沿截骨线凿断牙槽突，并向后凿断上颌骨腭突和腭骨水平板，注意勿穿通腭侧黏膜和鼻底黏膜。

(3) 安置牵引器：安置骨支抗或牙列支抗的口腔内置式牵引器，如图 9-3-6。

(4) 缝合伤口：间断缝合伤口，严密包绕牵引器固定翼。

(5) 加力：术后 3~5d 开始加力。加力速度和节律同下颌骨 DO 扩弓术，直至达到设计的扩弓量。

(6) 维持：可利用牵引器、牙弓夹板、托槽弓丝或临时义齿保持间隙。维持期的时间一般较下颌骨稍短。

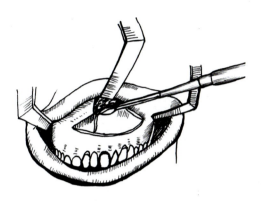

图 9-3-4　上颌前庭沟底尖牙间水平切口

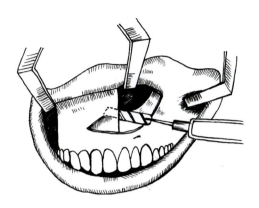

图 9-3-5　骨切开

（7）拆除牵引器：维持期后需照 X 线咬殆片，以确定牵引间隙内骨密度接近周围骨质的密度方可拆除牵引器。

（8）继续正畸治疗。

（9）术中注意要点：保护上颌中切牙牙根；中线骨切开不要穿通腭侧黏骨膜和鼻底黏膜。

5. 术后监测与处理　同下颌骨尖型牙弓和尖颏的 DO 扩弓术。

6. 术后常见并发症的预防与处理　同下颌骨尖型牙弓和尖颏的 DO 扩弓术。

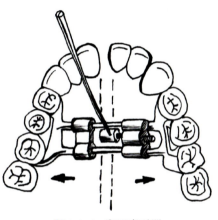

图 9-3-6　安置牵引器

三、牵张成骨下颌骨前徙术

（一）适应证

下颌后缩畸形及小颌畸形（伴 OSAS）。

（二）禁忌证

1. 颌骨骨髓炎。
2. 严重颌骨骨质疏松症。
3. 血液系统疾病。
4. 全身情况欠佳，不宜于全麻下行重大手术者。

（三）术前准备

同上颌骨 LeFort Ⅰ型截骨术。

341

（四）手术要点、难点和对策

1. 切口　沿口腔内下颌升支前缘或外斜嵴切开黏膜、黏膜下组织，切口下端斜向外下方达第一磨牙远中外侧前庭沟底深达骨面，用骨膜剥离器暴露下颌升支颊侧骨板和牙槽嵴，但要最小限度地剥离骨膜、肌肉和软组织，以保护血运。

2. 环下牙槽神经血管束的骨切开术　用一把下颌骨下缘拉钩暴露第二、三磨牙对应

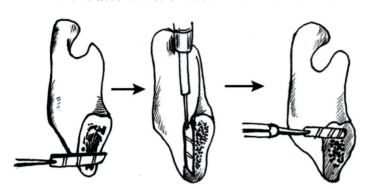

的下颌骨下缘，在第三磨牙区用来复锯由下向上截开下颌骨下缘至距下牙槽神经管 3mm 处；再由外向内截开颊侧皮质骨板；最后由上而下截开牙槽嵴至距下牙槽神经管 3mm 处（图 9-3-7）。舌侧皮质骨切开时，应将一骨膜剥离器置于舌侧黏骨膜下保护舌神经。

图 9-3-7　环下牙槽神经血管束的骨切开术

3. 安置牵引器　根据术前设计，牵引器必须平行于咬𬌗平面以防止发生前牙开𬌗；建议使用双皮质骨螺钉固定牵引器，螺钉的位置至少要离截骨线 5mm（图 9-3-8），并避开下牙槽神经血管束；因两下颌角间横径比尖牙间横径宽，应将牵引器的前翼弯成台阶状以补偿前后方向的差异（图 9-3-9）；根据牛顿作用力和反作用力定律，为防止任何对颞下颌神经的不良载荷，牵引期间，应在两侧施行Ⅱ类弹性牵引，以拮抗不良作用力。

4. 完成骨切开　可以先将牵引器旋开 1~2mm，然后用一把薄骨刀自牙槽嵴截骨线向下震开下牙槽神经管周围骨质（图 9-3-10）。完成骨切开后，再将牵引

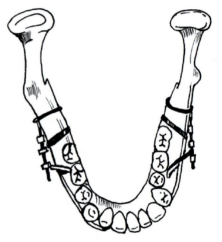

图 9-3-8　使用双皮质骨螺钉固定牵引器

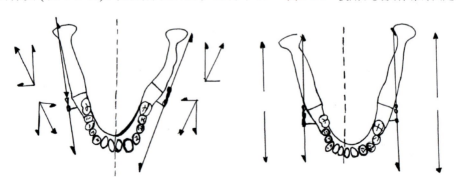

图 9-3-9　将牵引器的前翼弯成台阶状

342

器旋紧。由于在截骨线上预先加载了张应力，骨质劈裂线很容易到达牙槽嵴顶而不穿破牙龈组织，此时再将牵引器反向旋进 2mm，使截骨线靠拢，有利于骨痂形成。

5. 缝合伤口　应尽可能将牵引器的连接体和加力端暴露于口腔内，褥式间断缝合伤口，严密包绕牵引器各固定翼。当使用牙－骨联合支抗的牵引器时，可用自凝塑胶将牙支抗端的结扎钢丝与牙齿固定到一起，以防止钢丝松脱。

6. 加力　一般间歇 7d 开始加力，达到设计的延长距离后，维持到牵引间隙内骨性愈合。维持期内需要正畸医生监视、调整咬殆关系，完善正畸治疗。在下颌骨体部施行 DO 时同样要保护好下牙槽神经血管束，尽量避免截骨线上牙根暴露。

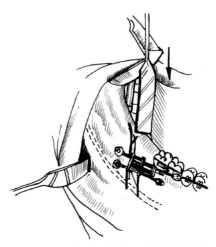

图 9-3-10　震开下牙槽神经管周围骨质

7. 术中注意要点

(1) 下颌骨体部手术在截骨线处尽量保留骨膜附丽。

(2) 先做环下牙槽神经血管束的骨切开术，再用薄骨刀凿断牙槽突骨质，避免骨刀穿破舌侧牙龈和黏膜，避免损伤下牙槽神经血管束。

(3) 做下颌骨前徙时，牵引器螺杆应与牙列咬殆平面平行，以防止发生前牙开殆。

(4) 做下颌骨双侧前徙时，两个牵引器的螺杆应相互平行。

(5) 牵引器的固定翼应尽量用双皮质螺钉固定，避免骨段移动时向舌侧倾斜的倾向，并避免损伤牙根。

（五）术后监测与处理

同下颌骨尖型牙弓和尖颏的 DO 扩弓术。

（六）术后常见并发症的预防与处理

同下颌骨尖型牙弓和尖颏的 DO 扩弓术。

四、牵张成骨上颌骨前徙术

牵张成骨上颌骨前徙术用于颅颌面骨牵引延长。

（一）适应证

牵张成骨上颌骨前徙术适用于上颌后缩畸形、腭裂引起的面中部发育不足。

343

(二) 禁忌证

1. 颌骨骨髓炎。
2. 严重颌骨骨质疏松症。
3. 血液系统疾病。
4. 全身情况欠佳，不宜于全麻下行重大手术者。

(三) 术前准备

同上颌骨 LeFort Ⅰ型截骨术。

(四) 手术要点、难点和对策

1. 切口　双侧尖牙到第一磨牙间前庭沟底水平切口，中线垂直切口用于凿断鼻中隔。
2. 截骨　按设计做高位 LeFort Ⅰ或Ⅱ型截骨，后上方骨切开线应包含部分颧骨，上颌窦前部骨切口应避开眶下神经血管束，注意保护泪囊，凿断上颌结节和鼻中隔。用骨刀在上颌结节区向前撬动，确认上颌骨块已经松动，但不做上颌骨向下折断。
3. 安置牵引器　根据模型外科预制的牵引器稍做修整，即可进行坚强内固定 (图 9-3-11)。由于上颌窦外 (后) 侧壁骨质较薄，故将牵引器的后固定翼安置在颧骨、将牵引器的前固定翼尽量安置在靠近牙槽嵴的位置以获得坚强的支抗，如此安置的牵引器向量可能朝向前下，比较适用于面中 1/3 过短的患者。

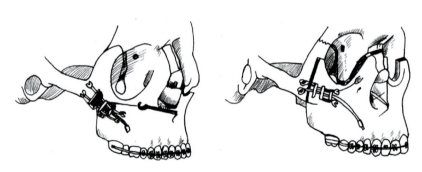

图 9-3-11　坚强内固定

4. 缝合切口　间断缝合伤口，将牵引器的加力端暴露于口腔。
5. 加力　由于上颌骨血运丰富，近来多主张在安置牵引器后立即进行加力，加力速度和节律同前，直到达到设计的前徙量。
6. 维持　可利用牵引器、牙弓夹板、托槽弓丝或临时义齿保持间隙。维持期的时间一般较下颌骨稍短。
7. 拆除牵引器　维持期后需照 X 线咬𬌗片，以确定牵引间隙内骨密度接近周围骨质的密度方可拆除牵引器。
8. 继续正畸治疗　排齐上颌牙列，调整咬𬌗关系。前徙面中部也有使用外置头架式的牵引器，如图 9-3-12。

9. 术中注意要点　上颌骨的骨切开要彻底；上颌骨牵引器的后固定翼应固定在颧骨上，前固定翼应固定在靠近牙槽嵴的骨质上，以获得可靠的支抗；牵引器螺杆应尽量与牙列咬殆平面平行。

（五）术后监测与处理

同下颌骨尖型牙弓和尖颏的 DO 扩弓术。

（六）术后常见并发症的预防与处理

同下颌骨尖型牙弓和尖颏的 DO 扩弓术。

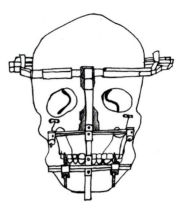

图 9-3-12　外置头架式牵引器

五、牵张成骨牙槽嵴增高术

牵张成骨牙槽嵴增高术可以分为局部牙槽嵴增高术、下颌磨牙区牙槽嵴增高术、上颌前部牙槽嵴增高术。

（一）适应证

1. 无牙殆，牙槽嵴萎缩明显，影响义齿固位者。
2. 牙槽嵴低锐，不能承担咀嚼功能者。
3. 牙槽嵴表面黏膜条件良好。

（二）禁忌证

1. 颌骨骨髓炎。
2. 严重颌骨骨质疏松症。
3. 血液系统疾病。
4. 全身情况欠佳，不宜于全麻下行重大手术者。

（三）术前准备

同上颌骨 LeFort Ⅰ型截骨术。

（四）手术要点、难点和对策

1. 局部牙槽嵴增高术

(1) 切口：做蒂在龈缘的"U"形切口，翻起唇侧黏骨膜瓣接近牙槽嵴顶，如图 9-3-13。

(2) 截骨：用矢状锯在邻牙缺隙侧做箱形截骨 (图 9-3-14)，高约 10mm，深达舌侧骨膜下，勿穿通舌侧骨膜并保持舌侧黏骨膜在骨块的完整附丽，勿损伤邻牙牙根。

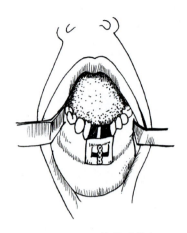

图 9-3-13 做龈缘的 "U" 形切口　　　　图 9-3-14 做箱形截骨

(3) 安置牵引器：自牙槽嵴顶正中位置穿龈向下钻孔，直至穿通骨块的水平截骨面，将牵引器螺杆旋进这个钉道；再用薄骨刀自水平截骨线插入，向上撬动骨块；将弯制好的牵引器转移板插入水平骨间隙，对准并旋入螺杆，用螺钉固定在骨块的唇侧骨板上；再将牵引器的基板插入骨间隙，凹槽对准螺杆末端，使螺杆顶住基板，螺钉固定，如图 9-3-15。

(4) 缝合伤口。

(5) 加力：间歇期 5~7d 后开始加力，加力速度和节律同前，直到达到设计的升高量。

(6) 维持 2~3 周即可进行牙种植手术，同时拆除牙槽嵴增高器，如图 9-3-16。

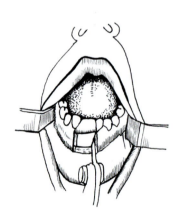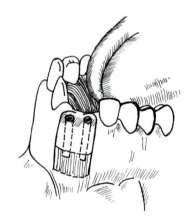

图 9-3-15 安置牵引器　　　　图 9-3-16 拆除牙槽嵴增高器，进行牙种植手术

(7) 术中注意要点：①"U"形黏骨膜瓣应较截骨线宽，避免截骨线与缝合线位于同一平面。②保证"U"形黏骨膜瓣蒂部除同舌侧有足够的连接外，最好保持其同唇侧固有龈的连接，以保证血液供应。③不要剥离舌侧骨膜的附丽，以保证骨块的血液供应。④不要暴露邻缺损区的牙根。

2. 下颌磨牙区牙槽嵴增高术

(1) 切口：下颌磨牙区前庭沟切口，前方弯向邻缺损区牙的固有龈，翻开颊侧黏骨膜瓣到牙槽嵴顶。

(2) 截骨：修平牙槽嵴顶，做下牙槽神经管上方骨切开，前方较宽，向磨牙后区渐窄。注意保护舌侧黏骨膜在骨块的附丽。

(3) 安置牵引器：如图 9-3-17 所示安置牙槽嵴增高器，螺钉固定。骨块的后末端可用钢丝或微型钢板做柔性固定。

(4) 缝合伤口。

(5) 加力：间歇期 5~7d 后开始加力，加力速度和节律同前，直到达到设计的升高量。

(6) 维持 2~3 周即可进行牙种植手术，同时拆除牙槽嵴增高器。

(7) 术中注意要点：①截骨前先修整好不平整的牙槽嵴，为种植义齿准备好条件。②保护下牙槽神经血管束。③不要剥离舌侧骨膜的附丽，以保证骨块的血液供应。

3. 上颌前部牙槽嵴增高术　手术要点、难点及对策基本同局部牙槽嵴增高术。不同的是，上颌骨缺牙后唇侧骨板吸收大于腭侧骨板，如做垂直牵引增高，将来仍会发生排牙困难的问题，故应将上颌前部牙槽嵴骨段向前下方牵引，如图 9-3-18。

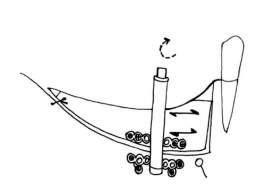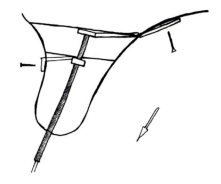

图 9-3-17　安置牙槽嵴增高器　　　图 9-3-18　将上颌前部牙槽嵴骨段向前下方牵引

（五）术后监测与处理

同下颌骨尖型牙弓和尖颏的 DO 扩弓术。

（六）术后常见并发症的预防与处理

同下颌骨尖型牙弓和尖颏的 DO 扩弓术。

六、牵张成骨颌骨缺损修复术

牵张成骨颌骨缺损修复术具体可分为下颌升支缺损牵张成骨修复术和下颌骨体部缺损牵张成骨修复术。

（一）适应证

牵张成骨颌骨缺损修复术适用于下颌骨缺损。

（二）禁忌证

1. 颌骨骨髓炎。
2. 严重颌骨骨质疏松症。
3. 血液系统疾病。
4. 全身情况欠佳，不宜于全麻下行重大手术者。

（三）术前准备

同上颌骨 LeFort Ⅰ型截骨术。

（四）手术要点、难点和对策

1. 下颌升支缺损牵张成骨修复术

(1) 切口：利用肿瘤切除术切口或关节成形术切口。

(2) 截骨：在远中骨断端形成至少宽 10mm 的转移盘，截骨线应与关节窝方向垂直，仅做皮质骨切开术。

(3) 安置牵引器：如图 9-3-19 所示安置牵引器。

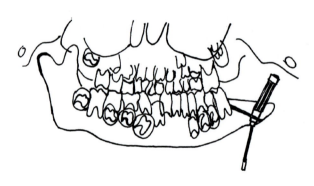

图 9-3-19 安置牵引器

(4) 缝合伤口。

(5) 加力：一般间歇 7d 开始加力。

(6) 维持：虽然这种牵引成骨类似两区成骨方式，但转移盘没有可以停靠的另一侧骨断端，也就是没有"彼岸"；牵引器的一端呈游离状态而存在不稳定因素。因此，在牵引成骨达到设计的高度后，为防止不成熟的新骨受不良作用力而发生变形，应做适当的颌间固定以保持新骨稳定地钙化。

(7) 术中注意要点：①牵引器螺杆的方向应指向关节窝。②不要剥离舌侧骨膜的附丽，以保证骨块的血液供应。③牵引达到设计的升支高度时，应做适当的颌间固定，又要兼顾早期功能训练。

2.下颌骨体部缺损牵引成骨修复术

(1)切口：肿瘤切除术的同期，利用肿瘤切除术切口。

(2)截骨：在肿瘤切除后遗留的近和(或)远中骨断端分别形成至少宽10mm的转移盘，仅做皮质骨切开术，转移盘可以带牙。

(3)安置牵引器：如果缺损较小，可以使用普通下颌骨牵引器，但需事先安置下颌骨再造板，以保持下颌骨的正确位置和稳定性(图9-3-20)。如果缺损较大，可以按照三区成骨的原理特殊设计制作的一体化牵引器(图9-3-21)，其中心螺杆的一半是反向螺纹，另一半是正向螺纹，在加力时可以使位于牵引器两端的滑动骨块相向运动；牵引器的长度应长于骨缺损的实际长度。牵引器安置完毕再做转移盘的完全骨切开，如图9-3-22。

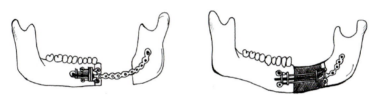

图 9-3-20 使用普通下颌骨牵引器，事先安置下颌骨再造板

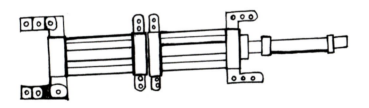

图 9-3-21 一体化牵引器

(4)缝合伤口。

(5)加力：一般间歇7d开始加力，达到设计的延长距离后，维持到牵引间隙内骨性愈合。维持期内需要正畸医生监视、调整咬𬌗关系，完善正畸治疗。

(6)术中注意要点：①牵引器螺杆的方向要平行于下颌骨体部的长轴。②不要剥离舌侧骨膜的附丽，以保证骨块的血液供应。③使用两区成骨的牵引器时，必须用再造钢板维持下颌骨的正确位置。④实施三区成骨时，最好采用个性比一体化设计制作的牵引器。⑤对陈旧性骨缺损，当转移盘到达目的地时，一般应在骨接触端造成新鲜创面，以促进骨愈合。

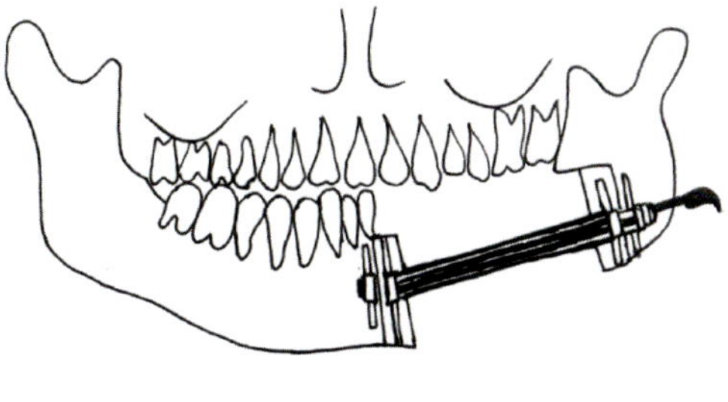

图 9-3-22 转移盘的完全骨切开

（五）术后监测与处理

同下颌骨尖型牙弓和尖颏的 DO 扩弓术。

（六）术后常见并发症的预防与处理

同下颌骨尖型牙弓和尖颏的 DO 扩弓术。

七、牵张成骨颅面成形术

（一）适应证

1. 第二鳃弓综合征、半侧颜面发育不全或半侧颜面萎缩。
2. 先天性颅面畸形，如 Crouzen、Robin、Treacher-Collins 等综合征。

（二）禁忌证

1. 颌骨骨髓炎。
2. 严重颌骨骨质疏松症。
3. 血液系统疾病。
4. 全身情况欠佳，不宜于全麻下行重大手术者。

（三）术前准备

同上颌骨 LeFort Ⅰ 型截骨术。

（四）手术要点、难点和对策

在实施 LeFort Ⅲ 型 DO 前徙术时，可通过双侧头皮冠状切口，将网状微型钛板分别固定在颧骨和颞骨上，再将特制的牵引器与钛板连接，牵引器的加力端（杆）向后穿出头皮，应尽量使两侧牵引器的螺杆在矢状面和水平面上相互平行，关闭伤口后即可开始加力。

如果额骨和面中 1/3 部分骨骼需要同时前徙，可以在完成颅面部各骨切开线后，可将额骨骨块在眶上缘与面中部骨用微型钛板固定，形成一个整体，再按上法安置牵引器。必要时可在额骨和顶骨之间增加 1~2 个牵引器。

术中注意要点：①遵循颌面外科的术中注意要点。②各骨切开线必须彻底。③两侧牵引器的螺杆长轴应当相互平行，以保证中线不发生偏移。④最近文献报道，用可吸收网状微型板和螺钉代替钛板螺钉，简化了二期手术。

（五）术后监测与处理

同下颌骨尖型牙弓和尖颏的 DO 扩弓术。

（六）术后常见并发症的预防与处理

同下颌骨尖型牙弓和尖颏的 DO 扩弓术。

第四节　阻塞性睡眠呼吸暂停综合征外科手术

正颌外科通过各种截骨手术，使颌骨整体或部分连同相应的软组织在三维空间上发生定量移位，而附着于颌骨上的肌肉位置、长度、受力角度也变化，能达到改变舌、舌骨等与上气道相关结构的空间位置，解除上气道的阻塞，扩大上气道直径，达到治疗牙颌面畸形和 OSAS 的双重目的。但正颌手术颌骨的前移量也受软组织的限制，一次手术不可能前移很大，因此对于伴有小颌畸形、颞下颌关节强直的阻塞性睡眠呼吸暂停综合征 (OSAS) 患者，常综合使用颏前移术、舌骨肌肉切断联合舌骨悬吊术等弥补前移量的不足。近几年用骨牵引延长技术弥补前移量的不足，其最大的优点是前移量大，显著超过常规手术，且控制性好、手术创伤小，是很有前途的方法。

正颌手术治疗 OSAS 分为传统方法和 DO 技术两种，其原理均为通过下颌骨前徙和舌肌牵拉，改善舌根部气道口径。

一、适应证与禁忌证

（一）适应证

因颌骨畸形引起的口咽和下咽部气道阻塞的 OSAS。

（二）禁忌证

1. 全身情况差，心、肺、肝、肾等某一脏器有器质性病变，手术有较大危险者。
2. 既往有精神不正常病史者。

二、术前准备

颌面外科医生参与 OSAS 的治疗时，改变对以前常规进行的正颌外科手术的认识十分必要。由于外科医生可熟练操作的上颌 LeFort Ⅰ 型和下颌支矢状劈开术 (SSRO) 手术，通常是为那些年轻且无复杂全身疾病背景的患者实施，OSAS 患者则完全不同。虽然 OSAS 患者大多数清醒时看似健康，但在睡眠、麻醉和术后复苏中很容易发生严重问题；此外，还包括 OSAS 患者还有肥胖、高血压、心律失常等全身问题，虽然这些问题通过治疗可以得到控制，但外科手术和麻醉时的危险性相应增高。因此，选择正颌手术治疗 OSAS，应在其他保守方法无效或非外科方法无法治疗时才使用，且患者求治愿望必须十分强烈。术

351

前应该反复向患者和家属交代手术的危险性，取得他们的理解，便于患者的配合。术前举行包括呼吸内科、麻醉科、颌面外科、ICU 等科室参加的会诊，对选择手术适应证，确定手术、麻醉及监护方案并研究并发症防治十分必要。

OSAS 患者在选择正颌外科治疗时，应考虑到以下问题：①上气道解剖异常的确认，X线头影测量和鼻咽镜证实存在软腭或舌根气道狭窄。②保守治疗无效或无法治疗，或患者不愿意接受保守治疗；患者清楚地知道手术治疗的危险性，且手术治疗的愿望强烈。③多导睡眠图 (PSG) 报道，患者睡眠呼吸紊乱以阻塞性为主，无或仅伴少量其他呼吸异常。④患者年龄及全身情况能够耐受手术。

三、手术要点、难点和对策

（一）下颌前徙术

Kuo 和 Bear 首先使用下颌前徙术解除下颌骨发育不足患者的 OSAS 症状。其式式为正颌外科经典的双侧 SSRO 术。OSAS 患者伴有明显的下颌后缩或小下颌畸形，是本手术的适应证，但由于咬合关系的限制，往往需要配合术前术后正畸治疗。

（二）颏前徙术

颏前徙术 (advancement genioplasty) 即将颏部向前移动，但有别于水平截骨颏成形术的颏前移，因为即使截骨线仍为水平状，但截骨线设计较高，以保证将整个颏棘前移。过高的截骨线可能会引起下颌骨正中部位的骨折或下前牙根尖和颏神经损伤。为此，颏前徙术改良为所谓"凸"字形 (图 9-4-1A)，在颏棘所在的下颌正中联合部位，截骨线仍然处于较高位，但最高处的宽度仅有 2.0cm，截骨线马上改为与一般颏成形术截骨线一样的位置。据报道，颏前徙量可达 18~23mm，以充分解除舌根处的气道阻塞。上述两种方法虽然有效，但没能排除下颌骨正中骨折的危险，而且可能给患者面形带来负面影响。Riley 改进颏前徙术即所谓"抽屉"形颏前徙术 (图 9-4-1B)。这种手术入路与颏成形术相同，暴露颏部骨质

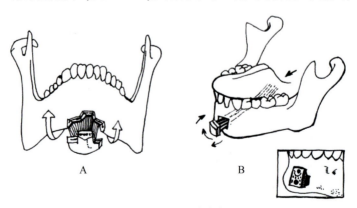

图 9-4-1 颏前徙术
A."凸"字形；B."抽屉"形颏前徙术

后，剥离骨膜至下颌下缘，在下颌尖牙根尖下之间的颏部骨质上行矩形骨切口，舌侧骨皮质切开后，将该矩形骨块连同附着于其上的颏舌肌一同牵引向前并旋转 90°，以螺钉固定。外侧骨皮质和部分骨松质可以去除，这样对颏部外形无大影响，由于保留了下颌骨下缘，正中骨折的危险性也有所降低。颏部明显后缩的 OSAS 患者是前两种颏前徙术的适应证；面形基本正常、舌根气道狭窄的 OSAS 患者，是后一种颏前徙术的适应证。颏前徙术前移舌根的量有限，因此只对轻中度 OSAS 有效，由于手术规模不大，临床常与悬雍垂腭咽成形术 (UPPP) 一并完成。

（三）颏部前徙和舌骨肌肉切断、悬吊术

1984 年，Riley 和 Powell 以 inferior sagittal mandibular osteotomy with hyoid myotomy and suspension 的名称首先提出颏部前徙和舌骨肌肉切断、悬吊术。单纯前徙下颌骨对舌骨位置改变不明显，但舌骨位置与舌位置关系十分密切，而且 OSAS 患者舌骨处于低位和后缩位置并不少见。手术方法如图 9-4-2 所示。

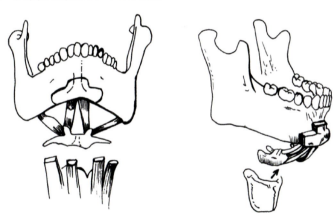

图 9-4-2 颏部前徙和舌骨肌肉切断、悬吊术

1. 麻醉 经鼻气管插管全身麻醉，手术区以含肾上腺素局部麻醉剂浸润。
2. 体位 平卧位，肩上垫一薄枕，使头尽向后仰。
3. 切口 扪及舌骨体，在其上方 1.0cm 左右颈中部，沿颈部皮纹做横行切口，长 5~7cm，以能充分暴露双侧舌骨大角及颏部并顺利截骨为度。切开皮肤、皮下组织、颈阔肌和颈深筋膜浅层，向下分离暴露舌骨体。
4. 舌骨下肌群切断 切开附着于舌骨体的骨膜，自中线开始，沿舌骨体下缘向一侧剥离舌骨下肌群，逐渐剥离至舌骨大角，仍沿其下缘剥离。此时助手使用 Alliss 组织钳牵引舌骨体向对侧，便于术者操作。小儿或年轻患者舌骨大角较软，术者使用左手把持大角，利于分离剥离直至舌骨大角末端，然后沿舌骨大角和舌骨体内表面剥离。对侧步骤相同，使舌骨充分向前上方移动。剥离采用钝锐结合的方法，以小骨膜剥离器和眼科手术剪进行。操作时应紧贴舌骨体和舌骨大角，不仅可以减少出血，也可以避免损伤喉上神经内侧支和甲状舌骨膜。切忌剥离舌骨体和大角的上缘，以免破坏舌骨上肌群附丽，影响手术效果。

这一步骤完成后，舌骨手术区暂用盐水纱布填塞。

5. 颏部截骨沿舌骨上肌群表面向上剥离至下颌下缘。如果软组织张力太大，可适当延长颈部切口，颏部下颌下缘切开肌肉附丽和骨膜，从骨表面向上剥离截骨区域，操作时应避免与口腔相通。颏部截骨按前述颏部前徙术的截骨方式进行，充分前移颏部后，按坚强内固定技术原则，固定颏部骨块。

6. 筋膜悬吊　左大腿外侧取足量阔筋膜，分成两根 4mm 宽及适度长度备用。在前移的颏部骨块上，距中线 7~8mm，距下颌 "K" 缘 5mm 处，左右各做一 1mm×2mm 骨孔，以备筋膜穿过。从舌骨小角内侧沿舌骨下缘 - 内侧 - 上缘剥离，将取得的阔筋膜从这一部位穿过绕过舌骨体，再将阔筋膜穿过同侧颏中线旁制备的骨孔，拉紧筋膜，充分向前上移动舌骨，重叠筋膜两端，4 号缝线反复缝合。彻底止血、冲洗，分层缝合创口，放橡皮引流条，创口覆盖敷料。

这种手术同时前徙了颏部的下半部骨段 (携带颏棘和颏舌肌) 和舌骨 (携带舌骨上肌群)；旨在充分前移舌根部，不改变咬合关系，故无需颌间固定，对面形影响不大。其适应证为中度 OSAS (RDI < 50，最低 SaO_2 > 70%)、无严重小颌畸形且无病态肥胖的患者。阔筋膜抗感染能力较差，所以手术通过口外切口一并完成，在剥离下颌骨骨膜时，应注意不能与口腔内相通。

舌骨下肌群应从舌骨上剥离，而不是切断，否则易引起出血，并可能损伤周围重要的解剖结构。喉上神经内侧支为感觉性神经，与喉上动脉一并紧贴舌骨大角下方穿过甲状舌骨膜进入喉部，损伤该神经后咳嗽反射消失，易引起吸入性肺炎。舌骨体和舌骨大角的深方，仅以一层甲状舌骨膜与咽腔相隔，一旦撕裂可造成误吸。剥离舌骨大角尖端时，既要保证游离充分，又要注意勿损伤其后方的舌动脉。

颏部充分前移，颏舌肌张力增加，而且要负担舌骨的悬吊，因此颏部骨块应行坚强内固定，才能保证术后效果的稳定。

（四）双颌前徙术

单纯前徙下颌骨，有时会受到咬合关系的限制；而且部分 OSAS 患者不一定是 Ⅱ 类颌骨关系，因此手术前往往需要术前正畸；部分患者舌根部气道狭窄的同时，还有硬腭水平的气道狭窄，同时需要前徙上颌骨。Riley 和 Waite 报道了上颌 LeFort Ⅰ 型手术和下颌 SSRO 手术一并前徙上下颌骨，并不改变原有的咬合关系，如图 9-4-3。

双颌前徙术对于直面型的白种人来说，术后获得了凸面形和 OSAS 的缓解，患者是可以接受的。但对于已经是凸面型的黄种人来说，术后面形将可能不被接受。因此，我们设计了所谓的改良双颌前徙手术，即术中拔除上下颌双侧第一前磨牙，行上颌 LeFort Ⅰ 型分块截骨术、SSRO 和下颌前部根尖下截骨术，上下颌前部骨段

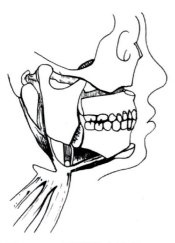

图 9-4-3　双颌前徙术治疗 OSAS

不动或少动，使上下颌后部连同颌周肌肉一并前徙，再通过上下颌复合体的适当逆时针旋转与颏前徙术，达到面型与咬合关系的改善和 OSAS 缓解的治疗效果。

(五)颌骨牵张成骨

上述传统正颌手术有治疗效果肯定、手术一次完成等优点，且到目前为止，仍然是治疗 OSAS 的主要手术方法。但为保证手术后骨段的顺利愈合，就必须要保持骨接触，下颌骨的前徙幅度受到一定限制；且颌骨前徙幅度越大，由于软组织的限制，术后复发倾向越明显。

自 20 世纪 90 年代 DO 技术开始用于颌面手术以来，许多过去使用传统正颌外科手术无法治疗的严重颌面畸形得以矫治。重度小颌畸形合并 OSAS 患者通过下颌体部和下颌升支的 DO 延长，获得了十分满意的疗效。颌骨 DO 技术是逐步进行，其前徙幅度理论上不受任何限制，可大幅度充分前徙颌骨；且颌骨 DO 前徙使软硬组织一并延长，术后复发倾向明显减小，充分保证治疗效果。但是，DO 技术即使经过手术前的精心设计，其术后效果的预测性仍然不及传统正颌外科那样精确，且术后往往需要较长时间的术后正畸治疗，才能获得满意的咬合关系；牵引器价格昂贵，需要二次手术取出牵引器，亦是其弱点。

对颞下颌关节强直所致的重度小下颌畸形的小儿患者，其 OSAS 病情往往比较严重，可能影响其整个生长发育过程，必须尽早缓解其 OSAS。但由于这类患者下颌骨体部过小，且内部全为恒牙胚占据，无法容纳牵引器。我们在进行体部截骨后，在下颌体部置入小型钛板 1 枚，钛板一端固定在下颌体，另一端经创口引出，与颅外固定牵引装置(rigid external distractor，RED) 相连，通过 RED 的作用，完成下颌骨的 DO 治疗。

(六)颞颌关节强直伴小颌畸形和 OSAS 的矫正

我们所报道的 OSAS 患者中，颞颌关节强直伴小颌畸形占半数以上。对于这类患者，我们认为手术亦应分阶段进行。第一阶段主要以解决张口受限，并确保关节强直不复发为原则，尽量去除骨球，行肋骨－肋软骨移植、下颌升支垂直截骨－近心骨段倒置术或 DO 技术重建颞下颌关节。同时可行颏前徙术或舌骨悬吊等不改变咬合关系、无需颌间固定的手术，部分开大上气道口径，张口训练应在术后 7~10d 开始。

关节强直解除，只要生长发育尚未结束，加之咀嚼功能刺激，颌骨生长潜力释放，颌骨会有一个飞跃性生长过程。在这期间还可采用正畸治疗适当调整咬合关系。当关节功能恢复无强直复发或患者成年后，再实施第二阶段的正颌外科手术。解决遗留的面型和咬合关系 不良等问题，还可以进一步开大上气道口径。

近几年来，我们对于颞下颌关节强直合并小颌畸形、OSAS 患者，首先采用下颌体部 DO 技术前徙，先解决小颌畸形和 OSAS 问题，拆除牵引器时再行假关节成形术，降低手术的风险，收到满意疗效。

四、术后监测与处理

OSAS 患者术后短期血氧不饱和程度甚至高于术前水平。术后精心监护也是保证手术成功的关键。患者保留气管插管，必要时使用呼吸机辅助呼吸，Powell 还介绍了拔管后立即使用持续气道正压通气治疗，可免除大部分患者术后预防性气管切开术。

持续气道正压通气 (continuouspositive airway pressure，CPAP) 治疗 CPAP 作为 OSAS 非手术治疗的主要方法之一，其效果是肯定的。Sulliven 认为 CPAP 能减少气道黏膜血运，减轻黏膜水肿状态。因此对 OSAS 患者术前、术后起到如下作用：①迅速纠正睡眠呼吸紊乱和夜间低氧，减轻白天过度嗜睡 (EDS) 症状，提高患者手术耐受性和信心。②纠正呼吸中枢对缺氧的不应状态。③对抗术后水肿反应和麻醉剂、镇静剂作用，减少气管切开可能，预防术后并发症的发生。④巩固和补充手术疗效，为进一步手术做准备。⑤提供评估手术治疗效果的精确标准。

五、术后常见并发症的预防与处理

（一）黏膜切口裂开

主要原因是黏膜切缘挫伤较大；缝合前彻底冲洗不够，局部有感染；黏膜创面对合不良，未按要求分层缝粘骨膜；缝线结扎过紧等。应加强换药，每日冲洗口腔，特别是裂隙处可用3%过氧化氢及生理盐水冲洗，一般在术后 3 周左右可以愈合。

（二）骨坏死或骨愈合延迟

主要原因是下骨段的舌侧附着肌肉蒂剥离过多，影响血供；局部有感染，加重了血液供应障碍。一旦发生，应及时引流，控制感染，使骨坏死局限在小范围。骨愈合延迟除以上原因外，还可能因固定不确切，骨创接触不良等所致，只要局部制动，虽时间延长，骨愈合是可以完成的。

（三）颏神经损伤

主要原因是对颏孔的位置及其可能的变异，在术前未从全颌断层 X 线片上得到确定，心中无数，以致在口腔前庭切口时直接损伤；在剥离过程中牵拉过重或在水平截骨时保护不够而损伤。如在术中发现颏神经损伤，可在手术结束前予以吻合。如断端较短，可将颏孔扩大，伸延部分下牙槽神经，使断端延长便于吻合修复。

（陈莉莉　沈振宇）

参 考 文 献

陈海 . 2006. 正颌联合正畸矫正骨性上颌前突畸形 . 国际医药卫生导报 , 12(14)：1007-1245.
胡静 . 2010. 正颌外科学 . 北京：人民卫生出版社 .
胡静，王大章 . 2006. 正颌外科 . 北京：人民卫生出版社 .

邱蔚六 . 2008. 口腔颌面外科学 . 第 6 版 . 北京： 人民卫生出版社 .

邱蔚六 , 张震康 , 王大章 . 1998. 口腔颌面外科理论与实践 . 北京： 人民卫生出版社 .

王大章 . 2003. 口腔颌面外科手术学 . 北京： 人民卫生出版社 .

王兴 , 张震康 , 张熙恩 . 1999. 正颌外科手术学 . 济南： 山东科学技术出版社 .

张永红 . 2001. 上颌骨 LeFort Ⅰ 型截骨术式应用及并发症的探讨 . 临床口腔医学杂志 , 2(17)： 1003-1634.

Bell WH, 1992. Modern practice inorthrognathic and reconstructive surgery. Philadelphia：WB Saunders Co.

Bell WH, Proffit WR, White RP. 1980. Surgical correction of dentofacial deformities. Philadelphia： WB Saunders Co.

Fonseca R. 1999. Oral and maxillofacial surgery. Philadelphia：WB Saunders Co.

Peterson LJ, Ellis III E, Hupp JR et al. 1998. Contemporary oral and maxillofacial surgery. 3rd edition, MosbyYear Book Inc.

四、手术要点、难点及对策

（一）前额正中瓣

此瓣常用于鼻成形术，故以整复鼻缺损为例：

1.按缺损范围用锡箔纸修剪成形，作为额瓣制备的依据，若为全鼻整复尚应包括鼻腔衬里所需皮肤的大小，如图 10-1-2。

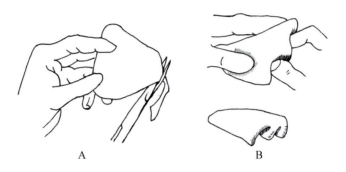

图 10-1-2 全鼻缺损整复术的设计

A.按鼻缺损范围用锡箔纸剪成梨形；B.用手指将锡箔折叠成鼻型

2.将预制所需额瓣大小、形态的锡箔纸消毒后，平铺于额部皮肤上布样画线，包含滑车上动脉在蒂内。若额部面积宽可设计正中额瓣，对额部较窄可设计斜行弯曲形额瓣，如图 10-1-3。

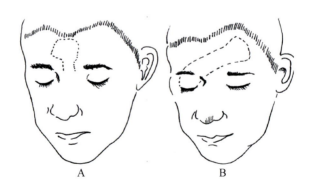

图 10-1-3 前额瓣的形态设计

A.正中瓣；B.斜形弯曲瓣

3.于额瓣设计线外进针，在骨膜浅面疏松结缔组织中注入含有肾上腺素 1/200 000 的生理盐水，使形成瓣的底面易于分离，且达到减少出血目的。

4.按额瓣设计切口，切开皮肤、皮下组织及额肌，由瓣远端之额肌与骨膜间平面分离直达蒂部。仔细检查额瓣周缘的出血点，予以电灼或缝扎，如图 10-1-4。

5. 额瓣用作鼻尖、鼻小柱、鼻翼缺损的整复时，皮瓣通过皮下隧道移位，则可削去经过隧道段之额瓣蒂部皮肤，但不能损伤皮下血管网，以保证额瓣最好的血供 (图 10-1-5)。按计划完成鼻整复。

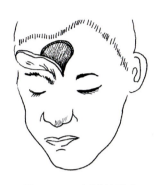 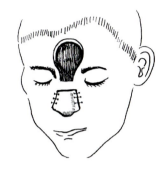

图 10-1-4　额瓣的形成　　　　图 10-1-5　额瓣经皮下隧道移位修复鼻缺损

6. 额部供瓣区彻底止血后用自体全厚皮片游离移植修复。

(二) 一侧颞浅动脉的单蒂额瓣

1. 瓣的设计　按修复所需额瓣的大小及形态设计一侧额瓣、2/3 额瓣、全额瓣。前二者可仅用颞浅动脉形成轴型瓣，而全额皮瓣为保证皮瓣血供，则应包括耳后动脉的分支，即将额瓣上切口向后，在耳郭根部以上 4cm 平面直达耳后。一侧额部可用单纯颞浅动静脉为蒂岛状额瓣，也可包括皮肤蒂，而 2/3 额瓣最好设计为有皮肤蒂的轴型瓣，此时皮肤蒂可缩窄为 3cm 左右，则皮蒂区创缘可直接缝合，如图 10-1-6、图 10-1-7。

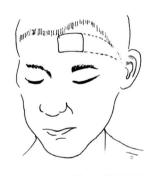 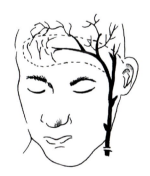

图 10-1-6　单侧额瓣的设计　　　　图 10-1-7　单侧蒂全额瓣的设计

2. 皮瓣的切取　设计为颞浅动脉蒂系岛状皮瓣时，先沿颞部动脉走行切开皮肤达真皮层下，翻开皮肤，裸露皮下组织，然后沿颞浅动脉前支 (额支)、静脉两侧保留各约 2cm 宽的皮下组织，将血管及其周围保留的组织从颞浅筋膜浅面游离形成营养蒂。再按额部皮瓣设计线切开皮肤、皮下组织、额肌，于骨膜浅面疏松结缔组织层，以锐性分离掀起皮瓣，注意皮瓣蒂侧相续的皮下组织，应与皮瓣宽度一致，向后可逐渐缩窄与血管蒂相连，如图 10-1-8。

若分离全额皮瓣或设计为皮肤蒂的患者,先沿额瓣设计的远端及上、下缘切开达额肌下,沿骨膜浅面掀起皮瓣,按预定使用蒂的形式切开皮肤,沿颞筋膜浅面将包括血管在内的蒂部全部分离,形成典型的单蒂轴型皮瓣。携带额部皮瓣的蒂部可为全层皮蒂,亦可仅为真皮蒂,后者供蒂创面有可能直接关闭,如图 10-1-9。

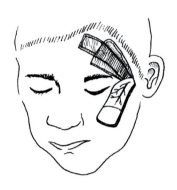
图 10-1-8　颞浅动脉蒂系岛状额瓣

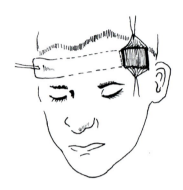
图 10-1-9　单侧蒂全额瓣形成

3. 皮瓣移位及隧道制备　额瓣用于修复眼眶、颧、面颊部皮肤或全颊洞穿缺损,其缺损区后蒂部接近者,可用皮蒂瓣直接移位修复(图 10-1-10)。若缺损部位距蒂部较远,为避免皮蒂瓣所需第二次断蒂术,在使用真皮蒂或动脉岛状瓣时,必须有可容皮瓣通过又不致使蒂部受压的通道。一般常在颧弓浅面或深面形成隧道。前者虽简单,但因蒂部位于皮下与颧弓之间,容易受压而影响血供。后者在去除下颌支或喙突后形成腔隙,既可借颧弓保护蒂部不受压,又缩短了进入口内缺损区的距离,有较多优越性,如图 10-1-11。

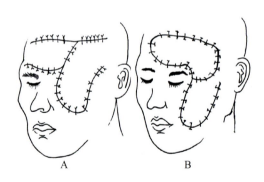
图 10-1-10　单侧蒂全额瓣移位修复缺损
A. 修复眶面缺损;B. 修复面颊缺损

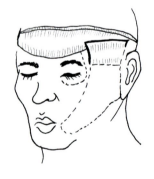
图 10-1-11　单侧蒂全额瓣修复口内缺损

4. 供瓣区创面的处理　创面彻底止血后、切取自体中厚或全层皮片游离移植、碘仿纱布填塞、打包结扎、外用绷带包扎压迫。但应注意蒂不能受压,否则将影响血供。

(三)两侧颞浅动脉的双蒂额瓣

1. 瓣的设计　双蒂额瓣常用作下唇、颏部皮肤缺损的修复,故瓣的面积包括全额部皮肤,若测量供瓣面积不足，尚可先于额部额肌下预置皮肤软组织扩张器，待额部皮肤面积达所需后，再行皮瓣转移。对男性颏部缺损的修复可携带部分前额头皮，该部毛发可充作颏部胡须。为使双蒂长度足够，蒂部上切口应弯曲向下至耳前，如图10-1-12。

2. 瓣的切取　沿瓣上、下缘切开皮肤达额肌下，在骨膜浅面分离，使额部皮瓣完全与骨膜分离。在瓣的两蒂侧，于颞筋膜浅面将包括血管在内的颞部皮下组织，与蒂部皮肤一并掀起，为保证蒂的移动度，此时应将颞浅动脉的顶支切断、结扎。充分解剖颞浅动脉及伴行静脉，使瓣移位后蒂部无张力，如图10-1-13。

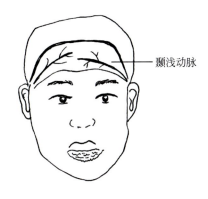
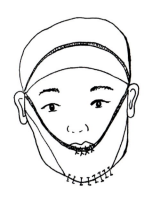

图 10-1-12　双侧蒂额瓣设计	图 10-1-13　额瓣切取移位修复下唇缺损

3. 供瓣创处理　彻底止血、自体中厚或全层皮片游离移植、打包结扎、绷带加压。

五、术后监测与处理

1. 根据修复区手术情况，进行术后一般的支持和预防感染处理。

2. 定期检查瓣的色泽、有无肿胀等血供改变情况，注意蒂部有无血肿及受压情况，应酌情给予处理。

3. 防止额部绷带松脱、移位，以保证移植的皮片全部成活。

六、术后常见并发症的预防与处理

1. 皮瓣远端坏死　主要原因有：①皮瓣长度不足，转移时过度牵拉。②蒂部解剖粗暴，损伤供养血管。③眶间区皮下隧道过窄。④蒂基部积血积液。⑤供区植皮加压不当。⑥在做鼻小柱、鼻翼成形时，将皮瓣修剪得过薄。处理办法是：①皮瓣设计和切取要有足够的长度。②术中注意蒂基部的宽度，应包括多数供养血管。③采用钝性分离，操作要细致。④眶间区皮下隧道应做得足够宽。⑤鼻成形时勿将皮瓣修剪得过薄，以免损伤真皮下血管网。预防：①术后严密观察皮瓣血运。②发现血肿及时清除。③及时切除已坏死部分。

2. 蒂部的处理　前额正中皮瓣必须将蒂部扭转180°，才能下降至鼻缺损区，因此对蒂部供血动脉的保护非常重要，特别是用一期法完成全鼻再造时。术中要注意以下两点：

①对蒂基部要顺血管走行方向，边做钝性分离边试转，适可而止，尽可能保全双侧滑车上动脉、内眦动脉和鼻背动脉。②眶间区皮下隧道分离应紧贴真皮质，尽可能多地保留蒂基部软组织，隧道既要做得足够宽松，又要防止皮桥因血液循环障碍而坏死。

3.定期检查瓣的色泽、有无肿胀等血供改变表现，注意蒂部有无血肿及受压情况，酌情处理。

第二节　颞区带蒂瓣

1908年，Monks首先报道以颞浅血管作蒂的颞部岛状皮瓣行眉再造术，随后，1933年Watson-Jones描述了颞肌为蒂的颅顶骨膜骨瓣，1976年Erol采用颞浅血管滋养的颞浅筋膜血管化皮瓣，移位修复面部软组织及器官缺损成功，以颞浅血管为蒂的颞区皮瓣、颞肌瓣、颞筋膜瓣、颞肌筋膜瓣和颞肌颅骨瓣等各类组织瓣的带蒂、游离移植，已广泛用于临床。

一、适应证

1.眉缺损的颞部岛状皮瓣再造术。

2.鼻缺损的颞筋膜瓣联合植骨、植皮的整复术。

3.耳郭缺损的颞筋膜瓣加植骨、植皮或颞筋膜血管化皮瓣加植骨的再造术。

4.眶骨及面骨缺损的颞筋膜颅骨外板瓣修复术。

5.半侧颜面萎缩的颞筋膜瓣或颞肌筋膜瓣整复术，由于供区组织量有限，对恢复上唇、下颌及颏部萎缩的整复，常难达预期目的，故只适用于轻中型范围不大的半面萎缩。

6.上颌骨缺损或手术切除后立即植入钛网支架，可用颞筋膜瓣包裹。

7.颌骨或颅骨额骨、颅前凹底骨质裸露及硬脑膜缺损的修补，可以颞筋膜瓣覆盖或修补。

二、术前准备

1.在耳前颞区以触摸或以多普勒血流仪测定颞浅动脉及其分支的搏动、走行方向，以亚甲蓝在皮肤上绘出其体表投影。

2.按缺损部修复所需的组织内容及其大小、形态，在颞部以虚线标出。

3.测量组织瓣最低点至颞浅动脉的耳屏点的距离，此为组织瓣血管蒂长度，确定蒂长能否在无张力的情况下达到组织瓣移位到修复区。考虑到蒂区旋转、翻转，使血管的折叠、扭曲、受压而影响血供，导致组织瓣坏死，故要求蒂部长度应较组织移位距离长2cm左右，若达不到这一标准，不宜选用带蒂移位方式。

4.设计为颞筋膜血管化皮瓣，则应于术前2~3个月完成颞筋膜上游离植皮的一期手术。

三、手术要点、难点及对策

（一）颞部岛状皮瓣

以修复眉缺损为例描述岛状瓣的制备和转移。

1.皮瓣设计 头皮瓣血管蒂可用颞浅动脉的顶支或额支，但以前者常用。测量患侧耳屏前方至眉弓内侧缘的距离，减去眉修复所需头皮长度即为蒂长。沿颞浅动脉及顶支走行方向，在血管蒂长度远侧设计与头发生长方向与眉毛生长方向一致的皮瓣，略宽于患者健侧眉的皮瓣，皮岛形态亦尽量参照健侧确定，如图10-2-1。

2.切口 切开蒂部和皮瓣周围皮肤达颞浅筋膜浅面的皮下层，沿皮瓣外侧及蒂部皮肤剥离掀起约1cm，蒂段觅得颞浅动、静脉，证实其走行与皮瓣相续。

3.瓣的形成 在蒂部以血管为中心，于血管两侧各0.5cm处切开至筋膜深面，并逐步向皮岛区扩大呈锥形，如此包括血管和筋膜条的蒂部完成。用皮钩牵起皮岛远侧尖端于筋膜深面向蒂部游离，直至形成动脉蒂系岛状皮瓣，如图10-2-2。

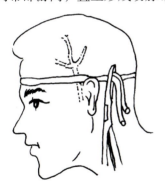

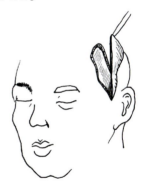

图10-2-1 眉毛整复术的颞部皮瓣设计　　　　　**图10-2-2** 剥离形成颞浅动脉岛状皮瓣

365

4.岛状瓣的移位 若用该瓣做眉再造，则先于眉缺损区形成受植创口，并于该创口与血管蒂间，做皮下潜行剥离，形成隧道，将岛状瓣经隧道牵引至眉缺损区，调整好皮瓣位置，与受植床创缘间断缝合，如图10-2-3。

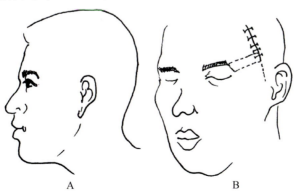

A　　　　　　　　　　　　　　　B

图10-2-3 颞部岛状皮瓣移位眉成形

A.将岛状瓣经皮下隧道移位至骨缺损区；B.岛状瓣移位后缝合创口

5.缝合供瓣区　于颞部供瓣区头皮下做潜行剥离至创缘可直接闭合，彻底止血后，冲洗创口，直接缝合颞部及耳前创口，并置橡皮引流条，24~48h后抽除。

(二) 颞筋膜瓣

1.切口　于颞部设计"T"形切口线，"T"的横臂位于拟切取筋膜瓣的最远端，一般应在距颅顶中线2cm以内，"T"的纵臂在组织瓣的中轴线，但应稍微错开血管，以免切伤颞浅血管。沿"T"形切口线切开皮肤仅达皮下层，带尾缝线牵起皮缘，于毛根下翻起头皮，应注意剥离平面，太浅可损伤毛囊根部，影响术后毛发的生长，太深可损伤筋膜内血管网。向纵切口两侧游离皮肤直至完全暴露欲切取筋膜瓣的范围，如图10-2-4。

2.瓣的形态　根据修复所需筋膜瓣的大小、形态，以及缺损部位所需蒂的长度，在已显露颞浅血管及其分支的颞筋膜上设计岛状瓣，若需瓣的面积大于10cm×8cm，则常包括颅顶帽状腱膜区。沿筋膜瓣设计线切开，由颞肌肌膜浅面分离，若修复需要也可包括颞肌肌膜、颞肌，由筋膜瓣向蒂部游离。为增加蒂部活动度，可切断筋膜瓣的颧弓附丽。蒂部血管可带宽1.5~2.0cm的筋膜，以保护血管在瓣转移时不致受压或折叠影响血供，如图10-2-5。

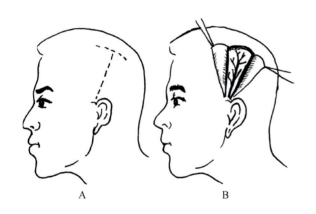

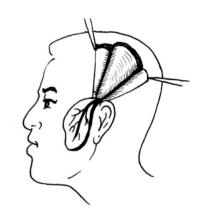

图 10-2-4　带血管蒂颞筋膜瓣形成术　　　　图 10-2-5　带血管蒂颞筋膜瓣形成术

A.颞顶部做"T"形切口；B.头皮瓣掀开，切取颞筋膜瓣

3.瓣的移位　颞浅动脉蒂系颞筋膜岛状瓣形成后，用作半侧颜面萎缩的矫治，则沿耳前蒂部切口皮下向需填充范围分离，使瓣就位，若为眶部缺损修复或鼻、耳再造，应由耳前蒂部切口皮下向缺损区做潜行分离并形成隧道，便于瓣的通过。用作上颌骨切除后钛网支架修复，筋膜瓣应经颧骨后隧道进入口腔，包裹钛网。

4.缝合　供瓣区彻底止血后，头皮创口间断全层缝合，安置橡皮条引流48h，局部加压包扎。

(三) 颞区血管化皮瓣

1.皮瓣设计　手术分二期进行，第一次取大于缺损修复所需皮肤面积的中厚或全厚皮片，游离移植于颞筋膜浅面，待皮片成活后即完成血管化皮瓣。为保证修复效果，皮瓣移位术应在植皮后 3 个月左右进行，因此时移植皮片已收缩稳定。

2.颞筋膜上皮片移植　按颞筋膜瓣形成术于耳前颞区做"T"形切口，于头皮毛囊深面之皮下组织层仔细剥离，在保护颞浅血管束不受损伤的前提下，将头皮向两侧掀起，筋膜暴露范围应略大于拟植皮的面积，将两侧掀起的头皮瓣向创面侧自行折叠，使皮瓣创缘与其基部创面缝合。取中厚或全厚皮片游离移植于残留的颞浅血管和筋膜面，碘仿纱布打包结扎，如图 10-2-6。

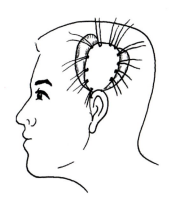

图 10-2-6　头皮瓣折叠缝合颞筋膜浅面游离植皮

3.带蒂颞区血管化皮瓣的形成　游离植皮后两周皮片已成活，为减少过早转移皮片的收缩，手术时间以 3 个月左右为宜。根据所需皮瓣面积切开植皮区，于颞肌肌膜浅面剥离达耳前颞浅血管蒂，为保证血供，颞浅血管蒂应包括部分皮下组织及筋膜，此时完成血管化皮瓣的制备。

4.瓣移位及创面关闭　根据修复计划，将带蒂瓣直接或通过皮下隧道移位至缺损区。重新剥离第一期手术折叠缝合的头皮瓣，直接对位缝合关闭创面。

（四）颞筋膜颅骨外板瓣

1.瓣的设计　骨瓣宜选择颅骨厚且骨髓质丰富的部位，故常设计在距正中矢状缝 2cm以外的顶骨，按受区需要确定筋膜瓣、骨瓣的大小、形状，以及移位所需血管蒂的长度。

2.切口　按前述方法，做耳前颞区"T"形切口，分离皮下层，并妥善保护颞浅血管束完整掀起头皮瓣，充分暴露颞筋膜、帽状筋膜至所需大小及位置。

3.瓣的形成　沿设计的颅骨瓣边界的前、顶、后侧切开该部位的颞筋膜或帽状筋膜直达骨膜下，用骨衣刀推开切口线外侧骨膜约 1.5cm，暴露骨面。为防止筋膜与颅骨分离，此时应沿切口线的骨瓣侧，将筋膜与其下的骨膜做数针间断缝合以固定。用颅骨钻或普通骨钻沿拟形成骨瓣的前、顶、后侧，各钻数孔直至颅骨松质骨板障层，有条件也可用摇摆电锯切开深及板障，此时可见骨孔或骨缝出血。然后用弯骨凿凿开骨孔间骨板，此时两个弯骨凿分别由骨瓣的前、后骨切口插入板障层后同时撬动，折断骨瓣蒂侧，则使附着于骨膜和筋膜的骨瓣游离。用骨蜡填塞供瓣区骨创。顺颞浅血管束走行之前后侧各约 1cm 距离，切开颞筋膜，向蒂侧分离直至旋转轴点，如图 10-2-7、图 10-2-8。

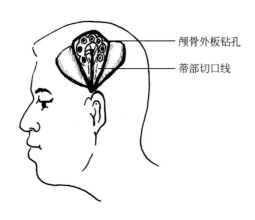

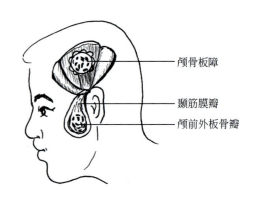

图 10-2-7 颞筋膜颅骨外板瓣形成术，显露颅骨钻孔　　图 10-2-8 颞筋膜颅骨外板瓣形成

4.瓣的移位及创面关闭　按设计筋膜骨瓣常通过皮下隧道移位至缺损区。供区骨创确认无出血后，分层缝合头皮创缘。局部加压包扎，留置橡皮片引流 48h。

四、术后处监测与处理

1.颞区瓣无论包含何种组织，均以颞浅血管束为蒂，在组织瓣移位后蒂部均有不同程度弯曲及扭转，尽管临床应用中为增加血管束的强度，均包括了血管相邻的皮下组织及筋膜作蒂，但在面颊、下颌平面的受植区，当瓣移植后立即在术中发现不同程度血供障碍在临床并不罕见。因此除在术中注意蒂部筋膜做适当缝合固定，使血管不致明显折叠、扭转及皮下隧道宽度足够外，术后更应注意蒂区及皮下隧道区不能受压。

2.颞区瓣供区血供丰富，术中为处理好皮下、颅骨创面出血点，对颞浅血管瓣外侧血管断端需缝合或结扎。术后供区应注意加压包扎，以免出血形成血肿累及蒂部，影响瓣的血供。

3.颞区瓣供区常规留置橡皮片引流，一般应在 48h 以后视情况拆除。

4.头皮血供丰富，组织愈合能力强，5~7d 拆线，但较大头皮瓣供区的创口常有一定张力，拆线时间可延至 7~9d。

第三节　鼻唇沟皮瓣

鼻唇沟瓣从 19 世纪初便报道发行了相关图片，1830 年 Dieffenbach 使用蒂在上的鼻唇沟瓣重建鼻翼，1864 年 von Langenbeck 使用鼻唇沟瓣重建鼻部，1868 年 Thiersch、1919 年 Esser 等分别用蒂在上或在下的鼻唇沟皮瓣修复口腔内的腭部创口。1966 年 Wallace 将蒂部表皮剥除，穿过颊部修复口内缺损，避免了需断蒂的二次手术。故鼻唇沟瓣亦有鼻唇隧道瓣 (nasolabial tunnel flap)、鼻唇沟皮下蒂瓣 (nasolabial subcutaneous pedicle flap) 之称。之后，

Esser 采用蒂在下的鼻唇沟瓣关闭腭瘘，均收到了良好的治疗效果。随后鼻唇沟瓣开始逐步用于口底、唇部、舌体、颊黏膜、上下牙槽突和颌骨的重建。

鼻唇沟区域的解剖较为复杂，其走行大约位于鼻翼旁 1.0cm 及口角外侧 1.0cm，口角区域鼻唇沟的中部为口轮匝肌；鼻唇沟的上方及侧方是颧部、颊部；眶下动脉和面横动脉供给鼻唇沟上外侧区域的皮肤，可制取上部为蒂的鼻唇沟瓣；其下方有面动脉，上方有内眦动脉分支进入皮瓣，内侧有上唇动脉的分支进入皮瓣。上述动脉由面深层进入浅筋膜形成皮下动脉网，再由皮下动脉网发出更小的分支形成丰富的真皮下动脉网。因而，除在上、下、内、外 4 个方向设计带蒂的鼻唇沟岛状瓣外，也可以根据缺损大小设计游离皮瓣。

一、适应证

1. 上唇、下唇及鼻部分缺损。

2. 腭部缺损或瘘道的修复，用蒂在上的鼻唇沟皮瓣（转瓣侧上颌有牙患者不宜选用此瓣）。

3. 下颌龈区及口底缺损，下蒂型鼻唇沟皮瓣是首选供区之一，但面动脉需结扎者慎用。

二、手术要点、难点及对策

（一）瓣的设计

皮瓣范围上自内眦下 0.5cm，下达下颌下缘，内侧切口在鼻唇沟皱襞内侧 0.5cm，外侧按需要而定，一般长 5cm，宽 3cm。虽然 Cohen 认为可提供 30cm² 的组织量，但供瓣区的关闭将带来面部明显畸形，故 Morgan 及作者认为以不超过 15cm² 为宜。唇缺损、口底前份及齿槽部缺损，均可设计为下蒂型；上颌腭部、鼻部分缺损的修复宜用上蒂型，沿鼻唇沟走行以面动脉为中心，设计梭形瓣，便于供瓣区直接缝合（图 10-3-1）。若组织量要求较大也可为三角形，三角形底边作蒂，但在供瓣区关创时需做平行辅助切口，滑行外侧面创口（图 10-3-2），必要时也可用双侧皮瓣。

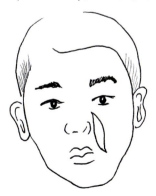

图 10-3-1　梭形鼻唇沟瓣

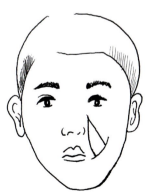

图 10-3-2　三角形鼻唇沟瓣

（二）切口及瓣的制备

沿设计线切开皮肤、皮下组织，直达相应部位的面肌浅面，将肌浅面脂肪、结缔组织、血管全部翻起，通过触摸确保面动脉及其分支或内眦动脉包含在瓣内。继续分离至蒂部，则可形成轴型鼻唇沟瓣（图 10-3-3）。皮瓣若进入口腔内，应将蒂端表皮剔去约 1.5cm 宽，以此作为通过组织隧道段。

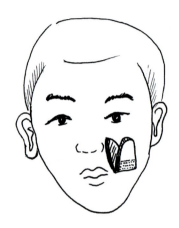

图 10-3-3 形成鼻唇沟瓣，去除蒂部表皮

（三）蒂部处理及移位

为增加皮瓣移位活动度，减少蒂部张力，可在皮瓣形成后切开蒂部皮肤，并恰好在真皮下向周围潜行剥离，必要时可按瓣的宽度，沿血管走行，再延长皮下蒂的长度。用于唇缺损修复可不作皮下蒂延长。在蒂部相应平面，全层切开颊部肌肉及黏膜，将瓣引入口内，注意蒂部勿受压。修复口底、腭部、唇缺损，如图 10-3-4。

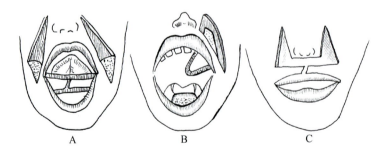

A   B   C

图 10-3-4 鼻唇沟瓣移位修复
A. 口底；B. 腭部；C. 上唇区缺损

（四）缝合

梭形瓣的供瓣区常可通过皮下潜行剥离而直接缝合。三角形瓣蒂部通过附加切口，皮下分离而关闭。

三、术后监测与处理

1. 蒂形成过程及潜行剥离关闭创口均有皮下创面，止血难以彻底，应留置橡皮条引流 48h。

2. 供瓣区适当加压，但应避免蒂部受压。

3. 术后 7d 拆去皮肤缝线。

4. 其他与受植区注意事项相同，口内创口应加强口腔清洁护理。

5. 男性患者转入口内皮瓣上有胡须者，待瓣愈合后，可行脱毛术。

四、术后常见并发症的预防与处理

采用鼻唇沟瓣修复颌面部恶性肿瘤术后的缺损，与其他皮瓣相比其并发症相对较少，如术后出现鼻上颌褶皱消失，皮瓣臃肿庞大，皮瓣尖端坏死等。但若术中采取骨膜缝合即可重建褶皱，通过修剪皮瓣脂肪组织，可以减少皮瓣厚度。皮瓣尖端1/3可以设计为随意皮瓣，但当皮瓣距基底太长时，往往会发生皮瓣尖端部分坏死。面动脉的结扎对鼻唇沟瓣的坏死率具有很大影响，对涉及行颈淋巴清扫的患者，不建议行鼻唇沟瓣修复术后缺损。此外，糖尿病对鼻唇沟瓣坏死率也有一定影响，术前请内科医生会诊后药物控制血糖至正常水平约1周，术后继续控制至拆线，术后皮瓣成活率较高。

第四节 舌 瓣

1909 年，Lexer 首先介绍用舌瓣转移修复颊部缺损，以后 Klopp、Bakamjian、Chambers 和 Adkir 等相继有应用舌瓣修复咽侧、扁桃区、腭部等缺损的报道。由于舌的血供丰富，舌瓣包括黏膜和肌肉，厚度适中，加之舌瓣适应口腔既有唾液，又有细菌的复杂环境，具有极强的抗感染能力，供区隐蔽不遗留明显畸形等优点，舌瓣是修复口腔黏膜及相邻软组织的理想供区。但由于舌功能和体积限制，舌瓣面积一般不超过 5cm × 5cm 大小，故适用于中小型缺损的修复。

一、适应证

1. 颊、咽前柱、磨牙后区、咽侧扁桃区的中小型黏膜缺损修复。

2. 口底、下唇黏膜缺损的修复。

3. 先天性腭裂，裂隙过大，软腭短小者。

4. 软腭黏膜或肌层缺损者。

二、术前准备

舌瓣移位后需要短期限制舌的活动，且舌供瓣区缝合后对舌的功能有程度不同的影响，均需获得患者的配合，手术前应对患者进行解释。

三、手术要点、难点及对策

（一）瓣的设计

根据缺损部位，舌瓣可设计为舌背部瓣、舌腹部瓣和舌侧舌体瓣。

1.舌背部舌瓣　常用于腭部瘘口封闭，腭裂修复添加组织。舌根人字沟前舌背部为可制作瓣的范围，按需要设计蒂在后方或前方的舌形瓣（图 10-4-1）。蒂在前的舌形瓣由于血供较差，其面积不宜过大，长宽比例不超过 2.5∶1 为宜。后蒂舌背瓣可包括整个舌背部，长宽比例达 3∶1，但应注意蒂部稍宽。

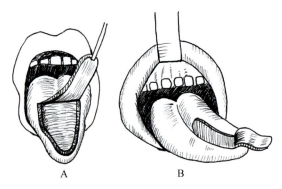

图 10-4-1　舌背舌瓣
A.蒂在后方的全舌背瓣；B.蒂在前方的半侧舌背瓣

2.舌腹部舌瓣　主要用于口底及下牙龈区黏膜缺损的修复，多设计蒂在舌侧方的舌腹瓣，因其蒂宽大，可携带组织量多。舌根至舌尖后 1cm 范围，为可设计瓣的宽度，瓣的尖部根据口底是否有缺损，而定于口底或舌腹与口底折转部。舌腹部亦可将蒂定于前或后，但前蒂瓣长宽比例应在 2∶1 范围，如图 10-4-2。

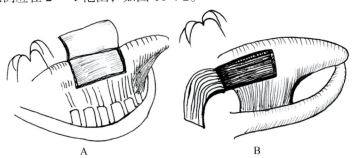

图 10-4-2　舌腹部舌瓣
A.蒂在上方的舌腹舌瓣；B.蒂在后方的舌腹舌瓣

　　舌背瓣和舌腹瓣均属于舌肌黏膜瓣，切取时厚度一般为 5~7mm，应包括黏膜层和浅肌层，以保护黏膜下血管网。国外报道显示，设计面积可达 8.5cm×6.5cm，长宽比为 3：1 或 4：1，旋转角度可达 90°~270°。由于舌背黏膜下动脉网左右连接成一整体，故设计舌背肌黏膜瓣时可跨越中线设计而不受限制，瓣的蒂部可设计在前、后或侧方。鉴于舌深动脉水平段在舌尖 1.0cm 后距离舌背面一般大于 1.0cm，采用舌背部组织瓣时，其前份的厚度应控制在 1.0cm 左右，以免伤及前端的舌深动、静脉。

　　3. 舌侧舌瓣　为蒂在后方，包括舌背、舌腹黏膜及较多舌肌的组织瓣，常用于后颊、咽前柱，部分软腭及咽侧壁缺损的修复材料。切取面积可为整个半侧舌体，具体切取多少按需而定，切开舌体后由肌层中央纵向剖开，使舌体组织展平。因包括足够肌肉，血供一般不受影响，但应保护好舌动脉的主干，如图 10-4-3。

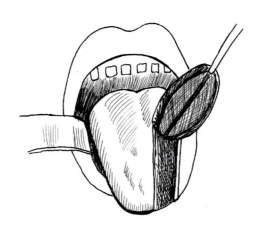

图 10-4-3　舌侧舌瓣

（二）切口及瓣的制备

　　按设计切开舌黏膜及部分舌肌，所带肌肉厚度按修复创面需要切除，但由于舌深动脉走行靠舌腹侧，舌背瓣可带肌肉达 2cm 厚度仍较安全，但舌腹瓣肌肉厚度以不超过 1cm 为宜。提起瓣尖，按所定深度在肌层锐钝结合分离肌层，直至蒂部。结扎明显出血点。术中应注意不要损伤舌下神经。

（三）创面处理

　　全舌背舌瓣，蒂在前或后的舌腹舌瓣，创面常需断层皮片移植，舌侧瓣可将舌背舌腹创缘直接对位缝合。而蒂在舌侧的舌腹瓣移位修复口底缺损，已无创面需要缝合。

（四）断蒂

　　舌瓣修复口底、咽侧、下磨牙后区及咽前柱缺损，供瓣区切口常与受植区创面相连，可一期完成手术。但用于腭部、唇部、保留下牙列的颊部修复，因供、受区间有正常组织相隔，舌瓣保留游离蒂部，一般在舌瓣转移后 3 周左右，行断蒂修整的二期手术。

四、术后处理及注意事项

1. 术后 1 周内进流食或软食。

2. 保留游离蒂部患者，应注意减少舌的活动度及张闭口运动，必要时后牙安放牙合垫，以避免牙列咬伤蒂部，影响组织瓣血供。

3. 加强口腔护理，0.5% 过氧化氢溶液、生理盐水冲洗口腔，每日 4~6 次。

4. 应用抗生素预防感染。

5. 术后 7d 拆去缝线。

第五节 腭 瓣

腭瓣的应用是在腭裂修复手术基础上的发展，自 1861 年 Langenback 利用腭部黏骨膜瓣修复腭裂以来，随着对腭部解剖和血供的研究，腭瓣应用经验的积累，已将其应用于修复紧邻缺损和封闭瘘道，但由于其可利用的组织面积较小，仅能用于缺损范围较小的修复，也常与其他组织瓣如舌瓣、额瓣等联合应用。腭瓣为包含腭大动脉的黏骨膜轴型瓣，血供丰富，成活率高，是口腔内外伤或肿瘤切除后修复组织较好的供区之一。

一、适应证

1. 腭部外伤或术后遗留的穿通性瘘口的封闭。

2. 上颌磨牙区、上颌结节、颊后份及咽前柱上段缺损的修复。

3. 先天性腭裂整复术中鼻侧衬里的修复。

4. 软腭缺损的全腭瓣修复。

5. 带血管蒂腭瓣由于受面积和血管蒂长度的限制，加之瓣本身缺乏弹性，故主要适用于颊部、软腭和磨牙后区等面积较小部位的缺损修复，且瓣的面积应稍大于受区面积。虽然腭瓣不受血管蒂长度的限制，但却受组织瓣长宽比的限制，主要适用于就近面积较小部位的缺损修复。游离腭瓣可以单独或与其他组织瓣联用于口腔内、外面积较小的缺损修复。

二、术前准备

由于腭瓣面积有限、弹性较差，应在术前仔细测量缺损区大小及距离，若瓣的面积不够或需双上皮面修复，还应选择和设计好第二供瓣区（舌瓣）及必要时游离植皮的供区。

三、手术要点、难点及对策

（一）瓣的设计

腭瓣是腭大动脉的轴型瓣，瓣的设计原则是不超过中线，双侧或全硬腭瓣需确保双侧腭大血管束的移位旋转角度大于60°；若瓣需翻转，则应在解剖血管束后切断蒂部黏骨膜，形成血管蒂系岛状瓣（图10-5-1）。修复上颌结节、后颊上段缺损时亦可仅切开蒂部中线侧弧形，修复软腭缺损则形成全硬腭岛状瓣（图10-5-2）。腭部穿通瘘口在1cm以上者，为增加瘘口封闭的可靠性，可设计双瓣瓦合两层修复，即用一侧的岛状腭瓣翻转作衬里，修复鼻侧缺损，另一侧带蒂瓣旋转瓦合加固。

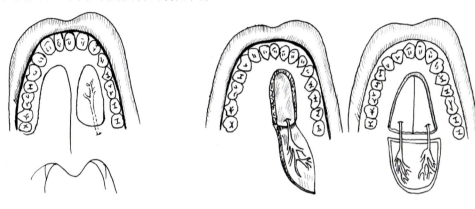

图 10-5-1 腭瓣设计   图 10-5-2 腭瓣形成

（二）切口及瓣的制备

在硬腭骨膜下注入适量含肾上腺素的盐水（1/200 000)，按设计切开黏膜、黏膜下层及骨膜，用骨衣刀先由靠牙龈侧切口插入，保证在骨膜下平面向中线剥离，瓣尖掀起后，在直视下分离至腭大孔。为增加瓣的活动度，除蒂的宽度外，尚可切断本侧硬腭后缘将腭腱膜，适度解剖腭大神经血管束，必要时凿去腭大孔后缘骨质。若为岛状瓣，此时应在距软硬腭交界线后0.5~1.0cm处横行切断蒂部黏膜及黏膜下层，由软腭肌浅面向前分离，使与腭部创口相通，则腭瓣仅与神经血管束相连。

（三）瓣移位

腭部缺损，瓣可直接移位修复；若为上颌结节外侧后颊缺损，应拔除第三磨牙，用咬骨钳去除上颌结节骨质，使瓣可直接移位至缺损区，又可避免骨突过度消耗瓣的长度。瓣移位后检查蒂部和血管束应无张力，否则需做相应松解，以保证瓣的成活。供瓣区骨面以碘仿纱布填塞，打包结扎。

四、术后监测与处理

1.注意口腔护理，定时冲洗口腔，根据修复区手术情况，进行术后一般的支持和预防感染处理。

2.定期检查瓣的色泽、有无肿胀等血供改变表现，注意蒂部有无受压情况，应酌情给予处理。

3.创面碘仿纱布 10~14d 拆除。

五、术后常见并发症的预防与处理

皮瓣坏死：分离血管蒂时，注意勿伤及血管或游离应不超过 1.0~1.5cm，否则影响瓣的血供。腭瓣和受区止血要彻底，转移就位后，需轻轻打包加压以消灭无效腔，但勿压迫蒂部，否则将影响瓣的成活。腭瓣移植到受区后，应在无张力的条件下缝合，否则将影响瓣的血液循环导致修复失败。全腭瓣制作时，由于腭中缝处软组织薄且与骨连接紧密，故分离时容易破裂。全腭瓣一旦破裂，就会损坏此处的毛细血管网，造成血管结扎侧腭瓣供血不足，发生部分坏死。当修复部位接近口角时，瓣需转移牵拉较远，造成硬、软腭连接处软组织过多离断 (一般认为保留 1/3 以上的硬、软腭连接是安全的)，引起静脉回流受阻和腭瓣血液循环障碍。制作随意腭瓣时，瓣的长宽比应合适，否则可能修复失败。

第六节　颈阔肌肌皮瓣

颈阔肌肌皮瓣邻近口腔和面部，适于修复颊部缺损、对舌、口底、咽侧及软腭修复效果满意；且尚有应用此瓣修复下咽部及食道等部位的缺损、重建下唇、颏部及全耳切除的置换。由于颈阔肌肌皮瓣色泽与面部相近，肌肉菲薄而宽阔，其厚度及弹性与口腔黏膜相近，且可供面积大，供区表浅易制备，肌蒂薄而柔软，方便折转通过隧道和塑形，供区创面一般可直接缝合等优点，目前已有许多颈阔肌肌皮瓣用于修复颊部、下龈区缺损的成熟经验。颈阔肌肌皮瓣的局限性为修复凹陷较深的缺损时组织厚度不够，一般不宜单独修复大型口腔颌面部软组织缺损。对有颈部淋巴结转移侵及包膜外、术前颈部有放射性损伤或瘢痕、颈部的血运及皮肤弹性均不佳，不能采用颈阔肌肌皮瓣。根据蒂的位置可将颈阔肌肌皮瓣分为上蒂、下蒂和后蒂，按组成分为单纯肌蒂及肌皮蒂两种。对于口腔颌面部的修复不宜采用蒂在下的颈阔肌肌皮瓣，蒂在上的颈阔肌肌皮瓣主要用于修复口腔前部缺损，包括口底、舌、唇黏膜、颊黏膜和牙槽嵴，也可用于修复部分唇和颏部缺损；蒂在后的瓣适于修复口腔后部黏膜及面下缺损。

一、适应证

1.颊黏膜、咽侧、口底肿瘤切除后，中等缺损范围的修复。

2.口内颊部瘢痕所致假性关节强直，瘢痕切除后创面的修复。

3.下颌骨口内暴露骨面的覆盖。

二、术前准备

颈阔肌肌皮瓣常用于口内黏膜癌的切除后创面修复,若颊黏膜癌范围广泛,累及皮肤,需做扩大的全颊洞穿切除,皮肤下切口距颌下缘较近者,不宜做上蒂型颈阔肌肌皮瓣。

三、手术要点、难点及对策

(一)瓣的设计

以面动脉及颏下动脉滋养的上蒂型颈阔肌肌瓣,瓣蒂应位于下颌角至颏部的中 1/3 区,按需设计宽度,尽管个别患者瓣宽达 10cm,但为能直接关闭供瓣区,多数学者主张在 6cm 以内,瓣长可至锁骨上窝,为保证成活,瓣的长宽比以 2 : 1 为宜,故一般在 6cm×12cm 范围。先预测出口内缺损面积大小,缺损区下缘至同侧下颌骨下缘间距离,后者为所需瓣蒂长度,在确定蒂长时,还要考虑瓣到达缺损区的途径,若由下颌骨外侧进入,则颌下缘至缺损下缘的直线距离,可代表所需蒂长;若由下颌骨内侧进入口底,确定蒂长时应加上绕过颌下缘所耗的长度。在颌下缘以下皮肤上画出瓣的形态,使蒂侧略宽于瓣尖(图 10-6-1)。若患者同期需行颈淋巴结清扫术,则在瓣设计线以外增加辅助切口,其设计根据所定瓣的大小,有 2 种方式可供选择(图 10-6-2)。

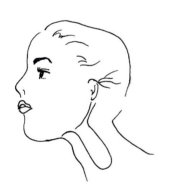 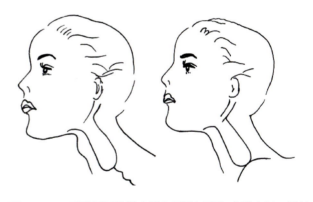

图 10-6-1 颈阔肌皮瓣设计　　　　**图 10-6-2** 两种颈阔肌肌皮瓣与颈淋巴清扫术联合切口设计

(二)切口及瓣的制备

由已设计的肌皮瓣远端开始,切开皮肤、皮下组织和颈阔肌,在颈深筋膜浅层的浅面仔细锐性解剖,保护好颈阔肌深面的血管网不受损伤。分离肌皮瓣近下颌下缘时,注意面动脉和颏下动脉分支至颈阔肌支的完整。为便于肌皮瓣折转进入口腔,面动脉的近心段常于颌下缘的内侧切断,结扎断端,此时肌皮瓣的血供借面动脉远心段,与面部丰富的侧支循环逆行灌注完成。对同期施行颈清术患者,若颌下三角无明显淋巴结转移,在剥离和摘除颌下腺时，可保留并游离面动脉主干（图 10-6-3）。当瓣转入口内时，可将面动脉包裹在肌皮瓣内，使瓣的血供更为可靠。

（三）蒂的修整

颈阔肌肌皮瓣折转进入口内，因蒂部上皮连续，术后势必造成口 - 皮瘘，而需二期断蒂修整手术。目前多用皮下蒂方式一次完成，即按颌下缘瓣蒂与口内缺损的下缘间距离，作为瓣通过组织内隧道，按此长度切除瓣蒂皮肤表皮，形成创面，这样在瓣折转后可一期关闭创口，如图 10-6-4。

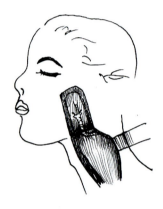
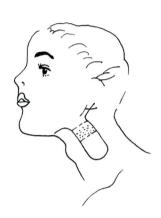

图 10-6-3　颈阔肌肌皮瓣制备　　　　图 10-6-4　颈阔肌肌皮瓣蒂部修整

（四）瓣的移位

颈阔肌肌皮瓣修复口颊缺损，需向上折转 180°，为保证蒂部血管网不因折叠而受压，应注意不要过度向上牵拉肌皮瓣，使蒂部折转处较松弛。术后缝合创口不要有较大张力，包扎术区时也不要有压力，这是保证瓣成活的关键措施之一。

（五）供瓣区创面处理

颈阔肌肌皮瓣为保证可靠血供及创面直接关闭，瓣宽应限制在 6cm 以内，通过颌下缘瓣蒂两侧的附加切口，颈阔肌下潜行分离、直接关闭创面多无太大困难。对同期施行颈清术的患者，因已做颈部翻瓣并切除部分组织，更容易关闭供瓣区。

四、术后监测与处理

1. 术后口内禁食，管喂流食 7d。
2. 注意口腔护理，定时清洗口腔。
3. 避免瓣蒂部因包扎或体位受压。
4. 颈部供瓣区缝线可于 7~10d 拆除。
5. 其他与受瓣区手术类型相同。

378

五、术后常见并发症的预防与处理

为保证颈阔肌肌皮瓣成活及手术效果，减少术后并发症，以下几点应引起特别重视：

1. 术前肌皮瓣的选择要求　①对有颈部淋巴结转移侵及包膜外，术前颈部有放射性损伤或瘢痕，颈部的血运及皮肤弹性均不佳，不能采用颈阔肌肌皮瓣。②年老体弱、颈部过于瘦小、触诊推移颈部皮肤感觉颈阔肌太薄者选择要慎重。③术后局部组织缺损较深、面积较大者不宜用该皮瓣修复。

2. 术后皮瓣坏死　术中应注意以下几点：①肌皮瓣应略大于口腔缺损面积，以免缝合张力大而影响其血运，皮瓣大小根据对原发灶切除后遗留创面的测量及患者颈部皮肤的张力和弹性而定，以切取后创缘经潜行分离能拉拢缝合为宜。②颈淋巴清扫切口宜与皮瓣切口设计同时考虑，颈阔肌肌纤维大致向后下方走行，故设计肌皮瓣时，自角前切迹向后下方设计肌皮瓣的中心长轴线，并使该长轴线平行于颈阔肌肌束方向，可尽量减少对肌束的损伤，并保证皮瓣的血供。③皮瓣转位及通过软组织隧道时要防止蒂部过多的扭转和压迫。④颈阔肌瓣取材时，肌瓣表面尽可能保存部分皮下脂肪组织，深面勿损伤该肌肌膜。⑤负压引流管放置尽量避开肌皮瓣蒂部，以免影响血供。⑥适度应用止血药物（术中）和血管扩张药物（术后），观察皮瓣的色泽和温度变化，及时发现皮瓣危象并妥善解决。

第七节　舌骨下肌皮瓣

自 1979 年王弘士首先报道此肌皮瓣以来，随着对其解剖学和临床应用研究，目前对其制备的技巧，包含组织结构、临床适应证等已有多项报道。舌骨下肌皮瓣主要包括肩胛舌骨肌的上腹、胸骨舌骨肌、胸骨甲状肌、胸锁乳突肌的胸骨头的部分肌肉，以及表面的颈阔肌、皮肤等组织。瓣的血管为甲状腺上动脉和甲状腺上静脉。支配舌骨下肌群的神经来自 1~3 颈袢神经前支。由于肌皮瓣可保存舌骨下肌群的运动神经，血供可靠，皮肤质地、颜色与面部近似，有一定长度的血管蒂，距离口腔、面部较近，是修复口腔内和面颊下份缺损的理想供区之一。该皮瓣有如下优点：①皮瓣供区解剖为口腔颌面外科、耳鼻喉科和头颈外科医生所熟知，制备简单。②距离口腔较近，血管神经蒂长达 2.8cm 以上，由舌骨体至颈静脉切迹可以截取长度达 7.9cm，几乎可以修复咽、舌、口底的全部缺损。③血供可靠，皮瓣的质地、色泽与面部较近似，可用于面颊下份中小缺损的修复。④皮瓣制备中保存了支配肌肉运动的颈袢上根，转移后能保证肌皮瓣有适量的运动功能，术后不致萎缩，对吞咽和语言功能的恢复十分有利。不足之处在于：①对于头颈部恶性肿瘤需行根治性颈淋巴清扫术的患者不适于应用此瓣进行缺损的重建；对于施行保留颈内静脉的改良根治性颈淋巴清扫术和选择性颈淋巴清扫术的患者，应格外小心，既要达到淋巴清扫术的彻底性，又要保证回流静脉完好无损；对于需切除颈内静脉上份且要采用此瓣进行修复重建的患者，必须在甲状腺上静脉回流点以上切除颈内静脉，确保皮瓣的静脉回流；在同期行颈淋巴清扫术时，应首先探查颈内静脉及其属支和甲状腺上动脉的情况，特别是有无肿瘤或转移淋巴结的侵袭、有无血管变异等情况，通常应准备缺损修复的第二供区。②术后如需行气管切开术，则切口与供瓣区常常相通，不利于颈部负压引流，也可导致皮下气肿，此时应采用栅栏式缝合，将气管切开之切口与皮瓣供区和颈淋巴清扫术之切口相互封闭好。③不适宜大型组织缺损的重建。如皮瓣的宽度达 5cm 以上，则直接拉拢困难，需行其他皮瓣转移修复供瓣区或行皮片游离移植。

一、适应证

1. 颊部黏膜或皮肤缺损可用舌骨下肌皮瓣修复。
2. 颊部全层洞穿缺损的双上皮面修复或颊腭同时缺损，均可用加长舌骨下肌皮瓣。
3. 口底或联合舌、下牙龈缺损的修复。
4. 半侧舌缺损可用同侧舌骨下肌皮瓣，全舌修复则用双侧舌骨下肌皮瓣。
5. 腭部缺损可用远端皮岛的舌骨下肌皮瓣。
6. 舌骨下肌皮瓣对于颊、舌、口底、腭部肿瘤切除术引起的缺损尤为适宜。但对联合颈淋巴清扫术患者，应为有功能性颈清术指征患者；颈内静脉切除将破坏甲状腺上静脉的回流通道，不是应用本瓣的适应证。

二、术前准备

舌骨下肌皮瓣用于口腔癌施行联合根治术患者，皮瓣制备切口应与颈清术切口设计兼顾，有颈深上组淋巴结明显长大，术前尚无法肯定颈内静脉取舍者，应准备缺损修复的第二供区。

三、手术要点、难点及对策

(一) 瓣的设计

1. 单侧舌骨下肌皮瓣　成年患者一侧舌骨下肌群的长宽度，以及甲状腺上动脉分支的肌皮血管分布范围，一般舌骨至锁骨上缘长 9cm，自颈正中线向外侧 4.5cm，即单侧瓣成年患者常设计为 9cm×4.5cm 大小。如此大小的肌皮瓣对口腔内舌、颊、口底等部缺损的修复已足够，但对颊部洞穿缺损需双上皮面修复或上腭颊部联合缺损，上述设计的瓣即嫌不足，可通过向胸部延长 4~5cm，向外侧增宽 1.5cm，完成 14cm×6cm 瓣的制备，扩大的皮肤可借保存皮下血管网而成活。

2. 双侧舌骨下肌皮瓣　双侧瓣依血供范围可完成 8cm×14cm 瓣的制备，但由于过宽的舌骨下肌皮瓣，将造成供区闭创困难，且双侧舌骨下肌皮瓣临床仅用于全舌切除后的修复，而全舌缺损的修复实际仅需略宽于舌体横径的组织瓣。因为在舌修复时完成口底的折转，由于修复舌运动功能差，术后将导致进食时食物在低凹部的积存，造成患者不便。一般采用双甲状腺上动脉蒂系的双侧舌骨下肌皮瓣，行全舌再造的组织瓣 10cm 即可，如图 10-7-1。

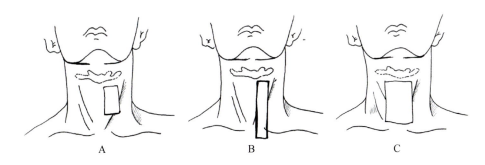

图 10-7-1　舌骨下肌皮瓣的设计
A.单侧舌骨下肌皮瓣；B.超长单侧舌骨下肌皮瓣；C.双侧舌骨下肌皮瓣

3.肌皮瓣功能的保存　舌骨下肌皮瓣可保存其运动神经是主要优点之一，但有运动神经支配的肌肉要完成功能，肌肉有附着点是前提，故舌骨下肌皮瓣设计时应争取不切断胸骨舌骨肌的附着，包括舌根的半舌或全舌切除尤为重要。在受区较远被迫切断肌附着，又需保存肌功能的患者，亦应在相邻有骨结构部创作新的附着点。

4.肌皮瓣蒂长度的延长　受甲状腺上动脉干长度限制，舌骨下肌皮瓣蒂长仅约 4cm 左右，为扩大适应范围，可用肌肉蒂达到延长的效果，即根据受区下缘至舌骨平面距离，在血管蒂长度 4cm 以外不足部分，将肌皮瓣上皮岛向下设计，用上段无皮肤的肌肉达到延长组织瓣蒂长的目的。

5.颈清术与肌皮瓣联合切口的设计　舌骨下肌皮瓣多用于口腔癌切除缺损的修复，而这类患者又常同期施行颈清术，可顺瓣的上下缘平行向后做切口，直达斜方肌前缘，但应使此颈侧瓣蒂部略大于前端。

（二）切口及瓣的制备

舌骨下肌皮瓣血管神经均来自其外上侧，制备瓣时常先切开外侧及上缘切口，为显露术野，无论是否同期施行颈清术，均应做瓣上下缘向颈侧的延长切口，切开皮肤、颈阔肌，紧贴颈阔肌深面向外翻起颈侧瓣，慎勿损伤包裹胸锁乳突肌之颈深筋膜浅层，如图 10-7-2。

沿皮岛外侧边缘以外约 1cm 切开颈深筋膜浅层，以保证皮岛有充足血供，顺此切口线切开胸锁乳突肌胸骨头部分肌肉及其深面肌膜，在此切口外下切断肩胛舌骨肌下腹的肌肉及其深浅面筋膜，解剖显露甲状腺上动脉的胸锁乳突肌支，保留其进入舌骨下肌群的小支。顺胸锁乳突肌胸骨头切开线深面的肌膜外剥离至舌骨下肌群外侧深面，掀起肩胛舌骨肌断端，连同其深面肌膜及血管分支，分离至舌骨下肌皮瓣外侧。此时肌皮瓣外侧边界完成。肌皮瓣中若不需包括胸锁乳突肌胸骨头时，仍应在该肌浅面切开肌膜，将筋膜与肌肉分离，向外后牵开肌肉，于瓣外侧 1cm 切开深部肌膜。

按设计做肌皮瓣下切口，若瓣下缘位于锁骨下胸前壁，切口深度至胸大肌，切开肌膜后使其与肌纤维分离，向上与胸锁乳突肌胸骨头浅面肌膜相连，继续向上达胸骨切迹及锁骨上缘。若瓣下界位于颈前锁骨上区，则齐胸骨切迹及锁骨上缘切开皮肤，胸锁乳突肌浅筋膜，从胸骨、锁骨附着区剥下其胸骨头，齐胸骨切迹上缘切断胸骨头的深肌膜。断扎颈前静脉下端，然后在胸骨切迹上份切断包括浅深肌膜在内的胸骨舌骨肌、胸骨甲状肌下端，此时应保护好进入两肌的颈神经袢，提起肌断端显露甲状腺下静脉位于其底面，如图 10-7-3。

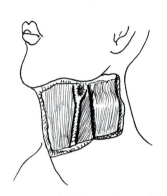

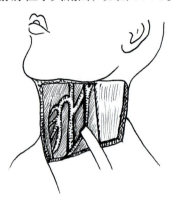

图 10-7-2 切开肌皮瓣外上界并翻起外侧颈阔肌　图 10-7-3 切开舌骨下肌皮瓣下界，切断胸
骨舌骨肌及胸骨甲状肌之下附着

完成下界离断后，切开肌皮瓣中线内侧界，直至甲状腺包膜浅面显露为止。若内侧界过中线，肌皮瓣内界应包括对侧部分舌骨下肌。肌肉断离仍应遵循将其对侧肌肉及深浅肌膜完整切开包含在肌皮瓣内，此时先予肌皮瓣下端之肌肉与皮肤做数针间断缝合，以固定肌肉与皮肤间相对位置不变，避免因皮肤与肌肉移位影响皮岛血供。借助间断缝合线将肌皮瓣下端提起，从胸骨甲状肌深面肌膜与甲状腺真包膜之间分离，保留甲状腺中静脉于底创，分离至甲状腺上极时，靠近甲状腺侧断扎进入甲状腺的甲状腺上动脉的甲状腺前、后支。随后在颈正中线处断扎甲状腺上动脉的环甲支，使其保留于胸骨甲状肌深面，在解剖此段时应妥为保护进入胸骨甲状肌下的喉上神经外侧支、经甲状舌骨肌深面入喉的喉上神经内侧支及伴行喉上动脉不受损伤。此时可切断胸骨甲状肌的甲状软骨附着，最后在甲状舌骨肌浅面分离至舌骨体，切断胸骨舌骨肌肌腱，完成肌皮瓣全部游离。在游离肌皮瓣过程中，除保护好甲状腺上动脉分支外，还应注意颈前静脉经胸骨甲状肌、胸骨舌骨肌、肩胛舌骨肌上腹外侧汇入甲状腺上静脉、面总静脉、咽静脉、舌静脉等交通支不受损伤。为增加肌皮瓣的移动度，这些低于舌骨体平面以下汇入颈内静脉的静脉支均需切断，但断扎时应尽量靠近颈内静脉侧，以保证以上交通支能通过高位回流入颈内静脉，如图 10-7-4。

舌骨下肌皮瓣可保留运动神经是其优点，若修复需要应将颈袢上根保留在蒂内。

（三）神经血管蒂的制备

肌皮瓣游离完成后，分离颈动脉鞘，沿颈动脉球及颈外动脉前方显露甲状腺上动脉分支，并使其与肌皮瓣相续。为避免损伤甲状腺上静脉及其分支，只需保证在舌骨水平有静脉自肌皮瓣与颈内静脉相连即可，而神经干走行于甲状腺上动脉干的后方，相距 0.5cm。因此临床舌骨下肌皮瓣蒂形成时，常包含部分筋膜结缔组织，制备成约 1cm 横径的血管神经蒂，这样既可保护蒂部结构，又可在肌皮瓣移位后，减少血管因牵拉所承受的张力。

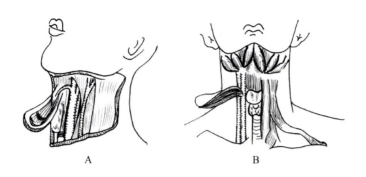

图 10-7-4 舌骨下肌皮瓣

A. 舌骨下肌皮瓣的蒂保存；B. 舌骨下肌皮瓣的静脉蒂保存

舌骨下肌皮瓣用于口腔癌患者原发灶切除后的修复时，此类患者常需同期行颈淋巴清扫术，故原则上应选择无明显颈淋巴结肿大或无淋巴结外浸润的患者，以便施行保留颈内静脉的功能性颈清术。若术中发现颈内静脉难予保留则不能结扎喉上静脉，这是因为此时肌皮瓣尚可靠喉上静脉回流，不致导致肌皮瓣坏死。

供瓣区创面的处理：供瓣区缺损在 5cm 以内的患者，多可借双侧颈阔肌下潜行剥离而直接缝合。供瓣区对侧的剥离可借舌骨下肌皮瓣的上下切口向健侧，做两个平行切口达颈阔肌深面，根据需要可剥离至对侧斜方肌前缘，如此对侧颈瓣可向前移位达 3~4cm，再将本侧颈侧瓣前移，两侧颈瓣可顺利缝合（图 10-7-5A）。若缺损在 5cm 以上，应行邻位皮瓣移位修复，最常用的是上胸部皮瓣，即用胸廓内动脉肋间穿支供血，蒂在胸骨的横行瓣。根据需要上胸横行瓣设计宽 5cm 左右，长 14cm 以内（图 10-7-5B）。胸部创面经皮下分离后直接缝合，关闭困难者，可行自体游离皮片移植。

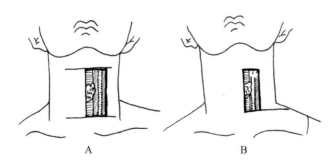

图 10-7-5 舌骨下肌皮瓣供区处理

A. 颈侧瓣潜行剥离直接关闭；B. 上胸横行瓣移位关闭

四、术后监测与处理

1. 舌骨下肌皮瓣血管神经蒂相对较短，修复口腔内较高或较前缺损时，蒂部张力较大，为此术后头部不要后仰，头正位或略偏向供瓣区一侧。

2. 皮瓣术后观察与其他皮瓣的术后观察一致，随时注意皮瓣有无血运障碍表现，一旦发生应积极手术探查，进一步游离血管蒂周围组织，去除蒂部受压的原因。

3. 供区直接拉拢缝合常导致其张力较大，因此，应避免患者剧烈咳嗽，以防影响创口的正常愈合，可对症给予化痰和镇咳药物及雾化吸入等措施。

4. 舌骨肌皮瓣供瓣区创面直接拉拢缝合，常导致气管受压，若缝合张力大或瓣用作全舌修复时，可考虑预防性气管切开术。

5. 拆线的时间要比正常情况下的拆线时间晚几天，通常为10~12d，先间断拆线，视情况拆除余下的缝线。

五、术后常见并发症的预防与处理

1. 皮瓣动脉供血与静脉回流障碍导致皮瓣坏死　舌骨下肌皮瓣与其他肌皮瓣相比在结构上有其特殊性。在动脉供血方面，该皮瓣的主要血供来源于甲状腺上动脉。但舌骨下肌群外下部分其上有颈阔肌、胸锁乳突肌重叠覆盖，它们的血供交叉供应、互为联系，均有穿支到达肌皮瓣的皮肤及肌肉。供应胸锁乳突肌的甲状腺上动脉的胸锁乳突肌支既有分支到达颈阔肌与其上的皮肤，又有分支到达邻近的舌骨下肌群。甲状腺上动脉的颈阔肌支是舌骨下肌皮瓣的另一血供来源，保存上述两支显然有助于提高肌皮瓣的成活率。在静脉系统方面：甲状腺上静脉的回流系统有3种类型，即单干型：只有一条静脉伴随甲状腺上动脉直接回流入颈内静脉，其回流点平或稍低于甲状腺上动脉水平；襻形回流型：甲状腺上静脉呈高低双弧形回流入颈内静脉，上弧回流入型较单干回流型高，需仔细解剖方能发现，应将低襻回流点结扎，有助于肌皮瓣血管蒂的延长和转移；共干回流型：此型比较多见，甲状腺上静脉与面总静脉，舌静脉、咽静脉共干合并后流入颈内静脉。从形态学上看，面总静脉、咽静脉均较粗、静脉血回流量大，易产生抢道现象，使肌皮瓣的静脉回流受阻，因此也应结扎抢道的静脉。由于术中注意保留了有关供应肌皮瓣的其他相关动脉分支，以及正确处理了不同类型的静脉回流系统，增加一条回流静脉，确保静脉回流通畅，从而大大提高了肌皮瓣的成活率。当然，其他影响肌皮瓣成活的因素也应作为常规加以注意，例如：①皮瓣及受区组织床止血要彻底，引流要通畅，防止术后形成血肿继发感染。②在制备皮瓣时避免损伤血管，旋转定位应防止蒂部过度紧张及血管扭曲受压，影响血供，特别是静脉系统容易受到术后组织肿胀，牵拉成角，压迫等影响回流。③应用足量抗生素防止术后感染。为确保肌皮瓣的成功，只要可能还可采取如下两种方法：①尽量保留颈外静脉，与肌皮瓣的襻形回流型的较下端的一支静脉吻合或与肌皮瓣内的颈前静脉吻合。根据临床经验，无论带血管蒂的组织瓣或游离组织瓣，失败的重要原因之一是静脉回流障碍，可通过增加一条回流静脉改善。②如有条件可在术前行皮瓣延迟手术，以增加肌皮瓣的垂直穿支血管及其他血管改建，有利于肌皮瓣的成活。

2. 进行舌再造时，保留支配舌骨下肌群的舌下神经襻的分支，修复后的肌肉萎缩少，具有一定的运动功能。而修复颊、口底等处的缺损时，则切断该神经支，以防止术后局部臃肿。

3. 术后颈部瘢痕　舌骨下肌皮瓣由于切口位于颈中线，颈部颈阔肌皮瓣的蒂在后部，供区皮肤一般可拉拢缝合，如皮瓣过大时可在胸部进行皮瓣修复。但颈部有时由于直线瘢痕稍影响颈部运动和美观，患者术后数月可做 "Z" 形成形术，完全恢复了颈部功能和外观。

第八节 胸锁乳突肌肌皮瓣

胸锁乳突肌肌皮瓣是临床最早应用的肌皮瓣之一，自 1948 年 Hamacher 首次报道以来，已被临床逐步推广应用。该瓣位置表浅、取材简便、操作容易，与口腔颌面部邻近，所以常用于修复口、咽及颌面部缺损。胸锁乳突肌肌皮瓣按包括的组织内容，可分为单纯肌瓣、肌皮瓣及肌皮骨复合瓣；按蒂的部位又分为上蒂瓣、下蒂瓣和以甲状腺上动脉为血管蒂的中蒂岛状瓣。根据血供的可靠性及组织瓣移位的半径大小，以上蒂型适用范围较广，应用最多。现以上蒂型为例加以介绍。

一、适应证

1. 舌癌半舌切除后的舌修复。
2. 口底癌切除后利用其填塞口底无效腔及修复上皮缺损。
3. 后颊黏膜、咽侧、扁桃体区缺损的修复。
4. 同侧面下部、颏下区的缺损修复。
5. 腮腺恶性肿瘤切除后皮肤缺损或腮腺区凹陷畸形修复。
6. 用肌瓣修复因外伤或炎症所致的咬肌瘫痪，以恢复部分咀嚼功能。
7. 炎症或外伤所致的上下颌骨间广泛的瘢痕挛缩引起的张口受限，瘢痕切除后用以修复缺损。

8. 用肌骨瓣修复下颌骨体部缺损，尤其适用于因放射治疗后伴局部软组织纤维化的骨缺损患者。

二、术前准备

应用胸锁乳突肌肌皮瓣修复口腔颌面部缺损时常用上蒂瓣，但因其上附着宽广，为保证血供，转移轴点应在乳突尖下 2cm 以上，如此影响了对蒂长度的要求，故在术前应仔细测量，准确判断是否能形成足够长度的、到达缺损处的组织瓣。

三、手术要点、难点及对策

（一）瓣的设计

上蒂型胸锁乳突肌肌皮瓣首先设计肌蒂长度，即以颞乳突尖以下 2cm 或下颌角向后到发际连线至面颊或口内缺损区下缘的距离，是瓣移位所需蒂长度；在此长度以外的胸锁乳突肌下段浅面，按缺损的大小和形态设计所需肌皮瓣的周界。皮岛范围前后界不超过肌腹外侧2cm，下界在锁骨下2cm以内，3cm以外应先做延迟术，使皮岛宽度应在6cm以内，皮岛长度根据所需肌蒂长度及缺损面积确定，如图10-8-1。

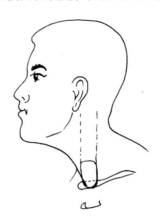

图 10-8-1　上蒂型胸锁乳突肌肌皮瓣的设计（修复口腔或面部缺损）

腮腺咬肌区缺损可单用上蒂型肌瓣，修复咬肌功能或凹陷畸形，在重建咬肌时肌瓣远端应缝合于颧弓上，在下颌骨下缘及下颌角区钻孔，将肌腹通过骨孔缝扎固定在骨上，因此肌瓣远端应设计在锁骨下缘，在切断下缘包括锁骨外上骨膜后，便于与颧弓缝合。

下颌骨缺损可用胸锁乳突肌肌瓣或肌皮瓣带锁骨修复，但受锁骨形态限制，本方法仅能用于下颌体段的修复，所需长度为6cm左右，骨瓣设计在锁骨头附着区及稍外侧，因骨瓣为骨膜供血，故超出胸锁乳突肌锁骨头外侧部分的浅层筋膜和骨膜，应完整保留与锁骨头相续，具体切取锁骨长度按X线片及术中发现确定。为减少锁骨切取后可能的并发症，锁骨瓣主要切取锁骨的前上侧半片。

（二）切口及瓣的制备

单纯瓣的切取按设计线（图10-8-2A）切开瓣的皮岛下界及前后界；若为颈清术患者，先按矩形切口（图10-8-2B）从颈阔肌下翻起颈瓣，再切开瓣皮岛的下界及前后界。切开皮肤后，沿皮下层向切口外侧做潜行剥离，在距皮岛边缘外1cm宽度处切开筋膜，若下界超越锁骨，应将胸大肌浅面肌膜包含在瓣内，向上达锁骨后，由锁骨下缘用锐解剖法分离胸锁乳突肌锁骨头附着。然后切断胸骨头。沿皮岛下、前、后方做皮岛与肌肉间的6~8针间断缝合，以维持皮岛与肌肉间相对位置不变。牵起瓣的远端由胸锁乳突肌深面的肌膜外进行分离，注意勿损伤底面的颈动脉鞘、锁骨下血管、淋巴管或胸导管。肿瘤患者还应避免将深部淋巴结分离至瓣或肌蒂侧。继续向上分离至甲状腺上极水平，可将甲状腺上动脉之腺支结扎切断，以增加肌蒂移动度，分离解剖至二腹肌后腹之下缘为止。

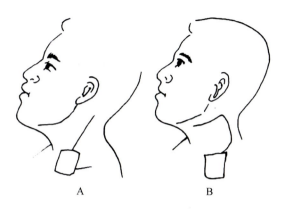

图 10-8-2　胸锁乳突肌肌皮瓣的切口设计

A.单纯瓣制备切口；B.颈清术联合切口

　　在游离瓣蒂过程中需注意：①颈外静脉的处理，颈外静脉作为胸锁乳突肌的主要回流通道，在肌皮瓣形成过程中应尽量保存。保存方式包括断扎其锁骨端但维持与胸锁乳突肌的连接，与瓣一同移位，可借助远心端侧支达到回流静脉血的效果；由胸锁乳突肌浅面分离，但不切断其近远心的两端，在瓣移位后通过颈外静脉收纳面后、耳后各支而维持回流功能。以上两种方式均可，但应避免切断颈外静脉。②副神经的处理：胸锁乳突肌皮瓣虽有保存运动神经的优点，但瓣制备完成后肌肉常处于挛缩状态，使瓣难以在无张力情况下到达缺损区，若非动力性修复目的，可将副神经的胸锁乳突肌支切断。即使为舌、咬肌修复需要，若为肿瘤患者亦不能勉强，以保证颈淋巴清扫彻底。

　　带锁骨的肌骨瓣或肌皮骨瓣制备与上述基本相同，在骨瓣达锁骨下缘时，依所需骨长度切开锁骨下缘骨膜，此处胸大肌附着的内侧段内有粗大肌动脉，应予断扎。当切开锁骨上缘骨膜之前，应先将胸锁乳突肌游离提起，剥开底面结构，在直视下进行。然后用细电钻或电锯由下前向上后，在锁骨中份切取半片锁骨，操作过程应注意不使骨片与瓣侧骨膜分离，切下后骨片缝合固定于瓣下，锁骨创以骨蜡封闭，如图 10-8-3。

387

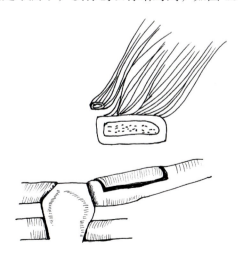

图 10-8-3　胸锁乳突肌肌骨瓣的制备

（三）供瓣区创面的处理

胸锁乳突肌肌皮瓣皮岛宽度在 4cm 以内的患者，常借创周皮下潜行剥离而直接关闭。宽度在 4~6cm 的患者则需在创面下缘的上胸部，平行锁骨做附加切口，通过颈外侧皮瓣滑行缝合。而瓣宽在 6cm 以上的患者，必须设计邻位瓣移位修复，常用蒂在正中侧的上胸横行筋膜皮瓣，其设计如舌骨下肌皮瓣的供区处理。胸锁乳突肌肌皮瓣，特别是切取锁骨的患者，因创面大，锁骨上有空腔，局部加压及建立引流至关重要，必要时可安置负压引流，以减少继发感染的发生。

四、术后监测与处理

1. 维持有效引流至分泌物减少到每日不足 10ml，一般需 3d 左右。

2. 术后 1 周内抗血管痉挛、抗炎和抗凝治疗，鼻饲饮食，头颈部制动，注意做好口腔护理，健侧放置开口器，以利于观察和防止张闭口运动影响皮瓣，严密观察皮瓣的颜色、质地、皮纹、温度及肿胀程度，出现异常，及时处理。

3. 结合供区手术类型，制订抗生素应用计划。

4. 7d 拆除供区缝线。

五、术后常见并发症的预防与处理

1. 皮瓣全部或部分坏死　术后主要的并发症是远端皮瓣发生部分坏死，但无需特殊治疗，缺损处可新生表皮组织或肉芽组织自愈，而整体皮瓣坏死率仅为 4.25%。胸锁乳突肌分 3 段，分别由枕动脉、甲状腺上动脉及颈横动脉分支供血。枕动脉的分支贯穿肌层直接分布于皮肤，该动脉的皮支在轴向供应乳突下或胸锁乳突肌上 1/3 区域的颈阔肌和真皮 - 皮下神经丛。胸锁乳突肌中 1/3 的血供来源于甲状腺上动脉，该动脉可供应整个肌肉及其表层皮肤的血液。胸锁乳突肌下 1/3 没有恒定的血供，通常是来自于甲状颈干或颈横动脉。对于胸锁乳突肌瓣，其上 2/3 由枕动脉和甲状腺上动脉进行双重血液供应，结构较为恒定。虽然切断中、下血供，上部的血管仍可供应到下部，但为使肌皮瓣有良好的血供，保证肌皮瓣的成活，不但要保留枕动脉的肌支，在分离甲状腺上动脉时力求保护甲状腺上动脉的胸锁乳突肌支，保留枕动脉和甲状腺上动脉双重血供以保证皮瓣远端的成活率。

2. 皮瓣皮肤表面脱皮　主要是表面皮肤血供相对较差，皮肤为肌支动脉通过肌肉供血，非常细小。因此，切取皮瓣时，应在其周边与胸锁乳突肌下端做间断缝合，使其紧贴在肌肉表面，以免皮瓣上下滑动而损伤肌肉与皮肤间的穿支小血管。游离胸锁乳突肌时，动作要轻柔，注意保护其表面的肌膜，且缝合时，一定要使口底组织与肌皮瓣的肌肉相缝合。

第九节 胸大肌肌皮瓣

胸大肌肌皮瓣首先在 1979 年，由 Ariyan 创用于头颈部缺损的修复，紧接着 Hurwitz (1979 年)，Theogaraj (1980 年) 报道用此瓣修复颈部、咽、食管缺损，取得满意效果。Yu Maruyama 用此瓣所带神经与面神经吻合，肌肉获神经再生，Guono (1980 年)、Grren (1981 年) 相继用此瓣携带胸骨、肋骨的复合瓣修复下颌骨缺损成功，国内在此时开始将其广泛用于口腔、头、颈缺损的修复和器官再造，不论在应用的适应证，还是瓣形成的技术和使用方法上，均有较大改进和发展。由于胸大肌肌皮瓣具有位置表浅，制作简便易行，供血动脉位置恒定、血运丰富、成活率高，可切取瓣面积大，皮岛柔软、肌肉肥厚，可形成蒂长、活动度大，容易到达口腔颌面部，肌皮瓣可携带骨、供瓣区与口腔颌面部同侧、不需更换体位等优点，因此，胸大肌肌皮瓣在口腔颌面部缺损的修复中具有十分重要的作用。

一、适应证

胸大肌肌皮瓣由于其可供切取面积大、组织量丰富，血供可靠、蒂长等优点，几乎口腔颌面部所有缺损均可选用。

1. 舌的部分或全舌缺损、口底、腭部、咽侧缺损的修复。
2. 颊部皮肤或黏膜缺损的修复，全颊洞穿缺损的双皮岛胸大肌肌皮瓣一期修复。
3. 下颌骨或下颌骨伴皮肤、黏膜软组织缺损的带肋骨胸大肌肌皮瓣修复。
4. 平颧弓以下平面的半侧颜面大面积缺损，用肌皮蒂胸大肌肌皮**瓣**修复。
5. 咬肌缺损用胸大肌带胸前神经的肌瓣修复。
6. 颈部放疗后皮肤坏死，颈动脉鞘裸露的覆盖和修复。

二、术前准备

术前检查胸部，对胸毛发达的男性患者，肌皮瓣移植后，毛发继续生长，故不适宜用于面颊及口内黏膜缺损的修复，而年轻女性患者，切取胸大肌肌皮瓣后的创面关闭，将导致乳腺移位或缩小，若必须应用此瓣，术前应获得患者谅解。

三、手术要点、难点及对策

(一)瓣的设计

1. 胸肩峰动脉及胸肌支血管的体表投影常用方法包括以下两种：①直线相交法，即垂直锁骨中点划线为 "AB"，峰至剑突连线为 "CD"，两相交点为 "O"，则动脉体表投影

389

为"AOD"线。②圆弧法：即以胸骨柄中点为圆心，由此点至锁骨中点为半径，血管体表投影在此弧线上，如图 10-9-1。参照以上方法在胸前壁皮肤上划出血管主干走行。

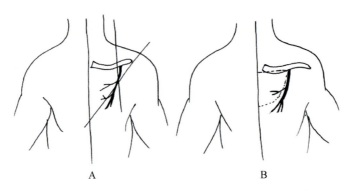

图 10-9-1　胸肩峰动脉的体表投影

A. 直线相交法；B. 圆弧法

2. 肌皮瓣的设计　按缺损区部位、形态及大小在胸骨侧外侧绘出肌蒂型胸大肌肌皮瓣的形态。瓣上界以锁骨下缘 2cm 至瓣上界的距离略大于锁骨下缘至口腔颌面部缺损下缘长度。瓣的下界以超越胸大肌下缘 4cm 范围内较为安全 (图 10-9-2A)。瓣的外侧界最好不破坏乳头，若修复需要亦可包括在瓣内，所携带乳头可于瓣移位前切除，也可在瓣存活后二期切除。若缺损面积大而又不施行颈清术的患者，亦可设计以肌皮作蒂的胸大肌瓣 (图 10-9-2B)。胸大肌肌皮瓣可带骨修复下颌骨缺失，骨源可选择胸骨或肋骨，以后者简便常用。由于受瓣蒂长度的限制，此类患者均选择同侧胸大肌做瓣，而同侧肋骨肋软骨形态与下颌骨形态故临床仅能作为下颌骨体部缺损的供区，一般切取有一定胸大肌附着的第 5~7 肋，其长度可超出肌皮瓣宽度，但应保证瓣下肋骨段与组织瓣相连。

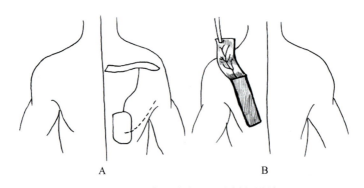

图 10-9-2　常用胸大肌肌皮瓣的设计

A. 肌蒂型胸大肌肌皮瓣，皮岛下界不超出肌腹下缘 4cm；B. 肌皮蒂型胸大肌肌皮瓣

3. 蒂的设计　临床胸大肌肌皮瓣最多用于口腔癌联合颈清术后缺损的修复，故常用肌蒂经颈部创道到达缺损区，肌蒂沿胸肩峰动脉肌支主干走行为轴，根据血管分支情况切取 3~5cm 宽的肌腹形成蒂，以保护血管不受移位、牵拉、压迫、扭转等因素影响血供，但肌蒂靠瓣侧应逐步加宽直至与肌皮瓣的宽度一致，以保证不损伤肌内分支。胸大肌肌皮瓣除

肌蒂常用外，尚可根据具体情况设计为肌皮蒂；切断胸大肌锁骨附着的单纯血管蒂；以胸肩峰动脉或胸外侧动脉做蒂游离移植的组织瓣。

（二）切口及瓣的制备

1. 常用肌蒂型肌皮瓣的制备　按瓣皮岛设计线切开内、外及下界皮肤，顺皮下层做向切口线外侧剥离，再沿皮岛边界外 1cm 切开皮下层之筋膜、肌肉，以保护皮岛下的皮下血管网不受破坏。此时，沿切开皮岛的了界做皮肤与皮下筋膜 8~10 针的间断缝合，以避免皮岛移位影响穿支血供。利用缝线将肌方远端提起，从腹直肌前鞘深面向上剥离达肋软骨平面，从肋软骨膜浅面分离胸大肌在肋骨及胸骨的附着，分离肋间肌区时注意断扎胸廓内动脉的前穿支，并注意勿穿通胸膜。在肌皮瓣下部游离完成后，沿瓣的皮岛上界及肌蒂浅面切开皮肤，由胸大肌肌膜浅面掀起皮瓣，充分显露胸大肌及其外下缘。由外下缘牵起肌腹，顺胸大肌间的疏松结缔组织中分离向上几达锁骨下缘，提起胸大肌可见血管神经束走行于肌深面的肌膜下。以血管走行为轴心，由肌皮瓣上方的宽度开始，逐渐缩窄至 3~5cm 宽，全层切开胸大肌直达锁骨下缘，形成包括血管束的肌蒂。检查肌蒂两侧肌断端有明显出血点处予以结扎，如图 10-9-3。

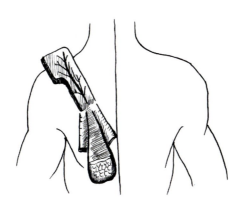

图 10-9-3　胸大肌肌皮瓣制备

2. 肌支蒂胸大肌肌皮瓣的制备　该瓣血供可靠，可切取瓣的面积大，一般可设计前自胸前正中线，外至腋前皱襞，下界超过胸大肌肌腹外 6~8cm，上至锁骨下缘的全胸瓣。沿设计线切开皮肤、皮下组织，从腹直肌前鞘及腹外斜肌腱膜的深面向上分离，切断至胸大肌之胸骨、肋骨附着，断扎胸廓内动脉的各前穿支，由胸大、小肌间筋膜间隙中分离，直达锁骨下缘，则进入胸大肌的各神经、血管均包括在瓣内一并掀起。

3. 包含肋骨的胸大肌肌骨瓣或肌皮骨瓣的制备　本瓣在完成肌皮瓣或肌瓣形成术中，按设计选择 5~7 肋中的某一肋骨，当肌（皮）瓣制备至拟取肋骨下缘时，切开该肌间隙中的部分肋间肌，从肌断端向上剥离至肋骨下缘，按所需肋骨长度切开下缘骨膜，用骨衣刀仔细剥离肋骨胸腔侧骨膜，使之与肋骨完全分离，在保护胸膜的前提下，按设计长度剪断肋骨两端。此时切取肋骨段可与浅面肌（皮）瓣一起向上旋转活动，故切取的可暴露肋骨段上缘。沿两断端肋骨上缘的上一肋间隙的肋间肌中，将肋骨上缘骨膜切开，为避免肋骨与浅面骨膜分离，剥离应轻柔仔细，在切开上缘骨膜的过程中，分段切开，切开段立即在肋骨胸腔侧做上下缘骨膜创的间断缝合，直至完全切开上缘骨膜为止。此时切下肋骨段浅面及上下缘仍保持与肌（皮）瓣的正常连接，继续向上形成瓣及蒂部，如图 10-9-4。

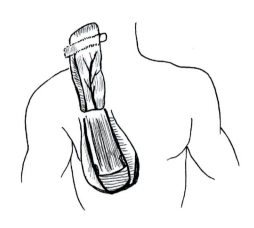

图 10-9-4　胸大肌骨肌皮瓣制备

（三）供瓣区的处理

胸大肌肌皮瓣移位后，供瓣区除皮肤创口关闭外，应力争恢复胸大肌的部分功能，具体做法是尽量游离断端外侧肌腹，向前上移位，与胸骨旁肌断端的上段进行缝合，以保证部分功能。其次检查肋软骨膜是否完整，若因瓣形成时将软骨膜一并切取，有可能在术后形成软骨炎而影响愈合，此时应由局部形成筋膜瓣以覆盖之。肌皮瓣宽度在 6cm 范围内，其供区皮肤创缘经皮下潜行剥离可直接关闭，较宽者可设计上腹邻位皮瓣修复（图 10-9-5）。宽于 8cm 或全胸胸大肌肌皮瓣，其供瓣区常需在创口缝合缩小后，用自体皮片游离移植。但对二期断蒂后有部分蒂部的肌皮组织可回复原位者，对可借复位组织瓣修复的部分供瓣区，暂时以人造硅皮覆盖创面。

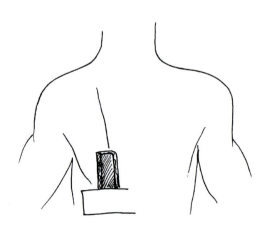

图 10-9-5　胸大肌肌皮瓣供区邻近瓣修复

四、术后监测与处理

1. 血肿和积液是术后感染的最主要原因，术后持续负压引流可有效地防止血肿和积液。口内皮瓣下放置一负压引流管，防止形成无效腔。颈部放置两根引流管，保证引流的通畅。术后当天颈部引流 300ml 以内血性淡红色液体尚属正常；如引流量过多或颜色过深表明术中止血不彻底，术后应及时使用止血药物。用药的同时密切观察皮瓣颜色，防止形成静脉血栓导致静脉危象。术后引流液在 15ml 以下可以拔除引流管，如发现引流液颜色异常，呈暗黄色或较浑浊，应尽快拔除引流管，同时扩大颈部伤口，改用生理盐水、甲硝唑交替冲洗伤口后碘仿纱条引流，每日更换 2 次。渗出减少后可缝合伤口，一般 3~4d 后伤口愈合良好。如引流液为淡黄色清亮液体，为腮腺残端腺体分泌涎液所致，术中应注意缝合腮腺残端，如术后涎漏应尽早拔除引流管后加压包扎。

2. 胸大肌肌皮瓣在口腔内处于污染环境中，术后进行积极的口腔护理亦是防止感染的重要措施。术后第 6 天开始进食后，口底部缝线一直处于唾液和食物残渣浸泡中，易发生伤口裂开形成颏下瘘管。每日 3 次口腔护理，可有效保持口内伤口清洁以减少伤口感染率。

3. 晚期口腔癌患者多采用综合序列治疗，术前已经进行了诱导化疗。化疗药物损害患者的免疫系统，导致免疫功能缺陷或下降，白细胞和血小板下降等。手术创伤后应激反应，高热，不能进食等因素亦可导致伤口感染。化疗药物刺激静脉产生静脉炎，严重者可诱发静脉血栓形成增加皮瓣坏死的机会。其他全身疾病如高血压、糖尿病等也使伤口感染概率增加。如术后发现皮瓣坏死，应尽早清创，去除坏死皮瓣，创面碘仿纱条覆盖，充分引流，暂时不能填塞，填塞使渗出液沿间隙向深处游走使感染扩散，颈部感染应扩大伤口充分引流。

4. 肌蒂通过锁骨部皮肤紧张，除在关创时充分做该部皮下剥离外，术后包扎伤口时应不使伤口受压。

5. 胸部供瓣区切去部分肌肉，常存在无效腔，加之肌断端渗血，易形成血肿，故术后应加压包扎。

6. 术后一般 7d 拆除皮肤缝线，若张力较大，可适当延长拆线时间。

7. 肌皮蒂胸大肌肌皮瓣可于术后 2~3 周行断蒂及修整的二期手术。

8. 参照受区手术类型，决定预防性抗生素的应用方案。

五、术后常见并发症的预防与处理

1. 皮瓣坏死　细致的手术操作是保证胸大肌肌皮瓣移植成功的关键。胸大肌肌皮瓣血管解剖较为恒定，制取皮瓣时供支动静脉一般不会损伤，而皮肤的血供主要靠穿支血管，制备皮瓣时将皮肤与肌肉固定数针保护穿支血管，防止皮瓣脱壳，这是防止皮瓣坏死的第一重保障。缺损范围大且靠近口咽部时，可切断胸外侧动脉，皮瓣从锁骨下穿行进入颈部以延长修复半径。解剖学研究表明，将血管蒂从锁骨下穿过可延长 3cm 修复半径，如果结扎胸外侧动脉又可延长 1cm，其修复范围可达同侧眶下水平，这样就充分保证修复范围及修复的组织量。但在锁骨下隧道制备过程中因为锁骨下动静脉、臂丛及胸膜顶的存在使手术风险增加，小血管必须彻底止血，防止形成血肿压迫血管蒂，导致血管危象，这是防止皮瓣坏死的第二重保障。血管蒂骑跨于锁骨上张力过大或通过较为狭窄的锁骨下隧道都有可能造成血管蒂的受压或挤压从而影响肌皮瓣的血运，通常锁骨下通道以能顺畅通过3指为宜。穿过锁骨下隧道后将血管蒂周围组织在锁骨上窝固定2针，防止血管蒂扭转或者因为重力作用打折引起血管危象，这是防止皮瓣坏死的第三重保障。锁骨上窝固定的肌肉组织又可充填颈清扫后的无效腔，防止锁骨上窝产生积液，引起术后感染。皮瓣在颈部走行时需固定几针，可以对抗皮瓣的重力作用，又可以与颈部组织贴合，保护颈清扫后的重要神经血管。对于保留下颌骨的患者，在胸大肌肌皮瓣经下颌骨下缘进入口内的路径中，二腹肌及下颌舌骨肌对皮瓣的压迫也是导致皮瓣坏死的重要原因，术中断开二腹肌中间腱，去除部分下颌舌骨肌解除对上游血管蒂的压迫，这是防止皮瓣坏死的第四重保障。

2. 感染咽瘘　术后24h内行胃肠减压，常规给予质子泵抑制剂抑制反流，防止发生应激性溃疡，24h后改鼻饲流质。鼻饲流质时取半卧位，少量多次，尽可能避免胃内容物反流污染口咽部胸大肌吻合处。鼓励患者早期下床活动，防止发生肺部感染、肺栓塞及褥疮。老年患者、术区有放疗史或皮瓣的面积较大的患者，可以适当延长拆线时间。术后5d内注意体温变化，如果体温超过39℃、切口引流呈絮状混浊或口咽部有腥臭味分泌物，提示可能有肌皮瓣感染坏死，应及时打开处理。一旦发生胸大肌感染坏死，打开部分较低部位切口缝线，尽可能充分暴露感染腔，以便于良好引流；剪除部分坏死组织，3%过氧化氢溶液、生理盐水依次冲洗后填塞干纱条或干纱布；因为坏死组织、积血均可为细菌生长提供良好培养基，应尽早彻底清除；分泌物送病原菌培养，加强抗感染治疗，根据病原菌培养及药敏结果及时更换抗菌药物；更换带气囊气管套管，防止术腔异常分泌物流入肺部造成吸入性肺炎，或刺激气管壁引起持续剧烈咳嗽而导致吻合口裂开；妥善固定引流管道，保持通畅，避免管道扭曲、受压、脱出，并定时挤压引流管。挤压手法为一手捏紧并固定引流管近端，另一手捏紧引流管，向引流管远端滑动挤压。每日排空引流并保持最大负压，记录引流量，手术3d后，24h总正常引流液量少于20ml时拔除引流管。

第十节　背阔肌肌皮瓣

背阔肌肌皮瓣的临床应用开始于1906年的Tansini，他用背阔肌肌皮瓣修复乳腺癌根治术后胸壁软组织缺损获得成功，这也是肌皮瓣应用的最早报道。时至1978年Quillen、Maxwell才有采用带蒂或游离方式的背阔肌肌皮瓣，整复头颈部缺损的经验介绍；1980年Schlenker通过动物试验证实了背阔肌肌皮瓣包含肋骨移植的可行性。由于背阔肌是人体最宽大的肌肉，其血供恒定丰富、血管蒂长、可切取面积大，供区隐蔽；可制备成肌瓣、肌皮瓣、骨肌皮瓣，用于缺损的修复、肌动力的整复、骨缺失的整复；此外，该皮瓣轴型血管干较粗便于血管吻合，因此，背阔肌肌皮瓣已广泛用于头颈、肿瘤、整复外科。

一、适应证

背阔肌皮瓣的血管蒂系岛状瓣，由于血管蒂长，旋转弧可达面部颧弓平面、枕后、颈、胸、腹及前臂近 2/3 段。又可携带肋骨和保存运动神经，应用范围甚大。背阔肌皮瓣的适应证包括以下几个方面：①口腔颌面部大范围深在缺损的修复。②面部皮肤、咬肌、下颌骨、颧骨复合缺损的修复。③面颊大范围洞穿缺损用双皮岛背阔肌皮瓣修复。④颈部大范围缺损的整复。⑤术中允许体位转动的整复术。

二、禁忌证

1. 胸腔手术背阔肌已被切断。
2. 手术或放疗造成胸背动静脉已被损毁。

三、术前准备

带血管蒂背阔肌皮瓣旋转轴点在腋窝顶，用作修复口腔颌面部缺损，蒂长常需 20cm 以上，故常用断血管蒂游离移植。若设计带蒂瓣，应测量所需蒂长加组织瓣长，决定应用本瓣的可行性；其次需考虑组织移位通道的制备；切取组织瓣超过 8cm，供区常需游离植皮。

四、手术要点、难点及对策

(一)瓣的设计

1. 胸背动脉的体表投影　腋后皱襞最高点至髂嵴最高点连线的上 1/3 段为胸背动脉肌外段，可参考此线在背阔肌深面寻找神经血管束，如图 10-10-1。

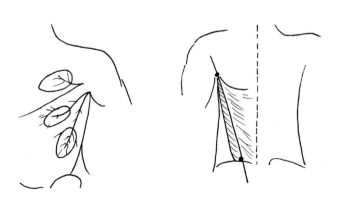

图 10-10-1 胸背动脉的体表投影

2. 肌皮瓣可设计范围　口腔颌面颈的缺损修复，仅可应用胸背动脉作轴型血管的背阔肌皮瓣，可设计范围为上自肩胛下角以上 3cm，下为髂嵴上 5cm，内界距脊柱正中线 5cm，外侧界为背阔肌外缘 3cm 的背阔肌外侧份。参照所需蒂长，缺损所需肌、皮组织的大小形态，设计皮岛部位。缺损区洞穿者，尚可设计成双皮岛背阔肌皮瓣或与肩胛皮瓣联合修复，因后者亦为肩胛下动脉发出的旋肩胛动脉供血（图 10-10-1）。行骨缺失修复时可同时携带肋骨，以 7 或 8 肋较常用。背阔肌（皮）瓣宽度接受区设计，但最窄不能小于 5cm，否则将引起血供障碍。

3. 蒂的设计　由腋动脉发出肩胛下动脉至胸背动脉进入背阔肌点，不同个体或身高有差异，一般为 12~14cm，因此即使将肩胛下动脉的旋肩胛动脉等分支扎断，其长度亦不足到达口腔颌面部，为此常增加 6~8cm 的肌肉蒂，因此瓣设计在此长度以外的部位。血管蒂与胸背神经伴行，血管神经蒂背阔肌瓣可用作咀嚼肌缺损的修复，但不需肌功能的缺损整复，保留神经可造成术后的不随意收缩，引起患者的不适感，故术中将神经切断。

4. 瓣的切口线设计　切口线包括胸背动脉血管蒂解剖和瓣的皮岛周界两部分，先按所需蒂长从腋窝顶点沿背阔肌外缘定一斜行线，然后在其远端绘出皮岛形态，如图 10-10-2。

（二）瓣的制备

先按蒂部设计线，自腋窝后缘沿背阔肌外侧缘斜行切开皮肤，于皮下向切口向两侧剥离，显露背阔肌外缘，明确背阔肌与前锯肌间的间隙，沿此间隙向内侧钝性分离，将背阔肌向外提起，在肩胛下角平面距背阔肌外缘 2~3cm 的背阔肌深面，分离出胸背神经血管束，在暴露其进入背阔肌的部位后，沿血管束向腋窝近心端分离，切断并结扎其前锯肌分支及与胸外侧动脉的交通支，必要时还可断扎旋肩胛动脉，顺肩胛下动脉解剖至腋动脉分支处。再切开皮岛外侧界的皮肤、皮下筋膜，从背阔肌前缘钝性剥离背阔肌深面，直至将设计肌皮瓣范围的背阔肌深面全部分离，切开皮岛远侧及内侧皮肤，在切口线外约 1cm 外剪断背阔肌，此时将皮岛边缘与背阔肌肌膜做数针缝合，以固定皮岛不致发生移位。掀起肌皮瓣远端，结扎肋间和腰血管穿支。然后在肌皮瓣外方侧，以胸背动脉走行为轴心，切取与瓣宽度一致的肌蒂，此时肌皮瓣仅与胸背血管神经束相续，完成肌皮瓣制备，如图 10-10-3。

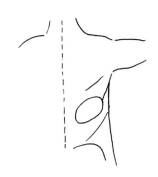
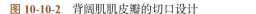
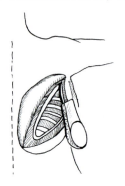

图 10-10-2　背阔肌肌皮瓣的切口设计　　　图 10-10-3　带蒂背阔肌肌皮瓣制备

背阔肌骨肌皮瓣的肋骨切取，是在肌皮瓣下部已掀起、前后缘切到肋间肌浅面时，从欲切取肋骨下缘处切开骨膜，在保证肋骨浅面与肌皮瓣连续的前提下，分离肋骨内侧骨膜；

按所需长度剪断肋骨段两端，再切开肋骨上缘骨膜，游离骨段与组织瓣缝合固定，避免肋骨浅面与组织瓣分离，影响肋骨成活。肋骨切取长度一般应与肌肉瓣宽度一致，若需要也可超出瓣外，做双侧下颌骨修复可长达 15cm 以上。

（三）皮下隧道的制备

带蒂背阔肌肌皮瓣移位修复颌面颈部缺损时，需形成腋前、锁骨前、颈侧皮下隧道，在同期行颈清术患者颈侧不需特别制备。为减少越过胸大肌及锁骨而消耗蒂的长度，肌皮瓣较小可通过胸大肌止端肌腱束之深面、锁骨的后侧；若组织瓣较大穿过这些间隙有困难时，先将胸大肌止端腱束及锁骨切断，待蒂部移位至受植区后，再缝合固定肌肉及骨断端。一般在修复颈部创面时，因所需蒂的长度较短，可直接通过皮下隧道完成。

（四）供瓣区创面的处理

背阔肌为双源性血供，以胸背动脉作蒂切取肌（皮）瓣后，肌腹后份尚有肋间及腰血管的分支，故其肌创有明显出血点，应予妥善结扎，亦可将背阔肌外下残留部分，做肌膜外分离后与内侧肌创作缝合。取肋骨患者应细致检查无胸膜损伤后，以骨蜡封闭肋骨断端髓腔。由于胸腹侧皮肤有较大移动性，故宽度在 8cm 以内的供瓣区，其皮肤常可借皮下潜行剥离而拉拢，若过宽者则应行自体游离皮片移植。缝合皮肤创口后均应常规在腋下安置引流，因该区空虚，术后常出现无效腔、积血导致血管蒂受压，引起组织瓣血供障碍或继发。

五、术后监测与处理

1. 保持头部偏向患侧，避免牵拉血管蒂。
2. 注意供瓣区加压，减少出血机会。
3. 术后 48~72h 抽去引流条。
4. 术后 7d 开始拆除皮肤缝线。
5. 与受瓣区手术类型一并考虑抗生素应用的方案。

六、术后常见并发症的预防与处理

背阔肌肌皮瓣的并发症发生率较低，但若操作不慎可损伤胸长神经，导致前锯肌瘫痪，出现翼状肩胛。前臂内侧皮神经（支配上臂内侧）和臂丛损伤也已见报道。在翻瓣时，应避免过度抬高和伸展上肢。供区并发症主要与切取肌肉有关，可出现肩运动范围变小，上肢力量减弱，但大多数患者能接受该项手术。如不能消灭创面，可用中厚皮片游离移植覆盖创面。由于供区肌肉被部分切除，遗留深部组织凹陷或形成无效腔，可设计应用附近组织转移充填，然后严密缝合或植皮。

（贾玉林）

参 考 文 献

李晓江 , 张世文 . 2005. 鼻唇沟皮瓣 . 国外医学耳鼻咽喉科学分册 , 29(3): 176-178.

林伟 , 沈国良 , 祁强 . 2003. 以颞浅动、静脉为蒂的额部皮瓣修复额面部皮肤缺损 . 苏州大学学报 (医学版),
23: 737-739.

柳建中 , 刘大海 . 2008. 局部皮瓣在头面部皮肤恶性肿瘤切除后创面修复中的应用 . 中国美容医学 , 17(9):
1282-1284.

邱蔚六 . 1983. 全额及隧道额瓣在口腔额面肿瘤术后缺损修复中的应用 . 中华腔科杂志 , 18: 70.

孙琪 , 郝平 , 张辉 , 等 . 2010. 额部皮瓣在修复上唇缺损中的应用 . 临床医药实践 , 19: 258, 259.

王朝晖 , 王少新 , 周虎跃 , 等 . 2005. 鼻唇沟皮瓣在口腔颌面肿瘤手术中的应用 . 整形再造外科杂志 , 2(1):
40, 41.

Backmjian VY. 1990. Lingual flap in reconstructive surgery for oral and perioral cancer. Plast Surg, 71(5): 3479-
3496.

Elyassi AR, Helling ER, Closmann JJ. 2011. Closure of difficult palatal fistulas using a "parachuting and anchoring"
technique with the tongue flap. Oral Surg Oral Med Oral Pathol Oral Radiol Endod, 112(6): 711-714.

Gurunluoglu R, Glasgow M, Williams SA, et al. 2012. Functional reconstruction of total lower lip defects using
innervated gracilis flap in the setting of high-energy ballistic injury to the lower face: preliminary report. J Plast
Reconstr Aesthet Surg, 65(10): 1335-1342.

Keskin M, Sutcu M, Tosun Z, et al. 2010. Reconstruction of total lower lip defects using radial forearm free flap
with subsequent tongue flap. J Craniofac Surg, 21(2): 349-351.

Kheradmand AA, Garajei A. 2013. Ventral tongue myomucosal flap: a suitable choice for shaved lower vermilion
border reconstruction. J Craniofac Surg, 24(2): 114-116.

Mahajan RK, Chhajlani R, Ghildiyal HC. 2014. Role of tongue flap in palatal fistula repair: a series of 41 cases.
Indian J Plast Surg, 47(2): 210-215.

Varghese B, Sebastian P, Koshy C, et al. 2001. Nasolabial flaps in oral reconstruction: An analysis of 224 cases. Bri
J Plast Surg, 54(6): 499-503.

第十一章　口腔颌面部常用显微外科手术

显微外科是 20 世纪外科学的重要技术革命之一，在 20 世纪后半叶得到突飞猛进的发展。由于显微外科技术的应用，临床上已经实现了一期远距离移植各种组织和再植断离的肢体，极大地改善了修复效果，缩短了疗程。显微外科已成为一门内涵规范、独具特色的外科学分支，广泛应用于各个外科专业。

显微外科是借助光学放大作用、采用特殊器械和材料进行的精细手术，包括小血管、神经、淋巴管的吻合、神经梳理及进行微细解剖和分离。目前临床上已能够吻合外径 0.2mm 的小血管和直径 0.1mm 的神经。

显微外科技术在口腔颌面外科领域有广阔的用武之地。口腔颌面部是消化道和呼吸道的入口，颌面部缺损和畸形不仅影响患者的身心健康，而且影响他们在家庭和社会活动中的地位，一般都需进行功能兼顾的修复。原则上，用传统方法或局部区域组织瓣难以达到修复目的的缺损和畸形，均可用显微外科的方法来修复。显微外科技术的应用使口腔颌面部缺损畸形的修复具有很大的灵活性，只要缺损区周围有可供吻合的血管神经，都可通过正确选材、巧妙设计和准确无误的操作来实现。口腔颌面部恰恰具有可供吻合的知名血管，而且可供双侧选择。过去难以修复和恢复功能的器官，如舌、腭、下颌骨、面部等，在采用显微外科技术修复以后，都取得了良好的效果。但口腔颌面部显微外科操作有其不利方面，如头颈部的体位不能像四肢那样舒展；受体表形态和血管神经走行方向的影响，有时难以进行聚焦；勉强进行纵向或斜向的吻合，可能影响缝合质量，这些都是对颌面显微外科医师技术上的挑战。此外，特殊肌性器官（如舌、面部表情肌）的功能性修复与人体没有相应的供肌之矛盾，在放射治疗区进行显微修复成功率还较低等，都是今后颌面显微外科的研究重点。

20 世纪 70 年代初，Daniel、Taylor、波利井清纪、O'Brien、杨东岳等相继报道了吻合血管的游离皮瓣临床应用成功的案例，开创了显微整复外科从实验室走向临床实用的新纪元。经过各国学者 20 多年的努力，文献报道的各种游离组织瓣已达 60 余种，本章介绍其中常用于口腔颌面部整复的游离皮瓣。

第一节　前臂皮瓣

前臂皮瓣 (forearm flap) 是杨果凡等在 1979 年首先推出临床应用的，因此被称为"中国皮瓣"。由于该皮瓣解剖恒定、供皮面积大、血管蒂长、管径便于切取和进行血管吻合，尤其是皮瓣具有薄而柔软、动静脉干两端管径相差不大的特性，因而在口腔颌面整形外科应用广泛。

目前临床应用的前臂皮瓣有两种，本节介绍以桡动、静脉供血的前臂桡侧皮瓣。

前臂皮瓣属于动脉干网状血管结构皮肤筋膜瓣。桡动脉在肘窝中点下 2~2.5cm 处由肱动脉沿桡骨下降，至桡骨远端斜过拇长伸肌和拇短伸肌肌腱，转至舟骨背侧。桡动脉在前臂分为显露部动脉走在桡动脉沟内，沟的桡侧是肱桡肌腱，尺侧是桡侧屈腕肌腱，深面是旋前方肌，浅面皮肤、皮下组织和浅筋膜。该部动脉干平均长度约 10cm，血管外径 2.2mm 左右，皮支为 4~18 支。掩盖部动脉被肱桡肌、桡侧屈腕肌、旋前圆肌肌腹所覆盖，动脉干平均长 11cm，血管外径为 2.5mm 左右，肌皮穿支为 0~10 支 (图 11-1-1)。有 2 条桡静脉伴行桡动脉，常为一粗一细，外径 0.8~1.5mm，相互间除有数量不等的交通支外，还有与头静脉的吻合支。头静脉位于皮下筋膜内，其掩显部交界处外径可达 2.8mm 左右，在掌腕部外径可达 2.5mm。约有半数人还有副头静脉伴随。在前臂下 1/3 桡侧皮下筋膜中有桡神经发出的前臂外侧皮神经和背侧皮神经 (图 11-1-2)。桡动脉和尺动脉在掌部形成掌深弓和掌浅弓，是两动脉间主要的交通动脉，因此，单独切断桡动脉不会影响手的血液供应。

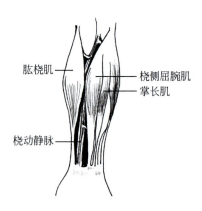

肱桡肌　　　　　桡侧屈腕肌
　　　　　　　　掌长肌

桡动静脉

图 11-1-1 桡动静脉走行及毗邻关系

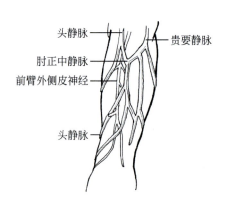

头静脉　　　　　　　贵要静脉
肘正中静脉
前臂外侧皮神经

头静脉

图 11-1-2 前臂桡侧浅静脉及皮神经

一、前臂皮瓣切取术

(一) 适应证

1. 前臂区皮肤、血管健康。

2. 受区有可供吻合的血管。

3. 受区需要覆盖性、隔断性或塑形性修复。

4. 受区需要较长的血管蒂。

5. 受区洞穿性缺损需要 2 种游离组织瓣修复。

（二）术前准备

1. 术前须行 Allen 试验确保在分离了桡动脉后，手掌的血供不受影响。

2. Doppler 超声检测尺、桡动脉行径用亚甲蓝标记于体表，用 3% 碘酊固定。

3. 根据缺损部位需要设计前臂皮瓣的形状、大小、辅助切口和血管蒂长，如需获取骨来制作骨皮瓣，需行桡骨 X 线拍片，以了解桡骨的尺寸和形状。

4. 前臂区及胸外侧或腹部皮肤准备。

5. 全麻或臂丛神经阻滞麻醉。

6. 患者采取仰卧或斜侧卧位，手臂在手部拖台上外展 90°，置于手术平台上，臂部垫气圈，如图 11-1-3。

（三）手术要点、难点及对策

手术由供区组完成。

1. 设计　理论上前臂上自肘部到腕部的所有皮肤都可以用来获取和制备皮瓣，但这并不可取，因为可能导致严重的手部淋巴循环障碍。临床常需要在前臂后侧伸肌和皮下尺侧缘至少保留一条 3cm 宽的皮肤不受损伤。若计划用小隐静脉修复失去的桡动脉，皮瓣应从第二腕横纹处开始，将移植血管的吻合口尽量放在桡动脉沟最深处。供臂一般采用非优势手。无论皮瓣设计成何种形状，都应尽可能将桡动脉放在一定的轴位上。血管蒂长度应在实际需要的长度上增加 1cm，如图 11-1-4。

401

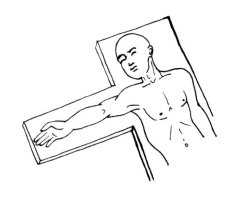 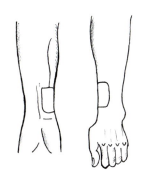

图 11-1-3　前臂皮瓣切取术体位　　　　图 11-1-4　设计前臂皮瓣

2. 上驱血带　常规消毒后，用无菌单包手及腋部。将上肢抬高，用一块纱布垫包绕上臂后（防止桡神经直接受压），由远及近上驱血带，驱走前臂的血液。这不是为了完全清空上臂血液容量，而是有助于辨认表浅静脉，驱血带应每 1h 松放 1 次。

3. 翻瓣　按设计先切开皮瓣远端及两侧的皮肤、皮下组织，在前臂浅肌群的肌膜上锐性解剖，桡侧屈腕肌，保留肌腱腱膜，有利于移植皮片成活并防止术后粘连。桡侧分离时需辨认肱桡肌和肌腱的游离缘并牵开，以便暴露外侧肌间隔，正确辨认出桡神经的皮支并完整保留，可以避免术后感觉丧失和疼痛性神经瘤。以肱桡肌和桡侧腕屈肌肌腱为标志，解剖至桡动脉沟旁，在第一腕横纹平面仔细分离出桡动、静脉和头静脉，分别结扎然后沿桡动脉沟底掀起皮瓣，沿途结扎切断肌肉分支，切勿将血管与皮瓣分离。翻瓣至皮瓣近端时，仅切开皮瓣近侧和延长切口线的皮肤并向两侧翻瓣，在皮下组织中沿头静脉及其分支走向分离出头静脉，适度保留部分皮下组织作为头静脉的支持组织。抬起头静脉蒂之后，分离肱桡肌和桡侧屈腕肌肌间隙，将两肌牵开，继续向上解剖桡动、静脉蒂达到足够长度，同时处理好肌支血管，否则，将来血管蒂在隧道内出血，很难处理。在断离血管之前，放松驱血带，彻底止血，同时检查桡动脉有无损伤，如图 11-1-5。

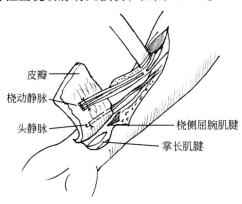

图 11-1-5　翻起前臂皮瓣

4. 断蒂　待受区准备完成后，即开始断离血管蒂。断离顺序是先动脉后静脉，这样可以减少皮瓣内积血。将血管逐一分开 0.5cm，结扎近心端后，用显微外科剪刀一刀横断，断端要整齐、不偏斜，然后用 1∶125 的肝素生理盐水冲洗血管断端，清除血液。皮瓣的血管蒂不必上血管夹，离体皮瓣用生理盐水纱布包好供受区应用。

5. 供区创面植皮　对供区遗留创面再次彻底止血，用温生理盐水冲洗，移植中厚皮片或全厚皮片，全厚皮片移植后可以获得更好的外形。皮片缝合后覆盖纱布打包包扎，不需要放置引流，显露手部以观察血液循环。

（四）术后监测与处理

1. 对于游离皮瓣，术后 6h 内应每 15min 观察 1 次，之后每 30min 观察 1 次，直到术后第 2 天。皮瓣外形有任何变化都应紧急处理。手部术后每隔 1h 观察温度和手指甲床毛细血管充盈情况，若发现充盈缓慢，多因为包扎过紧或室温过低所致，应及时松解包扎和调整室温；如确认为是血管痉挛，可行臂丛神经封闭。

2. 术后常规使用抗生素。

3. 术后 7~10d 拆线。

4. 皮瓣若带皮神经，前臂和拇指桡侧麻木可于术后 1 年后逐渐恢复。

二、前臂皮瓣舌、口底再造术

舌再造的目的主要是恢复舌的外形和体积，有助于吞咽、咀嚼和发音，有助于患者的心理健康。但目前再造的舌尚不能恢复自主运动，而是靠残余舌内、外肌和口底肌的运动来带动。

（一）适应证

1. 患者全身情况允许耐受长时间手术。

2. T_2 期以上的舌体部癌需做半舌切除、舌大部切除、舌（口底）颌颈联合根治术。

3. 预计手术相对彻底，并可保留健侧的半数舌固有肌、舌外肌和口底肌，否则移植的皮瓣将没有功能。

（二）术前准备

1. 术前常规口周、面颈部备皮，全口洁牙。

2. 扪诊或 Doppler 检查受区血管，如做单纯舌癌扩大切除术，可查同侧颌外动脉、甲状腺上动脉或舌动脉；如做舌（口底）颌颈联合根治术，可测健侧颌外动脉，标记血管于体表。

3. 设计皮瓣大小约 6cm×5cm，在同侧吻合血管时，血管蒂应与皮瓣短径的轴平行，蒂长在 8cm 以内；在对侧吻合血管时，血管蒂应与皮瓣长径轴平行，蒂长约 10cm。

4. 经鼻腔气管插管全麻。

5. 仰卧位、垫肩、头偏向健侧，若做健侧血管吻合，头要能摆向患侧。

（四）手术要点、难点及对策

手术由受区组进行，在常规进行舌癌扩大切除术或舌（口底）颌颈联合根治手术后，更换器械和无菌单，为前臂皮瓣做受床准备。

1. 解剖受区血管（未行颈淋巴结清扫） 以咬肌前缘为中点，在患侧颌下区下颌下缘 1.5cm 做 5cm 长切口（图 11-1-6），分层切开皮肤、皮下组织和颈阔肌，一般在颌下腺表面可以见到面前静脉及其颏下属支，对其进行解剖游离和保护。动脉淋巴结为标志寻找颌外动脉，要注意保护面神经下颌缘支（图 11-1-7）。为减少血管损伤，应在皮瓣离体后用血管夹结扎切断受区动、静脉远心端。

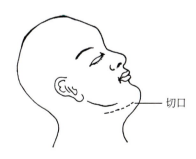

图 11-1-6 颌下区切口

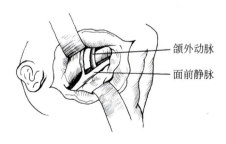

图 11-1-7 解剖颌外动脉和面前静脉

2. 制备隧道 血管吻合在同侧时，可用中弯血管钳经颌下腺上缘相对于磨牙区位置向舌切除后的下创缘钝性分离，造成隧道。可用一小指粗的纱条穿过隧道，来回拉几次，起

403

到扩大隧道和止血的作用。血管吻合在对侧时，则从颌下腺前缘经下颌舌骨肌向舌切除后的下创缘分离出隧道。舌颌颈联合根治术后，如在同侧吻合血管，则不需做隧道。

3. 安放皮瓣　在体外拿起皮瓣，创面对舌创面，使血管蒂自然下垂，将头静脉、桡动脉蒂端的结缔组织与隧道内纱布的口内端缝合 1 针，在撤出纱布时使血管蒂通过隧道进入颌下区。先将皮瓣的前端与舌颌沟处黏膜创缘缝合 1~2 针，以防止血管吻合时皮瓣滑动牵拉血管蒂。

4. 吻合血管　显微镜下完成血管吻合术。受区血管蒂管长度不小于 0.5cm，否则吻合时会发生翻转困难，吻合顺序是静脉–动脉–静脉。如血管蒂长度一般为 7~10cm，如过长，可适度剪短，防止血管蒂盘曲。供、受区血管吻合口制备完毕后，先将 1 根桡静脉与面前静脉吻合，这两根血管外径大致相等。吻合方法是"2"定点或"3"定点全层贯穿间断缝合，一般采用 9-0 或 10-0 无创缝合针线，缝合针序见图 11-1-8。颌外动脉吻合前应先做放血试验，即松开血管夹观察喷血情况，30cm 以上为正常。如因手术暴露血管或上血管夹时间过长、血管痉挛，可用 2% 利多卡因局部湿润，以解除痉挛。然后用肝素生理盐水冲洗断端残血，进行端端吻合。如颌外动脉外径小于桡动脉外径 1/3 以上，可以采用"2"点或"3"点套缝法吻合血管，适当补针以加强。面前静脉颈下支外径比头静脉外径小得多，可用显微镊子轻轻插入较细血管的管腔做机械扩张，或将较细血管断端剪成斜口以增加管径，再进行吻合 (图 11-1-9)。检查血管缝合质量标准是针边距和针距匀称，吻合口无狭窄、无漏血或漏血很少，勒血通畅试验阳性。有明显漏血处应做补针，也可暂时开放皮瓣的桡动脉远端检查支脉吻合通畅情况，血管吻合成功后应结扎另一支桡静脉。

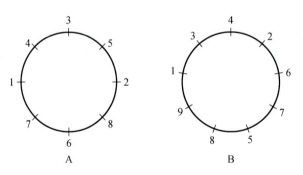

图 11-1-8　血管吻合缝针顺序

A. "2" 定点吻合法针序；B. "3" 定点吻合法针序

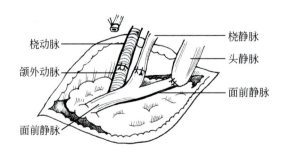

图 11-1-9　血管吻合

如做舌颌颈联合根治术，拟在同侧吻合血管，手术应保留颈内静脉，可选用甲状腺上动脉和颈内静脉受区血管，可以采用头静脉与颈内静脉端侧吻合。

5. 舌、口底成形　血管吻合通畅后，皮瓣创缘可见渗血。在处理好明显出血后即可进行舌成形术。按外形的要求，将创缘的后角、外后角、舌尖和舌颌沟等部位先定位缝合几针，大致成形，然后用 4 号线做舌体与皮瓣的平行褥式缝合，最后进行间断缝合。缝合时，皮瓣侧可全层贯穿皮肤皮下组织，舌背侧要求针边距要够大、够深。皮瓣深面应与残余舌肌和下颌舌骨肌间断缝合数针，形成再造舌的边缘，又可以消灭无效腔 (图 11-1-10)。因为前臂皮瓣不会运动，需要靠残余舌肌和口底肌的运动来带动，故皮瓣与这些肌肉的贴附非常重要，但必须小心勿将血管蒂误缝。为防止皮瓣与残余舌间积血积液，除做到彻底止血外，可在皮瓣的口底创缘处放置橡皮引流片，在对侧吻合血管时舌成形冠状剖面，如图 11-1-11。

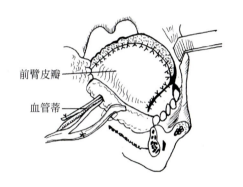

图 11-1-10　同侧吻合血管的
前臂皮瓣舌、口底成形

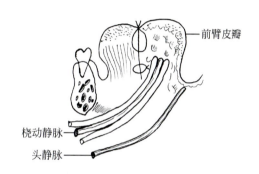

图 11-1-11　在对侧吻合血管的前臂皮瓣舌成形冠
状剖面示血管蒂走行方向

6. 关闭伤口　关闭伤口前应彻底冲洗和止血，并再次检查血管吻合口，因为吻合后 1h 之内是血栓形成的最危险时期，也是最容易处理的时期。舌 (口底) 颌颈联合根治后，要注意骨断端的包裹缝合，分层缝合和放置持续负压引流管，敷料覆盖。

7. 根据患者具体情况选择是否行气管切开术。

（五）术后监测与处理

1. 术后观察　每 2h 观察记录皮瓣的颜色、质地、毛细血管充盈、肿胀、边缘渗血等情况。如皮瓣在短时间内出现明显肿胀、毛细血管充盈加快甚至出现弥漫性淤血、边缘渗血增多、色泽发紫和质地变硬是静脉栓塞的征象。若皮瓣苍白、毛细血管充盈变慢或不充盈、皮纹增多、弹性降低、Doppler 探测不到动脉搏动音是动脉栓塞的征象。术后 72h 之内，发现这些现象均应紧急手术探查。皮瓣出现区域局限性淤斑、逐渐扩大、可有局部渗血增加，且其他部分质地无明显改变是局部出血的表现; 皮瓣局部水肿、泛粉红色是皮瓣下感染的征象，应对症处理。对术后 4~7d 内出现的渐进性血液循环障碍，是动脉或静脉附壁血栓逐渐发展为阻塞性血栓的结果，即使手术探查也较难处理，况且此时皮瓣的周边部已建立一定的代偿血供，所以手术探查应持审慎态度。在皮瓣表面若能发现毛细血管痣样反应或针眼反应，不需处理。

2. 静脉常规输注低分子右旋糖酐 500ml、肌内注射潘生丁 10mg、妥拉苏林 25mg，2 次/d，具有周围血管扩张作用。

3. 全身应用抗生素 7~10d，拆线后酌用。

4. 常规口腔护理，保持口腔清洁。一般用 3% 过氧化氢溶液及生理盐水洗涤，清除血痂。

5. 鼻饲管流质饮食。

6. 气管切开患者，术后需定时吸痰，保持呼吸道通畅，鼓励患者咳痰并可予以拍背辅助患者将痰咳出。一般术后 7d 可更换金属管后堵管 48h，如无呼吸不畅可拔除导管。

7. 一般于术后 5~7d 拆除口外缝线，10d 后拆除口内缝线。

三、前臂皮瓣腭再造术

腭再造的目的是分隔口腔和鼻腔，有助于呼吸、吞咽和发音，并为义齿修复创造条件。但前臂皮瓣的材料有限，不具备再造上颌骨的条件，也不具备恢复运动的条件。因此，在有可能的情况下，应尽量保留软腭后缘。

（一）适应证

1. 患者全身情况允许耐受长时间手术。

2. T_2 期以上的腭癌、牙龈癌、上颌窦癌，需做上颌骨次全切除、上颌骨全切除、上颌骨扩大切除术，预计手术相对彻底。

3. 因创伤、炎症、肿瘤切除或放疗后造成的硬腭和（或）部分软腭大面积缺损，不能采用其他带蒂皮瓣的患者。要求炎症消失半年以上，肿瘤无复发 2 年以上。

4. 患者不接受赝复体修复。

（二）术前准备

1. 测量或估计腭缺损面积，为皮瓣设计提供参数。一般半侧腭再造皮瓣面积为 5cm×4cm，全腭再造需 7cm×6cm，血管蒂长 8cm 左右。

2. 受区动脉一般采用颌外动脉，术前做血管扪诊或 Doppler 探测，描记体表走行。

3. 中厚断层皮片供区备皮。

4. 口周面部常规备皮，全口洁牙。

5. 一般采用经健侧鼻腔插管全麻。

6. 取平卧位，垫肩，头偏向健侧，健侧上臂外展。

（三）手术要点、难点及对策

1. 手术进路　上颌骨次全切除和陈旧性腭缺损可采用光纤照明和正颌外科用微型骨锯经口内入路；上颌骨全切除或扩大切除，可采用韦伯氏或改良韦伯氏切口，明视入路。

2. 切口　对陈旧性腭缺损，首先环腭缺损边缘切开黏骨膜，并向四周剥离，形成接受皮瓣的创缘。上颌骨切除后的硬腭创缘的黏骨膜需做适当分离，而后可与皮瓣边缘缝合。随后做颌下切口，同前臂皮瓣舌、口底再造术。

3. 解剖受区血管　同前臂皮瓣舌、口底再造术。

4. 制备隧道　相应于颌外动脉处纵行切开颈阔肌至下颌骨下缘，以防止颈阔肌卡压血管蒂。沿颈阔肌浅面用大弯血管钳向腭缺损的颊侧创缘钝性分离，约在腮腺导管口稍前处进入口腔 (图 11-1-12)。然后引入一长纱布条，来回拉几次，并压迫止血。

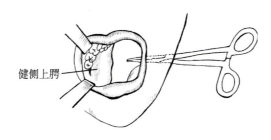

健侧上腭

图 11-1-12　前臂皮瓣腭再造术制备隧道

5. 安放皮瓣　皮瓣皮肤面朝向口腔，创面朝向鼻腔，利用口腔内隧道内的纱布条将血管蒂引出至颌下切口中，注意勿使血管蒂扭曲。将皮瓣与颊唇创缘暂时缝合，防止吻合血管时皮瓣滑动，牵拉血管蒂。

6. 吻合血管　同前臂皮瓣舌、口底再造术。

7. 腭成形　前臂皮瓣厚度与硬、软腭相仿，无需折叠。先将皮瓣定位缝合于创缘的内后角和外后角，然后将 4cm×3cm 大小的中厚皮片植于皮瓣相当于鼻底和上颌窦底的位置，注意勿缝到血管蒂上，也不要妨碍创面间接触。日后皮瓣收缩可形成形态良好的腭顶。最后用 1 号线从后向前间断缝合，留长线。在缝到颊唇部时应将皮瓣适当修剪，以免臃肿 (图 11-1-13)。经口内入路做双侧硬腭后份和部分软腭切除，用前臂皮瓣修复见图 11-1-14。

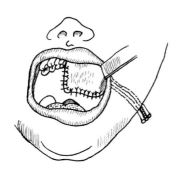

图 11-1-13　前臂皮瓣腭成形

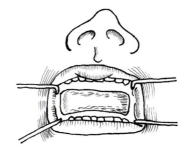

图 11-1-14　前臂皮瓣修复双侧硬腭缺损

8. 缝合伤口　再次检查血管吻合口，确认通畅后，冲洗颌下区伤口，分层缝合，放置引流管。

9. 包扎　在修复侧鼻腔内填入碘仿纱条，对植皮片施压，同时利用缝合皮瓣的长线在口腔腭侧做打包包扎，压力不宜过大，还要留出可供观察皮瓣的边缘。因血管蒂位于下颌骨外侧，不做头颌绷带包扎，防止将血管蒂卡压在下颌骨上。

（四）术后监测与处理

1. 术后处理基本同前臂皮瓣舌、口底再造术。但因鼻底侧没有受床组织，代偿性血运建立较慢，术后 5d 内发生血液循环障碍应积极手术探查。可扪诊位置表浅的血管蒂或用 Doppler 检查动脉通畅情况。

2. 皮瓣腭侧包裹加压及鼻腔填塞不宜过紧，以免压闭静脉使皮瓣循环回流障碍，甚至压闭动脉而使皮瓣缺血。

3. 术后禁食 3d 后可开始进流食。

4. 一般于术后 5d 拆除口内包裹和鼻腔填塞的纱条，10d 后拆除缝线。

四、前臂皮瓣面、颊成形术

用前臂皮瓣行面、颊成形术的目的主要是消灭创面和防止颌间挛缩。前臂皮瓣具有柔韧性和可塑性较好的优点，常用于修复口腔内创面。但由于前臂皮瓣的色泽与面部相差较大，不宜作为面部修复的首选皮瓣。

（一）适应证

1. 患者全身情况允许耐受长时间手术。

2. T_2 期以上的颊黏膜癌扩大切除术后造成的缺损，特别是洞穿性缺损，预计手术相对彻底。

3. 因创伤、炎症、肿瘤切除后造成的唇颊部大面积缺损，又不能采用其他带蒂皮瓣的患者。要求炎症消失半年以上，肿瘤无复发 2 年以上。

（二）术前准备

1. 测量或估计颊缺损面积，为皮瓣设计提供参数。

2. 受区动脉可采用颌外动脉或颞浅动脉，术前做血管扪诊或 Doppler 探测，描记走行于体表。

3. 口周面部常规备皮，全口洁牙。

4. 一般采用经健侧鼻腔插管全麻。

5. 取平卧位，垫肩，头偏向健侧，健侧上臂外展。

（三）手术要点、难点及对策

手术步骤与前臂皮瓣腭再造术大致相同，只是血管蒂不需那么长。如用颞浅血管作为受区血管，因其与皮瓣血瓣血管蒂方向有角度，需要充分游离一定长度，防止折压；隧道将经过咬肌表面和前缘，要达到足够宽松；仔细保护面神经颈面干分支 (图 11-1-15)。对于面颊洞穿性缺损，可用前臂皮瓣做口腔内衬，面部用其他带蒂瓦合修复；也可以利用前臂皮瓣所带的桡动脉干与其他游离皮瓣的血管蒂吻合，以前臂皮瓣作为中介皮瓣，形成二级串连皮瓣，瓦合修复，如图 11-1-16。

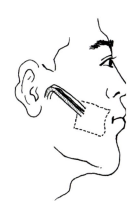

图 11-1-15　吻合颞浅血管修复颊缺损

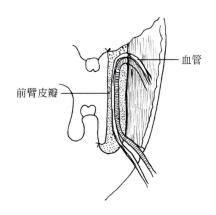

图 11-1-16　前臂皮瓣作为二级串连皮瓣的中介皮瓣修复面颊洞穿性缺损

(五) 术后监测与处理

1. 显微外科术后常规同前臂皮瓣舌、口底再造术。

2. 术后 48h 撤除引流条，5~7d 耳区拆线。

3. 拆线后可配戴耳后支撑物，以防止耳郭移位或皮瓣收缩变形。

第二节　肩胛皮瓣

1980 年，Dos Samos 首先提出以旋肩胛动脉皮支为轴型血管的新型皮瓣，即肩胛皮瓣 (scapular flap)，临床应用获得成功。该皮瓣血管解剖恒定、供区隐蔽、供皮面积大、易于切取和进行血管吻合。肩胛皮瓣设计具有多样性，供区多能拉拢缝合，无需植皮。利用旋肩胛动脉与胸背动脉共干的特点，可以形成大型双叶皮瓣，还可做成带肩胛骨外下缘的骨肌皮瓣。但肩胛区皮肤较厚、可塑性较差，临床上多用于颌面颈部大型覆盖性和充填性修复。另外，供区与颌面部相邻较近，同时进行手术，常感体位不便。

肩胛皮瓣属于轴型动脉皮肤筋膜瓣。肩胛下动脉的腋动脉的分支，从其起点发出 2~3cm 后分为胸背动脉和旋肩胛动脉，后者在肩胛下肌下缘浅面呈水平方向绕过肩胛骨外侧，穿出三边间隙，分为向浅面的皮支和向深面的肌支。

三边间隙是由小圆肌、大圆肌和肱三头肌长头构成的一个肌间隙，是解剖肩胛皮瓣血管蒂的关键部位。小圆肌起于肩胛骨外侧缘的上 2/3，止于肱骨大粗隆下，是三边间隙的上界；大圆肌起于小圆肌起点下方，止于肱二头肌沟上，是三边间隙的下界；此二肌发出后即分开，形成一个楔形间隙。在二肌止端 1/3 处，有自上而下的肱三头肌长头穿过，构成这个间隙的外侧边，如图 11-2-1。

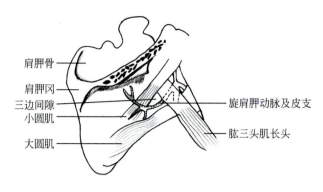

肩胛骨
肩胛冈
三边间隙
小圆肌
大圆肌
旋肩胛动脉及皮支
肱三头肌长头

图 11-2-1 三边间隙解剖

旋肩胛动脉在肩胛下肌表面几乎没有分支，走到小圆肌下缘发出 2~4 个肌支和 1~2 个皮支，分别供应小圆肌、冈下肌、肩胛下肌和相应部位的皮肤。皮支的下级分支与肩胛上动脉、颈横动脉降支、肋间动脉后支及胸背动脉分支构成丰富的皮下血管网。旋肩胛动脉长 5~8cm，若延长至肩胛下动脉，可长达 8~11cm。旋肩胛动脉外径为 1.2~3.5mm，有 2 条静脉伴行，外径 1.2~5.0mm，两者之间有交通支，极少只有 1 条静脉。

肩胛区没有轴型感觉神经支配，其神经支配分别来源于颈丛肩峰下支、旋神经和脊神经后支。

一、肩胛皮瓣切取术

常用切取皮瓣的方法有 2 种，一种是先解剖血管蒂，另一种是先翻皮瓣。因旋肩胛血管几乎没有变异，解剖恒定，从手术效益上看，后一种方法更加常用。

（一）适应证

1. 肩胛区皮肤正常，无瘢痕。
2. 患者全身情况可以耐受长时间手术。
3. 要求术者深谙局部解剖。

（二）术前准备

1. 设计皮瓣　患者取标准立姿，触诊肩胛下角、外侧缘和肩胛冈并描画于体表。将肩胛冈至肩胛角分为 5 等份，上 2/5 与下 3/5 交界处与肩胛骨外侧缘交叉点即为三边间隙的体表投影。若患者较瘦，令供区侧上臂稍微外展，可见上述位置有一浅凹陷。用 Doppler 在该区探测血管走行，标记于体表。根据血管走行方向、受区血管位置、缺损面积和大体形状设计皮瓣，用亚甲蓝标记于体表（图 11-2-2）。肩胛皮瓣可取的最大面积为 30cm × 15cm。

但在临床应用中，为能够一期关闭供区，皮瓣的宽度最好不要超 12cm。皮瓣面积应比实际缺损面稍大，一般边缘放开 1cm。

2. 肩背部、腋下区常规备皮。

3. 术晨留置导尿。

4. 备血。

5. 气管插管全麻。

6. 选择手术体位应尽量照顾供区和受区手术可以同时进行的原则，多采用侧卧位，上臂拉向前，肩、髋、膝部垫气圈。

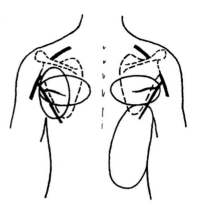

图 11-2-2　肩胛皮瓣设计

（三）手术要点、难点及对策

1. 切开和翻瓣　虽然术前已设计了皮瓣的形状和血管蒂方向，但术中仍需按照从受区取得的实际缺损血印样再次进行设计。沿皮瓣的下部和内侧切口线注射缩血管药物以减少出血，皮瓣下深筋膜上层可注射副肾盐水。切开皮肤、皮下组织直达背阔肌表面，在肌膜上锐性翻瓣至背阔肌上缘即可见大圆肌。从中线侧沿冈下筋膜表面向外侧锐性翻瓣，直至见到小圆肌在肩胛骨的起端，如图 11-2-3。

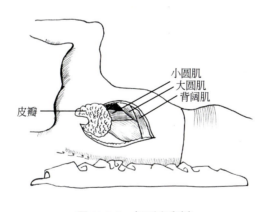

小圆肌
大圆肌
背阔肌
皮瓣

图 11-2-3　切开和翻瓣

2. 解剖血管蒂　大圆肌表面没有血管，可将其肌膜一起翻起至大圆肌上缘，沿大、小圆肌肌沟向上解剖进入三边间隙。此时可透过筋膜看见旋肩胛动脉皮支，在明视下将小圆肌肌膜翻起，包含在皮瓣中。在小圆肌下缘到肩胛下肌的 1~1.5cm 区域有 3~4 支肌支，必须逐一结扎切断，方能抬起血管蒂（图 11-2-4），这是解剖肩胛皮瓣的关键。在结扎切断旋肩胛动脉各个肌支时，必须离血管主干 2mm 以上，以免勒缩主干血管。解剖到肩胛下肌表面时需将三角肌和肢三头肌长头一并拉开以增加显露，从此处可一直解剖至肩胛下动脉，以见到胸背动脉为标志。

3. 断蒂　待受区准备完毕，分别游离旋肩胛动脉和静脉，根据所需血管蒂长度分别结扎、切断。若要延长血管蒂到肩胛下动脉，需结扎、切断胸背动脉，游离肩胛下动脉至腋动脉，在距其 0.5cm 处用 4 号线双重结扎、切断并缝扎。

4. 关闭供区　做创缘周围皮下组织广泛潜行分离后，彻底止血，冲洗创面。将大、小圆肌相对缝合以缩小三边间隙，用 7 号线做 2~3 针减张缝合，分层缝合皮下组织和皮肤 (图 11-2-5)。视具体情况可放置半管引流条 1 根，敷料包扎。

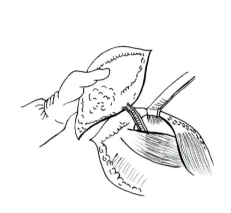
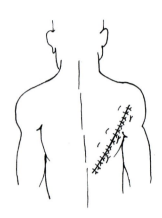

图 11-2-4　解剖血管蒂　　　　图 11-2-5　关闭供区伤口

手术若与背阔肌肌皮瓣联合切取，应保持血管蒂在原位直至制备好背阔肌肌皮瓣，如两皮瓣切口连接，则只需切断大圆肌，结扎切断肩胛下血管，即可使皮瓣离体。

(四) 术后监测与处理

1. 麻醉苏醒后，供区采用胸带减张，可以减轻疼痛。
2. 48h 内去除引流管。
3. 术后 7~10d 拆线，14d 后拆除减张缝合线。

二、肩胛皮瓣颏颈成形术

(一) 适应证

1. 颏、颈 (胸) 灼伤或炎症遗留的严重瘢痕挛缩。
2. 受区有健康的、可供吻合的血管。对电灼伤患者，特别要注意其受区血管是否健康。

(二) 术前准备

1. 瘢痕区皮肤清洁，特别注意瘢痕条索形成的皱折。
2. Doppler 超声探测受区血管并描记于体表，常用的有颌外动脉和甲状腺上动脉。
3. 严重的颏颈胸瘢痕挛缩可合并牙颌畸形，必要时应做洁治。
4. 气管插管全麻，如患者颏颈胸瘢痕挛缩严重，插管有困难，可先在局部麻醉下切开颏颈部瘢痕，完全松解后再插管。

5.侧卧位或半侧卧位，供侧上肢游离，以备术中牵拉。

（三）手术要点、难点及对策

1.切除和松解颏颈部瘢痕　通常沿颏下颌下缘切开瘢痕，两侧沿颈部瘢痕边缘切开至正常组织（一般在颈阔肌浅面），锐性向下方松解，直到颈部能够充分后仰和扭转。根据瘢痕边缘血运情况适当切除，不要过多切除，以免皮瓣不够修复，通常使瘢痕上缘降到胸骨上窝和锁骨平面（图11-2-6），彻底止血。

2.取样　用一块干纱布铺在充分松解后的颈部创面，利用血印得到缺损形状。在受区血管位置做一标记，然后按血迹边缘剪裁下来，交给供区手术组。注意不要翻转纱布血印样，以免切取的皮瓣形态走样。

3.解剖受区血管　一般在供区同侧颌下区切开颈阔肌，游离颌外动脉和面前静脉。由于手术野较开阔，还可以选用甲状腺上动脉和其他颈内、外静脉分支。

4.血管吻合　同前臂皮瓣舌、口底再造术。

5.缝合皮瓣　彻底冲洗创面，依照创面形态将皮瓣定向固定几针，分层缝合皮下组织和皮肤，留长线。先缝非血管蒂侧，最后确认血管吻合口通畅后关闭血管蒂侧伤口，放置半管引流条，如图11-2-7。

413

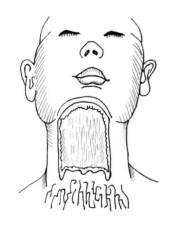
图 11-2-6　切除和松解瘢痕

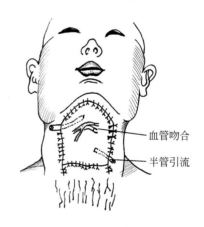
图 11-2-7　缝合皮瓣

6.包扎　利用缝合线将碘仿纱条固定于皮瓣边缘，使皮瓣中央形成观察窗。周围用酒精纱布覆盖。在相对于颏颈线处可用一长胶布横贯，粘于颈部，稍施压力，有助于颏颈角成形。

（五）术后监测与处理

1.术后观察皮瓣颜色、全身用药同前臂皮瓣舌再造术。

2.注意保持颏颈角成形，又要随时调整绷带压力，以免阻碍皮瓣的血运。

3.术后48h撤除半管引流条。

4.一般于术后5~7d拆除颈部缝线。

三、肩胛皮瓣面、颊成形术

肩胛皮瓣较厚，可塑性和使用的灵活性均不如前臂皮瓣，主要用于面部缺损修复。在做经典腮颌颈联合根治术时，应注意保留颈外静脉作为受区静脉，动脉可选用颌外动脉或甲状腺上动脉。对于洞穿性缺损，可在皮瓣的口腔侧创面植皮。除手术体位需待取瓣手术结束再调整外，其适应证、术前准备、麻醉、手术步骤均同前臂皮瓣面、颊成形术。

四、肩胛真皮筋膜瓣整复半侧颜面萎缩

半侧颜面萎缩和第一、二鳃弓综合征均可采用肩胛筋膜瓣整复。后者常需做正颌手术和植骨。

1. 适应证

(1) 半侧颜面萎缩。

(2) 第一、二鳃弓综合征。

2. 术前准备

(1) 按照面部缺陷区形状，剪裁一块透明胶片，明确标记血管蒂位置。将此胶片印于患者肩胛供区，使血管蒂方向与三边间隙方向一致，描画于供区，其设计应与旋肩胛动脉皮支走行一致，而且有利于拉拔缝合伤口。然后将此胶片浸泡消毒，以备手术中参考。

(2) 准备滚轴取皮刀。

(三) 手术要点、难点及对策

1. 处理皮瓣　在切取皮瓣后，用滚轴取皮刀或手术刀削去皮瓣的上皮，得到真皮筋膜瓣，交予受区手术组。

2. 切开翻瓣　按照提面术切口切开皮肤、皮下组织达腮腺咬肌筋膜表面，锐性翻瓣至腮腺前缘，钝性分离缺陷区皮下组织，尽可能超过实际缺陷区边缘 0.5~1.0cm，形成足够容纳皮瓣的间隙 (图 11-2-8)。严重半侧颜面萎缩的患者常腮腺变小，面神经分布和走行一般正常，翻瓣时要注意不要损伤上述结构。需植骨者，可行骨膜下植骨成形。

3. 安放皮瓣　先将真皮筋膜瓣按设计形状放于面部皮肤表面，在相当于瓣内眦下、鼻面沟、唇面沟、口角和颏面沟的位置，以 4 号线缝扎，留长线。然后在深部照明下，将相对于上述五个位置真皮筋膜瓣的边缘缝合于骨膜上，同时牵拉，使瓣舒展就位后依次打结，如图 11-2-9。

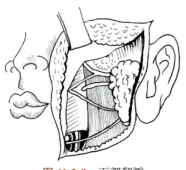

图 11-2-8　面部翻瓣

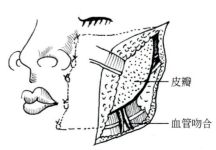

图 11-2-9　安放皮肤筋膜瓣

4. 吻合血管　同前臂皮瓣舌、口底再造术。

5. 固定皮瓣　将真皮筋膜瓣向耳前和颞区牵拉，检查面部是否平展，顺序缝合皮瓣各边缘于睑缘区、下颌缘区、耳前区和颞区。注意勿缝扎面神经分支，勿牵拉血管蒂造成张力。

6. 关闭伤口　彻底冲洗、止血后，再次检查血管吻合口通畅情况，如有血液循环危象及时处理。若术中已打开腮腺包膜，应做腮腺缝扎，防止腮腺漏。最后分层缝合皮下组织和皮肤。放置半管引流条。

7. 包扎　敷料覆盖伤口后，可用颏顶弹性绷带包扎。但勿在下颌缘区施加压力，以免发生血管阻塞。

(四) 术后监测与处理

1. 皮瓣的血液循环主要通过 Doppler 检查吻合口远端血流。面部肿胀情况、引流物的多寡和性质可供参考。

2. 术后 5~7d 拆线，弹性绷带继续包扎 1 周。

第三节　股前外侧皮瓣

股前外侧皮瓣 (anteriolateral femoral flap) 属于肌间隔血管皮肤筋膜皮瓣。旋股外侧动脉第 2 降支从旋股外侧动脉发出后即在股直肌和股外侧肌的肌间隔中向下行走，沿途很少分支。该动脉在穿过股外侧肌的内侧缘后，出肌间隔进入皮下组织，成为直接皮肤动脉，供给股前外侧区 5cm × 15cm 大小区域的皮肤和皮下组织 (图 11-3-1)。从旋股外侧动脉降支的起点到其出肌间隔处长 8~13cm，外径 1.3~1.8mm，有 1~2 条伴行静脉。肌间隔皮肤动脉一般垂直进入皮下组织，皮支呈辐射状分布，而不是轴向走行。因此若取最大面积皮瓣时，如同伞形；若要充分利用其血管蒂长度，则不能切取皮瓣近心侧 1/3，因为被皮瓣覆盖的血管蒂部分不能被有效利用。

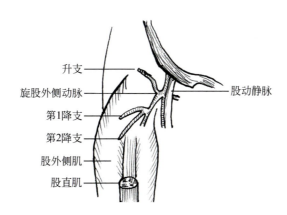

图 11-3-1　股前外侧皮瓣的血管解剖

415

一、股前外侧皮瓣切取术

（一）适应证

1. 股前外侧皮肤健康，少毛，无瘢痕。
2. 患者无严重血管硬化、糖尿病等。
3. 可以耐受长时间手术。

（二）术前准备

1. Doppler 探测旋股外侧动脉第 2 降支走行，标记于体表，依此设计皮瓣。
2. 股部常规备皮。
3. 准备滚轴式取皮刀或取皮鼓。
4. 膝关节伸展功能评价，有膝关节伸展功能损伤或膝关节不稳定的患者，切取股前外侧皮瓣后会出现功能障碍加重的表现。
5. 评估大腿组织厚度，肥胖患者皮瓣厚，可能需要初步的修薄术和随后的减容术来达到满意的效果。
6. 气管插管全麻。
7. 大腿稍内旋，臀部垫气圈，因供区和受区相距较远，手术可互不干扰。

（三）手术要点、难点及对策

1. 设计　从髂前上棘至髌骨外侧缘划一连线，在此线的中点半径 3cm 范围内为旋股外侧动脉第 2 降支穿出肌间隔处的体表投影区。可根据受区对血管蒂长度的需要和缺损区的形状设计皮瓣，如修复颏颈区缺损，可依中点设计上下径长的椭圆形皮瓣；如修复颊部缺损，则将皮瓣的上缘设计在中点以上 3cm 处。延长切口可自皮瓣内上缘斜向腹股沟下缘 3cm 处，如图 11-3-2。

2. 切口　切开皮瓣的内侧缘及延长切口的皮肤、皮下组织和阔筋膜，显露股直肌，在肌膜上向外侧翻瓣到股直肌与股外侧肌肌间沟。

3. 解剖血管蒂　紧贴股直肌打开股直肌与股外侧肌的肌间沟，将股直肌向内牵开，可见旋股外侧动静脉第 2 降支自内上向外下走行于股外侧肌表面。沿血管解剖分离至股外侧肌的内缘附近，可见该血管是从肌肉内穿出，此时应将此部的部分肌纤维连同血管蒂一起抬起，以免损伤血管蒂。如需较长蒂时，解剖到旋股外侧动脉第 1 降支时应予结扎切断，直到旋股外侧动脉发出升支处，如图 11-3-3。

4. 翻瓣　切开皮瓣的其余边缘，在肌膜上翻瓣，逐渐靠近皮瓣血管穿出肌间隔处，此时应将血管出肌间沟点附近的筋膜组织连同皮下组织一起翻起。

5. 断蒂　受区准备完毕，即可在旋股外侧血管降支的起始点分别游离动、静脉，结扎切断近心端。皮瓣的修薄可以在断蒂之前，一般需保留蒂周围至少 2cm 半径的组织，以确保皮瓣的灌注。

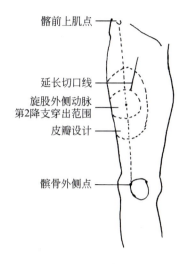

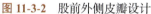

骼前上肌点

延长切口线
旋股外侧动脉
第2降支穿出范围
皮瓣设计

髌骨外侧点

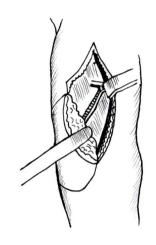

图 11-3-2　股前外侧皮瓣设计　　　　　图 11-3-3　解剖血管蒂

6. 关闭伤口　将股直肌和股外侧肌边缘缝合，关闭肌间沟。间断缝合阔筋膜以防止肌疝形成。皮瓣宽度限制在 7~9cm 内可使供区皮肤直接拉拢缝合，无需植皮。

（四）术后监测与处理

1. 术后卧床 7~10d，供瓣腿抬高。
2. 10d 左右拆线。

二、股前外侧皮瓣面颊成形术

股前外侧皮瓣主要用于面部缺损修复，对于洞穿性缺损，可采用折叠皮瓣或"一蒂双岛"的 2 块独立皮瓣来修补缺损（当存在 2 支皮肤穿支时）。

第四节　背阔肌肌皮瓣

21 世纪 70 年代中期，背阔肌肌皮瓣 (latissimus dorsi myocutaneous flap) 被用于游离移植。该皮瓣供区隐蔽、组织量大、解剖恒定、血管蒂长、管径粗、带运动神经，可形成肌瓣、肌皮瓣、骨肌皮瓣、双叶瓣、联合瓣等，设计灵活，供区可直接拉拢缝合，且不遗留明显的功能障碍，特别适用于口腔颌面颈部大型复合组织缺损的修复，尤其适用于舌、表情肌等肌性器官的动力性功能修复。

背阔肌肌皮瓣由胸背血管神经供养。胸背动脉自肩胛下动脉发出，由腋中线向后下走行 6~12cm，进入背阔肌的神经血管门，沿途发出前锯肌支，有时可见直接皮肤动脉。该段血管一般在背阔肌深面的肌筋膜中，距前缘 2cm。在进入神经血管门后，胸背动脉一般分为 2~3 个肌支继续下行 3~5cm 后再分为肌内支，供给大部分背阔肌及其表面皮肤，这是制备双叶肌皮瓣和超长蒂肌瓣的解剖学基础。同名静脉一般为 1 根，全程伴行动脉。胸背神经来自颈 6~8 前支，常为单束型，属运动神经。神经出腋鞘后仍与腋动脉伴行，然后斜向胸背血管并与之伴行，最长可达 14cm。因此，制备皮瓣的神经蒂可稍长于血管蒂 (图 11-4-1)。胸背动脉起始部外径为 1.8~2.5mm，静脉为 2~3mm，神经直径 2mm 左右，背阔肌肌皮瓣理论可取面积达 30cm × 20cm。

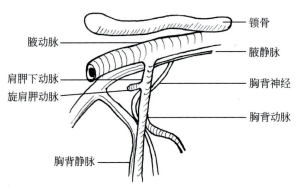

图 11-4-1　胸背血管、神经起始部解剖

一、背阔肌肌皮瓣切取术

（一）适应证

1. 背阔肌及其覆盖区皮肤健康、无瘢痕。
2. 患者可以耐受长时间手术。

（二）术前准备

1. 按手术侧卧体位用 Doppler 测胸背动脉走行，并标记于体表。
2. 腋区及侧、胸背部常规备皮。
3. 根据血管蒂走行和缺损所需组织的类型、面积和体积设计皮瓣及延长切口线,画于体表。
4. 气管内插管全麻。
5. 以有利于与受区手术同时进行为原则采取侧卧或半侧卧位，髋、膝部垫气圈。

（三）手术要点、难点及对策

1. 切口设计　扪及背阔肌前缘，按胸背动脉走行自腋窝中点向后下方向画出 "S" 形延长切口线，此线应位于背阔肌前缘内约 2cm，长 8cm。皮瓣应设计在背阔肌表面，前缘可超出背阔肌 2cm，皮瓣宽度一般不超过 15cm，以利于拉拢缝合关闭供区。双叶肌皮瓣的设计是根据胸背动脉肌内段分支走行 (图 11-4-2)。如肌皮瓣需携带肋骨，可取第 7、8、9 任意一根肋骨。

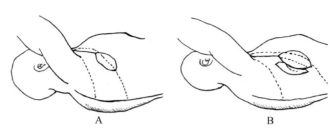

图 11-4-2　背阔肌肌皮瓣设计

A. 单叶瓣设计；B. 双叶瓣设计

2.解剖血管蒂　在沿长切口线局部浸润麻醉后切开皮肤、皮下组织，在肌膜表面锐性分离，找到背阔肌前缘，钝性解剖背阔肌筋膜间隙，在其深面 2cm 以内可扪及胸背动脉搏动。稍向后翻开即可见血管神经束。将血管神经束游离抬起，向下寻找到肌肉的血管神经门，向上寻找到腋窝，仔细辨认前锯肌支、旋肩胛动脉和肩胛下动脉，直到觅见腋动脉。分别结扎、切断前锯肌支和旋肩胛动脉，如图 11-4-3。

3.翻瓣　切开肌皮瓣前缘，见到背阔肌时，应将肌肉与皮瓣边缘做临时性间断缝合，以防翻瓣时损伤肌皮穿支。用手指在背阔肌筋膜层广泛分离达到皮瓣的各边缘，即可切开。取双叶肌皮瓣时需要将背阔肌翻转，明视下在胸背血管肌支间解剖肌束，到达皮下组织后再切开皮肤切口（图 11-4-4）。切取骨肌皮瓣时，应根据所需骨段长度，先暴露肋骨前端，切开骨膜，沿骨膜下分离肋骨深面，用线锯切断。再从皮瓣后缘相应于后截骨线的部位切开皮肤、皮下组织和背阔肌，依样截断肋骨。然后从前向后边切开肋骨上、下缘骨膜，分离深面骨膜，将肋骨分离至所需长度，注意保留外侧骨膜与背阔肌的联系，勿穿通胸腔。最后将肋骨与肌皮瓣完全游离，如图 11-4-5。

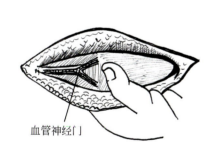

血管神经门

图 11-4-3　解剖血管蒂

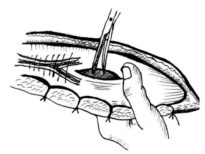

图 11-4-4　切取双叶肌皮瓣，在胸背血管的肌支

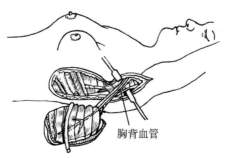

胸背血管

图 11-4-5　切取带肋骨的背阔肌肌皮瓣支间分离

4.断蒂　受区准备完毕后，逐一分离肩胛下动静脉和胸背神经，分别结扎切断。将肌皮瓣交予受区组。

5.关闭供区伤口　将肌肉断端与肋间筋膜缝合。潜行分离创缘周围皮下组织，彻底冲洗、止血后，用10号线做减张缝合，分层缝合皮下组织和皮肤。置1根半管引流条或采用持续负压引流，敷料包扎。

（四）术后监测与处理

1.全麻苏醒后用胸带加压包扎。

2.48h后撤除引流条或负压引流管。

3.术后7~10d拆线，14d后拆除减张缝线。

二、背阔肌肌皮瓣舌再造术

背阔肌肌皮瓣舌再造术的目的除恢复舌的外形和体积外，还希望恢复再造舌的运动。适应证、术前准备均同前臂皮瓣舌、口底再造术。

（一）手术要点、难点及对策

手术由受区组进行。常规进行舌（口底）颌颈联合根治术后，更换器械和巾单，为背阔肌肌皮瓣做受床的准备。与前臂皮瓣舌、口底再造术不同的是需要在患侧二腹肌中间腱下解剖出舌下神经备用。

1.设计　一般设计背阔肌肌皮瓣7cm×6cm，血管蒂长10cm，带胸背神经。

2.解剖受区血管神经　一般采用健侧颌外动脉和面前静脉作为受区血管，而神经采用患侧舌下神经。手术方法同前臂皮瓣舌、口底再造术。

3.制备隧道　同前臂皮瓣舌、口底再造的健侧吻合血管的制备方法。

4.安放肌皮瓣　在安放肌皮瓣前，应将其放在生理盐水纱布上，将胸背神经与血管分开至血管神经门。将肌皮瓣的血管蒂部分朝前引入隧道至健侧颌下切口，神经蒂则顺放在患侧。将肌皮瓣的前端与舌腹创缘做固定缝合，以免在吻合血管时牵拉血管蒂。

5.吻合血管神经　将患者的头转向患侧，按前臂皮瓣舌、口底再造术方法吻合血管。然后将头再转向健侧，在舌下神经分叉后处用保安刀片将其切断，并与胸背神经对合，如胸背神经过长，应予适当剪短，以两神经断端对合无张力为度。在手术显微镜下修剪供、受神经的外膜，用11-0无创针线做外膜间断缝合。

6.舌成形　拆除背阔肌肌皮瓣边缘临时固定缝线，按适当的位置，先将背阔肌与残余舌的固有肌和口底肌做间断缝合，注意消灭无效腔且勿缝扎血管蒂。再用4号线将舌黏膜创缘与肌皮瓣的皮肤创缘做间断缝合。将皮的外侧缘与颊侧牙龈或黏膜缝合时，修剪去多余皮肤部分，在相当于舌颌沟的位置，做2~3针褥式缝合，使再造舌有立体形态，如图11-4-6。

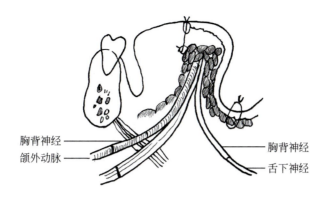

图 11-4-6　背阔肌肌皮瓣舌再造时在健侧吻合血管在患侧吻合神经

7. 放置引流条　在再造舌的舌尖腹侧创缘内放 1 根橡皮引流条。

8. 关闭伤口　彻底冲洗颈清扫伤口，分层缝合，放置两根负压引流管。将头再次转向患侧，检查血管吻合口，分层缝合，敷料包扎。

（二）术后监测与处理

同前臂皮瓣舌、口底再造术。在神经功能恢复之前，背阔肌肌皮瓣的运动也是靠口底肌及残余舌固有肌的运动而带动，但再造舌的体积和形态均较前臂皮瓣要好。

三、背阔肌肌皮瓣面、颊成形术

（一）适应证

1. 面颊、腮腺区大型复杂性缺损（含下颌骨缺损）。

2. 患者全身情况好，能耐受此手术。

（二）术前准备

同前臂皮瓣面、颊成形术。

（三）手术要点、难点及对策

1. 形成口腔衬里　对于洞穿性缺损，可利用缺损周围组织、下唇、颊侧牙龈、残余颊黏膜、腭瓣乃至游离支形成口腔侧衬里，如图 11-4-7、图 11-4-8。

2. 解剖受区血管神经　经腮腺切除术切口解剖面神经颊支、颌外动脉和面前静脉。

3. 制备隧道　同前臂皮瓣舌、口底再造术。

4. 安放肌皮瓣　按设计的形状将肌皮瓣置于受区，将血管神经蒂穿过隧道，分别与受区血管、神经相对，然后做皮瓣与创缘的临时固定缝合。

5. 吻合神经血管　同背阔肌肌皮瓣舌、口底再造术。

6. 缝合固定肌皮瓣　拆除背阔肌肌皮瓣边缘临时固定缝线，将背阔肌起端用 4 号线做

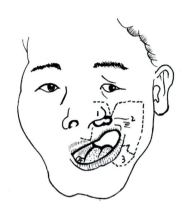

图 11-4-7　鼻腭、上唇、颊缺损衬里设计

1.鼻翼下旋；2.皮瓣以创缘为蒂翻转；3.下唇矩形瓣修复上唇

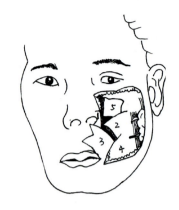

图 11-4-8　口颊、腭衬里修复完毕

1.鼻翼复位；2.以创缘为蒂的皮瓣；3.下唇矩形瓣；4.唇侧牙龈及颊黏膜瓣；5.游离植皮

几针"8"字缝合，留长线，分别与鼻面沟、鼻翼旁、上唇、口角和下唇处的骨膜或口轮匝肌缝合。将肌皮瓣的肌肉部分向耳前颞肌区牵拉，使口角高出健侧口角 0.5~1cm，修剪过长的肌肉，同法将背阔肌止端与腮腺咬肌筋膜和颞筋膜缝合（图 11-4-9），使肌肉保持一定的静止张力。注意：为使胸背血管能顺利到达颌下区，切取肌皮瓣应将血管门置于瓣的中部，肌肉部分应大于皮肤部分，长约9cm。最后缝合皮瓣与创缘的皮下组织，如图 11-4-10。

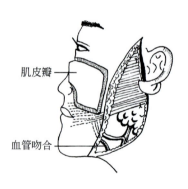

肌皮瓣

血管吻合

图 11-4-9　缝合固定背阔肌肌皮瓣

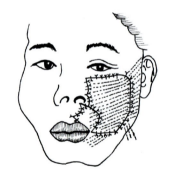

图 11-4-10　缝合皮肤、皮下组织

7.关闭伤口　分皮下组织和皮肤间断缝合腮腺切除术切口，放置半管引流条。

（四）术后监测与处理

1.游离组织瓣术后常规同前臂皮瓣舌、口底再造术。

2.拆线以后，应用弹性绷带加压包扎，以防止肌肉松弛。

3.2 周后可进行张口训练。

4.移植肌肉的运动恢复约需 6 个月。

（郭丰源）

参 考 文 献

陈洁 . 2015. 股前外侧 free-style 穿支皮瓣在口腔颌面部缺损修复重建中的应用 . 中华显微外科杂志 , 38: 1.

陈洁 , 蒋灿华 , 尹乒 , 等 . 2015. 股前外侧 free-style 穿支皮瓣在口腔颌面部缺损修复重建中的应用 . 中华显微外科杂志 , 38(1): 20-24.

付坤 , 高宁 , 李文鹿 , 等 . 2016. 微血管吻合器在口腔颌面部游离皮瓣修复重建中的应用 . 中华显微外科杂志 , 39(1): 66-99.

吴立萌 , 蒋灿华 , 陈洁 , 等 . 2016. 口腔颌面部游离组织瓣移植受区血管制备困难时的处理 . 中华显微外科杂志 , 39(2): 114-118.

Murphy G R, Glass G E, Jain A. 2016. The Efficacy and Safety of Tranexamic Acid in Cranio-Maxillofacial and Plastic Surgery. Journal of Craniofacial Surgery, 27(2): 374.

Ogawa M, Musha A, Makiguchi T, et al. 2015. A clinical study of endodontic microsurgery for extensive radicular cysts. International Journal of Oral & Maxillofacial Surgery, 44：e269-e269.

Patyi M, Sejben I, Cserni G, et al. 2014. Retrospective health-care associated infection surveillance in oral and maxillofacial reconstructive microsurgery. Acta Microbiologica Et Immunologica Hungarica, 61(4)：407-416.

第十二章　颈淋巴清扫术

颈淋巴清术的目的是将头颈部淋巴引流相关的淋巴管及淋巴结一并切除，由于淋巴结遍布颈区，且淋巴管细小呈网状，不能将其单独切除，因此需将该区域内被淋巴组织穿越及与之紧密相邻的脂肪结缔组织、肌肉及对维持人体正常功能无重要影响的神经、血管一并整块切除。

近年来，在保存性功能性外科 (conservative function surgery) 思想指导下，出现了保留颈内静脉，副神经和 (或) 胸锁乳突肌的功能性颈淋巴清扫术 (function neck dissection)。对于临床有颈部淋巴结转移的患者，如果肿瘤直接侵犯或接近副神经，术中常常必须牺牲副神经，造成副神经所支配的斜方肌功能受损，患者常出现以肩部疼痛、抬肩困难等为主要症状的肩功能综合征。为此，有学者在行根治性颈淋巴清扫术的同时尝试保留颈丛神经分布到斜方肌的 C_3C_4 深支神经，取得了一定的疗效，患者术后的肩部疼痛和肩部运动均有不同程度的改善，术后的生存质量也明显提高。

对于部分临床和影像学检查尚未发现颈部淋巴结转移的口腔颌面部恶性肿瘤患者 (cN0)，如果估计以后转移可能性较大，可采用预防性颈淋巴清扫术。文献报道，在 cN0 的头颈部恶性肿瘤患者中，有 15%~60% 的颈清标本经病理切片后在显微镜下可发现有转移灶存在，称为隐匿性转移 (occult metastases)。然而对其余 40%~85% 的患者来说，如果采用颈淋巴清扫术，就有过度治疗 (over treatment) 之嫌。最近有学者提出在有经验的单位可以用前哨淋巴结活检 (sentinel node biopsy，SNB) 代替选择性颈淋巴清扫术 (elective neck dissection，SND) 治疗早期 (T_1 或 T_2) 口腔癌 cN0 患者颈部淋巴转移。如果前哨淋巴结活检未发现转移淋巴结，则继续随访观察；如果发现有淋巴结转移，必须行颈淋巴清扫术。多个单中心的研究和 2 个多中心的研究验证了前哨淋巴结活检的准确性，结果显示：前哨淋巴结活检可用于指导早期口腔癌淋巴结分期，以决定临床是采用颈淋巴清扫术还是密切随访；其敏感性达 0.93，阴性预测值 0.88~1。值得注意的是：口底癌前哨淋巴结活检术的准确性低于其他解剖部位；且某些解剖部位，如上牙龈及硬腭，并不适合使用前哨淋巴结活检术；此外，前哨淋巴结活检的准确性与术者的临床经验和技术有很大关系。

临床有关颈淋巴清扫术的命名及分类在不同国家和地区尚不统一，虽然 1991 年我国头颈外科和肿瘤外科学术委员会及美国外科学会教育委员会制订了颈淋巴清扫术的标准分类系统，按切除范围分为根治性颈淋巴清扫术、改良根治性颈淋巴清扫术、择区性颈淋巴清扫术 (肩胛舌骨肌上颈淋巴清扫术、外侧颈淋巴清扫术、后外侧颈淋巴清扫术、前间隙颈淋巴清扫术)、扩大根治性颈淋巴清扫术 4 类，但为了更能体现颈淋巴清扫术的目的、性质、区域含义及照顾沿用习惯，仍可用以下分类及命名方法。

第一节 舌骨上颈淋巴清扫术

舌骨上颈淋巴清扫术指清扫舌骨上解剖区域，即颏下三角及下颌下三角内的淋巴蜂窝结缔组织。少数学者认为下颌下腺腺体内无淋巴结，提出在舌骨上颈淋巴清扫术中可以保留下颌下腺。

一、适应证

1. 适用于恶性程度较低、原发灶局限且淋巴引流首先至下颌下三角或颏下三角的早期患者，如唇鳞癌、下前牙牙龈癌、颏部恶性肿瘤。

2. 以上肿瘤患者如果原发灶接近中线或范围越过中线，可疑或已证实对侧有转移，应做双侧舌骨上淋巴结清扫术。

3. 接近中线的舌癌或者口底癌，同侧全颈淋巴清扫术的同时行对侧舌骨上淋巴结清扫术。

4. 下颌下腺或舌下腺低度恶性肿瘤的患者。

5. 临床上证实颈淋巴结转移仅仅局限在颏下三角或下颌下三角，且不能耐受全颈淋巴清扫术的患者。

二、禁忌证

1. 对于舌癌、口咽癌等口腔头颈恶性肿瘤易发生颏下三角或下颌下三角外的颈淋巴结转移患者不宜采用此术式。

2. 临床上证实颈淋巴转移已超过舌骨上区域的患者，应该考虑做全颈淋巴清扫术。

3. 临床上证实远处多器官转移，局部原发灶及颈部病变无法通过手术控制的患者。

4. 全身情况差，不能耐受此手术者。

三、术前准备

1. 常规全身检查。

2. 常规术区备皮。

3. 如采用全身麻醉，需根据患者的既往史调整术前用药。

四、手术要点、难点及对策

1.体位及切口　患者取仰卧位，头偏向健侧，肩下垫肩垫使颈部适当拉伸（注意不要过高使颈部过度拉伸）。切口在下颌骨下缘1.5~2cm，自颏部正中下方起，止于下颌角下、胸锁乳突肌前缘做弧形切口，长6~8cm。若为双侧舌骨上颈淋巴清扫术，应设计达对侧下颌角下的马蹄形切口（图12-1-1）。从美容角度考虑隐藏切口，单侧舌骨上颈淋巴清扫术亦可设计稍向健侧延长的马蹄形切口。

2.解剖面神经下颌缘支，结扎面动脉和面前静脉　切开皮肤、皮下组织和颈阔肌。紧贴颈阔肌深面用电刀向上下分离，可见位于颈阔肌深面与颈深筋膜浅层之间的面神经下颌缘支。解剖面神经下颌缘支并向上推移予以保护，在嚼肌附丽前缘、下颌体下缘浅面觅得并游离面动脉及面前静脉，剪断并牢靠结扎。切开颈阔肌后在翻瓣和寻找、切断面动脉和面前静脉时，应注意勿损伤面神经下颌缘支。充分暴露下颌骨下缘、同侧二腹肌后腹及对侧二腹肌前腹之间的范围（图12-1-2）。若为双侧舌骨上颈淋巴清扫术，应充分显露两侧二腹肌后腹间区域。

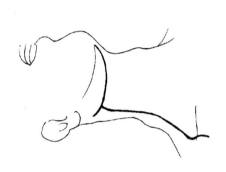

图 12-1-1　马蹄形切口

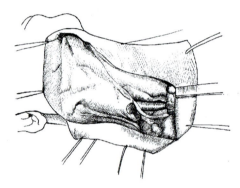

图 12-1-2　翻瓣

3.清扫下颌下、颏下三角（舌骨上区）内容　沿下颌骨下缘由前向后解剖清扫颏下三角及下颌下三角区域内淋巴蜂窝结缔组织。在平下颌骨下缘的颈部正中常可遇到无名小动脉，应电凝止血。清扫的前界止于对侧二腹肌内侧，颏下三角内容在下颌舌骨肌浅面分离，经患侧二腹肌前腹与下颌下三角相续。在患侧的二腹肌前腹外侧可见进入肌肉的颏下动静脉及分支，分离、剪断并牢靠结扎。沿下颌舌骨肌浅面继续分离至下颌舌骨肌后缘，钝性分离下颌舌骨肌与深层下颌下腺，用拉钩于肌肉深面将肌肉向前牵引，将清扫组织及下颌下腺向后下方牵引，充分显露舌神经及舌神经袢、下颌下腺导管与其伴行血管及舌神经。分别结扎并剪断下颌下腺导管与其伴行血管及舌神经袢，注意保护舌神经，尽可能靠近导管口端结扎切断下颌下腺导管。沿此平面向后解剖，注意解剖层次，勿伤及深层的舌下神经。于二腹肌后腹中央附近，下颌下腺内后方寻找颌外动脉近心端，双重结扎、切断。至此整个舌骨上区包括下颌下腺在内的颏下三角及下颌下三角内的淋巴结、脂肪、结缔组织已清扫完毕。

4.创面处理　冲洗伤口，彻底止血，安置负压引流管。分层缝合颈阔肌、皮下组织和皮肤。

五、术后监测与处理

1. 术后严密监测生命体征，注意保持呼吸道通畅。出现阻塞性呼吸困难的患者，应及时行气管切开。

2. 注意观察和处理伤口出血及肿胀。

3. 保持引流通畅，一般术后 24~48h 可拔除引流管。

4. 术后 6~7d 拆线。

六、术后常见并发症的预防与处理

1. 术中意外损伤面神经下颌缘支、舌神经及舌下神经者应及时吻接，术后给予神经营养药物。沿下颌舌骨肌浅面继续分离至下颌舌骨肌后缘，用拉钩于肌肉深面将肌肉向前牵引，将清扫组织及下颌下腺向后下方牵引，可以看见下颌下腺导管与舌神经交叉，避免误伤舌神经。

2. 颌外动脉近心端结扎线松脱，一般不易发生。若在术中发生则应立即按压止血，找出断端，重新牢靠结扎，若在术后发生应打开伤口重新处置。

七、临床效果评价

临床上应严格掌握舌骨上颈淋巴清扫术的适应证，临床效果与适应证的选择密切相关。在行颊颈联合根治术或颊颌颈联合根治术时，除清扫舌骨上淋巴蜂窝结缔组织外，还要注意颌上淋巴结的处理。颌上淋巴结位于下颌骨下缘外上方，在颌外动脉或面前静脉与面神经下颌缘支交叉附近，常有 1~2 个淋巴结。

第二节　肩胛舌骨肌上淋巴清扫术

肩胛舌骨肌上淋巴清扫术以肩胛舌骨肌为下界，清扫范围包括颏下三角、下颌下三角、颈动脉三角区内的淋巴组织、腺体及蜂窝结缔组织。

一、适应证

1. 面部恶性肿瘤的原发灶可以彻底切除或控制，颈部淋巴结转移灶处于 TNM 分类分期的 N_1、N_{2a}、N_{2b}，且转移灶未超过肩胛舌骨肌下界。

2. 近或超过中线的舌癌或口底癌，在行同侧颈淋巴清扫术的同时可辅助行对侧肩胛舌骨上颈淋巴清扫术。

3. 上述两种情况合并对侧上颈部淋巴结转移患者 (N_{2c})，可考虑做双侧肩胛舌骨上区淋巴清扫术。

二、禁忌证

1. 颌面部恶性肿瘤的原发灶不能以手术彻底切除或用其他方法治疗不能控制其发展。
2. 恶性程度高、分化程度低或易发生颈淋巴结转移的头颈部恶性肿瘤。
3. 颈部淋巴转移范围已超出肩胛舌骨上区范围。
4. 全身情况差，不能耐受手术者。

三、术前准备

1. 常规全身检查。
2. 常规术区备皮。
3. 局麻药及抗生素过敏试验。
4. 如采用全身麻醉，需根据患者的既往史调整术前用药。
5. 必要时配血备用。

四、手术要点、难点及对策

1. 切口　做舌骨上缘平面弧形切口，其后上至乳突下，前上至颏部正中。亦可由弧形切口中点垂直向下做辅助切口，止于相当于肩胛舌骨肌与胸锁乳突肌前缘交叉处，如图 12-2-1。

2. 翻瓣　切开皮肤、皮下组织和颈阔肌。紧贴颈阔肌深面用电刀分别向上下分离，翻起皮瓣，可见位于颈阔肌深面与颈深筋膜浅层之间面神经下颌缘支（图 12-2-2）。解剖面神经下颌缘支并向上推移予以保护，在嚼肌附丽前缘、下颌体下缘浅面觅得并游离面动脉及面前静脉，剪断并牢靠结扎。在翻瓣和寻找、切断面动脉和面前静脉时，应注意勿损伤面神经下颌缘支。于皮肤切口后缘注意保护耳大神经及颈外静脉。如手术中需使用吻合血管

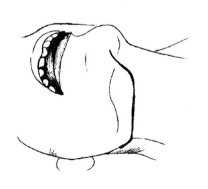

图 12-2-1　切口

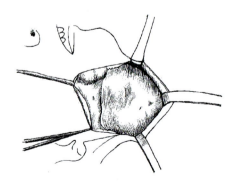

图 12-2-2　翻瓣

的游离瓣时，颈外静脉可作为理想的吻合静脉。充分暴露下颌骨下缘、同侧舌骨平面及对侧二腹肌前腹之间的范围。沿同侧舌骨向后下翻瓣，显露肩胛舌骨肌与胸锁乳突肌的交叉处。

3.清扫肩胛舌骨上淋巴组织　沿下颌骨下缘，由对侧二腹肌内侧开始清扫颏下三角淋巴组织。颏下三角内容由下颌舌骨肌浅面分离，经同侧二腹肌前腹与下颌下三角相续。沿下颌舌骨肌浅面继续分离至下颌舌骨肌后缘，用拉钩于肌肉深面将肌肉向前牵引，分别结扎并剪断下颌下腺导管与其伴行血管及舌神经袢，注意保护舌神经。于二腹肌后腹中央附近、下颌下腺内后方寻找颌外动脉近心端，双重结扎、切断(详见舌骨上颈淋巴清扫术)。由舌骨平面沿肩胛舌骨向后外侧清扫至胸锁乳突肌前缘，注意保护甲状腺上动脉，以备血管吻合。沿胸锁乳突肌肌膜前缘分离，用拉钩将胸锁乳突肌向后外牵拉，充分暴露颈动脉三角内容。从肩胛舌骨肌中间腱以上开始，沿颈动脉鞘表面解剖分离，清扫颈内静脉和颈动脉分叉处的淋巴、蜂窝结缔组织。至下颌骨平面时，由助手持拉钩将二腹肌后腹向前牵引，胸锁乳突肌向后外牵引，充分显露此区域，寻找副神经和颈丛神经皮支、肌支。找到副神经后，分离其外上侧淋巴结，经神经下方拉向前与下方标本连续。切除腮腺尾叶时，应注意避免损伤面神经下颌缘支，腮腺断面应予以妥善缝扎，以免术后发生涎瘘。在剪断舌神经至下颌下腺的分泌支时，避免损伤舌神经。在清扫颈动脉三角时，应注意避免损伤颈内静脉、颈动脉、迷走神经和副神经。动作要轻柔，减少对颈动脉窦的刺激，应以0.5%~1%利多卡因或普鲁卡因做颈动脉外膜下封闭。

4.创口处理与缝合　冲洗伤口，彻底止血，放置负压单管，单管于肩胛舌骨肌与胸锁乳突肌的交叉平面的胸锁乳突肌后缘经皮肤引出，无菌敷料加压包扎。

五、术后监测与处理

1.术后严密监测生命体征，注意保持呼吸道通畅。出现阻塞性呼吸困难的患者，应及时行气管切开。

2.注意观察和处理伤口出血及肿胀。

3.注意保持负压引流通畅，根据引流量多少决定引流管拔除时间。

4.术后5~6d拆除缝线。

六、术后常见并发症的预防与处理

1.在剪断舌神经至下颌下腺的分泌支时，避免损伤舌神经、舌下神经和迷走神经。应及时吻合神经意外损伤，术后给予神经营养药物。

2.在清扫颈动脉三角时，注意保护颈内静脉、颈动脉等重要血管及副神经，颈内静脉或颈外动脉损伤可予以结扎，颈内动脉损伤则应进行修补。清扫副神经周围时，由于电刀刺激神经导致胸锁乳突肌强烈收缩，肩部抽动。可静脉给予肌松剂或用组织剪分离副神经周围组织。如果术中神经意外离断，可行神经端端吻合术。

3.切除腮腺尾部时，应注意避免损伤面神经下颌缘支，妥善缝扎腮腺创面，以减少术后发生涎瘘可能。

七、临床效果评价

口腔颌面部的大部分淋巴引流至下颌下淋巴结和颏下淋巴结，而颏下淋巴结又引流至下颌下淋巴结或颈深上淋巴结，因此口腔颌面部的淋巴最终引流至颈深上淋巴结，腮腺及口咽部位的淋巴可直接引流至颈深上淋巴结。肩胛舌骨上颈淋巴清扫术的清扫范围包括Ⅰ~Ⅲ区淋巴结，所以此术式适用于绝大部分口腔颌面部及口咽部恶性肿瘤伴早期淋巴结转移，且转移淋巴结局限在Ⅰ~Ⅲ区的患者。文献显示，对于颈部淋巴结 N_0 口腔癌患者，施行肩胛舌骨上颈淋巴清扫术可以达到与根治性颈清相同的颈淋巴控制效果，且术后5年生存率亦无明显差异。

根据Ⅱ区中淋巴结的位置，可以把Ⅱ区淋巴结分为Ⅱa区及Ⅱb区：Ⅱa区淋巴结为副神经内下侧的颈深上淋巴结；Ⅱb区淋巴结为副神经外上侧的颈深上淋巴结。研究显示，头颈部恶性肿瘤较少转移至Ⅱb区淋巴结，cN_0 患者Ⅱb区淋巴结的转移率只有2%~3.8%，而 $cN_{1~3}$ 患者Ⅱb区淋巴结的转移率达5%~25%。目前对于口腔颌面恶性肿瘤在行肩胛舌骨肌上淋巴清扫术是否必须将Ⅱb包括在内尚无明确定论，鉴于 cN_0 患者Ⅱb区淋巴结的转移率很低，对于 cN_0 患者无需常规清扫Ⅱb区淋巴结。

第三节 根治性颈淋巴清扫术

根治性颈淋巴清扫术又称全颈淋巴清扫术，手术清扫范围包括从下颌骨到锁骨上，对侧的二腹肌前腹内侧缘、同侧舌骨下肌群外侧到斜方肌前缘的淋巴蜂窝结缔组织，以及胸锁乳突肌、肩胛舌骨肌、颈内静脉、副神经和颈丛皮神经。

一、适应证

1.口腔颌面部恶性肿瘤如原发灶可被控制或能够彻底切除，颈部转移淋巴结固定、转移灶突破包膜侵犯副神经、颈内静脉和(或)胸锁乳突肌者。

2.原发灶隐匿，颈部淋巴结转移经病理证实，且转移淋巴结固定、转移灶突破包膜侵犯副神经、颈内静脉和(或)胸锁乳突肌者。可先行根治性颈淋巴清扫术，再积极寻找原发灶并定期随访。

3.鼻咽癌或者原发灶隐匿，如果临床上证实颈部淋巴结转移，且转移淋巴结固定、转移灶突破包膜侵犯副神经、颈内静脉和(或)胸锁乳突肌。患者经放化疗后鼻咽癌和(或)颈部转移灶有效控制者，可采用根治性颈淋巴清扫术。

二、禁忌证

1. 全身情况较差，不能耐受麻醉和手术者。

2. 病理证实颈部淋巴结转移，但是原发灶不能手术切除干净，也不能以其他治疗方法控制者。

3. 口腔颌面部恶性肿瘤发生颈部淋巴结及颅底、远处多器官转移，原发灶、颅底或远处器官转移不能控制者。

4. 口腔颌面部恶性肿瘤发现颈部皮肤转移或转移灶侵犯的范围超过副神经、颈内静脉和（或）胸锁乳突肌者。

5. 对侧已经实施过根治性颈淋巴清扫术，再次行根治性颈淋巴清扫术需慎重考虑，应充分评估颅内并发症及喉头水肿的风险。

三、术前准备

1. 由于手术涉及范围较广、创伤大，故需术前进行详细的全身体检，评估患者对手术的耐受性。

2. 常规术区备皮。

3. 抗生素过敏试验。

4. 需根据患者的既往史调整围手术期用药。

5. 必要时配血备用。

四、手术要点、难点和对策

1. 麻醉方式及体位　采用气管内麻醉以保持呼吸道通畅。由于肿瘤的压迫致气管移位、张口困难或头不能后仰的患者，可先于局部麻醉下行气管切开，在气管切开处插入导管进行麻醉。个别体弱的患者可在颈丛与三叉神经同时阻滞下施行手术。取仰卧位，肩下用扁枕垫高，使颈部后仰，使锁骨上窝变平，并将头转向对侧，充分暴露锁骨上区、气管及颈后部。

2. 手术切口　手术切口的选择应能使术野充分显露，避免位于颈总动脉及颈内静脉表面。保证皮瓣有良好血运，避免或减少皮瓣交叉缝合并且综合考虑便于原发灶切除和及时整复等。皮肤切口，采用矩形切口、平形切口或"T"形切口。矩形切口为自颏下中点平行下颌骨下缘下 2cm 达乳突尖端，沿斜方肌前缘向下，至该肌中、下 1/3 交界处或距锁骨上 3~4cm 处与身体矢状面成 45° 转向前下，过锁骨中点至锁骨下 1~2cm 处。切口线的夹角尽量避免成锐角，可防止尖端皮肤血运发生障碍。平形切口的上切口自颏下正中点至乳突尖下做一大弧形切口，距下颌骨下缘 1.5~2cm，下切口位于锁骨上 3cm 左右。由于切口与颈部皮纹平行，此切口常用于对美容需求较高的年轻女性。"T"形切口为自颏下正中点至乳突做一大弧形切口，其中部最低点在下颌骨下缘下 2~2.5cm，再从此点向下做垂直近似"S"

形纵形切口，其下端经锁骨中点达锁骨下约 1cm 处，如图 12-3-1。

3. 翻瓣　逐层切开皮肤、皮下组织及颈阔肌，在颈阔肌下翻起皮瓣，前至颈中线、后达斜方肌前缘、上至下颌骨下缘、下至锁骨下 (图 12-3-2)。如需行气管切开术，注意颈淋巴清扫翻瓣的范围不要与气管切开的术创相通，避免术后发生皮下气肿。

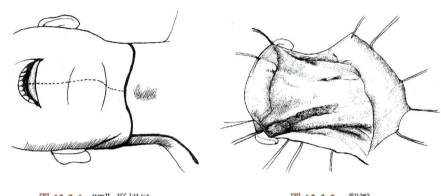

图 12-3-1　"T"形切口　　　　　　　图 12-3-2　翻瓣

4. 切断胸锁乳突肌锁骨端　沿锁骨上 1cm，用电刀切断胸锁乳突肌胸骨头及锁骨头，电凝止血。

5. 结扎、切断颈内静脉近心端　向上牵引切断的胸锁乳突肌，可见颈血管鞘浅面的肩胛舌骨肌，切断并结扎其肩胛段。于锁骨上 1.5cm 小心切开颈血管鞘，暴露迷走神经、颈内静脉及迷走神经，距锁骨上 2cm 处用 7 号、4 号及 1 号丝线结扎并切断颈内静脉。在结扎颈内静脉时，注意辨认并保护其后内侧的迷走神经及颈总动脉；动作轻柔避免损伤颈内静脉或过分向下分离，以防造成气体栓塞或损伤胸膜顶引发纵隔气肿。行左侧根治性颈淋巴清扫结扎颈内静脉时，注意勿伤及胸导管，以免发生乳糜漏。

6. 清扫颈后三角：从颈内静脉近心端平面向后至斜方肌前缘，切开颈深筋膜显露颈横动、静脉，保留或切断。继续向后解剖，暴露后斜角肌，在锁骨上缘分离、结扎颈外静脉。继续解剖至椎前筋膜浅面，可见位于筋膜下的臂丛神经和膈神经，注意保持椎前筋膜的完整性。约在斜方肌中下 1/3 前线处切断副神经，继续向上解剖直至胸锁乳突肌乳突头，在乳突尖下 1cm 由后向前切断胸锁乳突肌乳突端。平下颌角下缘钳夹切断腮腺下级，注意结扎颈外静脉上端及面后静脉。

7. 清扫颈前三角及颈动脉三角　将胸锁乳突肌及颈内静脉向后上牵引，沿颈前带状肌群外侧向上解剖，向内上方分离过中线处切断，在舌骨平面切断肩胛舌骨附丽。沿着颈内静脉打开颈血管鞘，分离颈内静脉、颈总动脉及迷走神经。向上分离解剖椎前筋膜浅面，切断颈丛皮神经。解剖舌骨平面以上平面时，注意保护横过颈动脉的舌下神经。

8. 清扫下颌下三角及颏下三角　与下颌骨下缘切开颈深筋膜浅层，注意保护面神经下颌缘支，结扎颌外动脉及面前静脉。由对侧二腹肌前腹内侧开始，沿下颌舌骨肌浅面，舌骨平面以上清扫。于二腹肌后腹寻找并双重结扎颌外动脉近心端 (详见舌骨上颈淋巴清扫术)。

9. 结扎、切断颈内静脉远心端　将二腹肌后腹向前牵引，胸锁乳突肌及颈后三角清扫内容向后上牵引，充分暴露颈内静脉远心端。结扎并切断其沿途分支，于近颅处7号、4号丝线双重结扎颈内静脉远心端，切断并用1号丝线缝扎。至此可以移去整个颈淋巴清扫标本。

10.创面处理及缝合　大量生理盐水冲洗术创，彻底止血，经颈部皮肤放置2根负压引流管并固定，分层缝合翻起的皮瓣。

五、术后监测与处理

1.术后严密监测生命体征，注意保持呼吸道通畅。出现阻塞性呼吸困难者，应及时行气管切开。

2.颈部广泛解剖，淋巴管和血管的损伤易引起皮下积液，应保证负压吸引的有效性，以保消除皮瓣下无效腔。

3.术后需监测术创是否肿胀、引流液颜色和引流量的变化。如引流量突然减少、术创肿胀，需考虑负压引流管堵塞或引流管的位置不正确，需重新放置负压引流管；如引流量突然增加，且为新鲜血液，考虑有活动性出血可能，应及时再次手术止血，术后充分负压引流；如引流量很大，引流液为无色清澈液体或乳白色液体，多为乳糜漏，按乳糜漏处理原则治疗。

4.术后加强营养，注意保持水电平衡。

5.术后第7d拆除缝线。

六、术后常见并发症的预防与处理

1.感染和皮瓣坏死　若术前切口设计不当、术前放疗或翻瓣时未将颈阔肌包括在皮瓣内，可能致血运不良发生感染或皮瓣坏死。感染及皮瓣坏死的预防及处理包括：严格掌握术前放疗指征及放疗剂量；合理设计切口，避免切口线交角成锐角；翻瓣时在颈阔肌深面进行，动作轻柔，以温生理盐水湿敷防止皮瓣干燥；常规抗身素预防感染达到早预防的目的；若发现皮肤感染、坏死，则应加强换药，引流通畅，保持创面清洁，可以皮瓣修复和植皮消灭创面。

2.肩综合征　又称肩臂综合征，是根治性颈淋巴清扫术后较常见的并发症之一，常表现为肩部疼痛、肩下垂、肩关节及手臂活动受限等，其原因是颈淋巴清扫术中切除了斜方肌的主要支配神经——副神经，引起斜方肌瘫痪、萎缩。为减轻肩综合征，可采用游离耳大神经移植修复或用提肩肌行肩胛固定术。

3.迷走神经损伤　应注意迷走神经与颈内静脉、颈总动脉的解剖关系，结扎切断颈内静脉时要确认迷走神经没有被误扎。若迷走神经被意外切断，应立即行神经端端吻合。

4.膈神经损伤及臂丛神经损伤　清扫锁骨上窝时勿打开椎前筋膜，术中如发现神经意外损伤，应立即行神经吻合术，术后给予神经营养药。膈神经损伤，术后应预防肺部感染。臂丛神经损伤，应注意保护上肢皮肤避免伤害，可进行理疗减轻肌肉萎缩。

5.胸导管损伤，发生乳糜漏　手术结束前认真检查有无乳糜液漏出，绝大部分的乳糜漏经过仔细结扎可避免。术后发现引流液中有乳糜液时，如引流量不大，应立即停止负压

433

吸引，锁骨上窝加压包扎。若引流量较多，保守治疗无效，应尽早手术探查，找到破裂处予以结扎，不易结扎者利用周围的软组织覆盖漏口并荷包缝合。在治疗过程中注意补充液体和电解质，可行正常或低脂饮食。

6. 术后出血　出血原因常由于小血管在术中被电凝或结扎，麻醉清新后患者咳嗽、呕吐或血压升高等原因使凝住或结扎的血管重新开放。应立即打开术创，探查止血，注意防止血肿压迫呼吸道导致的窒息。

7. 呼吸道梗阻　可应用激素及超声雾化预防和减轻声门水肿的作用，部分患者需做预防性气管切开。术后发生呼吸困难，应尽快解除呼吸道梗阻原因，严重者立即行气管切开术；并发心搏骤停者，立即心肺复苏进行抢救。

8. 涎瘘　见于切除腮腺下极后未将切开的腮腺下级缝合，术中可以预防性缝扎腮腺下极。术后如出现唾液瘘可予以充分引流或加压包扎，口服或肌注阿托品。

七、临床效果评价

相对于其他类型的颈淋巴清扫术，根治性颈淋巴清扫术切除了更多的组织和结构，淋巴清扫的效果最为彻底。然而，也造成了一些不可避免功能障碍、外形缺陷，甚至可能发生严重的并发症或死亡。同时，由于根治性颈淋巴清扫术常同期联合原发灶的扩大切除，手术清扫范围大，手术时间长，因此对患者术前准备要相当充分，需结合患者术前检查结果对其身体状态做仔细评估，调整其术前用药，避免一些发生全身并发症。

颈内静脉是颅内静脉血回流的主要血管，切断单侧颈内静脉后颅内静脉血回流可由对侧代偿，对颅内压的影响较小。但结扎切断双侧颈内静脉，可能会造成颅内压升高、喉头水肿，造成严重的并发症甚至死亡。术前及术中要仔细评估保留颈内静脉的可能性，严格掌握根治性颈淋巴清扫术的适应证。颈内静脉及其分支是游离组织瓣最好的受区吻合血管，如果术中必需切断颈内静脉，要保留颈外静脉留作吻合血管，为游离组织瓣的静脉回流提供保障。

口腔颌面部肿瘤淋巴结转移最常见于 I ~ IV 区，文献显示，V 区的淋巴结转移率只有 5% 左右，VI 及 VII 的颈淋巴转移更少见。因此针对口腔颌面部恶性肿瘤的根治性颈淋巴清扫术的手术范围主要局限在 I ~ V 区，清扫其他淋巴分区并不能提高临床效果。

Krause 等发现，71.1% 的副神经与颈丛神经有交通吻合支。用颈丛运动支来代替副神经具有其他神经移植所无法比拟的优点，无需中枢神经系统代偿调节，不会出现不协调的联带活动。保留颈丛神经对于解决肩功能障碍有很大帮助，且不会影响淋巴清扫的临床疗效。

第四节　改良根治性颈淋巴清扫术

改良根治性颈淋巴清扫术即在颈淋巴清扫的过程中保留颈内静脉、胸锁乳突肌及副神经，可以防止根治性颈淋巴清扫术后程度不等的肩部下垂、上肢活动受限、颈部不对称、患侧面部水肿等后遗症。

根据清扫中保留的组织，改良根治性颈淋巴结清除术可分为3型。Ⅰ型：选择性保留副神经；Ⅱ型：选择性保留副神经和胸锁乳突肌而切除颈内静脉；Ⅲ型：三者全部选择性保留。此外，还可保留颈外静脉和肩胛舌骨肌，即"五保留"手术，必要时还可以保留耳大神经和颈丛神经。

一、适应证

1. 口腔颌面部恶性肿瘤恶性程度较高、易发生颈部淋巴结转移，如原发灶可被控制或能够彻底切除，临床及影像检查未发现颈部淋巴结转移，可行选择性行改良性颈淋巴清扫术。

2. 口腔颌面部恶性肿瘤原发灶可被控制或能够彻底切除，颈部转移淋巴结活动、转移灶未突破淋巴结包膜，可采用改良性颈淋巴清扫术。

3. 原发灶隐匿，病理证实颈淋巴结转移的患者，如转移淋巴结活动、转移灶未突破淋巴结包膜，亦可在改良性颈淋巴清扫术后积极寻找原发灶并定期随访。

4. 鼻咽癌或者原发灶隐匿，如果临床上证实颈部淋巴结转移，颈部转移淋巴结活动、转移灶未突破淋巴结包膜。经放化疗后鼻咽癌有效控制，颈部转移灶体积缩小，活动度增加者，可采用改良性颈淋巴清扫术。

二、禁忌证

1. 全身情况较差，不能耐受麻醉或者手术者。
2. 颈部淋巴结固定，转移灶突破淋巴结包膜、侵犯胸锁乳突肌、颈内静脉等周围组织或器官者。

三、术前准备

同根治性颈淋巴清扫术。

四、手术要点、难点和对策

1. 体位、切口及翻瓣　同根治性颈淋巴清扫术，翻起皮瓣时避免损伤耳大神经和颈外静脉。

2. 分离并保留胸锁乳突肌　沿胸锁乳突肌前后缘用电刀纵行切开颈深筋膜浅层，沿胸锁乳突肌深面潜行剥离，结扎或电凝颈部血管至胸锁乳突肌的肌支。术中可通过橡皮引流条或拉钩牵引暴露深面的淋巴蜂窝结缔组织，需广泛显露时可在锁骨上缘1~2cm处切断胸锁乳突肌，向上分离掀起，待清除术完成后再将肌肉的断端修复缝合。切除胸锁乳突肌的目的是便于清扫胸锁乳突肌深面沿颈内静脉分布的颈深淋巴结群。所以只要转移性的肿瘤细胞没有直接突破淋巴结包膜侵犯到胸锁乳突肌，无论淋巴转移多少或大小，均可以保留该肌肉。

3. 分离并保留颈内静脉　提起并牵引胸锁乳突肌，显露颈血管鞘。在颈内静脉浅面沿其全长切开颈血管鞘，充分游离颈内静脉、迷走神经及颈总动脉。仔细结扎颈内静脉发出的分支，用橡皮引流条牵引颈内静脉，充分暴露颈内静脉周围的淋巴蜂窝结缔组织，避免遗留颈内静脉内侧及深面淋巴结。解剖过程中如切破颈内静脉，若切口不大可无损伤缝线修补或结扎，采用结扎者必须保证结扎牢靠，若结扎线滑脱致出血。

4. 分离并保留副神经　牵引二腹肌后腹向前上，胸锁乳突肌向后外侧，可见副神经出颅后，经颈内静脉的前外侧、二腹肌后腹及颈突舌骨肌深面，在乳突下约 3.5cm 处穿入胸锁乳突肌发出分支进入该肌，注意保护。副神经经胸锁乳突肌后缘中点稍上方越过颈后三角，进入斜方肌前缘的中、下 1/3 交界处进入斜方肌。沿斜方肌前缘切开颈深筋膜浅层时注意保护进入该肌的副神经。用橡皮引流条牵引副神经，清扫神经周围的淋巴蜂窝结缔组织。术中操作应轻柔，避免过度牵拉或损伤，注意保留副神经至胸锁乳突肌的肌支。其余区域按根治性颈淋巴清扫术的手术步骤和方法进行。

5. 术创的处理与缝合　大量生理盐水冲洗，彻底止血。将胸锁乳突肌锁骨段与锁骨上残端缝合，使肌肉复位。放置 2 根负压引流管并固定，分层缝合翻起的皮瓣。

五、术后监测与处理

同根治性颈淋巴清扫术。

六、术后常见并发症的预防与处理

淋巴组织清扫不彻底：由助手牵引胸锁乳突肌及颈内静脉，充分暴露术创，务必保证清扫胸骨头肌肉与带状肌间及锁骨头肌肉与颈内静脉间脂肪淋巴组织，彻底清扫Ⅱb区淋巴结。勿因为保护肌肉、副神经及颈内静脉而造成残留。其余术后常见并发症详见根治性颈淋巴清扫术。

七、临床效果评价

保留颈内静脉、副神经和胸锁乳突肌的改良根治性颈淋巴清扫术，是针对根治性颈淋巴清扫术所存在的不足，在保证颈淋巴清扫根治性的前提下，为减轻和避免术中、术后的颅内高压并发症和肩功能损伤等而改良的术式，具有广泛适应证。

由于术中保存了颈内静脉和胸锁乳突肌，给颈深淋巴结群的清扫带来了很大的麻烦，对手术者的经验要求更高。术中可以通过向侧方牵引颈内静脉和胸锁乳突肌，充分暴露肌肉深面的颈深淋巴结群，对胸锁乳突肌两端肌肉附着处附近的清扫要尤其仔细。颈内静脉壁薄，牵引和分离时动作要轻柔。如不慎损伤颈内静脉造成破裂，不可盲目使用止血钳钳夹，以免造成更大的损伤，应立即用手指压迫破裂口，防止空气进入，充分游离后缝合或结扎。

（贾　俊　朱钧一）

参 考 文 献

揭克家 , 朱逢木 . 2002. 同期双侧颈部淋巴结清扫术 125 例 . 肿瘤防治研究 , 29(3): 226, 227.

李培华 , 金培生 . 1993. 颈淋巴结清扫术 . 徐州医学院学报 , (1): 46, 47.

张文峰 . 2004. 颈部手术并发症 // 赵怡芳 . 口腔疾病诊疗并发症 . 武汉 : 湖北科学技术出版社 .

张文峰 , 赵怡芳 . 2004. 颈淋巴清扫术 // 李金荣 . 口腔颌面外科颌面整形外科手术图谱 . 武汉 : 湖北科学技术出版社 .

Gotto G T, Yunis L H, Guillonneau B, et al. 2011. Predictors of symptomatic lymphocele after radical prostatectomy and bilateral pelvic lymph node dissection. International Journal of Urology Official Journal of the Japanese Urological Association, 18(4): 291-296.

Gross BC, Olsen SM, Lewis JE, et al. 2013. Level Ⅱ B lymph node metastasis in oropharyngeal squamous cell carcinoma. Laryngoscope, 123(11): 2700-2705.

Magrina J F, Tahery M M, Heppell J, et al. 1997. Femoral hernia: a complication of laparoscopic pelvic lymphadenectomy after groin node dissection. Journal of Laparoendoscopic & Advanced Surgical Techniques, 7(3): 191-193.

Pantvaidya GH, Pal P, Vaidya AD, et al. 2014. Prospective study of 583 neck dissections in oral cancers: Implications for clinical practice. Head Neck, 36(10): 1503-1507.

Rafii A, Querleu D. 2006. Laparoscopic obturator nerve neurolysis after pelvic lymphadenectomy[J]. Journal of Minimally Invasive Gynecology, 13(1): 17-19.

Santoro R, Franchi A, Gallo O, et al. 2008. Nodal metastases at level Ⅱ b during neck dissection for head and neck cancer: clinical and pathologic evaluation. Head Neck, 30(11): 1483-1487.

第十三章 口腔种植外科

牙缺失是人类最常见的口腔颌面部疾患，种植治疗已经成为牙缺失的常规修复手段。种植治疗必须采取外科手术植入的方法进行。为扩大种植治疗的适应证，提高种植治疗的成功率和美学效果，如何及何时植入种植体、如何及何时选择骨及软组织增量程序及是否采用拔牙位点保存程序等成为种植外科植入方案的重要考量因素。种植治疗的方案很多，本章将从以下方面阐述常用的种植外科植入方法，包括：即刻种植；拔牙位点保存；上颌窦底提升；美学种植。

第一节 即刻种植

即刻种植的种植体存留率与延期种植相近，总体平均存留率为96%。即刻种植可缩短治疗周期，减少牙槽嵴的骨吸收，成功率高。

438

一、适应证

1. 不能保留的患牙，如牙折、牙周炎和根尖周病等。
2. 种植位点无急性病变。
3. 在牙槽窝内可获得满意的种植体初始稳定性。
4. 牙槽窝骨壁完整或有利型骨缺损，能够进行同期引导骨再生 (GBR)。
5. 引导骨再生对即刻种植的重要作用：①屏障膜的作用，减少骨吸收；阻止角化上皮长入骨缺损处；保护骨移植材料。②骨移植材料的作用，即刻种植时，牙槽窝骨壁与种植体之间存在间隙 (又称为间隙性骨缺损)，间隙的水平向距离 >2.0mm 时，需要植入骨移植材料来发挥修复性骨再生的骨引导机制。

二、禁忌证

1. 种植位点有急性或化脓性病变。
2. 在牙槽窝内无法获得满意的种植体初始稳定性。

3. 牙槽窝骨壁缺损严重，为不有利型骨缺损，只能先期进行引导骨再生。

4. 牙周病及其侵袭性炎症未经控制的患者。

5. 全身情况差或因严重系统疾病不能承受手术者。

二、术前准备

1. 全面检查患者全身情况，如血常规、血压、脉搏、呼吸、心电图、胸部透视及肝、肾功能等。

2. 重点检查颌骨，咬合关系、颌间距离，余留牙检查与治疗并常规做牙周洁治。

3. X线检查了解颌骨、密质骨及松质骨比例、上颌窦有无炎症、窦底位置、颏孔及下颌管位置等。

三、手术要点、难点及对策

1. 口腔内用 0.2% 碘伏消毒。

2. 下颌取用牙槽神经、舌神经及颊神经阻滞麻醉，上颌用上牙槽前、中或后神经，腭大及鼻腭神经麻醉，局部切口也应浸润麻醉。麻醉药一般可用 2% 利多卡因，可在麻药中按 1∶500 000 比例加入肾上腺素。首选酰胺类复方盐酸阿替卡因（如碧兰）等。

3. 微创拔牙　在翻瓣或不翻瓣下，使用微创拔牙器械（图 13-1-1）拔除患牙，磨牙分根后拔除。牙槽窝清创，清除所有病变组织，并探查牙槽窝骨壁是否有缺损。

4. 翻瓣或不翻瓣手术　黏骨膜瓣的切口可采取保留龈乳头切口、翻开龈乳头切口和邻牙龈沟内切口等术式。翻瓣手术的优点：①直视下拔牙可减少对牙槽嵴损伤。②有利于确定根尖病变和骨组织的破坏程度，彻底处理病变。③根据准确的牙槽嵴高度进行引导骨再生术。不翻瓣手术只在确定牙槽窝骨厚度充足，不需要引导骨再生术时实施。

5. 潜入式或非潜入式种植　潜入式种植的指征包括同期引导骨再生程序和种植体初始稳定性 <15Ncm。可以依据不同的临床情况，进行非潜入式、半潜入式或潜入式种植。

6. 前牙位点的种植窝定位

(1) 上颌前牙位点：上颌前部根尖处唇侧骨板常有凹陷，腭侧骨壁为致密皮质骨，需要偏牙槽窝腭侧骨壁预备种植窝，以避免开窗式骨缺损。种植窝预备的要点是获得种植体初始稳定性，并在唇侧保留 2.0mm 以上的骨板厚度，如图 13-1-2。

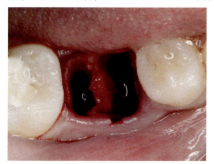
图 13-1-1　微创拔牙器械拔牙

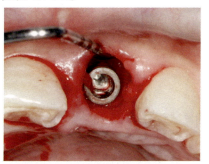
图 13-1-2　上颌前牙种植窝预备

439

(2) 下颌前牙位点：下颌前牙牙槽窝唇侧和舌侧骨壁薄，在根尖下方可有唇舌向牙槽嵴缩窄，增加了穿孔的风险。舌侧骨皮质穿孔可能损伤舌下血管，出现严重的后果。

7. 前磨牙位点的种植窝定位

(1) 上颌前磨牙位点：种植体的理想位置位于牙槽窝颊舌侧的中点，种植窝预备需要进入狭窄的牙根间隔。

(2) 下颌前磨牙位点：牙槽窝的根尖位置接近颏孔，可能影响种植体植入。

8. 磨牙位点的种植窝定位

(1) 上颌磨牙位点：种植体的理想位置位于牙槽窝中央的牙根间隔。上颌窦底影响种植体植入时需要提升上颌窦底，种植体进入牙根间隔和上颌窦底的骨皮质与舌侧及颊侧骨壁接触获得初始稳定性。

(2) 下颌磨牙位点：种植植入牙槽窝中央的牙根间隔上。种植体进入牙根间隔和下颌管上方的牙槽骨以获得初始稳定性。要注意防止舌侧骨皮质穿孔。

种植窝预备原则需按照以上种植位点 (而非固有牙根窝位置) 进行：①首先使用球钻定点、导向钻确定种植窝的轴向和深度。②用扩孔钻依次扩大种植窝的直径。③种植窝扩大时要防止向阻力较低的牙根窝移位。④旨在以修复为导向的种植位点获得种植体初始稳定性。

9. 种植创口的关闭　①非潜入式种植创口关闭时，在种植体上安放愈合帽。②潜入式种植时在种植体上安放封闭螺丝，以转瓣方式关闭种植创口。关闭种植创口的常见转瓣方式：①唇侧冠向推进瓣，在唇侧黏骨膜瓣的基底做骨膜松弛切口，向冠方推进黏骨膜瓣关闭即刻种植创口，会导致膜龈联合的冠向移位。②血管化的带蒂黏骨膜瓣，选择腭侧带蒂瓣关闭即刻种植创口，可以增加种植位点的软组织量，又不破坏附着龈。③局部带蒂转位黏骨膜瓣，常用于非美学位点，从牙槽窝周围切取带蒂转位瓣。④非血管化的游离黏骨膜瓣或结缔组织瓣，取自腭黏膜，少量非血管化的结缔组织瓣。

四、术后监测与处理

1. 保持口腔卫生，局部可涂敷少许抗生素软膏。

2. 避免局部软组织伤口承受咀嚼力而裂开。

3. 术后应给予适量抗生素药物，预防感染。

第二节　拔牙位点保存

为维持原有的牙槽突高度、宽度和龈缘位置和龈乳头高度，在拔牙同期对牙槽窝愈合过程进行干预治疗，以减少牙槽骨吸收，称之为拔牙位点保存。其目的不仅在于保存牙槽嵴，同时可改善软组织的形态，为美学修复创造条件。

440

Sclar 首次提出的拔牙位点保存技术 (称为 Bio-Col 技术)：清理拔牙窝，植入 Bio-Oss，涂布组织黏接剂于其表面并覆盖可吸收性胶原屏障膜，戴入过渡修复体保存牙龈外形。

一、适应证

1. 拔牙位点保存适用于非急性或化脓性感染的所有拔牙位点。
2. 美学区拔牙位点，以防止拔牙时仍存在的牙槽嵴在牙槽窝愈合过程中进一步吸收。
3. 已存在骨缺损的拔牙位点。
4. 即刻种植存在风险的慢性感染拔牙位点。

二、禁忌证

拔牙位点存在急性或化脓性炎症者。

三、术前准备

1. 全面检查患者全身情况如血常规、血压、脉搏、呼吸、心电图、胸部透视及肝、肾功能等。
2. 重点检查颌骨、咬合关系、颌间距离，余留牙检查与治疗并常规做牙周洁治。
3. X 线检查了解颌骨、密质骨及松质骨比例、上颌窦有无炎症、窦底位置、颏孔及下颌管位置等。

四、临床手术要点、难点及对策

1. 口腔内用 0.2% 碘伏消毒。
2. 下颌取下牙槽神经、舌神经及颊神经阻滞麻醉，上颌用上牙槽前、中或后神经，腭大及鼻腭神经麻醉，局部切口也应做浸润麻醉。麻醉药一般可用 2% 利多卡因，可在麻药中按 1 ∶ 500 000 比例加入肾上腺素。首选酰胺类复方盐酸阿替卡因 (如碧兰) 等。
3. 不翻瓣的微创拔牙　用微创牙挺和微创拔牙钳拔牙，保护牙槽窝骨壁。
4. 拔牙窝清创　刮除残留在拔牙窝内的囊肿、肉芽等病变组织，并搔刮拔牙窝骨壁出血。生理盐水反复冲洗。
5. 植入骨替代材料　在拔牙窝内植入 Bio-Oss Collagen，与拔牙窝周围牙槽嵴顶平齐。
6. 封闭拔牙窝　可覆盖可吸收性胶原屏障膜封闭拔牙窝，也可以根据拔牙窝形状大小，自上颌双尖牙腭侧 5mm 处切取半厚腭黏膜瓣，盖于拔牙窝表面，单线十字交叉缝合固定。腭部切取黏膜瓣的创口以单线间断缝合加压止血。

第三节　上颌窦底提升

一、牙槽嵴顶上颌窦底提升

(一) 适应证

1. 当上颌后部牙槽嵴高度不足 (5cm< 牙槽嵴 <10mm)，不能直接植入长度为 10.0mm 的标准直径种植体和长度为 8.0mm 的宽直径种植体时，应当选择穿牙槽嵴顶上颌窦底提升。

2. 无急性和慢性化脓性上颌窦炎，且上颌窦底间隔位置不在提升位点上方者。

(二) 禁忌证

1. 当上颌后部牙槽嵴高度不足 (小于 4mm) 时，应当选择上颌窦侧壁开窗上颌窦底提升。

2. 有急性上颌窦炎和慢性化脓性上颌窦疾患者。

3. 上颌窦底呈斜坡状或上颌窦底间隔位置位于提升位点上方时，易于导致黏膜破裂。

(三) 术前准备

1. 全面检查患者全身情况如血常规、血压、脉搏、呼吸、心电图、胸部透视及肝、肾功能等。

2. 重点检查颌骨、咬合关系、颌间距离；应彻底检查余留牙，治疗并常规做牙周洁治。

3.X 线检查了解颌骨、密质骨及松质骨比例、上颌窦有无炎症、窦底位置等。

(四) 手术要点、难点及对策

穿牙槽嵴顶上颌窦底提升技术的优点：避免翻瓣、开窗和上颌窦底剥离程序，降低了术后反应。但增加了黏膜破裂风险。

1. 口腔内用 0.2% 碘伏消毒。

2. 上颌用上牙槽前、中或后神经，腭大及鼻腭神经麻醉，局部切口也应做浸润麻醉。麻醉药一般可用 2% 利多卡因，可在麻药中按 1：500 000 比例加入肾上腺素。首选酰胺类复方盐酸阿替卡因 (如碧兰) 等。

3. 按照常规种植外科程序，将种植窝深度预备至距离上颌窦底约 1.0mm 时，最后一级扩孔钻种植窝预备之后，开始提升窦底，如图 13-3-1。

4. 断裂和提升上颌窦底

(1) 选择相应的 summers 骨凿置于种植窝，捶击骨凿、断裂窦底骨板，如图 13-3-2。

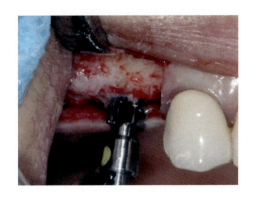

图 13-3-1　提升上颌窦窦底

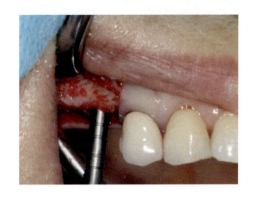

图 13-3-2　断裂窦底骨板

(2) 植入骨增量材料首选 Bio-Oss Collegan，遇到种植窝的血液后会浸透膨胀，将其植入种植窝底部。

(3) 捶击饱含血液的 Bio-Oss Collegan，起到剥离子的作用，窦底骨板与其一起提升上颌窦底的高度。

(4) 再次植入 Bio-Oss Collegan。

(5) 再次捶击 Bio-Oss Collegan，进一步提升上颌窦底的高度，达到预期的位置。该方法通常可以将上颌窦底的骨板和黏膜提升 10.0mm 左右。

5. 植入种植体　按照常规步骤植入种植体，扭力 >15Ncm 可以选择种植体的非潜入式愈合；骨密度为Ⅳ类或扭力 <15Ncm 需要选择种植体的潜入式愈合。

（五）术后常见并发症的预防与处理

1. 提升窦底黏膜是依靠捶击上颌窦底骨壁待其断裂之后上移，属于盲性操作。术后鼻腔出血可能的原因是窦底黏膜破裂。

2. 脑震荡　如果预留的窦底骨板过高、窦底呈斜坡状或位于间隔下方，需要用较大的捶击力量才能断裂窦底骨板。过大的捶击力可导致脑震荡。如果出现症状，对症处理，可选用镇静止痛药以减轻头痛、头昏等症状。

3. 黏膜破裂　术中发现黏膜破裂，将无法修补，只能中止手术。3 个月之后可选择外提升技术重新治疗。

二、侧壁开窗上颌窦底提升

（一）适应证

1. 当上颌后部牙槽嵴高度不足（小于 4mm）时，不能直接植入长度为 10.0mm 的标准直径种植体和长度为 8.0mm 的宽直径种植体时，应当选择上颌窦侧壁开窗上颌窦底提升。

2. 无急性上颌窦炎和慢性化脓性上颌窦疾患者。

（二）禁忌证

1. 影响种植治疗的系统疾病，如糖尿病对上颌窦底骨移植的骨愈合风险，以及变态反应性疾病在术后导致的上颌窦和鼻腔症状等。

2. 急性上颌窦炎和慢性化脓性上颌窦为该术式的禁忌证。

3. 上颌窦黏膜息肉和囊肿较大时，应当经耳鼻咽喉科诊治后再实施上颌窦底提升术。

4. 过敏性鼻炎、严重的鼻中隔弯曲（偏向手术侧）、鼻甲肥大（手术侧）和上颌窦裂孔阻塞，会影响术后的鼻腔通气和上颌窦内分泌物的排出。

（三）术前准备

1. 全面检查患者全身情况如血常规、血压、脉搏、呼吸、心电图、胸部透视及肝、肾功能等。

2. 重点检查颌骨，咬合关系、颌间距离；余留牙应彻底检查，治疗并常规做牙周洁治。

3. X 线检查了解颌骨、密质骨及松质骨比例、上颌窦有无炎症、窦底位置等。

（四）手术要点、难点及对策

1. 口腔内用 0.2% 碘伏消毒。

2. 上颌用上牙槽前、中或后神经，腭大及鼻腭神经麻醉，局部切口也应做浸润麻醉。麻醉药一般可用 2% 利多卡因，可在麻药中按 1 ∶ 500 000 比例加入肾上腺素。首选酰胺类复方盐酸阿替卡因（如碧兰）等。

3. 切开与翻瓣　采用牙槽嵴顶偏腭侧的水平向切口、近中和远中的垂直向松弛切口，形成倒梯形切口。近中和远中垂直向松弛切口的位置，通常在骨壁开窗两侧 5.0mm 之外，保证开窗术野的清晰。全层切开黏骨膜、切口达骨面，分离颊侧黏骨膜瓣，暴露上颌窦外侧骨壁。

4. 开窗

(1) 骨壁开窗的位置：沿上颌窦底的轮廓设计骨窗外形，骨窗的下缘位于上颌窦底上方 3.0~5.0mm 处，既便于窦底黏膜的分离，又能保证窦腔包含骨增量材料的能力。骨窗的近中和远中边缘以能够方便剥离上颌窦底黏膜为原则，通常位于缺牙间隙的两侧。骨窗上缘通常位于下缘上方 10.0mm 左右，方便操作上颌窦黏膜剥离子。

(2) 位于间隔上的骨窗设计：上颌窦间隔多呈颊舌向走行。当间隔位于骨窗时，可以在间隔两侧开窗。如果上颌窦间隔的高度较低且窦腔未被分隔或开一个骨窗，将骨窗的骨板取下后再剥离上颌窦底黏膜。

(3) 超声骨刀开窗：先使用锯形刀头沿骨窗边缘切割。当接近上颌窦黏膜时，透过薄层的纸样骨板依然可见淡蓝色的黏膜。然后用金刚砂刀头切割剩余骨板，暴露上颌窦黏膜。超声骨刀的特定频率 [$(5 \times 10^6 \sim 1.67 \times 10^7)$Hz]，只对硬组织存在切割效率，不会损伤上颌窦黏膜。

(4) 球钻开窗：使用钨钢球钻和金刚砂球钻，要求球钻的直径在 4.5mm 左右。先用钨钢球钻沿骨窗边缘磨削，当接近上颌窦黏膜时，然后用金刚砂球钻磨除剩余骨板，暴露上颌窦黏膜。

5. 剥离窦底黏膜

(1) 剥离黏膜：上颌窦底剥离包括剥离子和超声骨刀剥离。①剥离子剥离：使用上颌窦黏膜剥离子，仔细剥离上颌窦黏膜 (图 13-3-3)。通常是按照先窦底、后两侧的顺序进行剥离。②超声骨刀剥离：使用超声骨刀碟形刀头，在超声振动和超声汽水流的作用下，剥离宽度只能达到 2~3mm，然后使用上颌窦剥离子进行深度剥离。

(2) 检查上颌窦黏膜是否完整：只要黏膜完整，就可见到窦黏膜随呼吸上下移动 (图 13-3-4)。上颌窦底黏膜厚度只有 1.0mm 左右，在操作过程要非常小心。

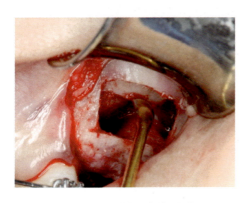

图 13-3-3　剥离上颌窦黏膜

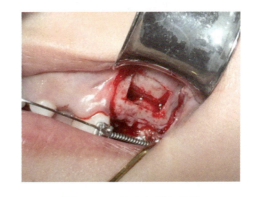

图 13-3-4　检查上颌窦黏膜

(3) 形成骨增量空间：上颌窦底黏膜向内上抬升后，成为上颌窦的新窦底。形成骨增量的空间和高度应能满足种植体植入的需要 (图 13-3-5)。如果分阶段植入种植体，则省略以下第 6 步和第 8 步。

6. 种植窝预备　在种植窝预备之前，在窦腔内置入明胶海绵，临时保护窦底黏膜。按照常规程序预备种植窝后，取出明胶海绵。

7. 初步骨增量　将骨增量材料填入上颌窦底，充满整个骨增量区，尤其是在腭侧、近中和远中区域。植入的骨增量材料与上颌窦骨窗窗口平齐。常用的

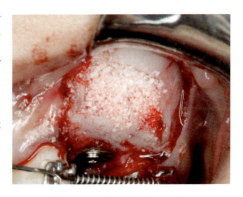

图 13-3-5　形成骨增量空间

445

骨增量材料有大颗粒 Bio-Oss(1.0~2.0mm) 和小颗粒 Bio-Oss(0.20~0.5mm)，可以用 2 : 1 的生理盐水或局部血液混合后填入骨增量区。也可以从上颌结节处切取自体骨颗粒，与 Bio-Oss 混合，增加新骨形成的能力。

8. 植入种植体　应选择锥形柱状种植体最大限度获得初始稳定性。

9. 完成骨增量　在种植体表面和周围间隙内再次植入骨增量材料，并与骨窗窗口平齐。在窗口表面覆盖 Bio-Gide 屏障膜。

10. 关闭创口　黏骨膜瓣复位，进行初期创口关闭。

11. 术后处理　全身应用抗生素，避免打喷嚏和剧烈运动，局部冰敷，术后 7 至 14d 拆线。

（五）侧壁开窗上颌窦底提升

1. 术中出血　术中出血通常是因为损伤上颌窦骨壁的血管分支，如 13-3-6。

2. 上颌窦黏膜破裂　上颌窦黏膜穿孔和撕裂的原因为开窗和剥离时骨窗边缘和器械损伤窦黏膜；吸烟和上颌窦炎导致的黏膜弹性降低 (图 13-3-7)。上颌窦黏膜破裂处理原则：① 10mm 以下，用 Bio-Gide 可吸收胶原屏障膜修补，可引导上皮生长的能力。②超过 10mm，经过 3 个月愈合后再次手术。

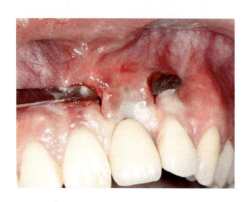 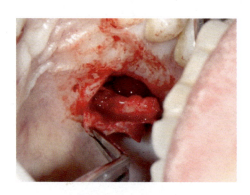

图 13-3-6　术中出血　　　　　　　　　图 13-3-7　上颌窦黏膜破裂

3. 骨增量区污染　术前锥形束 CT(CBCT) 检查确认上颌窦内是否存在感染性病灶，术前应去除病灶；非感染性病灶，如黏膜囊肿处理后，用可吸收胶原屏障膜隔离骨增量区。

4. 上颌窦炎　上颌窦炎的主要原因：①黏膜破裂，骨增量材料进入上颌窦；②上颌窦开口堵塞，分泌物储留；③术前存在上颌窦炎，应当转入耳鼻喉科治疗，包括全身用药和局部处理 (如脓性上颌窦的冲洗和引流等)。

第四节　美学种植

一、种植的适应证、相对禁忌证 (低度美学风险、高度美学风险)

（一）美学种植原则

2003 年国际口腔种植学会 (ITI) 对美学种植 12 项风险评估因素达成共识，标志着美学种植原则的确立。术前评估美学区种植风险可以确定种植治疗难度和治疗程序。影响种植治疗美学效果的因素包括局部和全身因素。

（二）系统性风险因素

1. 全身因素　是指影响创口愈合、骨重建能力及种植体长期维护的所有疾病，分为高风险因素和低风险因素。例如，有牙周病、糖尿病、使用皮质类固醇和化疗药物的患者做美学区种植，具有高度美学风险。

2. 吸烟　会危及种植体骨结合和美学效果，被视为高度美学风险。

3. 期望值　患者很少获得种植牙并发症的信息，会形成不切实际的高期望值。种植治疗前应了解患者对美学的期望值，高期望值且局部条件差的患者具有高度美学风险，应当选择放弃种植治疗。

（三）局部风险因素

1. 笑线高度　笑时看不到种植体周围龈缘者，为低度美学风险。高位笑线合并高弧线形、薄龈生物型牙龈者，为高度美学风险。

2. 牙龈生物型

(1) 薄龈生物型为高度美学风险，易产生龈缘退缩。种植体应位于更近腭侧的唇舌向安全带内。

(2) 厚龈生物型为低度美学风险，有利于种植体周软组织美学的长期稳定。

(3) 中厚龈生物型：美学风险居于薄龈和厚龈生物型之间。

3. 牙冠形态　方圆形牙冠通常是低弧线形、厚龈生物型，为低度美学风险。尖圆形牙冠通常具有高弧线形、薄龈生物型，为高度美学风险。

4. 邻面牙槽嵴高度　单颗牙缺失、龈乳头的高度取决于邻面牙槽嵴的高度。邻牙周围牙槽嵴垂直向丧失会导致种植修复体与邻牙之间出现邻面间隙（黑三角）。多颗牙连续性缺失，美学区连续多颗种植体之间的邻面牙槽嵴丧失降低了种植体之间龈乳头的稳定性，具有高度美学风险。

5. 种植位点的局部感染　牙周病、牙髓病、创伤（根折、根吸收或根固连）或异物（汞合金残留物、感染性牙根残留物）等局部感染者，可能引起邻面牙槽嵴高度丧失而导致牙龈退缩，为高度美学风险。

6. 邻牙修复状态　美学区牙缺失，相邻天然牙存在不良修复体者会影响种植美学效果，为高度美学风险。

7. 缺牙间隙的近远中向宽度

(1) 单颗牙缺失，周围的天然牙与种植修复体的龈缘、龈乳头和修复体本身形成了对照。缺牙位点修复间隙不足时将影响美学效果。

(2) 连续性牙缺失，缺失牙的位置是种植美学风险的重要影响因素。两颗中切牙缺失，种植修复体可以获得对称的牙龈形态，为低度美学风险。修复连续缺失的中切牙和侧切牙与修复连续缺失的侧切牙和尖牙，应该用一个桥体悬臂修复侧切牙位点，只植入1颗种植体，为高度美学风险，尽避免相邻的种植体连续植入。

8. 硬组织和软组织缺损　获得长期稳定的软组织美学，必须有充足的水平向和垂直向骨量。水平向骨高度不足，为低度美学风险。水平向骨增量技术包括自体骨移植、引导骨再生和（或）软组织移植改善位点的方法，可获得预期的水平向宽度。垂直向骨高度即使是轻度不足也为高度美学风险，难以预期增量的效果。引导骨再生技术能够增加种植位点的宽度，但难以获得充足的高度，可以考虑使用外置法骨移植。

447

二、术前准备

1.全面检查患者全身情况如血常规、血压、脉搏、呼吸、心电图、胸部透视及肝、肾功能等。

2.重点检查颌骨大小、咬合关系、颌间距离；余留牙应彻底检查，治疗并常规做牙周洁治。

3.通过 X 线片了解颌骨大小、密质骨及松质骨比例、上颌窦有无炎症、窦底位置、颏孔及下颌管位置等。

三、手术要点、难点及对策

(一)术前进行风险评估，制订治疗方案

1.种植之前要保存或改善骨组织和软组织轮廓，在二期手术前或同时运用各种软组织移植技术及合适的愈合帽和临时修复体进行软组织成形，最后制作符合白色美学标准的种植修复体。

2.术区牙龈为薄龈生物型和高弧线形龈缘或存在广泛的软组织和硬组织缺损时，通常选择潜入式愈合。当牙龈为厚龈生物型和低弧线形龈缘，且不存在广泛的软组织和硬组织缺损时，通常选择非潜入式愈合。

3.术区存在软组织不足时，可以在种植体植入、基台连接的不同时期进行软组织游离移植。

(二)以修复为导向的种植理念

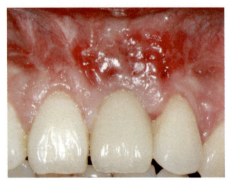

图 13-4-1 以修复为导向的种植体植入

1.模拟天然牙牙冠的种植修复体的位置，决定种植体植入的三维位置，称之为以修复为导向的种植体植入。外科模板技术可在种植体植入过程中确保种植体的三维位置和轴向，如图 13-4-1。

2.牙𬌗 连续多颗前牙缺失时，骨-种植体界面的不利应力分布会影响骨结合的稳定。因此，应当调整前牙引导牙𬌗。

3.软组织健康与稳定 软组织健康与稳定是影响美学效果的主要因素，包括种植治疗前的牙周处理、种植过程中的软组织处理和种植修复后的软组织维护，都是与种植体周围软组织健康和长期稳定不可分割的重要因素。

(三)种植体的三维位置

Buse 用安全带 (comfort zone) 和危险带 (danger zone) 界定种植体植入的三维位置，包括缺牙间隙的近远中向位置、冠根向位置、唇舌向位置和种植体之间的距离。

1.近远中向位置 种植体平台与邻牙牙根之间的距离应该超过 2mm，最低也不能小于

1.5mm(图 13-4-2)。两者之间距离低于 1.5mm 时可引起邻面牙槽嵴吸收，引起龈乳头高度的降低，出现"黑三角"。因此，在近远中向危险带为接近邻牙根面 1.5mm 的区域内。

2. 唇舌向位置 唇舌向安全带位于理想外形高点与邻牙外形高点连线的腭侧，宽度为 1.5~2mm，安全带的唇侧和腭侧均为危险带 (图 13-4-3)。基于碟形骨吸收的考量，种植体唇侧应该保持 2mm 以上的骨壁厚度。这样种植修复体才能获得与天然牙相似的穿龈轮廓和牙冠形态。

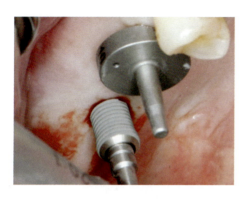

图 13-4-2 种植体平台与邻牙牙根距离

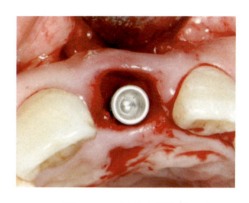

图 13-4-3 唇舌向危险带

如果唇侧骨板厚度低于 2mm 且种植体平台唇侧边缘超出邻牙外形高点之间的假想线，侵犯了唇侧危险带，则会导致唇侧牙槽嵴吸收，产生龈缘退缩和种植体颈部金属暴露的风险。

种植体平台向腭侧偏离假想线超过 2mm 时，则会侵犯腭侧危险带，通常需要把修复体设计成盖嵴式，引起发音、舒适和卫生维护等问题。

3. 冠根向位置 种植体平台冠根向位置受 3 个因素的影响，即釉牙骨质界、牙槽嵴高度和修复体龈缘。

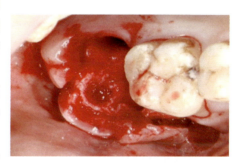

图 13-4-4 冠根向危险带

(1) 釉牙骨质界，种植体平台应该位于对侧同名牙釉牙骨质界根方 1mm 处，这是关于种植体平台位置的传统描述，但前提是假设牙槽嵴高度没有降低，没有牙周组织丧失的缺牙位点。

(2) 牙槽嵴高度，种植体平台应该与牙槽嵴顶平齐，这同样是假设牙槽嵴高度没有降低。

(3) 修复体龈缘，种植体平台应该位于唇侧龈缘中点的根方 2~3mm 处。因此，种植体平台的冠根向安全带应当位于未来修复体唇侧龈缘中点的根方 2~3mm 处，即 1mm 宽的窄带。在安全带的冠方和根方区域均为危险带 (图 13-4-4)。当小于 2mm，种植体平台侵犯冠方危险带时，存在颈部金属暴露、修复体难以形成接近自然的穿龈轮廓的风险。如果种植体平台位于唇侧龈缘根方超过 3mm，将位于龈乳头根方 5mm 以上。这样的平台位置，导致修复体就位和去除修复体周围黏接剂都非常困难，存在唇侧骨吸收和继发性龈缘退缩的风险。

449

当牙槽嵴吸收严重时，需要进行骨增量为种植体平台获得正确的冠根向位置。

4. 种植体之间的距离　两颗种植体之间的距离通常应该在 3mm 以上，否则种植体周围的碟形骨吸收将导致龈乳头丧失，发生种植体间邻间隙"黑三角"或形成过长的邻面接触区。

5. 种植体的轴向　理想的状态是种植体长轴与修复体长轴一致。由于剩余牙槽嵴厚度和根方凹陷的限制，可能产生种植体植入方向的唇向倾斜，限制了修复体选择螺丝固位的方式。近远中向倾斜是严重的操作失误，必须加以避免。

（四）种植位点改进

骨和软组织缺损影响种植体植入的三维位置和骨结合，甚至不能进行种植体植入。为扩大种植治疗的适应证，提高种植美学效果，必须进行与种植体同期或分阶段的骨和软组织增量，即种植位点改进。保存和改善种植位点的骨和软组织解剖学条件，成为美学种植治疗的重要考量因素。其中包括如何及何时植入种植体，如何及何时选择骨及软组织增量程序，以及是否采用拔牙位点保存程序等。在美学区种植治疗时，拔牙位点保存非常重要，通常可以减少或避免在拔牙窝愈合之后再使用额外的重建程序。硬组织改进技术包括引导骨再生和（或）自体骨移植等；软组织改进技术包括游离或带蒂的黏膜移植等。

（杨　成　张　贞）

参 考 文 献

沈庆富 . 2002. 影像学检查在牙种植手术设计中的应用评价 . 中国口腔种植学杂志 , 7(1): 46-49.

王军慧 . 2015. 口腔种植外科与修复并发症及其应急处理 . 全科口腔医学电子杂志 , (8): 53, 54.

解永富 , 邹长萍 . 2009. 闭合式上颌窦底提升术同期种植体植入临床应用 . 口腔医学 , 29(12): 646-648.

周倩 , 王佐林 . 2010. 引导骨再生术在种植手术中的应用 . 口腔颌面外科杂志 , 20(04): 279-284.

Deppe H, Horch HH, Kolk A. 2004. Microstructured dental implants and palatal mucosal grafts in cleft patients: a retrospective analysis. Journal of Cranio-Maxillofacial Surgery, 32(4): 211-215.

Gallucci GO, Bernard JP, Belser UC. 2005. Treatment of completely edentulous patients with fixed implant-supported restorations: three consecutive cases of simultaneous immediate loading in both maxilla and mandible. International Journal of Periodontics & Restorative Dentistry, 25(1): 27-37.

Hara I, Hara S, Miyake H, et al. 2003. Carcinoma in situ spread to mucosa of sigmoid colon neobladder. Urology, 2003, 62(1): 223-226.

Hara I, Hara S, Miyake H, et al. 2003. Carcinoma in situ spread to mucosa of sigmoid colon neobladder. Urology, 62(1): 223-226.

Lin C, Dong QS, Wang L, et al. 2009. Dental implants with the periodontium: a new approach for the restoration of missing teeth. Medical Hypotheses, 72(1): 58-61.

Via-Almunia J, Pearrocha-Diago M. 2009. Influence of perforation of the sinus membrane on the survival rate of implants placed after direct sinus lift. Med Oral Patol Oral Cir Bucal, 14(3): E133-E136.

第十四章　耳鼻缺损修复术

第一节　耳郭缺损修复术

耳郭位于头颅的两侧，一端固定，另一端游离，易受切割、撕裂及咬伤等损伤，造成耳郭部分缺损畸形。耳郭的任何部位均可受伤缺损，一般按受损的部位分为耳轮缺损、耳郭部分缺损及耳垂缺损等。

一、耳郭部分缺损的急诊处理

（一）适应证

耳郭部分缺损一般伤后 4~6h 以内，创面污染较轻、无其他器官严重受损时均可考虑行一期清创术。

（二）禁忌证

伤后时间过长；局部组织污染严重，清创缝合后感染概率较大者；全身有重要脏器受损，生命体征不稳定时暂不考虑清创。

（三）术前准备

颞部耳周备皮，剃头发宽度 3~4cm。清除耳周血痂及异物，并以生理盐水冲洗，如有组织脱落，宜用纱布包好，置于低温容器内，术前以活力碘等浸泡消毒。拟全麻下手术者，需术前禁饮食或上胃管。

（四）手术要点、难点及对策

1.原位缝合　耳郭的撕裂往往与头皮撕裂伤同时存在，只要有少许的皮肤组织蒂，特别是耳后动脉主干仍保留时，若皮瓣的血运较好，可行原位缝合。如撕裂的组织块远端皮下组织较肥厚，而血运欠佳，可考虑将远端皮下组织修薄，缝合后打包包扎。缝合时应注意分别将软骨断端进行缝合，以免造成术后继发耳郭畸形。

2.再植   对于无明显挫伤、切口缘较为整齐、完全离断的小块耳郭组织，在宽度不超过1cm的情况下，可行原位缝合再植，一般可成活。对于原位缝合难以成活的大块耳郭组织或整个耳郭的离断，如具备显微外科技术及条件，可行血管吻合，离断耳可望成活。

常规麻醉，彻底清洗断耳，再用1∶1000苯扎溴铵液浸泡10min。双侧断面修剪整齐，宜适当多剪除部分软骨以减轻张力，在显微镜下寻找离断近、远端动静脉及神经，近端血管适当游离一定长度并将断端修剪整齐，用显微血管夹暂时钳夹止血，以利于术中操作，血管断端于10倍显微镜下行显微缝合术。术后经予抗凝、抗炎、扩管及全身支持疗法。术后3d内给予敷料包扎，不宜加压，术后4d暴露术野，可采用白炽灯照射。

该手术尤其适用于耳郭外1/3及完全离断者。术中宜多剪除一些断端创面的软骨，以减轻逢合缘张力，有利于吻合血管的存活，保证血液供应。如果术中寻找静脉困难或耳郭外1/3外离断可不行静脉吻合术，术后以多个长0.2~0.5mm的小切口，敷以肝素纱布以保持间断少量渗血，建立人工血液循环，以促使远端存活。离断远端创缘无需严密缝合，只需缝合1或2针，可代替人工小切口。术后离断远端如有明显淤血肿胀，不管是否进行静脉吻合，一定要做人工小切口。术后患耳不宜加压包扎，可用白炽灯理疗，以避免吻合的血管形成血栓。

3.颞浅筋膜瓣覆盖软骨再植皮   清洗消毒后，剥除离断耳表面皮肤，缝合离断的软骨断端与残余耳软骨断端，然后在颞部做纵行辅助切口，长度略小于需要翻转的筋膜瓣的长度，切开皮肤，紧贴毛囊深面分离头皮与筋膜之间的粘连，达所需筋膜瓣外缘。切开颞浅筋膜瓣外上边缘，自筋膜瓣深面掀起，形成蒂在下方的筋膜瓣，再翻转覆盖于离断软骨及部分残端软骨表面，筋膜瓣应覆盖至残端软骨外约0.5cm处，并缝合固定数针，筋膜深面采用剥除的皮肤修成中厚皮后回植打包包扎，如皮片不足可另取对侧耳后皮补充。

4.乳突区皮瓣法   若乳突区皮肤完整，可去除离断耳郭后内侧皮肤及皮下组织，暴露软骨后内侧面，在软骨上开数个小孔，再将软骨及皮肤断端与残留耳郭断端缝合，于乳突区另设计一皮瓣，旋转并覆盖于离断耳后内侧创面，供瓣区切口两侧皮下分离松解后拉拢缝合，如张力过大可将剥除的皮肤修成中厚皮后游离植皮封闭。

5.Converse法   将离断耳软骨表面皮肤剥除后，缝合于残留耳郭的断端，再于耳后颅侧壁上做一切口，头皮下剥离形成腔隙，残留耳郭后内侧皮肤裂口与切口近耳颅沟一侧切口缘缝合成管状，将离断软骨端插入头皮下腔隙内，再将残留耳郭前外侧面裂口缘与头皮切口的另一侧缝合。3个月后，在离断耳软骨外约1cm处做弧形切口，切开头皮，保留离断耳软骨底面部分软组织，掀起离断软骨及其表面的皮肤，剖开颅耳沟区皮管，展平皮肤，覆盖部分创面，残留创面以游离皮片移植，打包包扎，如图14-1-1。

（五）术后监测与处理

术后主要观察离断组织的血运及其肿胀程度，如发现明显淤血肿胀，应在其远端周边做人工小切口或拆除部分缝合过密的缝线，同时以白炽灯适当烘烤，以减轻静脉淤血。同时监测体温，如伤后3d出现无明显原因的发热，应怀疑局部感染的可能。如患者采用敷料包扎，若敷料周围闻及腥臭味，则应及时打开敷料，观察创面是否存在明显的红肿及分泌物；如游离植皮打包后发现堆包周围出现脓性分泌物，应及时去除打包敷料，暴露创面，清除分泌物，进一步处理。

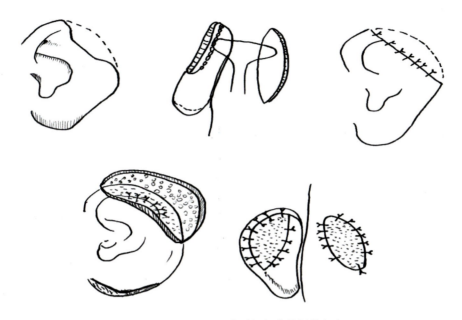

图 14-1-1　Converse 法耳郭部分缺损修复术

（六）术后常见并发症的预防及处理

1.感染　缝合后的软骨感染是严重并发症，一旦发生将非常难以处理，并可导致软骨的吸收变形。彻底清创及严格无菌操作是预防感染的关键，术后放置引流，也是预防感染的措施之一，常规使用抗生素可在一定程度上预防感染。一旦发生感染，通畅的引流是控制感染的关键，可于低位拆除部分缝线扩大创口，以过氧化氢水冲洗至分泌物基本正常，肉芽生长良好后，可考虑修复创面。

2.组织坏死　组织坏死与撕裂的组织瓣的血运明显相关，如血运欠佳或组织瓣长度过大，则远端可能出现部分坏死，术后组织肿胀、张力过大亦可能导致组织部分坏死。手术前应判断组织瓣的血运，如难以判断时可用温盐水纱布包裹组织瓣 15min 后再观察，若组织瓣边缘无明显渗血则可考虑去除部分组织瓣或修薄后打包。术后发现离断组织明显淤血肿胀，应及时处理，以利静脉回流。对已出现的组织坏死，应及时清除后，采用其他方法，修复创面。

3.耳郭变形　创伤导致的耳郭变形比较常见，与受伤的程度及清创缝合软骨复位的好坏有关。手术时应尽量保留耳郭的软骨，消毒后缝合于相应的位置，再以带血运的组织瓣或皮瓣覆盖，软骨往往可以成活。如变形严重，则需要后期进一步手术修复。

（七）临床效果评价

耳郭损伤后的早期处理尤为重要，对于早期裂伤可一期清创缝合，带有一定宽度的蒂部的组织撕裂伤，经判断血运良好者可直接原位缝合；如血运欠佳，则应将之作为完全撕脱伤处理：将撕脱的组织软骨与皮肤剥开，软骨断端与耳郭相应断端缝接，再采用局部皮瓣或筋膜瓣转移覆盖软骨，剩余创面游离植皮封闭。对于切口较为整齐的耳郭大部分游离的切割伤，具备显微外科条件及技术的单位可急诊行血管显微吻合，但有一定的风险。对于早期无条件即刻修复的缺损，则需先把软骨埋置，后期再做修复。采用筋膜瓣或皮瓣覆盖回植的软骨，再于供区植皮的方法就为稳妥，组织成活率高；游离组织块的再植，要考虑组织块的宽度，超过一定的宽度，组织块难以完全成活。

二、耳郭部分缺损的后期修复

（一）适应证

耳郭损伤早期处理不及时，或条件不允许未作特殊处理，损伤部位会遗留不同程度的缺损，应进行后期手术修复。

（二）禁忌证

局部组织存在感染病灶；全身有重要脏器不全者；年龄超过 25 岁，肋软骨明显钙化而拒绝采用人工材料的耳郭大部分缺损者。

（三）术前准备

颞部耳周备皮，剃头发宽度 3~4cm。拟全麻下手术者，需术前禁饮食或上胃管。

（四）手术要点、难点及对策

1. 耳轮缺损修复

(1) 直接切开缝合法：适用于耳轮中上部较小（比正常侧小 0.5cm 以内）的缺损，切开缺损缘，适当修整部分软骨，分层缝合皮肤及软骨即可。

(2) 皮肤软骨瓣双向推进法：适用于小于全耳轮 1/3 且位于耳郭上部缺损的修复，切开并适当修整切口边缘，在耳郭前外侧面顺舟状窝走向做弧形切口达耳垂上部，切开皮肤及软骨，保留耳后皮肤完整，并于软骨背面剥离松解后缝合切口缘。如切口仍有张力，可"V"形切开耳轮脚前后皮肤与软骨，松解后再"Y"形缝合缺损缘以延长耳轮。

(3) 耳后推进皮瓣法：在耳后内侧面设计一蒂在缺损缘的矩形皮瓣，在软骨膜表面掀起皮瓣，将之向前推行，蒂部近端两侧切口缘与缺损区前外侧边缘缝合达耳轮缘，取肋软骨片或对侧耳甲软骨，插入缺损缘两端皮下，并与缺损缘耳郭软骨缝合固定，适当折叠皮瓣，其远端两侧与缺损区后内侧两边缘缝合，耳后供瓣区残留创面行局部皮瓣转移修复或游离植皮封闭。

(4) 耳郭复合组织游离移植法：适用于耳轮缺损较少，直接缝合后患侧耳郭明显较对侧小的患者。修剪缺损缘两侧，形成新鲜创缘，切取宽度为缺损宽度 1/2 的扇形对侧耳郭全层复合组织，嵌入缺损处，分层缝合软骨及皮肤，无需打包包扎，供区分层缝合即可，如图 14-1-2。

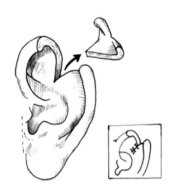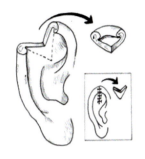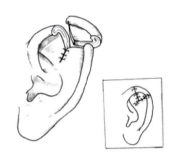

图 14-1-2 耳郭复合组织游离移植法

(5) 耳后皮管法：如缺损为长条的耳轮皮肤，可考虑采用耳后皮管修复：第 1 期，在耳后乳突区无毛发位置形成皮管; 3 周后皮切断管一端,并与耳轮缺损缘一端缝合; 再经 3 周后,离断皮管的另一端,并与耳轮缺损缘缝合。这样修复的耳轮为半管状，较为逼真。

2. 耳郭部分缺损修复　以耳郭中部 1/3 缺损最为常见，一般均需切取对侧耳甲软骨或肋软骨作为支撑，再进行皮瓣转移以覆盖支架。

(1) 耳后推进皮瓣法：与耳后推进皮瓣法修复耳轮相似，只是所做皮瓣略大，残余创面多需游离植皮封闭，而且术后蒂部容易留有皮肤的皱褶，需后期修整。

(2) Converse 法：同急诊处理中的 Converse 法。不同之处是，如急诊处理时离断的软骨未能在局部预埋或因感染被吸收，则需另取肋软骨修成片状或对侧耳甲软骨，插入并缝合于缺损缘两端的耳轮软骨上，软骨条两端插入的长度应足够，否则可能在连接处存在明显的切迹。

455

(3) 皮肤扩张法：当缺损面积较大，乳突区皮肤不足时，可行部分扩张法耳再造术。手术方法分二、三期进行：①一期手术，在耳后乳突区设计扩张器置入区，范围较扩张器面积略大，前侧边缘紧临缺损缘。局麻后，在耳后发际内扩张区外边缘处做弧形皮肤切口，在浅筋膜表面分离达设计线外边缘，彻底电凝止血后，置入 50ml 或 80ml 肾形扩张器一个，放 1 根引流管后缝合切口。3~5d 根据引流物的量及性质拔除引流管，7d 后开始注水扩张，间隔 2~3d 注水 1 次，共约 10 次，待扩张器容量注满并维持扩张状态至少 1 个月后再行第二期手术。②第二期手术在右肋缘处切取第 7 肋软骨 (不足时可多取其上下 1~2 根肋软骨)，根据对侧耳郭所描画的耳胶片模型雕刻具有三维立体结构的耳软骨支架。取出扩张器，形成一蒂在前的扩张皮瓣，剥离纤维包膜。将软骨支架固定于合适位置，并与缺损缘残留软骨缝合固定，以蒂在前侧的扩张皮瓣覆盖支架前外侧部达耳轮后内侧部，在剩余扩张区设计另一皮瓣以覆盖耳支架后内侧部及颅侧壁创面。若皮瓣无法完全覆盖支架，则需掀起耳后浅筋膜瓣翻转覆盖支架后内侧面，再另取皮片游离移植覆盖筋膜瓣背侧创面。

(4) 颞浅动脉分支筋膜瓣转移及植皮法乳突区及颈部皮肤均不可用，且颞浅动脉未受破坏时，可切取自体肋软骨，根据缺损大小雕刻成不规则状的支架，与缺损缘缝合固定，再做颞部的"T"形切口，切开皮肤、紧贴毛囊深面分离头皮与筋膜之间的粘连，至所需筋膜瓣外缘。切开颞浅筋膜瓣外上边缘，自筋膜瓣深面掀起，形成蒂在下方的筋膜瓣，再翻转并覆盖于离断软骨及部分残端软骨表面，筋膜瓣应覆盖至残端软骨外约 0.5cm 并缝合固定数针，筋膜深面采用中厚皮游离移植打包包扎。

（五）术后监测与处理

术后主要监测体温、敷料周围的气味及皮瓣的血运等，基本与早期处理相似。采用扩张法修复有患者，术后应密切观察引流物的量及性质，询问患者术区有无明显肿胀及疼痛，观察扩张区周围皮下有无淤血及肿胀。发现异常及时打开外包扎敷料，观察有无血肿的发生，若已有明显的血肿应及时清除，以免扩张皮瓣张力过大，出现表皮水泡，影响扩张。

（六）术后常见并发症的预防及处理

1.感染　与早期处理相比，后期修复感染发生率明显降低，但感染一旦发生非常难以处理，且可导致软骨的吸收变形。术前要常规备皮，术中严格无菌操作，术后放置引流，常规使用抗生素可在一定程度上预防感染。一旦发生感染，应早期拆除部分缝线，扩大创口，以过氧化氢水冲洗至分泌物基本正常，肉芽生长良好后再修复创面。若扩张囊腔内出现脓性分泌物，应及时抽出大部分扩张器内注射的生理盐水，扩张囊腔内以大量庆大霉素生理盐水冲洗直至引流物清亮，连续约 1 周，可望控制感染，然后再行注水维持皮肤张力。

2.组织坏死　皮瓣坏死与皮瓣的长宽比不合适及局部瘢痕的严重程度有关，设计时需严格把握皮瓣的长宽比，如瘢痕增生严重，皮瓣分离时更需要保护。对已出现的组织坏死，应及时清除后，采用其他方法，修复创面。

3.耳郭外形不满意　移植的软骨条或支架与残留的耳软骨支架贴合吻接不紧密，可出现软骨成角畸形，缝合时要注意平缓过渡。采用推进皮瓣修复时，容易在蒂部形成皱褶，采用筋膜瓣包裹的支架再植皮患者，耳郭比较臃肿，都需要再次手术予以修复。如因移植的皮片后期挛缩导致支架变形患者，则需要后期进一步松解挛缩，再次植皮修复。

（七）临床效果评价

直接缝合法适合修复耳轮缺损较少的患者；皮肤软骨瓣双向推进法适用于小于全耳轮 1/3 且位于耳郭上部的缺损修复；复合组织全层游离移植的宽度不能超过 1.5cm；耳后推进皮瓣法，需于伤后至少 3 个月、缺损缘血运重新建立以后方可进行。颞浅筋膜包裹适用于耳郭上部的缺损，如用于修复下部缺损，则要确保筋膜瓣良好的血运，且术后患耳臃肿，需要再次修整。Converse 法则需要早期处理时预埋软骨，如早期未能将脱落的软骨埋置于相应位置，晚期修复时可考虑先采用自体肋软骨或对侧耳甲软骨修复支架，再采用耳后推进皮瓣法覆盖软骨。

三、耳垂缺损修复

耳垂位于耳郭的下部，内无软骨，根据形状大致可分为圆形、扁形和三角形 3 类。耳垂可与屏间切迹下方的面部皮肤完全游离、部分粘连、甚至完全粘连，其大小及形态，种族间差异较大，一般认为只要不影响佩戴耳饰，即为正常耳垂。由于耳垂本身属于部分游离的组织容易受伤，加上佩戴耳饰后的外伤，容易造成耳垂缺损或耳垂裂。

（一）耳垂裂

1. 适应证　外伤引起的急性耳垂裂伤或陈旧性获得性耳垂裂患者。

2. 禁忌证　全身有重要脏器不全者，局部污染严重无法行一期修复者。

3. 术前准备　急性期需术前清除颞部耳周皮肤血痂及异物，剪除部分毛发。拟全麻下手术者，需术前禁饮食或上胃管。

4. 手术要点、难点及对策　切开裂缘形成新鲜创面后直接拉拢缝合，为防止术后直线瘢痕挛缩导致耳垂变形，可将裂缘锯齿状切开，交叉对位拉拢缝合。对于要求保留耳垂穿孔的患者，可从一侧边缘掀起皮瓣卷曲成耳垂孔再缝合其余创面。缝合时应用"Z"形缝合，以免形成直线瘢痕。

5. 术后监测与处理　术后主要监测皮瓣的血运等。

6. 术后常见并发症的预防及处理　常规长宽比例设计，皮瓣坏死非常少见，如出现部分坏死，则需要清创后，另行皮瓣转移或植皮以修复创面。耳垂变形多为切口直线瘢痕挛缩引起，设计时切口缘可设计为锯齿状，以免挛缩。瘢痕疙瘩也可能是并发症之一，术后有条件者，可考虑做局部的放疗。

7. 临床效果评价　术前进行精确的设计，术中尽量避免直线切口，耳垂裂的修复效果往往较为满意，如修复后的耳垂欠丰满，可在手术 3 个月后考虑行局部脂肪颗粒注射。

（二）耳垂缺损

1. 适应证　获得性耳垂裂患者。

2. 禁忌证　局部皮肤存在感染病灶；全身有重要脏器不全者。

3. 术前准备　颞部耳周备皮，剃头发宽度 3~4cm。拟全麻下手术者，需术前禁饮食或上胃管。

4. 手术要点、难点及对策

(1) 折叠皮瓣法：在耳后乳突区设计一个双叶皮瓣，每叶均要比健侧耳垂稍大，后叶略大于前叶，切开皮肤，掀起皮瓣，将其折叠形成耳垂，切除原耳垂缺损下部边缘的瘢痕组织，创缘与再造耳垂上缘对位缝合，乳突区创面直接拉拢缝合或植皮修复，如图 14-1-3。

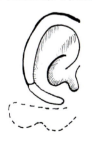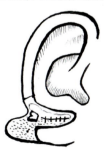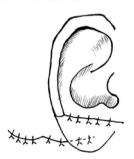

图 14-1-3　折叠皮瓣法

457

(2) 易位皮瓣法：在乳突区设计一个略宽于缺损耳垂的皮瓣，切开皮肤形成皮瓣，将其上缘与缺损部的边缘缝合，供瓣区拉拢缝合，3周后皮瓣断蒂，并将其下缘向上翻转形成耳垂。

(3) Brent 法耳垂再造术：参照健侧大小及形态，在患侧耳后乳突区设计一"鱼尾"形分叉皮瓣；将皮瓣向上方掀起，相互折叠形成耳垂；乳突区创面可直接拉拢缝合，耳后创面植皮修复。

(4) Zenteno Alanis 法耳垂再造术：按健侧大小和形状，在相当于耳垂位置的下方，设计蒂在上方的纵行皮瓣，切开皮肤及皮下组织形成皮瓣，将皮瓣向前上方旋转形成耳垂，乳突区创面可直接拉拢缝合，如图 14-1-4。

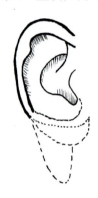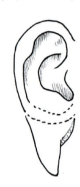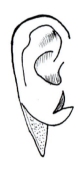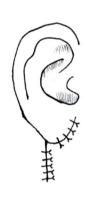

图 14-1-4　Zenteno Alanis 法耳垂再造术

(5) 皮片皮瓣法：在乳突区或缺损耳垂后的瘢痕部位设计皮瓣，皮瓣大于缺损约 1/3，切开组织形成蒂在前方的皮瓣，将皮瓣上缘与缺损创面前缘缝合，皮瓣背侧及供瓣区植皮修复。

(6) 皮肤扩张法耳垂再造：参照皮肤扩张法耳郭缺损修复术，在耳后乳突区放置扩张器，扩张器放置的位置稍低，以耳后无发区为主，7d 后定期注水，扩张满意后取出扩张器，利用扩张的皮瓣进行耳垂再造，必要时需取软骨作为耳垂内支撑。供瓣区可直接拉拢缝合。

（五）术后监测与处理

术后主要监测体温及皮瓣的血运等。接受扩张法耳垂再造术的患者，术后应密切观察引流物的量及性质，询问患者术区有无明显肿胀及疼痛，观察扩张区周围皮下有无淤血及肿胀。

（六）术后常见并发症的预防及处理

1. 皮瓣部分坏死　常规长宽比例设计，皮瓣坏死非常少见，如出现部分坏死，则需要清创后另行皮瓣转移或植皮以修复创面。

2. 耳垂变形　多为切口直线瘢痕挛缩引起，设计时切口缘可设计为锯齿状，以免挛缩。必要时需置入软骨材料以起到内支撑的作用。

3. 瘢痕疙瘩　对于身体其他部位存在瘢痕疙瘩的患者，术后可能出现瘢痕疙瘩，应提前与患者沟通，术后可考虑做局部放疗。

（七）临床效果评价

术前进行精确的设计，术中尽量避免直线切口，耳垂缺损的修复效果往往较为满意，如修复后的耳垂欠丰满，可在手术 3 个月后考虑行局部的脂肪颗粒注射。对于耳垂周围存在明显增生瘢痕的患者，宜考虑在面颈部埋置扩张器，再将耳周增生性瘢痕切除，同时行耳垂再造。

四、全耳郭缺损修复术

全耳郭的缺损较为少见，常发生于严重的外伤、耳郭肿瘤（如海绵状血管瘤）切除术后及烧伤等。若出现全耳郭缺损，则往往需要行全耳再造术。根据缺损耳郭周围皮肤及软组织损伤的程度，应采用不同的方法进行耳郭再造术。因局部的条件限制，再造耳郭的外形往往难以令人满意。必要时可考虑采用佩戴义耳的方法遮蔽局部的缺陷。

（一）非扩张法全耳郭再造术

1. 适应证　耳郭大部分缺损，耳后乳突区皮肤存在明显的瘢痕，局部血管破坏严重，不宜采用扩张法的患者。

2. 禁忌证　局部组织存在感染病灶；全身有重要脏器功能不全的患者；年龄超过 25 岁，肋软骨明显钙化而拒绝采用人工材料的耳郭大部分缺损者。

3. 术前准备　颞部耳周备皮，剃头发宽度 3~4cm。拟全麻下手术者，需术前禁饮食或上胃管。

4. 手术要点、难点及对策

（1）取材：在右侧胸壁第 6、7、8 肋软骨联合处表面皮肤上做梭形切口。切开肌肉，暴露肋软骨膜，切取大小合适的软骨，一般儿童取 2~3 块肋软骨；成年后肋软骨较粗大者，则可仅取 1 根。应尽量保持联合部的完整性，取毕分层缝合软骨膜、肌肉，切口缘皮下适当分离松解后缝合即可。

（2）软骨支架的雕刻：按术前准备的耳膜雕刻并拼接耳支架，选取一弧度与模型耳轮弧度相近的大软骨块作为基座，在舟状窝处雕刻去除一软骨片以加深舟状窝，在对耳轮下脚处另取一软骨块雕刻后缝合于基座相应位置以作对耳轮下脚。以一浮肋适当修整后，缝合于基座及对耳轮下脚边缘以作耳轮（如果仅取一根较大肋软骨，可将其外缘部分切取一条长度与耳轮相当的软骨条以作耳轮之用），再将剩余软骨中部分垫于基座下面以增加支架高度，部分修成细条状，缝合于对耳轮相应部位以突出对耳轮，如图 14-1-5。

（3）支架的置入：在耳后乳突区发际缘做切口，

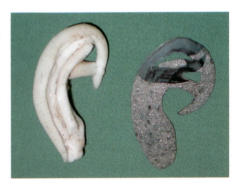

图 14-1-5　软骨支架及耳模

在皮下与浅筋膜之间分离形成腔隙，前侧达外耳道后边缘，止血。将雕刻好的支架经切口置入皮下腔隙内，调整支架位置，使之与对侧基本对称，缝合固定数针，在支架表面放一引流管接负压引流，分层缝合切口，包扎。7~9d拆除缝线。

(4) 耳郭形成：一期术后至少3个月，在软骨支架外缘约1cm处做弧形切口，切开皮肤，保留软骨支架底面一薄层软组织将软骨支架掀起，使之与颅侧壁形成一夹角，形成一包括耳郭背面及颅侧壁的创面。在原胸部供区另取相应大小的皮肤，修薄成中厚皮片，缝合于耳后创面，打包包扎。术后10d拆线。

保证皮瓣及筋膜瓣的血运是手术的难点，术中解剖层次要清晰，采用电凝仪器止血时，操作要精细，切忌破坏主要供血动脉。耳郭支架的雕刻需要经过长期的训练方可达到理想的水平，要求术中要有一定的艺术素养及雕刻技巧。无菌操作是保证手术成功的关键，术前应保证术区无明显感染病灶，术中严格无菌操作，术中使用的一次性用品可采用活力碘浸泡消毒等方法进一步消毒处理，术后可常规使用抗生素3~5d，应及时拔除引流管。

5. 术后监测及处理　一期术后主要观察引流物的量及形状，发现引流物明显异常应及时处理。此外，体温也是术后监测的重点，若术后3d开始出现体温明显升高，血常规发现白细胞明显升高，则高度怀疑感染的可能，应及时打开外包扎敷料，观察并及时处理。

6. 术后常见并发症的预防及处理

(1) 感染：移植的软骨支架感染是耳再造的最严重并发症，一旦发生将非常难以处理，并可导致软骨的吸收，支架变形。严格无菌操作是预防感染的关键，术前应保证术区皮肤无感染病灶，若存在应先处理后方可手术；术中严格无菌操作，所有相关物品均应严格消毒；术后放置引流，也是预防感染的措施之一，常规使用抗生素可在一定程度上预防感染。一旦发生感染，通畅的引流是控制感染的关键，可于低位拆除部分缝线，扩大创口，以抗生素盐水冲洗，创口内放置引流条，每天更换，至分泌物基本正常，肉芽生长良好后，可考虑修复创面，同时行三期修整。必要时可将支架取出，进行浸泡处理后重新固定，再造耳上下各放置一根引流管，上部引流管接抗生素生理盐水，下部引流管接引流袋，持续冲洗5~7d，根据引流物情况，拔除引流。

(2) 支架外露：软骨支架外露是耳再造的另一常见并发症，多发生于耳后筋膜表面的植皮区及耳轮缘。发生在植皮区的外露，多因筋膜组织血运欠佳、皮片发生坏死所致，预防的关键是掀起软骨支架时应保留支架底面足够厚度的一层软组织。耳轮缘的外露，多因包扎过紧引起，故包扎时再造耳表面应垫以足够厚度的柔软棉花。当然，减少皮瓣张力，良好的切口缘对合缝合也是防止皮片与皮瓣接合部裂开的必要措施。米粒大小的外露，一般可以自愈，保持清洁干燥即可；较大的外露往往难以愈合，应及早处理以免引起感染，一般需采用颞浅筋膜瓣翻转并覆盖外露支架，再在筋膜面游离植皮，以封闭创面。

(3) 胸膜损伤：如术中操作粗暴，软骨膜剥离不够充分，软骨一端断开后，过度牵扯软骨，则可能撕破胸膜，导致气胸。一旦出现，应立即以圆针缝合胸膜裂口，必要时需行胸腔闭式引流。

(4) 缝线或钢丝外露：缝线的外露多出现在耳轮缘，及时去除即可。钢丝的外露多出现在再造耳背侧，多因钢丝结隐藏不佳引起，支架塑形时应尽可能将钢丝结置于背侧，且将其塞入软骨接缝内，一旦外露，可予剪断后拔除，一般不会影响支架的稳定性。

（5）再造耳郭上的毛发及其处理：非扩张法耳再造时，由于皮肤量不足，用于覆盖支架的皮瓣往往需要带有一块长有毛发的头皮，耳再造完成后耳郭上部会不同程度带有毛发。术前应充分评估乳突区的皮肤有，如发际线较低，在术前使用强脉冲光进行脱除，每次间隔30~45d，一般3~5次基本可将多余的头发去除。在一期皮瓣掀起后，如果支架表面的皮瓣带有毛发，可将皮瓣底面的毛囊剪除破坏。如果还残留有毛发，可二期再造耳修整时，再次剪除或拔除，亦可让患者在院外采用拔毛镊自行拔除。

7. 临床效果评价　对于耳后乳突区存在较为明显的瘢痕且局部供血血管破坏严重的患者，采用扩张法行耳郭再造术，易导致扩张的皮瓣部分坏死，扩张器外露，影响耳郭再造，故应采用更为稳妥的非扩张法。但耳后乳突区的瘢痕往往较为肥厚，且未经扩张，导致再造的耳郭轮廓不明显，外观欠佳。非扩张法的另一缺点是皮肤量不足，多需要移植40~50cm^{2}的皮肤，供区瘢痕明显。

（二）扩张法全耳郭再造术

1. 适应证　耳郭大部分缺损，耳后乳突区皮肤及软组织基本完好者；年龄小于25岁，自体肋软骨足够用于耳郭再造者。

2. 禁忌证　局部组织存在感染病灶或明显瘢痕，伴软组织缺损者；全身有重要脏器不全者；年龄超过25岁，肋软骨明显钙化而无法切取者。

3. 术前准备　颞部耳周备皮，剃头发宽度3~4cm。拟全麻下手术者，需术前禁饮食或上胃管。

4. 手术要点、难点及对策

（1）扩张器的选择与植入：残耳组织量较多的患者，一般选择50ml扩张器，残耳较小的患者，可选择70ml扩张器，因耳郭带有一定的弧度，所以扩张器以肾形为主。在残耳后侧用亚甲蓝画出扩张器植入区，前侧紧邻残耳后边缘，底部达耳垂最低点水平下1~2cm，植入区的边缘要比扩张器底盘边缘宽约0.5cm，形状亦为肾形。然后在植入区后边缘后约1cm处，做与后边缘平行，长4~6cm的弧形切口线。在切口线处切开头皮达毛囊深面，在该层分离形成皮下腔隙，止血，植入肾形扩张器1个，放引流管1根后，分层缝合切口。覆盖凡士林单层纱布，再用棉花及纱布外敷包扎即可。根据引流物的情况，一般3d后引流物明显减少，颜色由红变黄变淡后，即可拔除引流管，继续加压包扎至术后7d拆线为止。拆线后第3天可开始扩张器注水，首次可注水10~20ml，以后每隔2~3d注水1次，每次注水5~7ml，1个月左右可以完成注水扩张（图14-1-6）。扩张完成后至少原位维持1个月，然后再准备行二期耳再造。

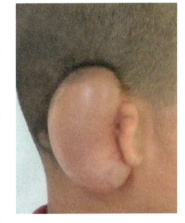

图14-1-6 扩张器埋置术后

（2）皮瓣形成，取出扩张器，软骨支架植入耳郭再造术：肋软骨的切取及雕刻同非扩张法，皮肤要比非扩张法明显减少，一般仅需 30~40cm²，将之修成全厚或中厚皮片备用；做耳垂转位，将其前后面剖开备用；切开皮肤达扩张器包膜浅层，在该层内分离皮瓣达蒂部，切开并去除包膜，取出扩张器，在耳后乳突区制作蒂在前方的筋膜瓣。软骨支架雕刻塑形固定后，前外侧以扩张皮瓣覆盖，后内侧面以筋膜瓣包裹达耳轮缘，耳后残留创面游离植皮，打包包扎；术后第 10 天即可拆线，如图 14-1-7。

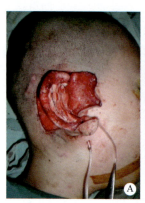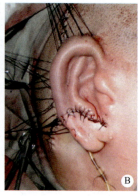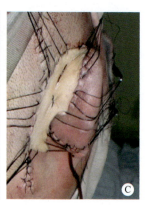

图 14-1-7　耳郭再造术
A.筋膜瓣包裹软骨支架；B.术中前外侧面观；C.术中耳后植皮

(3) 耳局部修整术：术后至少半年，根据患者的需要对再造耳的细节进行完善，修整切口瘢痕，松解颅耳沟再次植皮等，完成耳再造的全部步骤。

扩张器埋置时解剖层次要清晰，一般在颞浅筋膜或耳后乳突区筋膜表面分离，止血要彻底，特别是靠近枕部的头皮下分离时容易出血，要重点处理，以免出现血肿。取出扩张器时，要在扩张器包膜表面做剥离，操作要精细，以免伤及扩张皮瓣的血运。

5. 术后监测及处理　扩张器埋置术后不仅要观察引流物的形状及数量，还要观察扩张器周围皮下有无明显肿胀，患者有无术区肿胀感，因为引流管如果被血凝块堵塞后，虽然引流量较少，但仍不能排除局部血肿，而局部的肿胀感及扩张器周围是否肿胀则是血肿的信号之一。二期术后引流物一般是较为清亮的淡黄色，如出现浑浊或脓性样，且有体温明显升高及中性粒细胞明显升高，则高度怀疑感染的可能，应及时打开外包扎敷料，观察并及时处理。

6. 术后常见并发症的预防及处理　扩张法的并发症除与非扩张法并发症相同外，还存在扩张器的血肿、感染及外露等。

(1) 血肿：发现血肿应及时拆除缝线，清除血肿，彻底止血后重新置入扩张器，可继续进行常规扩张。

(2) 扩张器外露：在采用扩张法耳再造中可见，耳后乳突区皮肤菲薄，若存在扩张器某个部位折叠成角，则易刺破皮肤，导致外露。手术时，腔隙分离足够宽大，扩张器可在其中充分展平，是预防扩张器成角的关键，一旦出现成角，应抽出部分生理盐水，适当按摩，以舒平扩张器，改变成角的位置。如破溃发生在扩张器的周边，抽出大部生理盐水后，带创面底部组织缝合裂口缘，愈合后可继续扩张；如破溃发生在中央部位，则多需取出扩张器，如无感染迹象，可按非扩张法进行耳郭再造；如存在明显的感染，则需 3~6 个月后再次放置扩张器或直接行耳再造。

(3) 扩张区感染：扩张器外露、注水时未严格无菌操作、扩张器表面皮肤的疖肿等均可导致感染，发生后，应于扩张器下部离扩张器最低点下约 1cm 处，做一小切口，用血管钳分离形成皮下隧道并与放置扩张器的腔隙相通，向腔内插入细导管，以抗生素盐水反复冲洗，再接负压引流，感染控制后，可继续扩张。如无法控制，则需取出扩张器，3~6 个月后再次扩张。

7. 临床效果评价　扩张法可以明显增加耳后乳突区皮肤的量，减少移植皮片的面积，供皮区瘢痕明显减轻。而且乳突区的皮肤经过扩张较为菲薄，用于覆盖支架的前外侧面，再造的耳郭轮廓较为清晰，外观明显优于非扩张法。然而，该扩张法所扩张的皮肤不足于完全覆盖支架，仍需在胸部另取皮片游离移植。皮片的后期挛缩，可能导致颅耳沟变浅，耳支架变形，在三期修整时往往仍需再次行游离植皮术。再造的耳郭因需采用筋膜瓣包裹，故外观仍较为臃肿。有逐渐被全扩张法代替的趋势。

(三) 全耳郭缺损义耳的使用

1. 适应证　耳郭大部分缺损，耳后乳突区皮肤存在明显的瘢痕且伴有软组织明显缺损，不宜进行全耳再造的患者；无法接受全耳再造术的患者。

2. 禁忌证　局部组织存在感染病灶；全身有重要脏器不全者。

3. 术前准备　颞部耳周备皮，剃头发宽度 3~4cm。拟全麻下手术者，需术前禁饮食或上胃管。术前检查血常规、肝肾功能、出凝血时间等。

4. 手术要点、难点及对策　按设计要求，在外耳道后上方各做 3 个小切口，采用器械在相应位置骨质钻孔，置入 3 个钛钉，切口适当包扎即可。待钛钉牢靠固定后，即可佩戴义耳。

5. 术后监测及处理　术后观察钛钉周围有无异常分泌物，钛钉的牢靠程度等。

6. 术后常见并发症的预防及处理　钛钉置入时应避开面神经走形路径，以免伤及神经。钛钉不宜过长，以免穿透颞骨。钛钉周缘皮肤感染是常见并发症之一，术后早期应注意局部清洁消毒，出院后仍需注意保持局部的清洁干燥。钛钉的松动是其晚期主要并发症，一般发生于植入术后多年。若发现，则需要取出钛钉，创面愈合后，可考虑在其他部分另植钛钉。

7. 临床效果评价　义耳的使用是全耳再造术的补充，手术操作相对较为简单，而且可以同时掩盖耳周的瘢痕及其他缺陷，外观较为满意。但需要为每个患者制造一个模型，成本较高。而且义耳因光线照射等存在老化的情况，3~5 年后需要更换一次，个别患者因四季肤色的变化，需要每个季节更换 1 个义耳，此外钛钉植入等的手术费用及材料费用，其总费用并不低于全耳再造手术，是目前限制其应用的关键因素。

第二节　鼻缺损修复术

先天性的鼻部缺损比较少见，鼻的部分或全部缺损多由外伤或肿瘤切除引起。根据鼻部缺损的位置,可分为鼻尖缺损、鼻翼缺损、鼻侧缺损、鼻背缺损、鼻小柱缺损及全鼻缺损。对于鼻缺损的修复,有游离皮片移植术、带蒂或游离复合组织移植、局部皮瓣或皮下蒂皮瓣转移、上臂皮管移植及额部扩张皮瓣移植等方法。

一、鼻尖缺损修复

鼻尖缺损多见于外伤、动物咬伤,还可继发于体表肿瘤切除术后,如基底细胞癌、鳞状细胞癌及体表色素痣等。

(一)皮片移植术

1.适应证　鼻尖较为浅表的创面,如轻度挫裂伤,皮肤色素痣及血管瘤等切除术后,鼻部的骨性支架结构基本完整的患者。年龄较大,对外观要求不高,不宜行创伤较大的手术的患者。

2.禁忌证　局部皮肤存在感染病灶;全身有重要脏器不全者;肿物侵犯达骨膜及软骨膜表面,切除后无明显软组织残留者;对外观要求较高者。

3.术前准备　供皮区周围备皮,如为肿瘤伴破溃,宜尽量清除痂皮及分泌物,局部清洗换药后包扎。常规剪除鼻毛。拟全麻下手术者,需术前禁饮食或上胃管。

4.手术要点、难点及对策　切除鼻尖病变组织,彻底止血。如为恶性肿瘤切除术,需术中行快速冰冻病理检查,以确保肿物完全切除。根据创面的大小,在耳后或腹部切取皮肤组织,修成全厚皮或带真皮下血管网皮片,缝合于鼻尖创缘,鼻孔内以碘仿纱条填塞支撑,打包包扎,术后2周左右拆除缝线。

5.术后监测与处理　术后主要观察植皮区敷料有无渗血、渗液,闻其有无腥臭的脓液味道,如有疑问,宜尽早打开外包扎敷料,若发现有感染迹象,应尽早打开包扎,清除处理。

6.术后常见并发症的处理及预防　皮片成活不佳是最主要并发症,如出现,应清除局部坏死组织,待肉芽组织生长良好后,考虑再次植皮手术。发现植皮区感染,应尽早打开包扎敷料,清除脓性分泌物,保持创面干燥,换药后延期处理创面。

7.临床效果评价　鼻尖因为位于面部正中突出部位,患者多在意其术后外观,而移植皮片术后出现的色素沉着,局部皮片挛缩造成的继发畸形等往往让患者难以接受,故目前,已较为少用,取而代之的是局部皮瓣法或额部皮肤扩张法。

(二)面颊部组织蒂皮瓣法

1.适应证　鼻尖伤及皮肤全层甚至皮下组织缺损的创面,如中重度挫裂伤,鳞状细胞癌、基底细胞癌及血管瘤等切除术后,鼻部的骨性支架结构基本完整的患者。

2.禁忌证　局部皮肤存在明显感染病灶;全身有重要脏器不全者;肿物侵犯达鼻尖全层,切除后伴有黏膜缺损者。

3.术前准备　供皮区周围备皮,如为肿瘤伴破溃,宜尽量清除痂皮及分泌物,局部清洗换药后包扎。常规剪除鼻毛。拟全麻下手术者,需术前禁饮食或上胃管。

4. 手术要点、难点及对策　切除鼻尖病变组织，彻底止血。根据创面的大小，在同侧面颊部设计一个皮瓣，根据设计线切开皮肤，皮瓣近端仅切开皮肤，并在皮下分离达所需蒂部长度，切开皮瓣两侧皮肤、皮下组织达浅筋膜基底表面，在该层掀起，形成一蒂在上方的组织蒂皮瓣。将之旋转后，经辅助切口或皮下隧道转移至鼻尖区，缝合以覆盖创面。放 1 根引流条后，供瓣区切口两侧皮下适当分离松解后分层缝合包扎。

5. 术后监测与处理　术后主要观察皮瓣血运，有无明显淤血及肿胀，如皮瓣出现淤血，应及时进行局部按摩，促进静脉回流，必要时可用烤灯局部烘烤，甚至拆除部分缝线及时减压。

6. 术后常见并发症的处理及预防　皮瓣淤血坏死是本法主要并发症，术中皮下隧道应分离足够大，皮瓣经过隧道后，蒂部应无明显张力，否则易导致皮瓣静脉回流障碍，并终致皮瓣坏死。局部血肿亦是本法常见并发症之一，因鼻部血供丰富，若止血不彻底易导致局部血肿，术中应在术区皮下放置引流条，24h 后拔除。

7. 临床效果评价　皮下组织蒂皮瓣成活后外观较植皮明显改善，不易出现局部挛缩变形及明显的色素沉着。但若患者较为肥胖，转移后的皮瓣可能出现臃肿，需要再次手术修薄，若病变范围累及部分鼻翼，则该组织蒂皮瓣不足于覆盖所有创面，需采用额部皮肤扩张等方法修复。

（三）额部皮肤扩张法鼻尖修复术

1. 适应证　外伤及动物咬伤等导致的包括鼻尖及部分鼻翼的鼻部缺损，皮肤色素痣及血管瘤等良性肿瘤，鳞状细胞癌或基底细胞癌等恶性肿瘤切除术后引起的较大面积组织缺损；年龄较轻，对外观要求较高的患者。

2. 禁忌证　局部皮肤存在明显感染病灶；全身有重要脏器功能不全的患者；额部存在瘢痕或已行手术，局部知名血管受损的患者。

3. 术前准备　供皮区周围备皮，如为肿瘤伴破溃，宜尽量清除痂皮及分泌物，局部清洗换药后包扎。常规剃头及剪除鼻毛。拟全麻下手术者，需术前禁饮食或上胃管。

4. 手术要点、难点及对策　在额部正中设计扩张器植入区，下方达眉上边缘，大小一般以能放置 150~200ml 长方形扩张器为度，在植入区后边缘后约 1cm 中间区做长约 2cm 的水平切口，在额部骨膜面分离形成腔隙，观察无明显活动性出现后，植入扩张器，同时放 1 根引流管，缝合切口。术后 1 周开始注水，每周 2~3，共 10~15 次。静养 1~2 个月后，考虑行鼻尖再造。若为陈旧性创面，可将残鼻上部皮肤翻转缝合作为衬里，必要时取自体肋软骨雕刻成支架，植入鼻尖区以起内支撑作用，若为肿物切除后的新鲜创面，则无需作衬里。再取出扩张器，根据缺损的范围及大小，设计并形成包括滑车上血管的扩张皮瓣，经皮下隧道或一侧旋转，转移并覆盖鼻尖创面，缝合固定。额部供区剩余扩张皮瓣缝合封闭创面，如图 14-2-1。

5. 术后监测与处理　术后主要观察扩张器引流管引流物的量及性质，如出现异常，应及时处理，以免因血肿导致扩张皮瓣表面出现张力性水泡，影响扩张。二期鼻尖再造术后，应注意观察扩张皮瓣血运，有无明显淤血及肿胀，如皮瓣出现淤血，应及时进行局部按摩，促进静脉回流，必要时可用烤灯局部烘烤，甚至拆除蒂部或远端皮瓣边缘部分缝线及时减压。

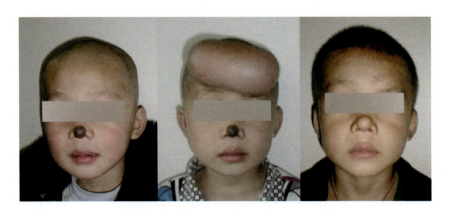

图 14-2-1 额部皮肤扩张法鼻尖修复术

6. 术后常见并发症的预防及处理　扩张器血肿是扩张法常见并发症，发现扩张区血肿，应及时清除，止血后，可按常规继续扩张。皮瓣部分坏死是本法主要并发症，术中皮瓣设计时应包括滑车上血管束，形成轴形扩张皮瓣，使皮瓣的长度足以覆盖鼻尖创面。若选择经皮下隧道转移，隧道应分离足够大，皮瓣经过隧道后，蒂部应无明显张力。因鼻部血供丰富，若止血不彻底，易发生局部血肿，术中应在术区皮下放置引流条，24h 后拔除。

7. 临床效果评价　额部皮肤扩张法扩张后皮肤软组织量比较充足，可足以覆盖包括鼻尖、鼻翼及鼻背等外鼻大部分创面。此外，经扩张后的额部皮肤较为菲薄，采用扩张皮肤覆盖植入的软骨支架，术后鼻部的轮廓较为清晰，外观更佳，多数无需修薄。当然，扩张法至少需要 2 次手术 (必要时需第 3 次断蒂修复)，费用较高；扩张器注水过程费时；扩张期间对日常生活和工作造成一定的影响；额部遗留手术切口痕迹等均是该方法的不足之处。

二、鼻翼缺损修复术

(一) 耳郭复合组织游离移植法

1. 适应证　部分鼻翼全层缺损，不能采用临近组织修复，且缺损宽度小于 1.5cm 的患者。

2. 禁忌证　局部皮肤存在明显感染病灶；全身有重要脏器功能不全的患者；年龄过大，长期吸烟的患者。

3. 术前准备　供皮区周围备皮，常规剪除鼻毛。拟全麻下手术者，需术前禁饮食或上胃管。

4. 手术要点、难点及对策　修整鼻翼缺损缘瘢痕组织，松解挛缩，形成新鲜创面。根据缺损的大小，在耳轮中上部切取一楔形全层耳郭复合组织，供区分层缝合。将复合组织嵌入鼻翼缺口内，分层缝合固定，鼻孔内以碘仿纱条填塞支撑，鼻外以适量敷料适当加压包扎固定即可，术后 10d 去除敷料，换药及拆线。

5. 术后监测与处理　术后确保鼻孔内填塞的纱条稳固不松动，外包扎的敷料需有一定的压力，以减少移植组织的水肿。如发现局部明显脓性分泌物等，应及时打开包扎敷料，清创处理。

6.术后常见并发症的处理及预防　移植组织成活不良是该方法常见并发症，切取耳郭组织时，如条件许可，可在楔形的尖端部分适当多切取部分软骨组织，移植时将软骨插入鼻翼皮下，以增加游离组织与受区的接触面积，鼻孔内的填塞支撑及鼻外敷料加压包扎要牢靠，以免因移植组织过渡肿胀而影响成活。

7.临床效果评价　游离的全层耳郭复合组织内带有软骨，可做鼻翼的内支撑，成活后，可维持鼻孔的弧度，同时减少鼻孔后期的挛缩变形。当然，该方法需要患者的耳郭较大，切取组织后不至于供耳变得明显较对侧小。部分移植组织成活欠佳也是影响该方法临床使用的因素之一。

（二）鼻唇沟皮瓣转移修复术

1.适应证　鼻翼缺损较小，无需采用软骨移植者。

2.禁忌证　局部皮肤存在明显感染病灶；全身有重要功能脏器不全的患者；鼻唇沟区存在瘢痕等病变组织者。

3.术前准备　供皮区周围备皮，常规剪除鼻毛。拟全麻下手术者，需术前禁饮食或上胃管。

4.手术要点、难点及对策　陈旧性缺损者需修整鼻翼缺损缘瘢痕组织，松解挛缩，形成新鲜创面。根据缺损的大小，在同侧鼻唇沟区设计一蒂在上方的舌形皮瓣，掀起皮瓣，顺长轴适当折叠后，两边缘分别与鼻翼内外创缘缝合以修复缺损的鼻翼，供瓣区切口两侧皮下松解后分次缝合。缺损的宽度较小时，亦可将皮瓣远端部分折叠后与缺损缘内侧创缘缝合，皮瓣近端外侧折叠部分创缘相对缝合形成部分鼻翼缘。若鼻翼缘较为完整，因鼻翼表面瘢痕挛缩导致的缺损畸形，可在鼻翼表面设计弧形切口，掀起皮瓣，翻转折叠，作为部分衬里，同时形成新的鼻翼缘，充分松解瘢痕，鼻翼残留创面以鼻唇沟皮瓣转移修复，如图 14-2-2。

467

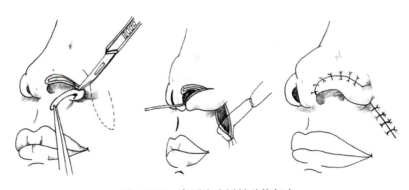

图 14-2-2　鼻唇沟皮瓣转移修复术

5.术后监测与处理　术后注意观察皮瓣有无明显肿胀淤血，如出现皮瓣淤血，应及时进行皮瓣按摩，同时可考虑采用烤灯适当烘烤，必要时需拆除部分缝线，促静脉血排出。

6.术后常见并发症的处理及预防　皮瓣部分坏死是该术式主要并发症，术中鼻唇沟皮瓣设计时长宽比要合适，皮瓣掀起时应尽量保护其真皮下血管，转移后蒂部不可有明显的折角，否则会影响其静脉回流。

7.临床效果评价　皮瓣转移修复后，远期挛缩的发生率较低，引起的继发畸形较少。当然，因皮瓣内不含软骨等支撑组织，只适合用于修复鼻翼边缘的缺损或用于覆盖鼻翼软骨表面的创面。

（三）鼻背邻位皮瓣转移修复术

1.适应证　鼻翼缺损较小黏膜完整，无需采用软骨移植者，鼻唇沟区存在瘢痕等病变组织不能行鼻唇沟皮瓣转移者。

2.禁忌证　局部皮肤存在明显感染病灶；全身有重要脏器功能不全患者。

3.术前准备　供皮区周围备皮，常规剪除鼻毛。拟全麻下手术者，需术前禁饮食或上胃管。

4.手术要点、难点及对策　鼻翼缘外上方做弧形切口，切开皮肤，松解挛缩，形成新鲜创面。根据缺损的大小，在同侧鼻背设计一蒂在鼻正中线的舌形皮瓣，掀起皮瓣，向鼻翼创面旋转推行缝合覆盖创面，供瓣区切口两侧皮下适当分离松解后缝合，如张力过大，可在供瓣区内上方另做一小皮瓣转移修复供瓣区创面，再缝合第二供瓣区切口，如图14-2-3。

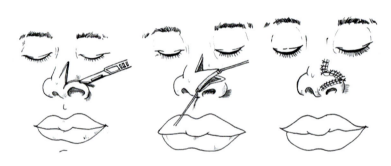

图14-2-3　鼻背邻位皮瓣转移修复术

5.术后监测与处理　术后注意观察皮瓣有无明显肿胀淤血，如出现皮瓣淤血，应及时进行皮瓣按摩，同时可考虑采用烤灯适当烘烤，必要时需拆除部分缝线，促静脉血排出。

6.术后常见并发症的处理及预防　皮瓣部分坏死是该术式主要并发症，术中鼻唇沟皮瓣设计时长宽比要合适；皮瓣掀起时应尽量保护其真皮下血管，转移后蒂部不可有明显的折角，否则会影响其静脉回流。

7.临床效果评价　鼻背部皮肤松弛性较差，如鼻翼较大范围的缺损，邻位皮瓣往往难以完全修复创面，故较适合于鼻翼较小的缺损，而且供瓣区均在鼻前部，外观上难以让人满意，需谨慎使用。

（四）颞浅动脉额支岛状瓣转移修复术

1.适应证　鼻翼缺损宽度较大，超过1.5cm，无软骨缺损无需采用软骨移植者；鼻唇沟及鼻背无皮瓣可用者。

2. 禁忌证 局部皮肤存在明显感染病灶；全身有重要脏器功能不全的患者；年龄较大，常年吸烟者。

3. 术前准备 供皮区周围备皮，常规剪除鼻毛。拟全麻下手术者，需术前禁饮食或上胃管。

4. 手术要点、难点及对策 修整鼻翼缺损缘瘢痕组织，松解挛缩，形成新鲜创面。采用超声多普勒探测仪探测并描画出颞浅动脉额支的走向，在其远端设计与缺损区面积相当的皮瓣，蒂部的长度应稍长于缺损区至颞浅动脉起始点的距离。按设计线切开皮瓣远端边缘达额肌深面，近端皮瓣边缘及蒂部仅切开皮肤，在皮肤与皮下层之间分离，蒂部两侧至少达描画线两侧各 1cm，切开蒂部两侧皮下组织达颞浅筋膜深面，自远端掀起，形成颞浅动脉额支岛状皮瓣。再于颞浅动脉起始点至鼻翼缺损区皮下分离形成隧道，将皮瓣经皮下隧道穿过，直达鼻翼缺损区，皮瓣边缘与缺损区边缘缝合固定，额部供区周边皮下松解后直接缝合，若张力过大，可行游离皮片移植封闭创面，如图 14-2-4。

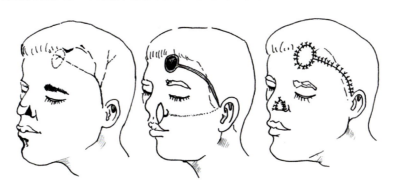

图 14-2-4 颞浅动脉额支岛状瓣转移修复术

5. 术后监测与处理 术后注意观察皮瓣有无明显肿胀淤血，如出现皮瓣淤血，应及时进行皮瓣按摩，同时可考虑采用烤灯适当烘烤，必要时需拆除部分缝线，促静脉血排出。

6. 术后常见并发症的处理及预防 皮瓣坏死是该术式主要并发症，术中皮瓣蒂部分离时需保护其下方的血管蒂，电凝止血时要轻柔，较小的出血点采用压迫止血即可；皮瓣形成后要观察其血运，以确保血运正常；皮瓣蒂部的长度要足够，以因免张力过大而影响血运；面部皮下隧道要分离得足够大，使得皮瓣无明显阻力经过隧道穿过，皮瓣转移后蒂部不可有明显的折角，否则会影响其静脉回流。出现皮瓣淤血，应及时按摩减压，采用烤灯烘烤，必要时要以低分子右旋糖酐静滴及肌注罂粟碱。

7. 临床效果评价 该方法采用带知名血管的皮下蒂皮瓣转移修复缺损，皮瓣成活后，其挛缩发生率极低，可较好地维持鼻部外形。然而，该手术方法对操作的精细程度要求很高，皮瓣蒂部经过面部隧道的距离较长，一旦发生隧道内血肿或蒂部过度组织水肿，皮瓣蒂部会明显受压，导致静脉回流障碍，并进一步出现皮瓣坏死，故在临床上较少采用。

三、鼻背皮肤缺损修复术

(一) 皮片游离移植术

该方法参照鼻尖皮片游离移植术。

(二) 一侧内眦动脉为蒂的鼻背皮瓣转移修复术

1. 适应证　鼻背 (可包括部分鼻尖) 伤及皮肤全层甚至皮下组织缺损的创面, 如中重度挫裂伤, 鳞状细胞癌、基底细胞癌及血管瘤等切除术后, 鼻部的骨性支架结构基本完整, 但不能游离植皮的患者。特别适合眉间皮肤松弛的患者。

2. 禁忌证　局部皮肤存在明显感染病灶; 全身有重要脏器功能不全的患者; 肿物侵犯达鼻尖全层, 切除后伴有黏膜缺损者 (应同时修复黏膜衬里)。两侧内眦血管已破坏的患者。

3. 术前准备　供皮区周围备皮, 如为肿瘤伴破溃, 宜尽量清除痂皮及分泌物, 局部清洗换药后包扎。常规剪除鼻毛。拟全麻下手术者, 需术前禁饮食或上胃管。

4. 手术要点、难点及对策　彻底清创或切除鼻尖病变组织后, 彻底止血。根据创面的大小, 设计蒂在鼻背一侧的皮瓣, 其远端达创面最远端外侧缘, 该皮瓣主要由内眦动脉供血。根据设计线切开皮肤, 掀起并形成皮瓣, 将之向下内旋转推进覆盖鼻背创面后缝合, 皮瓣下方可放置引流管, 以便引流。眉间供瓣区创面两侧皮下松解后多可直接缝合, 如图 14-2-5。

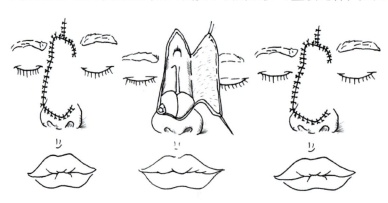

图 14-2-5　一侧内眦动脉为蒂的鼻背皮瓣转移修复术

5. 术后监测与处理　术后主要观察皮瓣血运, 有无明显淤血及肿胀, 如皮瓣出现淤血, 应及时进行局部按摩及减压。注意观察引流物的量及性质。

6. 术后常见并发症的处理及预防　皮瓣部分坏死是本法主要并发症, 术中分离形成皮瓣时应注意保护其中的内眦动静脉, 以免损伤。局部血肿亦是本法常见并发症之一, 因鼻部血供丰富, 若止血不彻底, 易导致局部血肿的发生, 术中应在术区皮下放置引流管, 3~5d 后拔除。

7. 临床效果评价　皮瓣为鼻部局部组织, 其颜色、弹性、质地及厚度等均与鼻部其他部位相似, 术后外观明显优于植皮术。但该方法分离的范围较大, 出血量较多, 术中应注意止血，术后需放置引流。

（三）额正中岛状皮瓣修复术

1. 适应证　较大较深的鼻背软组织缺损，且不宜采用游离植皮修复者。

2. 禁忌证　局部皮肤存在明显感染病灶；全身有重要脏器功能不全的患者；年龄较大，常年吸烟者；双侧滑车上血管已经破坏者。

3. 术前准备　供皮区周围备皮，常规剪除鼻毛。拟全麻下手术者，需术前禁饮食或上胃管。采用超声多普勒探测仪探测并描画出两侧滑车上动脉的走行。

4. 手术要点、难点及对策　切除鼻背病变组织或切除鼻背瘢痕组织，松解挛缩，形成新鲜创面。根据滑车动脉走行，在其远端额部正中设计与缺损区面积相当的皮瓣，蒂部的长度要足够。按设计线切开皮瓣远端边缘达额肌深面，近端皮瓣边缘及蒂部仅切开皮肤，分离皮肤与皮下层，切开蒂部两侧皮下组织达深筋膜深面，自远端掀起，形成滑车动脉岛状皮瓣。再自额部皮瓣供区下缘皮下至鼻背缺损区皮下分离形成隧道，将皮瓣经皮下隧道穿过，直达鼻背缺损区，皮瓣边缘与缺损区边缘缝合固定，额部供区周边皮下松解后多可直接缝合，如图 14-2-6。

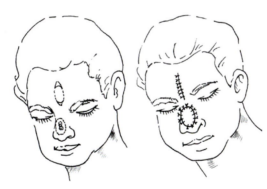

图 14-2-6　额正中岛状皮瓣修复术

5. 术后监测与处理　同颞浅动脉额支岛状皮瓣转移修复术。

6. 术后常见并发症的处理及预防　同颞浅动脉额支岛状皮瓣转移修复术。

7. 临床效果评价　带滑车动脉的额部皮下蒂皮瓣转移修复鼻背缺损，皮瓣成活后，其挛缩发生率极低，此外，额部皮肤与鼻部最为接近，术后外观较为满意。然而，该手术方法对操作的精细程度要求较高，皮瓣蒂部经过隧道时仍可能因受压而导致静脉回流障碍，并进一步出现皮瓣坏死。

四、鼻大部分或全部缺损修复术

鼻部为面部突起组织，易受伤害，如严重外伤、烧伤或感染均可导致其大部分或全部缺损，需要行全鼻再造以恢复其外观及功能。鼻部外组织多采用局部皮瓣、远位皮管或吻合血管的皮瓣等修复。前额皮肤与鼻部皮肤最为接近，组织薄而坚韧，血供丰富，色泽理想，再造的鼻外形稳定，后期收缩少，无需长期固定肢体，手术次数少。美中不足的是会在额部留下植皮区瘢痕及色素沉着，经改进采用额部皮肤扩张术后，额部的外观大大改善，成为目前最为流行的手术方法。上臂及前臂皮管，取材较为丰富，皮肤质地柔软，但塑形明显不如额部皮瓣，色泽差异也较大，而且需将上肢固定在头部3~4周，多数患者难以接受。吻合血管的皮瓣，虽然取材丰富，适应证较广，但手术存在一定的风险，而且供区遗留瘢痕及色素沉着，皮瓣后期也会出现色泽的改变。

（一）额部皮瓣鼻再造术

1. 适应证　严重的外伤、烧伤或动物咬伤后感染等导致的鼻大部或全部缺损。

2. 禁忌证　局部皮肤存在明显感染病灶；全身有重要脏器功能不全的患者；年龄较大，常年吸烟者；双侧滑车上血管已经破坏者；额部皮肤存在明显瘢痕等病变不能采用者。

3. 术前准备

(1) 供皮区周围备皮，常规剪除鼻毛。

(2) 术前常规行血常规、肝肾功能、出凝血时间等检查。

(3) 拟全麻下手术者，需术前禁饮食或上胃管。

(4) 采用超声多普勒探测仪探测并描画出两侧滑车上动脉的走行。

(5) 对拟采用的手术方式，与患者及家属进行沟通说明，取得理解及同意。

4. 手术要点、难点及对策　在残鼻上方做弧形切口，掀起残鼻皮瓣，其上方皮瓣翻转修整缝合后作为鼻小柱及鼻尖衬里，两侧皮瓣翻转后作为鼻翼的衬里。如存在明显的鼻支架结构缺损，需另取肋软骨雕刻成支架插入鼻小柱及鼻背筋膜下方，缝合固定。测量外鼻所缺损的皮肤面积及形状，根据动脉走行，在其远端额部设计皮瓣，蒂部的长度要足够。按设计线切开皮瓣远端边缘达额肌浅层，将皮瓣旋转180°并与已缺损区的外边缘缝合完成鼻再造，蒂部卷成管状或不缝合仅以碘仿纱条包裹即可。额部供区游离植皮，打包包扎。3~4周后行鼻根部皮瓣断蒂术，展平修整蒂部多余组织后缝合。若一期完成鼻再造，可在双侧眉间蒂部做一横线切口切开皮肤达真皮下，向下在眉间皮肤与皮下层之间分离形成隧道，将皮瓣穿过皮下隧道并与缺损区边缘缝合固定完成鼻再造。皮瓣深面常规放置引流管，如图14-2-7。

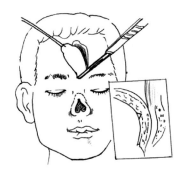
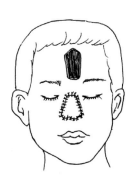

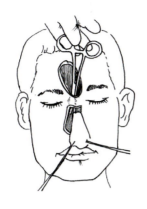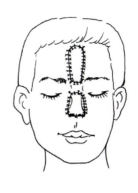

图 14-2-7　额部皮瓣鼻再造术

5. 术后监测与处理　术后注意观察皮瓣有无明显肿胀淤血，如出现皮瓣淤血，应及时进行皮瓣按摩，同时可考虑采用烤灯适当烘烤，必要时需拆除部分缝线，促静脉血排出。观察引流管内引流物的量及形状，若发现异常情况，及时处理。

6. 术后常见并发症的处理及预防　皮瓣坏死是该术式主要并发症，术中皮瓣蒂部分离时需保护其下方的血管蒂，电凝止血时动作要轻柔，较小的出血点采用压迫止血即可；皮瓣形成后要观察其血运，以确保血运正常；皮瓣蒂部的长度及宽度要足够，以因免张力过大而影响血运，如宽度不足，缝合成管状后张力较大，可不予缝合仅采用碘仿纱条包裹即可。一期完成患者鼻根部皮下隧道要分离得足够大，使得皮瓣无明显阻力经过隧道穿过，皮瓣转移后蒂部不可有明显的折角，否则会影响其静脉回流。出现皮瓣淤血，应及时按摩减压，采用烤灯烘烤，必要时要以低分子右旋糖酐静滴及罂粟碱肌注。

7. 临床效果评价　带知名动脉的额部皮瓣转移行全鼻再造，皮瓣成活后，其挛缩发生率极低，此外，额部皮肤与鼻部最为接近，术后外观较为满意。然而，皮瓣旋转或蒂部经过隧道时仍可能因受压而导致静脉回流障碍，并进一步出现皮瓣坏死。额部植皮区的瘢痕及色素沉着也是不得不考虑的问题，故目前已被扩张法所代替。

（二）额部皮肤扩张法全鼻再造术

1. 适应证　同本节中额部皮瓣法。

2. 禁忌证　同本节中额部皮瓣法。

3. 术前准备　同本节中额部皮瓣法。

4. 手术要点、难点及对策　一期行扩张器埋置术，根据鼻缺损的范围及大小，选用合适扩张器（一般为长方形 200~300ml）。在额部正中设计扩张器植入区，下方达眉上边缘，上方可达发际内，在植入区后边缘后约 1cm 中间区做长约 2cm 的水平切口，在额部骨膜面分离形成腔隙，观察无明显活动性出现后，植入扩张器，同时放 1 根引流管，缝合切口。术后 1 周开始注水，每周 2~3，共 10~15 次。静养 1~2 个月后，考虑行鼻再造。

衬里及支架的处理同额部皮瓣法。测量外鼻所缺损的皮肤面积及形状，根据动脉走行，在其远端额部设计皮瓣，皮瓣及蒂部两侧应比实际需要宽度大各约 1cm，蒂部的长度要足够。

按设计线切开扩张皮瓣，取出扩张器，将皮瓣旋转180°并与已缺损区的外边缘缝合完成鼻再造，蒂部多可卷成管状。额部供瓣区两侧剩余扩张皮瓣向供瓣区中央推行后直接缝合。额部供瓣区皮下及鼻背皮瓣深面常规放置引流管，如图14-2-8。

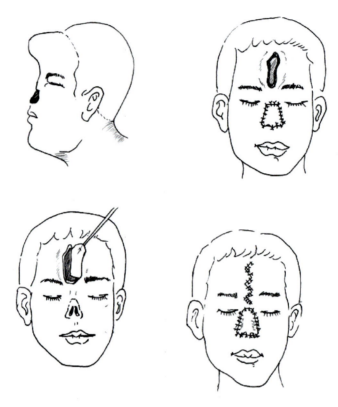

图 14-2-8　额部皮肤扩张法全鼻再造术

5. 术后监测与处理　术后主要观察扩张器引流管引流物的量及性质，如出现异常，应及时处理，以免因血肿导致扩张皮瓣表面出现张力性水泡，影响扩张。二期鼻尖再造术后，应注意观察扩张皮瓣血运，有无明显淤血及肿胀，如皮瓣出现淤血，应及时进行局部按摩及减压。

6. 术后常见并发症的处理及预防

(1) 扩张器血肿：扩张器血肿是扩张法常见并发症，术中皮下腔隙分离后，若有无活动性出血，应及时止血。术后发现扩张区血肿，应及时清除，止血后，可按常规继续扩张。

(2) 皮瓣部分坏死：皮瓣部分坏死是本法严重并发症，术中皮瓣设计前应采用多普勒探测血管走形，选择较好的一侧作为蒂部。术中皮瓣蒂部分离时需保护其下方的血管蒂；扩张皮瓣形成后要观察其远端边缘渗血情况，以确保血运正常。出现皮瓣淤血，应及时按摩减压，采用烤灯烘烤，必要时要以低分子右旋糖酐静滴及罂粟碱肌注。

(3) 鼻背血肿：因全鼻再造术创面较大且鼻部血供丰富，若止血不彻底，易导致局部血肿，术中应在术区皮下常规放置引流管，根据引流物的性质3~5d后拔除。

7. 临床效果评价　扩张法全鼻再造术具有全部额部皮瓣法的优点，而且解决额部皮瓣法供瓣区植皮后外观欠佳的弊病，已成为鼻再造术的首选方法。但该方法需要分期进行，手术费时，总费用也明显高于额部皮瓣法，需术前与患者及家属充分沟通。

（三）上臂皮管全鼻再造术

1. 适应证　严重的外伤、烧伤或动物咬伤后感染等导致的鼻大部或全部缺损；额部皮肤存在明显瘢痕等病变不能采用者。

2. 禁忌证　局部皮肤存在明显感染病灶；全身有重要脏器功能不全的患者；年龄较大，上肢关节存在病变，活动异常者。

3. 术前准备

(1) 供皮区周围备皮，常规剪除鼻毛。

(2) 术前常规行血常规、肝肾功能、出凝血时间等检查。

(3) 拟全麻下手术者，需术前禁饮食或上胃管。

(4) 对拟采用的手术方式，与患者及家属进行沟通说明，取得理解及同意。

4. 手术要点、难点及对策　在一侧上臂内侧中段制备一长 10~12cm、宽 7~8cm 的皮管，供瓣区分层缝合。3~4 周后，先行血供阻断实验，用橡皮管在远心端捆扎，观察皮管血运，直至阻断远心端皮瓣血运无障碍，且维持 2h 以上，方考虑皮管断蒂术。将残鼻皮肤及瘢痕组织切口向下翻转；切断皮管远心端，其断端与鼻根部及翻转的残鼻皮瓣边缘缝合，用树脂快速塑形绷带将该上肢固定于头部。3~4 周后，在上肢皮管近心端行血供阻断实验，然后切断皮管近心端。将翻转的残鼻皮肤或皮管腹侧的部分皮瓣作为衬里，置入支架，皮管剩余部分展平，根据需要进行剪裁，缝合以覆盖鼻部创面，完成全鼻再造，如图 14-2-9。

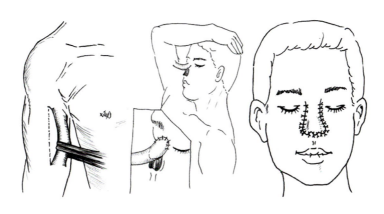

图 14-2-9　上臂皮管全鼻再造术

5. 术后监测与处理　术后注意观察皮瓣有无明显肿胀淤血，如出现皮瓣淤血，应及时进行皮瓣按摩及减张。观察引流管内引流物的量及形状，发现异常情况，及时处理。

6. 术后常见并发症的处理及预防　皮瓣坏死是该术式主要并发症，皮管设计时若长宽比超出常规，可考虑先行延迟，2 周后再形成皮管。皮管缝合成管状前，可在不破坏血运的前提下，适当修剪皮瓣两侧多余的皮下脂肪组织，以免缝合后皮管张力过大影响静脉回流。皮管断蒂前的血供阻断实验是预防皮管远端坏死的关键。皮管转移至鼻部后，固定上肢，蒂部不可有明显的折角，否则会影响其静脉回流。出现皮瓣淤血，应及时按摩减压，采用烤灯烘烤，必要时要以低分子右旋糖酐静滴及罂粟碱肌注。

7.临床效果评价　上臂皮管作为全鼻再造的一种备选方法，在额部皮瓣及额部扩张法无法采用时仍可完成全鼻的再造。但上臂皮管全鼻再造术，仍需多次手术才能完成，费时费力，费用较高。对于上肢存在关节病变及年龄较大的患者，因无法承受上肢的连续固定，而不能采用，否则可能造成功能障碍。

（刘嘉峰）

参 考 文 献

鲁开化, 周庆红. 2005. 中国美容整形外科学杂志, 16(3): 129, 130.

牛兆河, 庄洪兴. 2007. 中国美容医学杂志, 16(2): 205-207.

王红洛. 2004. 中国误诊学杂志, 4(1): 53, 54.

周宇, 越柏程. 1998. 中国现代手术学杂志, (1): 50.

Berger, Olga Patricia Dias de Almedia. 2011. Comparative sturdy of linear and angular measures of the cranial base in skeletal Class I and Ⅲ malocclusion/Estudo comparativo de medicoes linears e angulares da base do cranio em maloclusao esqueletica Class I e Ⅲ -ResearchGate, 26(2): 126-132.

Cabrera CAG, Freitas MRD, Janson G. 2005. Revista Dental Press De Ortodontia E Ortopedia Facial, 10(6): 59-74.

索　引